天津市重点出版扶持项目（2018 年度）

中华磁石疗法

主编　刘道矩　王益民

主审　吴咸中

天津出版传媒集团

天津科学技术出版社

图书在版编目（CIP）数据

中华磁石疗法 / 刘道矩，王益民主编 . — 天津：
天津科学技术出版社，2019.12（2023.1 重印）
ISBN 978-7-5576-7342-0

Ⅰ. ①中… Ⅱ. ①刘… ②王… Ⅲ. ①磁石－中药疗
法 Ⅳ. ① R282.76

中国版本图书馆 CIP 数据核字 (2019) 第 282601 号

———————————————————————————

中华磁石疗法
ZHONGHUA CISHI LIAOFA
策划编辑：孟祥刚　王　彤
责任编辑：王　彤　李　彬　张建锋　张　跃
出　　版：天津出版传媒集团
　　　　　天津科学技术出版社
地　　址：天津市西康路 35 号
邮　　编：300051
电　　话：（022）23332372
网　　址：www.tjkjcbs.com.cn
发　　行：新华书店经销
印　　刷：天津市宏博盛达印刷有限公司

———————————————————————————

开本 889×1194　1/16　印张 31.25　字数 500 000
2023 年 1 月第 1 版第 2 次印刷
定价：180.00 元

作 者 简 介

刘道矩教授，20世纪60年代毕业于天津中医学院研究班。专职从事祖国医学磁医学临床与科研工作，天津市磁医学研究会创建人。现任天津市磁医学诊疗中心主任、天津市磁疗传承工作室导师、天津市中医药专家学术经验继承指导导师、天津市非物质文化遗产传统磁石疗法代表性传承人、中国康复学会颈椎病专业委员会顾问、享受国务院政府津贴磁疗专家。从事磁疗临床工作50余年，出版了《中国魔磁》《刘道矩循证医学录》《中华经筋磁疗法》等著作，获得18项专利证书，主持"刘氏经筋手法磁疗的研究与应用""中磁药物治疗颈源性眩晕临床研究"等局级磁疗科研项目27项。

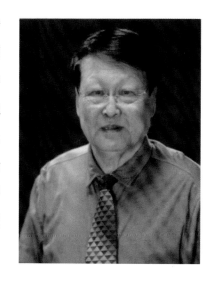

1988年至2019年，先后到澳大利亚、俄罗斯、意大利、新加坡、美国、韩国等国家进行讲学与交流。

王益民教授，天津大学精密仪器与机械专业博士（生物医学工程专业博士后）。现为天津中医药大学中医工程专业博士研究生导师，国家中医药管理局重点建设中医工程学科带头人。主要研究方向为中医内在规律的数学分析方法研究、中医诊疗仪器研究、磁疗定量基础与应用研究。

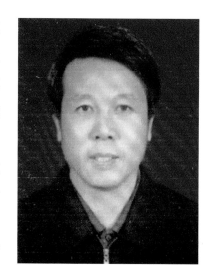

主持"磁疗效果的影响因素及量效学实验研究""磁疗用永磁磁源空间磁场定量分析及作用效果量效学研究"等多项国家级和省部级项目。创立了磁疗常用永磁磁源空间磁场分析和计算方法，为多参数进行磁作用效果分析提供了定量依据；对医用磁源的相关物理特性进行了精密测量分析；此外，从细胞、组织和活体三个层面对磁场的定量生物效应进行了探索，其研究成果为制定磁疗用磁源使用标准奠定了基础。

编 委 会

序

中华传统磁石疗法是中医药学不可分割的一部分。几千年的中华民族医药文化宝库中记载了诸多中华磁石疗法治病、防病、健身、养生的方法。天津市也将传统磁石疗法列为非物质文化遗产。

主编刘道矩教授为中华传统磁石疗法第三代传人，与王益民教授等专家共同完成了此书的编写。他们将历代医药大家包括刘氏家族关于磁石治病的临床经验进行了总结，并进行了机制探讨。这是一部值得临床医生和医学生参考的好书。

磁疗领域的发展日新月异，而中华传统磁石疗法就像一颗熠熠生辉的充满生机的星星。此书凝聚了临床医学、基础医学、物理学等不同学科工作者的心血。中华磁疗将唯物论和辩证法理论体系应用到临床研究，通过调节人体磁场稳态而达到治病的目的，因此，切实做好循证医学以及多学科交叉的科学研究，将成为中华传统磁石疗法的发展方向。

党的十九大以来，在"一带一路"倡议影响世界经济发展（包括中医药学）的合作建设大背景下，欧洲中国文化教育促进基金会考察了刘道矩教授研究中华传统磁石疗法的相关成果，并与刘教授达成初步合作意向，还表示会支持包括此书在内的相关成果在欧洲推广，这对中华传统磁疗法迈出国门、走向世界具有重大意义，同时为人类的健康事业贡献一份力量。

我衷心祝贺《中华磁石疗法》一书的出版。

吴咸中

2019 年 10 月

吴咸中，中国工程院院士，国医大师，主任医师，教授。天津南开医院终身院长，天津医学院（现天津医科大学）名誉院长，中国中西医结合学会名誉会长。

前　言

中医学的理论体系有两个基本特点,即整体观念和辨证论治。阴阳学说在祖国医学上是辨证论治的根本,也是运用中华磁石疗法最基本的法则。因为阴阳是人体生命存在的物质基础,也可以说阴阳是人生命之源;阴阳又是生命存在的动力源,人类生命存在依赖阴阳的平衡。阴是产生这些能量的物质基础,阳是推动完成生理功能的能量。阴阳相互对立、相互统一、相互依存。阴阳平衡是健康的象征,否则阴阳离决,精气乃绝,也就是说,人体阴阳失去平衡就会罹患疾病。

祖国先贤认为,人体复杂的生命活动,都起源于内脏的功能,包括呼吸、消化、生殖、泌尿,等等。又如视、听、言、行,无一不是内脏活动的表现,所以内脏的活动,实质上就是人体整个的生命活动。

经脉将脏腑与人体连接成一个复杂的整体,中华传统磁疗主要是通过疾病的症状判定所属脏腑。五脏之经气与磁疗有密切关系,通过对经络脏腑的辨证,对运用中华磁疗法具有重要的指导意义。

本书分为上、下两篇。上篇详细阐述了中华磁疗的发展历史和理论基础、经筋手法磁疗的基础和操作,之后分别列举了相关病例。下篇主要介绍了中华磁疗的临床研究和基础研究的进展。对经过磁石疗法治疗的颈椎病、儿童孤独症等人群进行生物信息学分析,探讨磁化药水、磁石与经筋手法等治疗手段的疗效。此外,为了从基础医学(包括生物磁学、生物化学、分子生物学、细胞生物学)的角度去发掘中华磁疗的生物学效应和分子机制,我们还建立了标准化的静磁场,并通过体外实验初步探讨了其神经和血管中的生物学效应。

健康的生命可以维持一种动态的平衡,不断地与周围环境进行物质和能量交换。然而,人类对生命奥秘的探索在很大程度上受到物理等学科检测手段的制约。量子生物学这一新兴学科将从研究原子、亚原子粒子、分子和分子团的行为和性质的角度,去探究中华磁石疗法的本质。

在本书的筹备和编写过程中,我们接受了来自多领域专家的建议,在此对他们的帮助表示感谢。还要感谢天津科学技术出版社的各位编辑,正是在各位的帮助和努力下,本书才能顺利完成。此外,感谢天津市重点出版扶持项目基金对本书的支持。最后,望广大读者批评指正。

编　者

2019 年 10 月

本书配有智能阅读助手，帮你实现
"时间花得少，阅读效果好"

▶ 建议配合二维码一起使用本书 ◀

我们为本书特配了智能阅读助手，他可以为你提供本书配套的读者权益，帮助你提高阅读效率，提升阅读体验。

针对本书，你可能会获得以下读者权益：

线上读书群

为你推荐本书专属读书交流群：【中华磁石疗法】交流群，入群可以与同读本书的读者，交流本书阅读过程中遇到的问题，分享阅读经验。

配套视频

出版社独家提供本书配套"磁疗"视频，帮助读者降低阅读难度，高效阅读。

另外，我们还为你精心配置了一些辅助你更好地阅读本书的读书工具与服务，比如阅读打卡、读书卡片等。

微信扫码，添加智能阅读助手

阅读助手，助你高效阅读本书，让读书事半功倍！

目　　录

上篇　中华磁石疗法渊源及应用

下篇　中华磁石疗法的现代研究

上篇　中华磁石疗法渊源及应用

第一章　中华磁石疗法的发展历史

中华民族有着几千年的悠久历史和文化积淀,我国劳动人民在同大自然和疾病做斗争的过程中积累了丰富的知识和宝贵的经验,其中就包括磁石的发现和应用。我国是世界上最早发现磁石并应用磁石治病的国家。

中华磁石疗法是以中医理论,尤其是经络学说为基础,结合西医的解剖学和诊断学知识,探讨运用磁石防治疾病规律的一种疗法。几千年来,中华磁石疗法与其他中医疗法一起为中华民族的繁衍昌盛做出了巨大贡献。

第一节　中华磁石疗法的古代发展历史

我国最早有关磁石的记载见于战国时期的《管子》,里面有"上有慈石者,其下有铜金"的记载。

战国时期《鬼谷子》一书将"磁石"称为"慈石",已经认识到天然磁石的物理特性。古人认为磁石其磁性犹如"慈母抱子","慈"字表示磁,"子"磁铁,象征磁能吸铁般的磁场特性。

《山海经》对"磁"这样记述:"又北三百二十里,曰灌题之山,其上多樗柘,其下多流沙,多砥。有兽焉,其状如牛而白尾,其音如咬,名曰那父。有鸟焉,其状如雌雉而人面,见人则跃,名曰𫛭斯,其鸣自呼也。匠韩之水出焉,而西流注于泑泽,其中多磁石。"可见磁石疗法从一开始就充满了浓郁的人文色彩。

汉代司马迁在其著作《史记·扁鹊仓公列传》中记述了"自炼五石(磁石即五石之一)服之"的治病方法(图 1-1-1)。

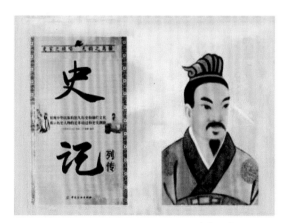

司马迁所著《史记·扁鹊仓公列传》记载:"齐王侍医遂病,自炼五石服之……中热不溲者,不可服五石。"五石包括磁石,这是两千多年前应用磁石治病的记载。

图 1-1-1　《史记》中有关磁石疗法的记载

东汉时期成书的《神农本草经》把磁石列为药中之中品，并说明其药性及功效，即"慈(磁)石味辛(性)寒，主周痹、风湿、肢节中痛，不可持物，洗洗酸消，除大热、烦满及耳聋"。认识到磁石可以治疗风湿痹证和由热证导致的烦满、耳聋(图 1-1-2)。

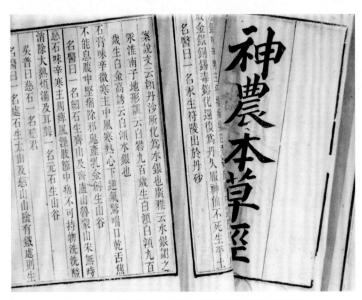

图 1-1-2 《神农本草经》中有关磁石疗法的记载

魏晋时期的陶弘景所著的《名医别录》记载磁石"味咸，无毒，主养肾藏，强骨气，益精，除烦，通关节，消痈肿、鼠瘘、颈核、喉痛、小儿惊痫，练水饮之。亦令人有子"(图 1-1-3)。可见磁石疗法治疗范围已经较前扩大，除之前痹痛之类病症，还有淋巴结核、喉痛、小儿惊痫等，"练水"即磁化水的最早应用记录。雷敩《雷公炮炙论》记载鉴别磁石的方法，即"夫欲验者，一斤磁石，四面只吸铁一斤者，此名延年沙；四面只吸得铁八两者，号曰续未石；四面只吸得五两已来者，号曰磁石"。目前，磁铁矿石为磁铁矿成分 Fe_3O_4，其表面磁场最强为 0.005~0.006 T，未达到古文所提到的四面吸铁的能力。

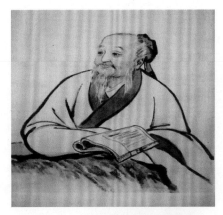

图 1-1-3 陶弘景与《名医别录》

北齐医学家徐之才在《雷公药对》中记载："重可去怯，慈石、铁粉之属是也。"他还记载了应用磁石作为镇静剂，谓磁石"补男子肾虚……腰中不利……"。

唐代著名医学家孙思邈所著《备急千金要方》中记载了治金疮出血方，即"磁石末敷之，止痛断血"。这是磁石外敷治病的最早记载。相传,最早使用外敷磁石末的是战国时期的秦越人(扁鹊,公元前5世纪),他将此法用于治疗子宫脱垂。《千金方》中还记载:"又方,烧铁令赤,投酒中饮之,仍以磁石塞耳中,日一易,夜去之,且别著。"这种治疗耳聋的方法是将磁石完整地置于患处,借助其产生的磁场来治疗疾病,这可算是现代磁疗的首创,对后世产生了很大的影响(图1-1-4)。

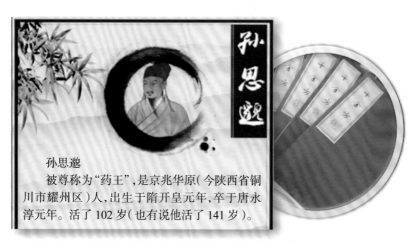

孙思邈

被尊称为"药王",是京兆华原(今陕西省铜川市耀州区)人,出生于隋开皇元年,卒于唐永淳元年。活了102岁(也有说他活了141岁)。

图 1-1-4 孙思邈与《千金方》

五代时期《日华子诸家本草》中记载:"治眼昏、筋骨羸弱,补五劳七伤,除烦躁,消肿毒。"说明磁石可以治疗虚劳疾病。

北宋时期关于磁石在医药学上应用的记载就更多了。如北宋何希影的《圣惠方》:"治小儿误吞针,用磁石如枣核大,磨令光,钻作窍,丝穿,令含,针自出。"这可能是最早应用磁石吸铁的特性治疗疾病的记载(图1-1-5)。又如科学家沈括的《忘怀录》中,记载药井时说:"在道院中择好山地,凿一井……令人采掇一二石,捣如豆粒,杂投井中,磁石亦好。"这是古代应用磁化水治病的又一例证(图1-1-6)。

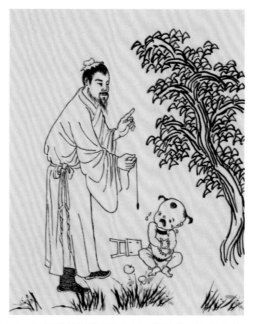

图 1-1-5 何希影的《圣惠方》中记载用磁石治疗小儿误吞针

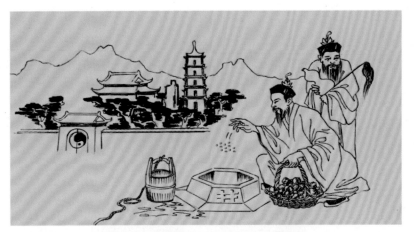

图 1-1-6　沈括的《忘怀录》记载了磁化水

南宋的严用和在《济生方》中记述："真磁石一豆大，穿山甲（烧存性，研）一字，新棉裹塞耳内，口含生铁一块，觉耳中如风雨声即通。"这是应用磁场感应产生磁力线治疗疾病的较早记载，同时也是弱磁石物质（肌肉骨骼）不影响磁力线的穿透的较早文字记录，是利用磁场治病的早期应用。又如杨士瀛在《直指方》中关于治耳卒聋闭的记载："吸铁石半钱，入病耳内，铁砂末入不病耳内，自然通透。"（图 1-1-7）

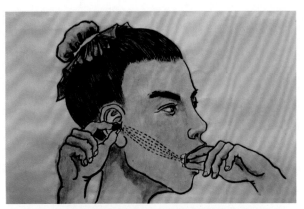

图 1-1-7　杨士瀛在《直指方》中记录用磁石治耳卒聋闭

经络学在医疗范围内的推广和使用，以及药物归经、依经分药等医学哲学思想的提出，对磁石的临床应用起了很大的推动作用，使磁石的治疗范围更广。

明代朱权所著《乾坤秘韫》中介绍的治疗各种肿毒的处方，其中大多是以吸铁石二三钱为主药，按症加味，煎膏贴之，这和现在应用磁片"以痛为腧"贴敷的方法十分相似。

明代著名医药学家李时珍在《本草纲目》中，集前人应用磁石治病之大成，并有所发展。如"大肠脱肛用磁石末面糊调涂囟上，入后洗去"。中医认为脱肛是中气下陷所致，磁疗在取穴上同针刺百会穴一样，它使磁力线透入人体穴位达到提升中气的作用来治疗脱肛。我国古代用磁石贴敷穴位治疗脱肛的方法，可称为现代磁疗穴位贴敷法的滥觞。又如治"小儿惊痫磁石炼水饮之"，并记载磁石治疗关节肿痛和怔忡之症的功效，其病理解释为磁石对肝阳上亢有潜阳作用，并以磁石为主配药制成磁石丸，能"明目聪耳，止金疮血"。书中还记录了前人应用磁石治病的经验，磁石主治痹证、颈肩疼痛及明目聪耳（图 1-1-8）。

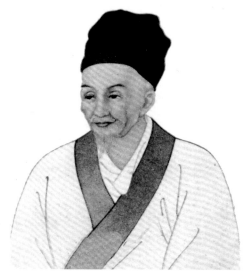

图 1-1-8 李时珍

清代吴谦负责编修的《医宗金鉴·外科卷（下）》杂症部记载了铁针入肉,用乌鸦翎研细末内服,配合磁石末制成的神圣膏外敷使针自出的方法。清代陈元龙《格致镜原》引用《丰宁传》记载:"益眼者,无如磁石,以为盆枕,可老而不昏。"这是应用磁石在老年康复方面较早的记载(图 1-1-9)。清代赵学敏《串雅外编》载:"铁屑研细,以好醋调之,煎二三沸,捞取铁屑铺患处,将上好磁石一块频频吸之,则其毒自出也。"现代药理学认为,醋有收敛和抑菌作用,铁屑研细经醋调制敷在疮口,可使蛋白质变性,收敛成痂,而未与疮面结合的铁屑在被磁石吸引后,还能带出深部组织的脓液或渗出液,有清洁疮口、加速愈合的作用。

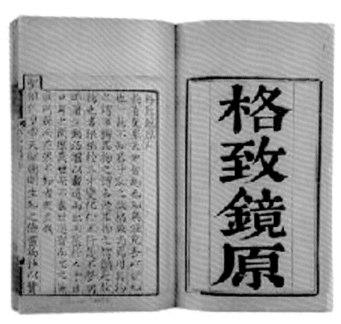

图 1-1-9 《格致镜原》

第二节　中华磁石疗法的近现代发展历史

　　1921年出版的《中国医学大辞典》中记载了用磁石作为主要原料的几种成药,如磁石六味丸、磁石丸、磁石蜡肾丸、磁石酒、磁石散和磁朱丸等。1935年出版的《中国医药大辞典》(修订版)则详述了磁石的种类、制法、用法、主治和历代记述、考证,以及以磁石为主要成分的中成药十余种。这个时期由于科学技术水平的限制,人们只能得到磁场强度较低的天然磁石。这种磁石只能对磁敏感的个别人和穴位起作用,所以疗效也不明显。据前辈针灸学家的经验,为了提高疗效,往往采用导磁铁针在天然磁石上摩擦取得感应磁后使用,这是机械能(针刺)、磁能和电能作为经穴刺激能的手段的先导。

　　中华人民共和国成立之后,随着中医药学的发展,磁石的应用范围也有所扩大。1958年,上海表带厂仿日本磁带制成了一种磁力保健带,用于治疗高血压,但由于当时磁钢冶金工业生产技术水平不高,磁场强度较低(0.02T),所以效果不明显,磁力保健带未得到推广和使用。1963年出版的《中华人民共和国药典》记载了以磁石为主要成分的几种中成药,如耳聋左慈丸、紫血散和磁朱丸等。这一时期也出现了一些对磁场疗法的研究,如1965年湖南省干部疗养院,使用磁体贴于穴位治疗风湿性关节炎和小儿支气管炎、哮喘。1970年,全国中草药及新医疗法展览会展出了包头矿务局职工医院开展的"经穴磁珠疗法",即运用自制的钡铁氧化磁珠贴敷穴位,治疗高血压、三叉神经痛、颜面神经麻痹等病;之后又生产出锶铁氧体的磁珠,其磁场强度有所提高,并运用该磁珠在临床治疗多种疾病200余例,报告了疗效观察的结果。1973年以后,随着我国钢铁冶炼工业的发展,磁性材料的质量开始有了很大的提高,如冶金部钢铁研究院研制出一种体积小、性能高的钐钴和铈钴铜磁钢,比过去的磁铁性能提高了十多倍;同年,中南矿冶学院也开始应用稀土钴合金材料——铈钴铜铁合金磁片治疗关节炎等多种疾病,取得了一定的疗效;同年底,冶金部有色金属研究院也研制出了磁场强度大的钐钴合金磁性材料,并且用它作为新的刺激能,结合经络学说在该院卫生科应用于临床,用于治疗某些常见病和多发病,也取得了较好的疗效。1974年,北京积水潭医院等制成一种磁疗机(旋磁机),变静磁场为动磁场,临床应用疗效较静磁场大大提高,从而解决了夏天贴敷磁片不便和皮肤过敏者不能贴敷磁片的困难。1978年元月,在徐州市由湖南省卫生厅、上海市卫生局、徐州市卫生局联合举办了全国第一次磁疗科研协作学术交流会上,会议交流论文200多篇。

　　自1979年下半年,全国各省市都在研制体积小、性能高的稀土合金磁钢和磁疗方面的器具,电磁治疗机和电磁按摩机等相继问世,并试验于临床,从而使磁场疗法进入一个新的发展阶段。1980年,在天津市科委领导下,天津市冶金材料研究所、天津市工人医院联合进行铁铬钴永磁合金材料研制,分别制成可加工降压镜和磁疗鞋,此科研成果被评为1981年天津市科学技术进步二等奖。

　　1983年9月,在北京举行第七届国际稀土永磁会议,其中,我国代表出席131人,大会交流论文38篇。会议上,天津市工人医院发表了稀土痔磁栓研究开发科研成果。1984—1985年,南开大学、天津市工人医院联合进行肺磁场测量技术设备医学应用研究,科研成果被评为天津市科学技术进步三等奖,此项研究填补了我国生物人体磁测试的空白。1986年,天津市在全国率先成立天津市磁医学研究会。同年,在天津市工人医院组织建立天津市磁医学康复部(图1-1-10),设病床38张,收治脑中风后遗症及脑萎缩的中老年患者,并进行以磁疗为主的康复治疗。1990年8月20日,经天津市卫生局批准,组建天津市磁医学研究室。

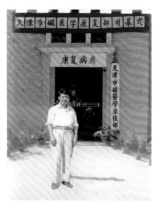

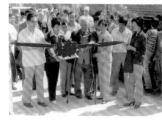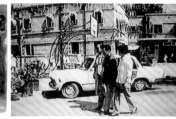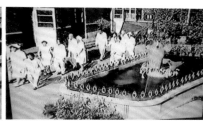

图 1-1-10　天津市磁医学康复部

2002 年,国家中医药管理局主持出版首部《中华本草·藏药卷》,由藏族名医嘎玛曲培担任主编,书中介绍西藏拉萨藏医院所用之磁石为卡布冷,并述其产地为西藏自治区那曲县、林周县,将磁石分为上、中、下三品,上品产自须弥山南坡狮状磁岩,能吸引罗盘的指针指北;中品产地不一,能从二指远的地方吸针,针的另一头又可吸针,可连续吸十根;下品,针碰着才能吸之。该书对磁石的功能主治也有记载,"磁石益骨,能拔出箭头,主治脑骨伤,脉病,祛除弹片入肉"。其炮制方法也是独一无二的:将药物砸碎,置于复方乌头汤液中煎煮约 2 h,过滤,滤渣洗净,再置于火硝的药液中煎煮约 2 h,过滤,去滤液,取滤渣,多次洗净,干燥备用(图 1-1-11)。

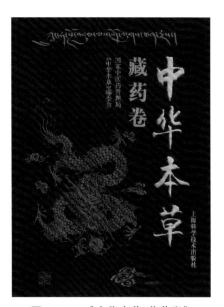

图 1-1-11　《中华本草·藏药卷》

2003年、2005年，由香港著名爱国企业家周文轩教授出资，在上海举办两届全国磁疗研讨会，我国磁疗专家六十余人出席会议，张晓云教授、周文轩教授、刘道矩教授均应邀出席会议。2012年4月，经天津市卫生局批准，建立天津市磁医学传承工作室，并任命刘道矩为工作室导师。2013年，传统磁石疗法被天津市人民政府认定为非物质文化遗产，刘道矩被认定为非物质文化遗产代表性项目传统磁石疗法传承人，同年12月被确定为天津市中医药专家学术经验继承指导老师，为天津市培养中医药人才做出贡献，从此中华经筋磁石疗法以天津为中心，辐射全国发展，刘道矩教授的团队也先后赴斯洛文尼亚、俄罗斯、乌克兰、意大利、美国、澳大利亚、泰国、韩国、马来西亚、新加坡、西班牙、奥地利、匈牙利等国家，及中国台湾、香港、澳门等地区进行中华磁石疗法的交流、讲学，并取得极大的反响。

　　2019年5月，82岁高龄的刘道矩教授出访匈牙利，与匈牙利佩奇大学就中医药文化发展进行交流合作，并于同年5月28日在匈牙利桑博特海伊市与匈牙利欧洲中国文化教育促进基金会创始人金建英主席共同签订了关于组建"中国磁文化道矩中医院"和"佩奇中医学院"合作协议书，并被任命为两院院长。

　　在几千年的历史长河中，不同年代的不同医者对磁石治病防病的研究成果均有不同的补充。应用磁石治病防病和养生是中华民族的瑰宝。近半个世纪，我国磁医学的发展由民间自发的群众性组织，走向由政府部门领导、有计划发展的局面。其中不少康复器材成为老年人和残疾者的主要康复工具。现在，全国各地都十分重视这一新兴的边缘科学在医学上的应用，除研究磁疗的疗效之外，还对磁疗的作用机制进行了深入探讨，其研究成果的应用指日可待。

第二章 中华磁石疗法的理论基础

中医学是以中医药理论与实践经验为主体,研究人类生命活动中健康与疾病转化规律及其预防、诊断、治疗、康复和保健的综合性学科,是数千年来广大劳动人民在与疾病做斗争的过程中积累的宝贵经验和财富。人体的阴阳学说、脏腑学说、经络学说是中医学的理论基础,整体观念和辨证论治是其核心。传统中华磁石疗法隶属于中医学,是中医学不可分割的一部分。本章重点介绍中华磁石疗法的理论基础。

第一节 磁场与人体

人的生命过程具有独特的理论体系,比如,它具有整体观,包括人体自身的整体观和人与周围环境的整体观。人体是一个有机整体,构成人体的各个组成部分在组织结构上相互联系,不可分割,相互协调、相互作用,在病理过程中相互影响。人与自然环境有着密切的关系,人可以能动地适应自然和改造自然,并在此过程中,维持着机体的正常生命活动。这种整体观念是唯物论和辩证思想在中医学中的体现,同时也贯穿中华磁石疗法的诊断、治疗、防病、保健等各个方面。

一、环境磁场与生物体

人类生活在自然环境中,自然界存在着人类赖以生存的必要条件,同时自然的变化又可以直接或间接地影响人体,使机体产生反应,属于生理的则为生理反应,超越生理范围的,则形成病理反应。《灵枢·邪客》曰:"人与天地相应者也。"《灵枢·岁露》也记载:"人与天地相参也,与日月相应也。"

环境磁场是客观存在的一种物质现象,环境磁场对生物体产生不同的影响。生存在地球上的人和其他生物在生命的各个阶段都会受到环境磁场的影响。

1. 对植物的影响

研究表明,用磁化水浸种育苗,能使种子出芽快,发芽率增高,幼苗具有株高、茎粗、根长等优点。用磁化水灌田可使土质疏松,加快有机肥分解,促进农作物生长,使产出的大豆、玉米、水稻、小麦、油菜等农作物产量提高。

2. 对细菌的影响

自然界中分布着大量的菌群和病毒,有些细菌具有磁性。研究发现,这些细菌体内有些颗粒连成链状,经分析,这些链状颗粒为 Fe_3O_4,属于强磁性物质(图 1-2-1)。这些具有磁性的细菌在游动时总是朝着一个方向,并能够利用地球磁场定向,出现向地磁北极方向游动的现象,这种现象称为细菌罗盘。

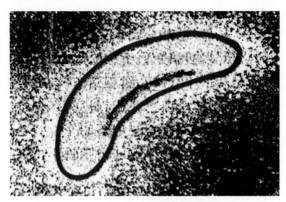

图 1-2-1　磁性细菌显微图

3. 对动物生长发育的影响

飞鸟(信鸽、候鸟等)、游鱼(鳗鱼等)能够借助磁场来导航和定向的原因是这些生物体内都有 Fe_3O_4,如信鸽就是利用生物磁场和地球磁场的相互关联,途经几千千米甚至历时几个月还能神奇地导航回家。研究表明,在地磁场发生瞬间变化,如地震时,动物如鼠、猪、犬会发生躁动,能预感地震的发生;老鼠在全面屏蔽地磁场环境中,体内酶的活动发生变化,寿命显著缩短。

4. 对人类生长发育的影响

人类在漫长的地球磁场环境中生存、演变,已经适应了环境磁场因素,像空气、水、阳光一样,磁场已经成为人体生长的必要条件。在地磁变化的漫长历史中,曾有过地磁趋近于"0"值的时期,导致大批生物体消失。研究表明,地球旋转速度的变化跟它的地磁场和气候有关,大约每隔 7 400 万年就会出现一些剧烈变化,造成不稳定的局面,导致某些生物体消失。日本的中川恭一研究发现,1945 年后,日本由于在短时间内修建了大量铁路、桥梁、高大建筑物等,使这些铁磁性物质扰乱了地球磁场,导致人类环境磁场降低,造成了人体一系列不适应症状,如头昏、视力减退、无力、白细胞减少等症状,这种现象被中川恭一定名为"缺乏磁场综合征"。在一定时间内补充了外磁场,这些症状就会缓解。在宇航空间医学方面,当载人飞船远离地球时,随着离地距离的增加,地磁场减弱,宇航员在飞船空间环境会产生缺乏地磁场综合征,出现头昏、视力减退、无力等症状。因此,"宇宙生物医学"研究学者在飞船壁适量增加磁性物质,以防止产生"缺乏磁场综合征"现象。

曾有科学家研究发现,男女婴儿出生比例,与出生地的地磁场强弱有一定的关系。在地磁场强大的高纬度地区,新生婴儿中女性增多;而在地磁场较弱的低纬度地区,新生婴儿中男性增多。如磁场强度较强的北欧国家芬兰,男女婴比例为 1 044∶1 000,而磁场较弱的南欧国家葡萄牙为 1 088∶1 000,也就是说,每 1 000 余名新生儿,葡萄牙比芬兰多 44 名男婴。匈牙利沃什州桑博特海伊市被称为双胞胎市,漫步街头随处可以见到一对对的双胞胎。这里的地磁场处于平稳状态,一年四季变化不超过 2/1 000。

在医学界,磁化水不仅可以杀死某些病毒和细菌,还能治疗多种疾病,例如磁化水对各种结石病

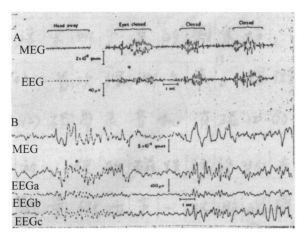

A 是同时记录的 MEG 和 EEG。B 是癫痫病人过度换气产生的大信号,MEG 和 EEG

也是同时记录的,其中 EEG 的 a 是在右颞,b 是在右耳上部,c 是在枕外隆突尖部

图 1-2-9　记录的 MEG 和 EEG

（3）肺磁场。肺磁场是由铁磁性污染所产生的剩余场,它是恒稳场,1973 年由 D.Cohen 首次探测出来。探测方法如下:先用 60 Hz（50 Hz）磁带录音机消磁器的磁头在人体胸部缓慢移动,使铁磁性污染去磁,以 5 cm 为间隔,逐点测量,做出第一张肺磁图;然后施加 0.03~1 T 的磁化场,使铁磁性污染物磁化,做出第二张肺磁图;将第二张肺磁图减去第一张图对应点的数据,便得到第三张肺磁图。这就是铁磁性污染的剩余场在肺中的分布图（图 1-2-10）。

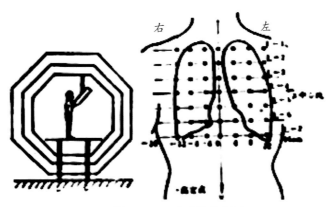

图 1-2-10　肺磁场分布图

肺磁场研究已取得较大进展,并已开始应用于临床。它主要有下列用途:

1）作为职业病检查的灵敏指示器。有些粉尘,特别是石棉,对人体是有害的。石棉中含有磁铁矿（Fe_3O_4）,测定出肺磁场,定出石棉与磁铁矿的比例,就可确定石棉矿工人肺中石棉的含量,其他像煤矿工人、钢铁工人、电焊工人等也是需要的。

2）作为肺自清除异物的灵敏指示器。纯磁铁矿粉末（平均直径为 1~4 μm）是非溶性的。不改变生理学的 pH 值,对人体亦无害处。与“放射性示踪”比较,“磁示踪”是比较安全的,且能跟踪较长时间。实践表明,吸入 20 μg 磁铁矿粉末可用超导量子干涉仪在屏蔽室内检测,吸入 200 μg 磁铁矿粉末可用便宜的磁通门磁强计在不屏蔽的情况下检测。有毒的职业工种和城市污染,会使发病率升高,特别是肺自清除能力差的人更是如此。为了鉴定肺自清除能力,可以采用磁示踪法。受试者吸入一定的磁铁矿粉末,用磁强计定期检测,做出随时间衰减的曲线,从而得到肺的自清除能力。

D.Cohen 曾经做了一组吸烟者与不吸烟者对比的清除曲线,跟踪时间长达 1 年,其结果是:吸入后5 个月检查,不吸烟者残存量只有 20%,而吸烟者却有 55%;11 个月后检查,不吸烟者仅剩 10%。吸烟者排出异物能力的降低是由于吸烟损伤了肺部的这种功能。这可以解释,为什么吸烟者容易患肺癌、肺气肿和肺纤维性病变。I.Selikoff 等人的报告指出,石棉矿工人中吸烟者患支气管癌的人数比不吸烟者高 90 倍;J.K.Wagoner 报告了暴露在氡子体(radon daughters)和吸烟的类似关系。

(4)视网膜磁场。由视网膜电流产生视网膜磁场,已用超导量子干涉仪测出,其随时间变化到视网膜磁图(MRG)。它可以用于检查眼睛的某些疾病。与视网膜电图(ERG)相比,受试者与探测器之间没有肉体上的接触,从而避免了接焊电位和参考点之间相互影响的问题。另外,MRG 能提供更多的信息,是一种潜在的临床检测方法。

(5)肝磁场。人体磁性物质产生感应场,肝磁场就是其中之一。近几年来,D.Farrell 等人、纽约大学的 C.M.Bastuscheck 等人,用超导量子干涉仪探测心、肝、脾中生物磁性材料磁化率的变化,从而用于诊断某些疾病。如在肝中,铁量不足为单纯性营养不良,铁量过剩为"地中海贫血"和"色素性肝硬变"。目前已取得初步成果,为将来临床上进行非侵入、无损伤的诊断和治疗打下基础。

(6)气功、经络的磁现象。人体磁场的存在是客观现象,而且有规律可循。我国一些科学工作者对经络的磁现象进行了研究,并取得一些初步的成果,即发现某些敏感者对永磁铁南北极有特殊的"凉""热""麻""痛"等感觉,这与刺激穴位的得气感是一致的,似乎可以表明,这种特异感觉可能是磁场信号循经感传引起的;磁疗医师在临床上运用磁石刺激人体经络,会出现磁感应点或带(图 1-2-11);空军某医学研究所用经络穴位特性图示仪对 423 个人体不同部位的体穴测得 10 894 条伏安特性曲线,又在 386 人耳朵上的 17 个穴位测得 4 717 条伏安特性曲线(表 1-2-1)。我们知道,人体若能接收磁信息,需具备磁敏电阻、磁敏二极管等感受器。由表 1-2-1 可见人体确有这种功能。隧道型二极管可接收微波和亚毫米波,体效应二极管具有发射微波信号的功能。功能型曲线则是电阻、电容、二极管、三极管等的特殊组合,可以完成特殊功能。由表 1-2-1 可见,耳穴上体效应型和功能型出现率较高,令人惊异。

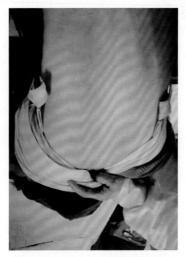

图 1-2-11　磁疗后人体出现的磁感应带

表 1-2-1 体穴和耳穴伏安特性曲线统计

类型	体穴						耳穴		
	析波型	电阻型	负阻型	隧道型	体效应型	功能型	析波型	体效应型	功能型
曲线符号	（曲线）	（曲线）	（曲线）	（曲线）	（曲线）	（曲线）	（曲线）	（曲线）	（曲线）
曲线数	10 005	828	6	33	18	4	327	3 144	1 246
%	91.84	7.61	-0.06	0.3	0.17	0.04	6.94	66.65	26.41

第二节 阴阳与磁

阴阳学说在祖国医学上是辨证施治之根本,也是运用中华磁石疗法最基本的法则。人体生理、病理、健康与疾病无不与阴阳相关联,任何疾病的发生都可以归纳为阴阳失衡。《素问·至真要大论》:"谨察阴阳所在而调之,以平为期。"中华磁石疗法也是以阴阳为辨证之根,以阴阳为治疗之本。磁场是一种物理治疗因子,具有物理能量,同时磁石本身像所有的物质一样,具有"阴""阳"属性,我们运用磁场作用于人体,以平衡阴阳为主要治疗核心。阴阳与磁的关系分述如下。

一、阴阳的相对性与磁

阴阳是普遍存在的,是自然界中相互联系和相互对立的现象。《类经·阴阳类》云:"阴阳者一分为二也。"如天为阳、地为阴;白天为阳、黑夜为阴;磁石的正极为阳,是正电荷,负极为阴,是负电荷;人体是一个有机整体,但人体的一切组织结构,依据其属性的不同,都可分为相互对立的阴阳两部分。如上部为阳、下部为阴;体表为阳、体内为阴;背为阳、腹为阴;四肢外为阳、内为阴;腑为阳、脏为阴等。

二、阴阳的互根与磁

阴阳相互对立、相互统一、相互依存。"孤阴不长,独阳不生",阳依附于阴,阴依附于阳,在它们之间存在着相互滋生、相互依存的关系,即任何阳的一面或阴的一面,都不能离开另一面而单独存在。如果没有白天,也无从谈黑夜;磁石如果没有正极,就不存在负极,更不会同性相斥、异性相吸;从人体生理来说,功能活动属阳,营养物质(津液、精血等)属阴,各种营养物质是功能活动的物质基础,有了足够的营养物质,功能活动就表现得旺盛。从另一方面来说,营养物质又是依靠内脏的功能活动而吸收的。

三、阴阳的消长与磁

阴和阳之间的对立制约、互根互用,并不是处于静止的和不变的状态,而是始终处于不断的运动变化之中的,如果阴阳不平衡则会导致疾病的发生。如《素问·阴阳应象大论》说:"阴胜则阳病,阳胜则阴病,阳胜则热,阴胜则寒。"人体在自然环境中,其阴阳与大自然环境保持平衡,白天为阳盛,故机体的生理功能也以兴奋为主,黑夜为阴盛,故机体的生理功能也以抑制为主。子夜阳生,机体的生理功能由抑制逐渐转向兴奋,为"阴消阳长";日中阳气盛;日中至黄昏阳气渐衰,阴气渐盛,机体的生理功能由兴奋转向抑制,为"阳消阴长"。我们以阴阳转化与日月转化作为中华磁石疗法的临床运用的依据。根据能量守恒定律,相对应磁场的增强,必然以电场(生命活动中细胞、器官等电流)的消耗为前提,而只有磁场的强度减弱才能得到电场强度的增加。这就是我们所说的"电进磁退,电消磁长"。

第三节　脏腑与磁疗

一、中医对脏腑的认识

古人认为人体复杂的生命活动起源于脏腑的功能,包括呼吸、消化、生殖、泌尿,等等。又如视、听、言、行,无一不是脏腑活动的表现,所以脏腑的活动实质上就是人体整个的生命活动。因此,对脏腑首先要有一个正确的认识。

1.脏腑的整体性

脏腑的功能活动并不是孤立进行的,而是相互影响、相互依存的。具体来说,就是脏与脏、腑与腑、脏与腑之间的密切联系,贯穿成一个整体。因此,在临床方面,从发病到诊断,以及处方治疗,也莫不具有这样的整体观念。

2.脏腑和外在组织器官的联系

脏腑虽然深藏于体内,但是它们和外在的组织、器官都有着密切的联系。例如五脏上通七窍,外合筋、脉、骨、肉、皮、毛等,这也是内脏与外在组织器官整体性的关系。这些理论,在临床诊断和治疗中都能起到很大的作用。

3.脏腑和经脉的关系

一方面,脏腑以及组织器官之所以能联系成一个整体,主要是凭借十二经脉的联系,如《灵枢·海论》说:"夫十二经脉者,内属于腑脏,外络于肢节。"据此可知,十二经脉是人体内部器官、外部四肢百骸等组织的联络网。其另一方面,正如《灵枢·本脏》所说:"经脉者,所以行血气而营阴阳,濡筋骨,利关节者也。"这就是说,气血的营运通行,筋骨、关节的濡养滑利,都要依靠经脉,可见经脉对脏腑还有贯通输布的作用。

最后必须说明的是,古人对脏腑的认识,不仅体现在把内脏功能与体表动态做了联系,而且体现在对按内脏的性质结合自然气候影响的变化做总结归纳上。所以不但人体本身具有整体性,而且人体与周围环境也有其统一性。所谓"整体观念",是中华磁石疗法最基本的理论基础。

二、脏腑与磁疗的关系

经脉将脏腑与人体连接成一个复杂的整体,脏腑与磁疗的关系应用在治疗方面,主要是通过疾病的症状判定所属脏腑,指导中华磁石疗法的治疗原则,以下以颈椎病为例,论述脏腑与磁疗的关系。

1. 肾脏与磁疗的关系

肾脏在中医学中是指肾脏实质的脏器及与肾脏运动相关的经络气血。肾藏精主骨生髓,是先天之本,后天又接受五脏六腑之津液贮藏,所以肾气充足,五脏六腑精气才能充足,人体筋骨隆盛,肌肉满壮,颈部活动灵活,行动敏捷,精气旺盛。相反,肾气不足,则表现为筋骨软弱,经气衰退。在人体生长到衰老的整个过程中,人体气血的盛衰关系到人体的发育、性情、行动。正如《素问·上古天真论》记载:"(男子)八八则齿发去。肾者主水,受五脏六腑之精而藏之,故五脏盛乃能泻。今五脏皆衰,筋骨解堕,天癸尽矣,故发鬓白,身体重,行步不正。"在临床上,比如颈椎病的患者,颈部受气于肾脏之精气,所以临床上肾气不足的颈椎病患者,多表现颈腰疼痛、沉重无力、行动迟缓、表情淡漠、思维迟钝、记忆力减退等肾所藏精气不足的一系列临床表现。在应用中华磁石疗法时,以滋补肾精、肾气为主(图 1-2-12)。

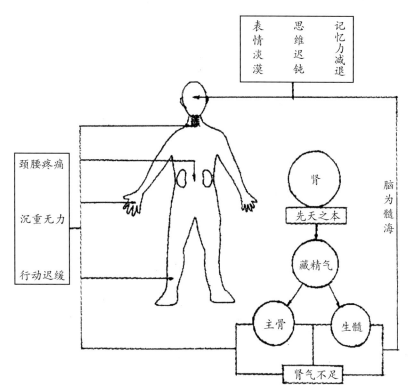

图 1-2-12　肾的生理功能和病理变化

2. 肝脏与磁疗的关系

中医认为,肝是人体运动功能的根本,是藏魂之所在,它的精气显示在手足筋脉的充养;肝又是藏血的仓库,所以能生血气;同时肝主经气,通过颈部开窍于目。《素问·六节藏象论》记述:"肝者,罢极之本,魂之居也,其华在爪,其充在筋,以生血气。"肝藏经气失调则会使经筋失荣,运动受限。"肝主怒",所以颈椎病患者其发作诱因常见为肝气不疏,忧思郁怒,表现为头痛、眩晕、脑供血紊乱等一系列颈源性脑病的临床表现。中华磁石疗法则以养肝血、疏通经气为主(图 1-2-13)。

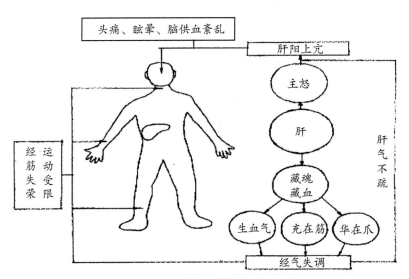

图 1-2-13　肝的生理功能和病理变化

3. 心脏与磁疗的关系

心脏是生命之本,精神活动的发源地,它的精气通过颈部显示在颜面,充养血脉营养脑髓。《素问·六节藏象论》记载:"心者生之本,神之变也,其华在面,其充在血脉。"古人有血肉之心、精气之心之分,气血来源于人体 365 穴十二经脉,气血经过颈部而上注于颅面。中医认为心脏是人体最高的领导机关,称"心为君主之官,主人之神明",而人体神明之变化也反映在脑髓应机变化上。颈椎一旦发生变化,则会影响十二经脉上注于颅面通路,同时也会出现经脉受阻,引起头痛、眩晕、脑供血不足、记忆力减退等临床表现。中华磁石疗法则以补心气为主(图 1-2-14)。

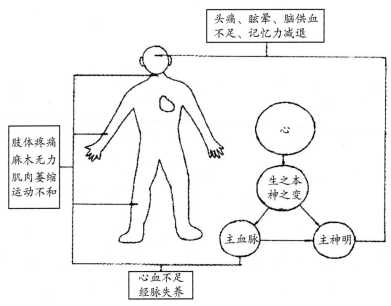

图 1-2-14　心的生理功能和病理变化

4. 脾脏与磁疗的关系

脾主身之肌肉,中医认为人的脾脏主人体的运化功能,如脾脏功能健全则能令人肌肉发达丰满,故而"脾生肉"。同时,脾主"湿",在七情中思怒则伤脾,所以《素问·阴阳应象大论》记述:"思伤脾,怒胜思,湿伤肉,风胜湿。"这说明人体忧思郁怒日久则克伤脾脏之经气,易引动风湿之邪导致经络不通、气机不畅。(图1-2-15)在临床素有颈椎病患者,多因情志不畅或紧张工作、思虑过度等,忧思伤脾,或偶感内湿则困扰脾脏,经气不通而促使颈椎病的发生和发作。中华磁石疗法则以补脾气、促进脾的运化为主。

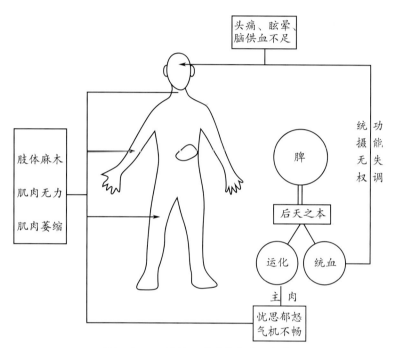

图 1-2-15 脾的生理功能和病理变化

5. 肺脏与磁疗的关系

中医认为,肺主一身之气,是藏魄之所在。肺主气,司呼吸,主宣发肃降,通调水道,朝百脉,主治节,外合皮毛。只有肺的生理功能正常,才能使卫气的功能正常;否则,卫表不固,邪气乘虚而入,表现在颈椎即可出现因寒冷、风湿诱发的颈椎病。同时如肺热伤津,津伤不布,皆可令"肺热叶焦",不能布送津液以润泽五脏,遂致四肢筋脉失养,痿弱无用,即《素问·痿论》所述"五脏因肺热叶焦,发为痿躄"。表现在颈椎则导致上下肢肌肉萎缩。肺朝百脉的功能失调也可以导致血液运行失常,出现脑供血不足的临床表现。(图1-2-16)中华磁石疗法则以调节肺的功能为主。

实际上五脏之经气与磁疗均有密切的关系,并相互联系,很难说成是一个脏器的精气或经络异常。对经络脏腑进行辨证,对运用中华磁石疗法具有重要的指导意义。

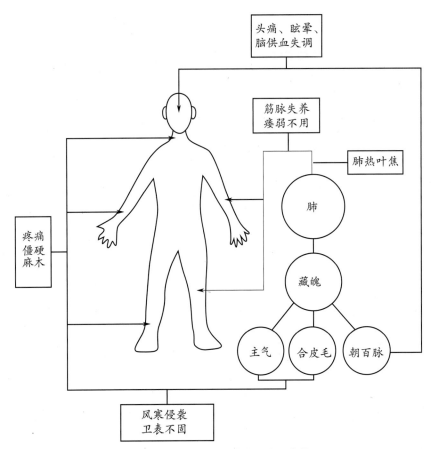

图 1-2-16　肺的生理功能和病理变化

第四节　经络与磁疗

经络学说是研究人体经络系统的循行分布、生理功能、病理变化及其与脏腑相互关系的一种理论学说。它是祖国医学理论体系的重要组成部分。经络学说是古代医家在长期的医疗实践中产生和发展起来的,多少年来一直指导着中医各科的诊断和治疗,是中华传统磁石疗法的理论基础。中医认为"不懂经络,开口动手便错"。而中华磁石疗法是以磁石这一特定的物理因子,通过人体表磁场进行经络经筋的调解达到平衡阴阳、治疗疾病的目的,其理论基础主要是十二经脉、奇经八脉、十二经筋。

一、十二经脉

1.十二经脉的命名

十二经脉以阴阳、手足、脏腑来命名。一切事物都可分为阴和阳两方面,阴阳之间又是互相联系的。经络的命名就包含这种意思。一阴一阳衍化为三阴三阳,相互之间具有对应关系(表里相合)。《素问·阴阳应象大论》曰:"阴阳者,天地之道也,万物之纲纪,变化之父母,生杀之本始,神明之府也。治病必求于本。故积阳为天,积阴为地。阴静阳躁,阳生阴长,阳杀阴藏。阳化气,阴成形。寒极生热,热极生寒,寒气生浊,热气生清。清气在下,则生飧泄;浊气在上,则生䐜胀。此阴阳反作,病之逆从也。故清阳为天,浊阴为地;地气上为云,天气下为雨;雨出地气,云出天气。"

三阴三阳是从阴阳气的盛衰(多少)来分:阴气最盛为太阴,其次为少阴,再次为厥阴;阳气最盛为阳明,其次为太阳,再次为少阳。《素问·至真要大论》说:"愿闻阴阳之三也何谓?""气有多少,异用也。""阳明何谓也?""两阳合明也。""厥阴何也?""两阴交尽也。"三阴三阳的名称广泛应用于经络的命名,包括经脉、经别、经筋都是如此。

根据分布于手足的不同,冠以手足的名称:上肢内侧的为手三阴(手太阴、手少阴、手厥阴);外侧的为手三阳(手阳明、手太阳、手少阳);下肢外侧的为足三阳(足阳明、足太阳、足少阳);内侧的为足三阴(足太阴、足少阴、足厥阴)。

根据十二经脉的脏腑联系将十二经脉分属于五脏(肝、心、脾、肺、肾)、心包、六腑(胆、小肠、胃、大肠、膀胱、三焦),其中阴经属脏络腑,阳经属腑络脏。

2.十二经脉循行走向规律

从手足(上下肢)阴阳的命名可以看出,经络学说的形成与四肢的关系密切。"十二经脉者,内属于府藏,外络于支节",这概括说明了十二经脉的分布特点:内部隶属于脏腑;外部分布于躯体。又因为经脉是"行血气"的,其循行有一定方向,就是所说的"脉行之逆顺",后来称为"流注";各经脉之间还通过分支互相联系,就是所说的"外内之应,皆有表里"。十二经脉的循行走向规律是:手三阴经从胸走手,手三阳经从手走头,足三阳经从头走足,足三阴经从足走腹(胸)。正如《灵枢·逆顺肥瘦》所载:"手之三阴从脏走手,手之三阳从手走头,足之三阳从头走足,足之三阴从足走腹。"

3.十二经脉的表里络属关系

阴经属脏络腑,阳经属腑络脏,一脏配一腑,一阴配一阳,形成脏腑阴阳表里组合关系,即手太阴肺经属肺络大肠,与手阳明大肠经相表里;手阳明大肠经属大肠络肺,与手太阴肺经相表里;手厥阴心包经属心包络三焦,与手少阳三焦经相表里;手少阳三焦经属三焦络心包,与手厥阴心包经相表里;手少阴心经属心络小肠,与手太阳小肠经相表里;手太阳小肠经属小肠络心,与手少阴心经相表里;足太阴脾经属脾络胃,与足阳明胃经相表里;足阳明胃经属胃络脾,与足太阴脾经相表里;足厥阴肝经属肝络胆,与足少阳胆经相表里;足少阳胆经属胆络肝,与足厥阴肝经相表里;足少阴肾经属肾络膀胱,与足太阳膀胱经相表里;足太阳膀胱经属膀胱络肾,与足少阴肾经相表里。十二经脉互为表里,生理上联系紧密,相互之间可以影响。

4.十二经脉与任、督二脉的分布与排布

十二经脉在体表的循行分布各有不同,主要分为四肢、躯干、头面颈项三大部分。

四肢:四肢分为内侧面和外侧面,上肢以屈侧为内侧,伸侧为外侧;下肢以胫侧为内侧,腓侧为外侧。阳经主要分布于四肢的外侧面,阴经主要分布于四肢的内侧面。手足三阳经的分布,一般是阳明在前,少阳在中,太阳在后;手足三阴经的分布,一般是太阴在前,厥阴在中,少阴在后。

躯干:手阳明经分布于肩前,手少阳经分布于肩后,手太阳经分布于肩胛;手太阴经分布于胸外侧上部,手厥阴经分布于乳外侧,手少阴经分布于腋窝;足阳明经分布于胸腹第二侧线,足少阳经分布于

胁、腰侧,足太阳经分布于背部第一、二侧线;足太阴经分布于胸腹第三线,足厥阴经分布于前阴及胁,足少阴经分布于胸腹第一侧线;督脉分布于后正中线,任脉分布于前正中线。

头面颈项:手阳明经分布于颈、下齿、鼻旁;手少阳经分布于颈、耳后、眉梢;手太阳经分布于颈、颧、耳中;足阳明经分布于目下、上齿、面、耳、颈前;足少阳经分布于目外眦、颞、头部第二线、项后;足太阳经分布于目外眦、头部第一侧线、项后;督脉分布于头项正中、人中沟、上齿龈;任脉分布于项正中、颏唇沟(表1-2-2)。

表1-2-2　十二经脉与任、督二脉体表分布情况表

经络名		主要分布情况		
		四肢	躯干	头面颈项
手三阴	太阴	上肢内侧前	胸外侧上部	
	厥阴	上肢内侧中	乳外侧	
	少阴	上肢内侧后	腋窝	
手三阳	阳明	上肢外侧前	肩前	颈、下齿、鼻旁
	少阳	上肢外侧中	肩后	颈、耳后、眉梢
	太阳	上肢外侧后	肩胛	颈、颧、耳中
足三阳	阳明	下肢外侧前缘	胸腹第二侧线	目下、上齿、面、颈前
	少阳	下肢外侧中	胁、腰侧	目外眦、颞、头部第二线、项后
	太阳	下肢后	背部第一、二侧线	目内眦、头部第一线、项后
足三阴	太阴	上肢内侧中、前	胸腹第三侧线	
	厥阴	下肢内侧前中	前阴、胁	
	少阴	下肢内后侧	胸腹第一侧线	
督脉			后正中线	头项正中、人中沟、上齿龈
任脉			前正中线	项正中、颏唇沟

二、奇经八脉

奇经八脉是督脉、任脉、冲脉、带脉、阴维脉、阳维脉、阴跷脉、阳跷脉的总称。它们与十二正经不同,既不直属脏腑,又无表里配合关系,"别道奇行",故称"奇经"。八脉中的督、任、冲脉皆起于胞中,同出会阴,称为"一源三歧"。其中,督脉行于腰背正中,上至头面;任脉行于胸腹正中,上抵颏部;冲脉与足少阴肾经相并上行,环绕口唇。带脉起于胁下,环行腰间一周。阴维脉起于小腿内侧,沿腿股内侧上行,至咽喉与任脉会合。阳维脉起于足跗外侧,沿腿膝外侧上行,至项后与督脉会合。阴跷脉起于足跟内侧,随足少阴等经上行,至目内眦与阳跷脉会合。阳跷脉起于足跟外侧,伴足太阳等经上行,至目内眦与阴跷脉会合,沿足太阳经上行经上额,于项后会合足少阳经。

奇经八脉交错地循行分布于十二经之间,其作用主要体现于两方面。其一,沟通了十二经脉之间的联系。奇经八脉将部位相近、功能相似的经脉联系起来,达到统摄有关经脉气血、协调阴阳的作用。督脉与六阳经有联系,称为"阳脉之海",具有调节全身阳经经气的作用;任脉与六阴经有联系,称为

"阴脉之海",具有调节全身诸阴经经气的作用;冲脉与任、督二脉、足阳明、足少阴等经有联系,故有"十二经之海""血海"之称,具有涵蓄十二经气血的作用;带脉约束联系了纵行躯干部的诸条经脉;阴阳维脉联系阴经与阳经,分别主管一身之表里;阴阳跷脉主持阳动阴静,共司下肢运动与痿痹。其二,奇经八脉对十二经气血有蓄积和渗灌的调节作用。当十二经脉及脏腑气血旺盛时,奇经八脉能加以蓄积,当人体功能活动需要时,奇经八脉又能渗灌供应。

冲、带、跷、维六脉腧穴,都寄附于十二经与任、督二脉之中,唯任、督二脉各有其所属腧穴,故与十二经相提并论,合称为"十四经"。十四经具有一定的循行路线、病候及所属腧穴,是经络系统的主要部分,在临床上是针灸治疗及药物归经的基础。

三、十二经筋

与十二经脉相似,全身还有十二经筋,从体内脏腑至体表皮肤,无不纵横贯穿。因此,经筋与经脉有相同之处,它是经络的组成部分。十二经脉与经筋彼此之间相互联系,经筋属于经脉在四肢体表的连属部分,正如《灵枢·本藏》曰:"经脉者,所以行血气而营阴阳,濡筋骨,利关节者也。"

1. 十二经筋的命名

阴阳学说是中医学的核心,是贯穿于中医学的重中之重,概括说,大则天地万物,细则人体皮毛,以及疾病诊治辨证大纲,都不能离开阴阳纲纪。经筋同样分别以阴阳贯于经筋名称之中,并以手足起点和经络联系,以阴阳的盛衰和消长的情况来区别,分为手阳明经筋、手少阳经筋、手太阳经筋、手太阴经筋、手厥阴经筋、手少阴经筋、足阳明经筋、足少阳经筋、足太阳经筋、足太阴经筋、足厥阴经筋、足少阴经筋。

2. 十二经筋的分布与排布

（1）十二经筋分布。

1）十二经筋在头面部的分布。

骨性附着:足少阴、太阳经筋结于枕骨,并在此处相合;足太阳经筋分支、手太阳经筋结于颞骨乳突。

下颌部:足少阳经筋系下走颔;手少阳经筋上曲牙,上乘颔;手阳明经筋络头之后,下于对侧颔;手太阳经筋下结于颔,有本支上曲牙,上颔。

口舌部:足阳明经筋上挟口;足太阳经筋有分支结于舌体;手少阳经筋有分支系于舌体。

鼻部:足阳明、太阳经筋结于鼻,并在此处相合。

耳部:足阳明经筋分支从颊结于耳前;足少阳经筋循耳后;手少阳经筋循耳前;有分支手太阳经筋出耳上,分支入耳中,本支循耳前。

眼部:足阳明经筋为目下纲;足太阳经筋为目上纲;足少阳经筋有分支结于目眦为外维;手少阳、太阳经筋均属目外眦。

颧部:足阳明经筋合于顺,足少阳、足太阳、手阳明经筋结于顺。

头角:足少阳经筋上额角,交巅上;足太阳经筋上头;手阳明经筋上角,络头;手少阳经筋结于角。

2)十二经筋在上肢的分布。

手部自拇指开始依次为:拇指之上为手太阴经筋所起;手阳明经筋起自拇指、示指;中指为手厥阴经筋所起;手少阳经筋起自环指、小指;小指之上为手太阳经筋所起;小指内侧为手少阴经筋所起。

腕部:手太阴经筋结于鱼后;手厥阴经筋未明言;手少阴经筋结于豌豆骨;手三阳经筋均结于腕部。

前臂:手太阴、少阴经筋并行;手太阳经筋沿前臂内缘走行,余经筋未明言。

肘部:手太阴经筋结于肘中;手厥阴、少阴经筋结于肘内缘;手阳明经筋结于肘外侧;手少阳经筋结于肘;手太阳经筋结于肱骨内上髁。

上臂:手太阴经筋循于上臂内缘;手厥阴经筋行于上臂内侧;手少阴、阳明、太阳经筋未明言;手少阳经筋绕于上臂外缘。

肩部水平:手太阴、少阴经筋进入腋部;手厥阴经筋结于腋下;足少阳经筋走腋前缘,直者,上出腋;足太阳经筋走腋后缘,分支入于腋下;手阳明经筋结于肩胛盂;手少阳经筋上肩;手太阳经筋走行腋后缘,绕肩胛上行。

3)十二经筋在躯干部的分布。

脐部:足太阴经筋结于脐;手少阴经筋系于脐。

胁肋部:足太阴经筋循腹结于肋;手太阴经筋下抵达季肋;足少阴经筋上季肋;足阳明经筋上循胁。

胸部:足太阴、手心主经筋散于胸中;手太阴经筋下结胸里;手少阴经筋夹太阴经筋挟乳里,结于胸中;足少阳经筋系于膺乳。

锁骨水平:手太阴经筋下结、出缺盆;足阳明经筋上腹而布结于缺盆;足少阳经筋系结于缺盆,其直者贯缺盆;足太阳经筋出于缺盆。

脊柱区:足太阴经筋有内部分支着于脊;足少阴经筋循脊内挟膂上至项;足阳明经筋属脊;足太阳经筋上挟脊上项;手阳明经筋挟脊;手少阳经筋走颈合于手太阳经筋;手太阳经筋循颈出走足太阳经筋之前。

4)十二经筋在下肢的分布。

足部自大趾开始,依次为:足大趾内侧为足太阴、上侧为足厥阴经筋所起;足第二、三、四趾为足阳明经筋所起;足第四趾、小趾为足少阳经筋所起;足小趾为足太阳、下侧为足少阴经筋所起。另外,足少阴、太阳经筋分别自内外踝结于足跟。

踝部:内踝为足太阴经筋所结;足少阴经筋并足太阴之筋斜走内踝下方;足厥阴经筋结于内踝之前;足阳明经筋结于跗上;足少阳经筋结于外踝;足太阳经筋结于踝。

小腿部:足少阴经筋与足太阳经筋相合;足少阳经筋沿小腿外缘走行,余经筋未明言。

膝部水平:足太阴经筋络于胫骨内髁;足少阴经筋、足厥阴经筋结于内髁之下;足阳明、足少阳经筋均结于膝外缘,此外足阳明经筋还有分支结于胫骨外髁并与足少阳经筋在该部的分支相延续;足太阳经筋结于腘窝。

大腿部:足太阴、少阴经筋相并,和足厥阴经筋均循行于大腿内侧;足阳明经筋沿伏兔循行,足太阴、足阳明经筋均结于大腿;足少阳经筋沿大腿走行,前部结于伏兔;足太阳经筋循行未明言。

髋部水平：足太阴经筋聚于阴器；足少阴、足厥阴经筋均结于阴器；足阳明经筋结于髋关节，亦聚于阴器；足少阳经筋后部结于骶尾；足太阳经筋结于臀部。

（2）十二经筋排布特征。

1）总体特征：从《灵枢·经筋》记载的内容来看，十二经筋的总体走行方向与人体的长轴一致，循行特征基本呈向心性分布：均起自手足四末，其中三阳经筋最终汇集于头面部，三阴经筋分散于躯干的胸腹盆腔。

在四肢部位，三阴三阳经筋顺序排列：三阳经筋分布于外侧，从前至后依次为阳明、少阳、太阳经筋；三阴经筋分布于内侧，从前至后依次为太阴、厥阴、少阴经筋。而在接近躯干部位和下肢，呈现以三阳经筋为主的分布特征：三阳经筋分别从前、外、后三面覆盖下肢、上臂近端及肩部，并继续向头部走行；三阴经筋集中于四肢近端的内侧，继而向深部走行。

在躯干部位，三阴三阳经筋呈现明显的内外分列特征：三阳经筋覆盖躯干外部，足阳明、少阳、太阳经筋分别走行于前、侧、后面；三阴经筋自四肢近端内侧进入胸腹盆腔，其中足三阴经筋均结聚于阴器，足太阴、少阴经筋在内部走行，手三阴经筋结散于胸中。

脊柱区，有四部经筋连属于脊柱：其中以足太阳和少阴之筋两部与之密切相关，二者一外一内紧贴脊柱上行，并最终抵结于枕骨部相合；足阳明经筋主要走行于人体腹面，在上腹部尚有沿胁肋部连属于脊柱的走行；足太阴经筋走行于胸腹部，则在胸部向内分出一部，附着于脊柱；在颈项部，共有七部经筋走行：除足少阴一部外，全部为手足的三阳经筋，项部为后部，为足太阳经筋走行，余皆走行于前面的颈部，自后向前依次为足少阳、手少阳、手太阳、手阳明、足阳明，其中手少阳太阳两经筋在此部相合。

在头面部，六阳经筋分别抵止于耳目鼻喉颔等部位，其中以足太阳、足阳明、手太阳分支较多。

2）局部特征：经筋在人体分布的局部特征，在四肢区域具有明确的节段性。按照原文的描述顺序，十二经筋分别起自四肢各指（趾），沿其循行途中，在所过关节之处均有"结"。其中三阴经筋多结于关节的内侧，而三阳经筋多按照阳明、少阳、太阳的次序从前、外、后方结、绕于关节。而且，十二经筋所"结、聚"之处，除膝部内外辅骨、肘内锐骨、腕部锐骨、枕骨以外，均是人体部位名称，而非该处的骨名。

此外，在肢体区域部分经筋还发生"合、并、交"等现象，如：足少阴、太阳经筋分别在结于踵和枕骨的部位相合；足阳明经筋分支在外辅骨即腓骨头处合于足少阳经筋，在鼻的部位合于足太阳经筋；手少阳、太阳经在颈部相合；足少阴经筋在大腿段与足太阴经筋并行，手心主经筋在前臂与手太阴经筋并行；手少阴经筋入腋交于太阴。

在头面部，手阳明经筋上角络头之后，下于对侧下颔部，这是十二经筋中明确存在交叉的一部分，另有足少阳经筋所在颈部维筋，并跷脉而行，上过对侧头角。

四、十二经筋与十二经脉的关系

比较《灵枢·经筋》和《灵枢·经脉》的内容，可以看出：除手足三阴各部循行方向有出入以外，十二经筋与十二经脉在人体的排布序列基本一致。例如：十二经筋的肢端发起除足阳明、手厥阴经筋与所对应经脉位置不一以外，余部经筋与经脉的肢端分布均吻合；在四肢部位的循行，除小腿三阴经脉的相交错以外,二者在四肢的空间分布均呈现一一对应。

　　这种排列次序的一致,反映了经筋与经脉在空间结构上的密切关系。这种密切的解剖毗邻关系则能够进一步强化我们对六经理论的认识,并且使五体、六经在空间上产生了交互,从而为我们更深入、更全面地理解《黄帝内经》中的人体结构理论提供了一个切入点。

第三章　经筋手法磁疗的基础与操作

第一节　经筋手法磁疗的理论基础

经筋手法磁疗是在中医学经络、经筋、磁疗的基础上，发展、整理、继承、提高的一种创造性治疗方法，在以往静态磁疗的基础上进一步提高为动态磁疗，开拓了磁医学治疗的新领域。

运用经筋手法磁疗必须掌握祖国医学经络、经筋的基础理论。中医认为十二经筋约束骨骼、屈伸关节，使躯体保持一定的位置和形态，因此，人体才能发挥正常的生理运动功能。躯体屈伸、转侧、内收、外展，都依赖于经筋维持其协调和平衡。《素问·五脏生成》曰："诸筋者皆属于节。"《素问·痿论》曰："宗筋主束骨而利机关也。"如果十二经筋发生异常就会产生不同疾病。《素问·长刺节论》说："病在筋，筋挛节痛，不可以行。"经筋发病，多为痹证，表现为筋脉牵引，肌肉挛急，迟缓不收，转筋僵直，肢体抽搐，等等。软组织损伤或劳损，肌肉关节风湿痛，运动神经所引起的肌肉痉挛、瘫痪、脑瘫、小儿麻痹症等，均属经筋病的范围。因此，综合掌握经脉与经筋体系，以内病外治，具有重要的应用价值。

一、手太阴经脉与经筋

（一）手太阴肺经循行

手太阴肺经（1）起于中焦，向下联络大肠，（2）回绕沿胃上口，（3）过横膈，（4）属于肺脏，（5）从"肺系"（指肺与喉咙相联系的部位）横行出来，（6）沿上臂前缘下行，（7）下肘中，（8）沿前臂内侧，到腕后桡骨茎突的内侧缘，（9）进入寸口，（10）经过鱼际，（11）沿着鱼际的边缘，（12）出拇指内侧端，（13）其支从列缺分出，走向示指内侧端，与手阳明大肠经相接（图1-3-1）。

（二）手太阴肺经穴位

（1）中府穴、（2）云门穴、（3）天府穴、（4）侠白穴、（5）尺泽穴、（6）孔最穴、（7）列缺穴、（8）经渠穴、（9）太渊穴、（10）鱼际穴、（11）少商穴（图1-3-2）。

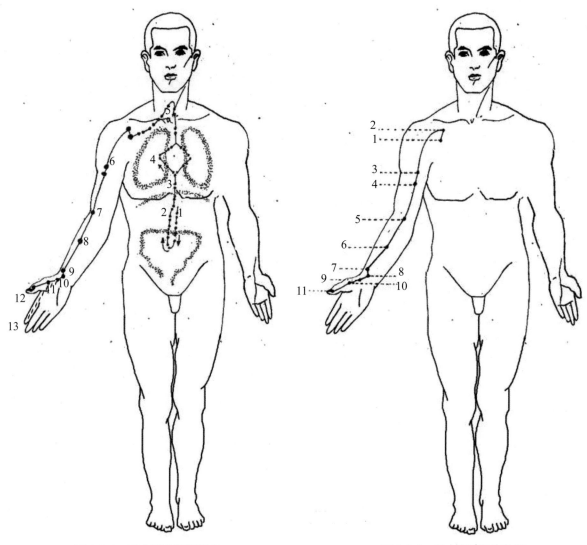

图 1-3-1　手太阴肺经循行图　　　　　　　　图 1-3-2　手太阴肺经穴位图

（三）手太阴经筋

其循行:(1)起于手大拇指之上,(2)循指上行结于鱼际后,行寸口外侧循前臂,(3)结于肘中,(4)上向上臂内侧进入腋下,出于缺盆,(5)结于肩前髃,(6)上结于缺盆,(7)下结于胸里,散行贯穿于胸膈,(8)合于膈下,(9)达到季肋(图 1-3-3)。

其病症:在手太阴经筋循行处,可出现支撑不适,拘紧掣痛,重者可成息贲,胁肋拘急,上逆吐血。哮喘患者通常手太阴经筋拘紧,拇指抽搐。因此对急慢性哮喘患者,可选用手太阴经筋治疗。

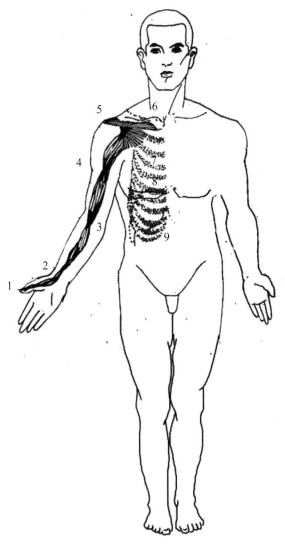

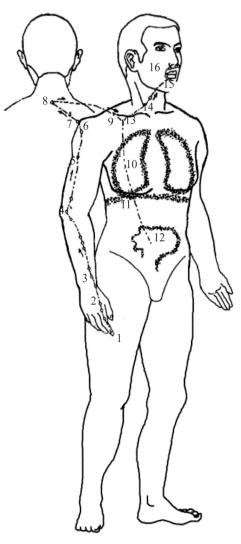

图 1-3-3　手太阴经筋图　　　　　　　图 1-3-4　手阳明大肠经循行图

二、手阳明经脉与经筋

（一）手阳明大肠经循行

手阳明大肠经（1）起于示指末节，（2）沿着示指桡侧向上，通过第一、二掌骨之间，向上进入两筋（拇长伸肌腱与拇短伸肌腱）之间的凹陷处，（3）沿前臂外侧前缘，（4）至肘部外侧，（5）再沿上臂外侧前缘，（6）上走肩端，（7）沿肩后，（8）出于大椎穴，（9）再向下进入缺盆部，（10）联络肺脏，（11）通过横膈，（12）属于大肠；（13）其支上走颈部，（14）经过面颊，（15）进入下齿龈，（16）回绕至上唇，交叉于人中，左脉向右，右脉向左，分布在鼻翼旁，与足阳明胃经相接（图 1-3-4）。

（二）手阳明大肠经穴位

（1）商阳穴、（2）二间穴、（3）三间穴、（4）合谷穴、（5）阳溪穴、（6）偏历穴、（7）温溜穴、（8）下廉穴、(9)上廉穴、(10)手三里穴、(11)曲池穴、(12)肘髎穴、(13)手五里穴、(14)臂臑穴、(15)肩髃穴、(16)巨骨穴、(17)天鼎穴、(18)扶突穴、(19)口禾髎穴、(20)迎香穴(图1-3-5)。

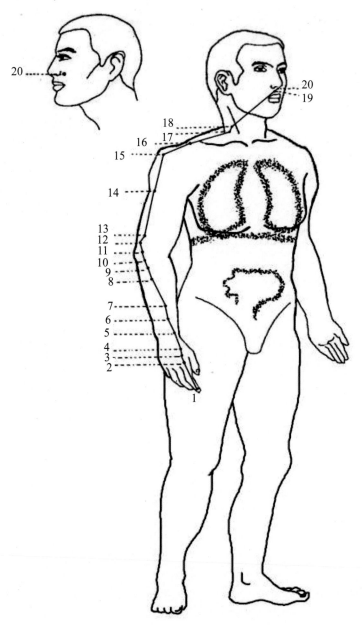

图1-3-5　手阳明大肠经穴位图

(三)手阳明经筋

其循行:(1)起于示指桡侧,(2)向上结于腕背,(3)上循前臂结于肘外,(4)上向上臂结于肩髃,(5)其分支绕肩胛、挟脊柱,(6)直行的再从肩髃上颈,(7)分支上面颊结于鼻旁,(8)直行的上出手太阳经之前,上左额角,络头部,(9)下向右侧颔部(图1-3-6)。

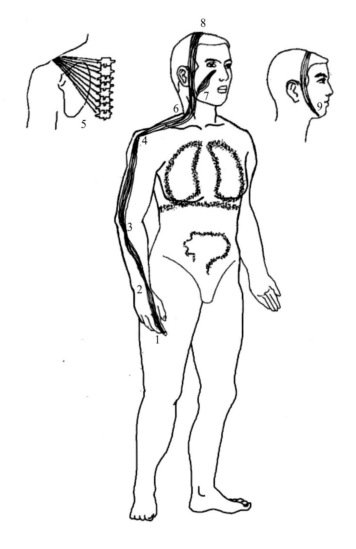

图 1-3-6　手阳明经筋图

　　其病症：在手阳明经筋所过处，出现支撑不适，拘紧和疼痛，肩关节不能高举，颈不能向两侧顾视。本经筋病可导致便秘、消化功能紊乱。临床上对多发肩周炎以手法通肘外、肩髃至脊柱疗效甚佳。

三、足阳明经脉与经筋

（一）足阳明胃经循行

　　足阳明胃经（1）起于鼻翼之侧，上行到鼻根部，（2）与旁侧足太阳经交会，（3）向下沿着鼻的外侧，（4）进入上齿龈内，（5）回出环绕口唇，（6）向下交会于颏唇沟承浆（任24）处，（7）再向后沿着口腮后下方，出于下颌大迎（胃5）处，（8）沿着下颌角颊车（胃6），（9）上行耳前，经过足少阳经上关（胆3），（10）沿着发际，（11）到前额。（12）面部支脉：从大迎（胃5）前下走人迎（胃9），沿着喉咙，（13）进入缺盆部，（14）向下通过横膈，（15）属于胃，联络脾脏。（16）缺盆部直行的脉：经乳头，（17）向下挟脐旁，进入位于少腹之侧的气冲（胃30）。（18）胃下口部支脉沿着腹里向下到气冲（胃30）会合，（19）再由此下行至髀关（胃31）,（20）直抵伏兔（胃32）部,（21）下至膝盖,（22）沿着胫骨外侧前缘,（23）下经足跗,（24）进入足第二趾外侧端。（25）胫部支脉：从膝下3寸处分出,（26）进入足中趾外侧;（27）足跗部支脉：从跗上分出,进入足大趾内侧端（隐白—脾1）,与足太阴经相连接（图1-3-7）。

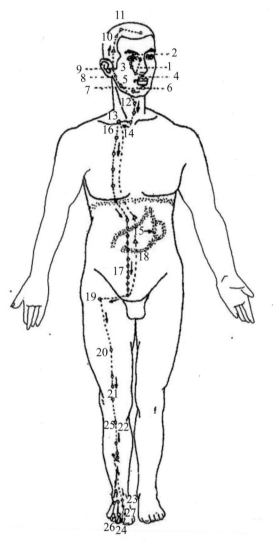

图1-3-7　足阳明胃经循行图

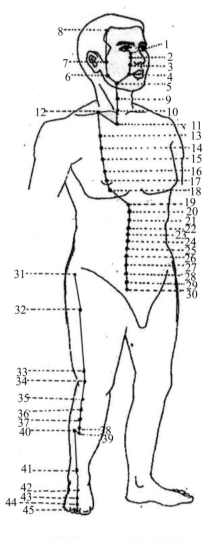

图1-3-8　足阳明胃经穴位图

（二）足阳明胃经穴位

　　（1）承泣穴、（2）四白穴、（3）巨髎穴、（4）地仓穴、（5）大迎穴、（6）颊车穴、（7）下关穴、（8）头维穴、（9）人迎穴、（10）水突穴、（11）气舍穴、（12）缺盆穴、（13）气户穴、（14）库房穴、（15）屋翳穴、（16）膺窗穴、（17）乳中穴、（18）乳根穴、（19）不容穴、（20）承满穴、（21）梁门穴、（22）关门穴、（23）太乙穴、（24）滑肉门穴、（25）天枢穴、（26）外陵穴、（27）大巨穴、（28）水道穴、（29）归来穴、（30）气冲穴、（31）髀关穴、（32）伏兔穴、（33）阴市穴、（34）梁丘穴、（35）犊鼻穴、（36）足三里穴、（37）上巨虚穴、（38）条口穴、（39）下巨虚穴、（40）丰隆穴、（41）解溪穴、（42）冲阳穴、（43）陷谷穴、（44）内庭穴、（45）厉兑穴（图1-3-8）。

（三）足阳明经筋

其循行：（1）起于足次趾、中趾和四趾，（2）结于足趾上，斜向外侧上行，加外辅骨，（3）上结于膝外侧，（4）直上结于髀枢，（5）上循胁肋，连属脊柱，（6）其直行的一支循胫，（7）结于膝，分支络于外辅骨，合于足少阳，（8）从膝直行的循伏兔上结于髀部，（9）会聚于阴器，（10）上向腹部而散布开，（11）至缺盆而结，（12）上颈部，上挟口，（13）合于鼻旁，下结于鼻，（14）上合于足太阳经筋，太阳经筋为"目上纲"，阳明经筋为"目下纲"，（15）分支从颊结于耳前（图1-3-9）。

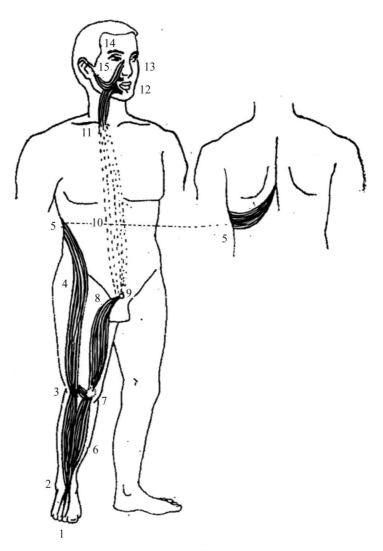

图1-3-9　足阳明经筋图

其病症：足阳明经筋循行处，可出现足中趾及胫部支撑不适，拘紧疼痛，足部活动感觉到僵硬不舒，股前拘紧疼痛，髀前部肿，疝气，腹部筋肉拘紧，向上牵制到缺盆和颊部，突然发生口角歪斜，如有寒邪则掣引眼睑不能闭合；如有热邪则筋松弛使眼睑不能睁开，颊筋有寒使筋脉紧急，牵引颊部致口角移动；有热时则筋肉松弛收缩无力，所以口歪。现代医学认为中风引起的口眼歪斜和本经筋有关。

四、足太阴经脉与经筋

（一）足太阴脾经循行

足太阴脾经(1)起于足大趾末端(隐白—脾1),(2)沿着大趾内侧赤白肉际,(3)上行至内踝前面,(4)再上小腿内侧,(5)沿着胫骨后面,(6)交出足厥阴经的前面,(7)经膝、股部内侧前缘,(8)进入腹部,(9)属于脾脏,联络胃,(10)通过横膈上行,(11)挟食管旁边,(12)连系舌根,分散于舌下。(13)胃部支脉:向上再通过横膈,(14)流注于心中,与手少阴经相连接(图1-3-10)。

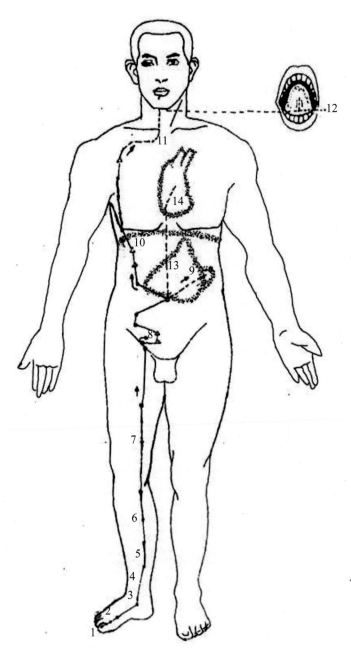

图 1-3-10　足太阴脾经循行图

(二)足太阴脾经穴位

(1)隐白穴、(2)大都穴、(3)太白穴、(4)公孙穴、(5)商丘穴、(6)三阴交穴、(7)漏谷穴、(8)地机穴、(9)阴陵泉穴、(10)血海穴、(11)箕门穴、(12)冲门穴、(13)府舍穴、(14)腹结穴、(15)大横穴、(16)腹哀穴、(17)食窦穴、(18)天溪穴、(19)胸乡穴、(20)周荣穴、(21)大包穴(图1-3-11)。

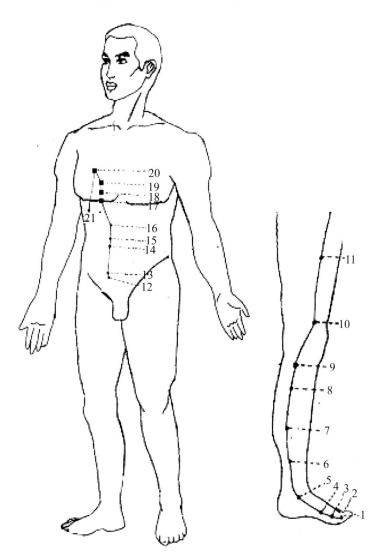

图 1-3-11　足太阴脾经穴位图

(三)足太阴脾经筋

其循行:(1)起于足大拇趾内侧端,(2)上结于内踝,(3)直上结于胫骨内髁,(4)上行大腿内侧结于股前,(5)会聚于阴器,(6)再上行到腹部,结于脐,循腹里,(7)结于胁,(8)散于胸中,在内的附着于脊柱(图1-3-12)。

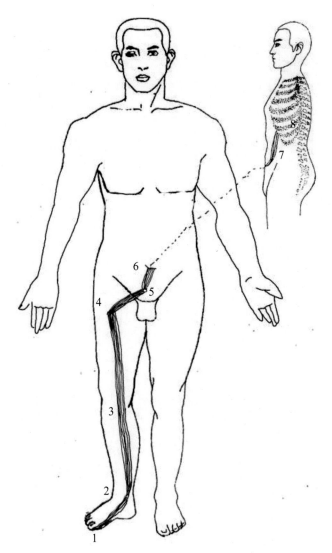

图 1-3-12　足太阴经筋图

其病症:在足太阴经筋循行处,可出现足大趾支撑不适,牵引内踝作痛,转筋,膝内辅骨痛,股内侧牵引髀部作痛,阴器部有扭转疼痛,并可向上引脐及两胁作痛,且能牵引胸膺和脊内疼痛。

五、手少阴经脉与经筋

(一)手少阴心经循行

手少阴心经(1)起于心中,出属于"心系"(指心与其他脏腑相连系之脉),(2)通过横膈,联络小肠,(3)"心系"向上的脉,(4)挟着食管上行,(5)连系于"目系"(指眼球的连系组织)。(6)"心系"直行的脉:上行于肺部,再向下出于腋窝部(极泉—心1),(7)沿上臂内侧后缘,行于手太阴经和手厥阴经的后面,(8)到达肘窝,沿前臂内侧后缘,(9)至掌后腕关节豌豆骨部,(10)进入掌内,(11)沿小指内侧至末端(少冲—心9),与手太阳经相连接(图1-3-13)。

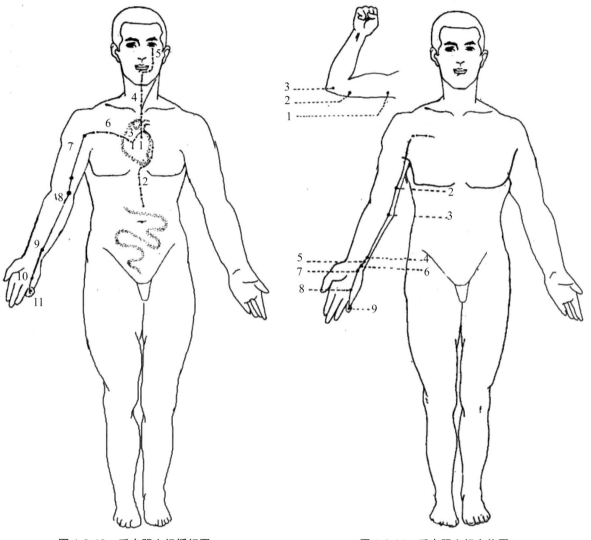

图 1-3-13　手少阴心经循行图　　　　　　　图 1-3-14　手少阴心经穴位图

（二）手少阴心经穴位

（1）极泉穴、（2）青灵穴、（3）少海穴、（4）灵道穴、（5）通里穴、（6）阴郄穴、（7）神门穴、（8）少府穴、（9）少冲穴（图1-3-14）。

（三）手少阴经筋

其循行：（1）起于手小指内侧，（2）结于腕关节豌豆骨部，（3）向上结于肘关节内侧，上行至腋窝，会手太阴经筋，循行乳房，（4）结于胸部，（5）沿膈向下，（6）向下至脐部（图1-3-15）。

其病症：手少阴经筋循行处，可见胸内拘急，心下有积块坚伏，名为伏梁；上肢经筋有病，则肘部牵急屈伸不利；所过部位支撑不适，掣引转筋和疼痛。临床上乳房小叶增生、肋软骨炎等症的治疗，与本经相关。

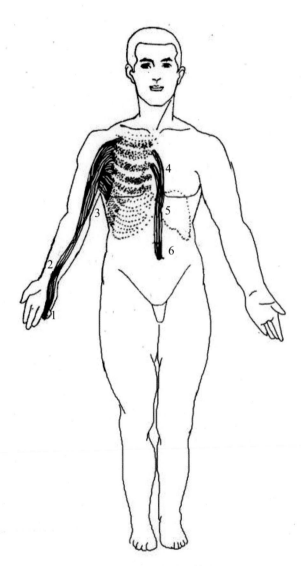

图1-3-15 手少阴经筋图

六、手太阳经脉与经筋

（一）手太阳小肠经循行

手太阳小肠经（1）起于手小指外侧端（少泽—小肠1），（2）沿着手背外侧至腕部，出于尺骨茎突，（3）直上沿前臂后缘，经尺骨鹰嘴与肱骨内上髁之间，（4）沿上臂外侧后缘，（5）出于肩关节，（6）绕行肩胛部，（7）交会于肩上督脉大椎（督14），（8）向下进入缺盆部，（9）联络心脏，（10）沿着食管，（11）通过横膈，（12）到达胃部，（13）属于小肠。（14）缺盆部支脉，（15）沿着颈部，（16）上达面颊，（17）至目外眦，（18）转入耳中（听宫—小肠19）；（19）颊部支脉，上行目眶下（颧髎—小肠18），抵于鼻旁，（20）至目内眦（睛明—膀胱1）与足太阳膀胱经相连接（图1-3-16）。

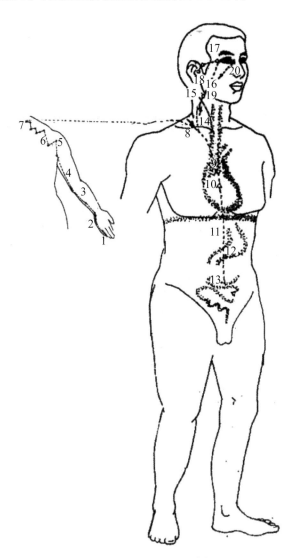

图1-3-16　手太阳小肠经循行图

（二）手太阳小肠经穴位

（1）少泽穴、（2）前谷穴、（3）后溪穴、（4）腕骨穴、（5）阳谷穴、（6）养老穴、（7）支正穴、（8）小海穴、（9）肩贞穴、（10）臑俞穴、（11）天宗穴、（12）秉风穴、（13）曲垣穴、（14）肩外俞穴、（15）肩中俞穴、（16）天窗穴、（17）天容穴、（18）颧髎穴、（19）听宫穴（图1-3-17）。

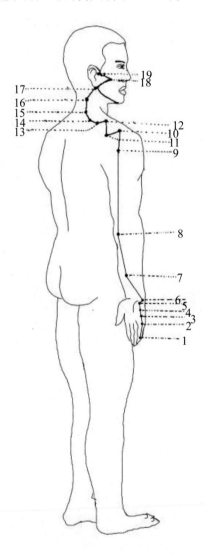

图 1-3-17 手太阳小肠经穴位图

（三）手太阳经筋

其循行：（1）起于手小指之上，（2）向上结于腕背，（3）上循前臂内侧结于肘内锐骨之后，（4）上行结于腋下，其分支向后走腋后侧，向上绕肩胛，（5）循颈出足太阳之筋前边，（6）结于耳后完骨；从耳后分出一条分筋，走入耳中；其直行的出耳上，下结于颔下，（7）向上连属于目外眦。还有一条分支，（8）从颌部分出，上至曲牙部，循耳前，连属于目外眦，上额，（9）结于头角（图1-3-18）。

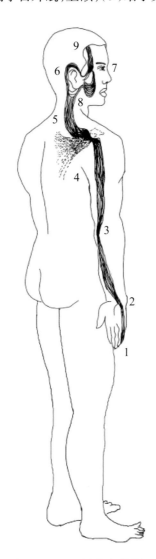

图1-3-18　手太阳经筋图

其病症：手太阳经筋循行处，可见手小指支撑不适，肘内锐骨后缘疼痛，沿臂的内侧，上到腋下，及腋下后侧等处均痛，绕肩胛牵引颈部作痛，并感到耳中鸣响且痛，疼痛牵引颔部，眼睛闭合一会儿才能看清物品，颈筋拘急，可发生筋痿、颈肿等症。

七、足太阳经脉与经筋

（一）足太阳膀胱经循行

足太阳膀胱经（1）起于目内眦（睛明—膀胱1），（2）上额，（3）交会于头顶（百会—督20）。（4）头顶部支脉：从头顶到颞颥部。（5）头顶部直行的脉：从头顶入里联络于脑，（6）回出分开下行项后，（7）沿着肩胛部内侧，挟着脊柱，（8）到达腰部，（9）从脊旁肌肉进入内腔，（10）联络肾脏，（11）属于膀胱。（12）腰部的支脉：向下通过臀部，（13）进入腘窝中。（14）后项的支脉：通过肩胛内缘直下，（15）经过臀部（环跳—胆30）下行，（16）沿着大腿外侧的后面，（17）与腰部下来的支脉会合于腘窝中，（18）从此向下，通过腿肚内，（19）出于外踝的后面，（20）沿着第五跖骨粗隆，（21）至小趾外侧端（至阴—膀胱67），与足少阴经相连接（图1-3-19）。

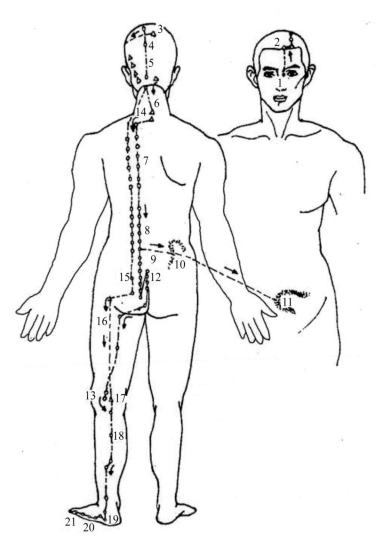

图 1-3-19 足太阳膀胱经循行图

46

（二）足太阳膀胱经穴位

（1）睛明（膀胱）、（2）攒竹、（3）眉冲、（4）曲差、（5）五处、（6）承光、（7）通天、（8）络却、（9）玉枕、（10）天柱、（11）大杼、（12）风门、（13）肺俞、（14）厥阴俞、（15）心俞、（16）督俞、（17）膈俞、（18）肝俞、（19）胆俞、（20）脾俞、（21）胃俞、（22）三焦俞、（23）肾俞、（24）气海俞、（25）大肠俞、（26）关元俞、（27）小肠俞、（28）膀胱俞、（29）中膂俞、（30）白环俞、（31）上髎、（32）次髎、（33）中髎、（34）下髎、（35）会阳、（36）承扶、（37）殷门、（38）浮郄、（39）委阳、（40）委中、（41）附分、（42）魄户、（43）膏肓、（44）神堂、（45）谚谵、（46）膈关、（47）魂门、（48）阳纲、（49）意舍、（50）胃仓、（51）肓门、（52）志室、（53）胞肓、（54）秩边、（55）合阳、（56）承筋、（57）承山、（58）飞扬、（59）跗阳、（60）昆仑、（61）仆参、（62）申脉、（63）金门、（64）京骨、（65）束骨、（66）足通谷、（67）至阴（图1-3-20）。

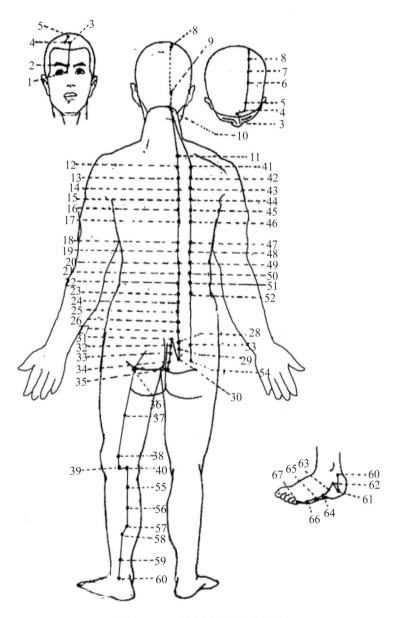

图 1-3-20　足太阳膀胱经穴位图

(三)足太阳经筋

其循行:(1)起于足小趾,(2)向上结于外踝,(3)斜上结于膝;(4)另一支其下循足外侧结于足跟,(5)上循跟腱结于腘;(6)其分支结于腿肚外,(7)上腘中内侧,(8)同腘部的一支并行向上结于臀部,(9)再向上挟脊柱,(10)上颈后,(11)其分支另结于舌本。(12)其直行的结于枕骨,(13)上头部,(14)下前额,(15)结于鼻。(16)分支为"目上纲",(17)下结于鼻旁;另一分支,(18)从腋后外侧结于肩髃;(19)另支入腋下,上出缺盆,(20)上结于完骨;分支出缺盆,(21)斜上出于鼻旁(图1-3-21)。

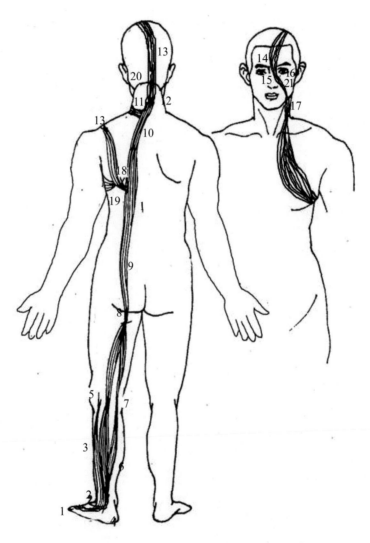

图1-3-21　足太阳经筋图

其病症:可见足小趾支撑不适和中跟部掣引疼痛,腘窝部挛急,脊背反张,项筋拘急,肩不能抬举,腋部支撑不适,缺盆中如扭掣样疼痛,不能左右活动。对于类风湿、颈椎病、腰椎间盘脱出、坐骨神经痛,治疗该经筋效果十分明显。

八、足少阴经脉与经筋

(一)足少阴肾经循行

足少阴肾经(1)起于足小趾下,斜向足心(涌泉—肾1),(2)出于舟骨粗隆下,(3)沿内踝后,(4)进入足跟,(5)再向上行于小腿内侧,(6)出腘窝的内侧,(7)上向股部内后缘,(8)通向脊柱(长强—督1)属于肾脏,(9)联络膀胱;(10)肾脏部直行的脉,(11)从肾向上通过肝和横膈,(12)进入肺中,(13)沿着喉咙,(14)挟于舌根部。(15)肺部支脉:从肺部出来,联络心脏,流注于胸中,与手厥阴经相连接(图1-3-22)。

(二)足少阴肾经穴位

(1)涌泉穴、(2)然谷穴、(3)太溪穴、(4)大钟穴、(5)水泉穴、(6)照海穴、(7)复溜穴、(8)交信穴、(9)筑宾穴、(10)阴谷穴、(11)横骨穴、(12)大赫穴、(13)气穴穴、(14)四满穴、(15)中注穴、(16)肓俞穴、(17)商曲穴、(18)石关穴、(19)阴都穴、(20)腹通谷穴、(21)幽门穴、(22)步廊穴、(23)神封穴、(24)灵墟穴、(25)神藏穴、(26)彧中穴、(27)俞府穴(图1-3-23)。

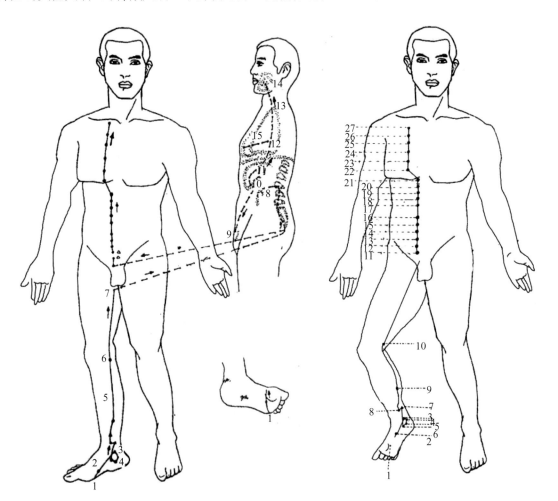

图 1-3-22　足少阴肾经循行图　　　　图 1-3-23　足少阴肾经穴位图

(三)足少阴经筋

其循行：(1)起于足小趾，下行足心；(2)同足太阳之筋斜走内踝之下，结于脚跟，和足太阳之筋会合，(3)向上结于内辅骨下，同足太阴之筋向上循股内侧，(4)结于阴器。(5)循脊柱内，(6)挟脊背上后项，(7)结于枕骨，和足太阳之筋会合(图1-3-24)。

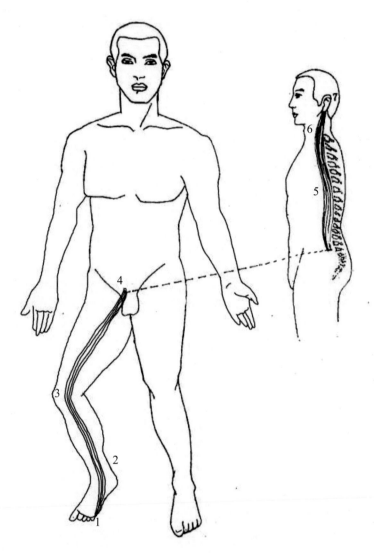

图1-3-24　足少阴经筋图

其病症：可见足下转筋，所经过和所结聚的部位，都有疼痛和转筋的证候，病在足少阴经筋，主要有痫证、抽搐和项背反张等症。病在背侧的不能前俯，在胸腹侧的不能后仰。背为阳，腹为阴。阳筋病，项背部筋急，而腰向后反折，身体不能前俯。阴筋病，腹部筋急，而身不能后仰。对于脑瘫、小儿孤独症、四肢背部运动障碍，均可疏通足少阴之经筋。

九、手厥阴经脉与经筋

(一)手厥阴心包经循行

(1)起于胸中,出属心包络,(2)向下通过横膈,(3)从胸至腹依次联络上、中、下三焦。(4)胸部支脉:沿着胸中,(5)出于胁部,当腋缝下 3 寸处(天池—心包 1),(6)上行抵腋窝,(7)沿上臂内侧,行手太阴经和手少阴经之间,(8)进入肘中,(9)向下行于前臂掌长肌腱与桡侧腕屈肌腱的中间,(10)进入掌内,(11)沿着中指,到指端(中冲—心包 9)。(12)掌中的支脉:从劳宫(心包 8)分出,沿着环指到指端(关冲—三焦 1),与手少阳经相连接(图 1-3-25)。

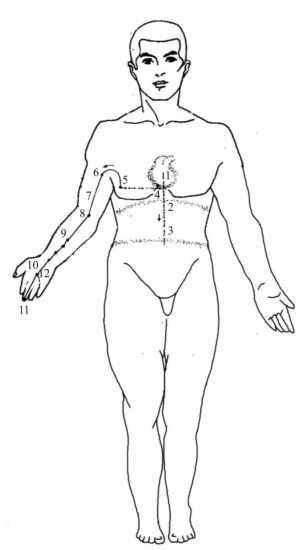

图 1-3-25 手厥阴心包经循行图

（二）手厥阴心包经穴位

（1）天池穴、（2）天泉穴、（3）曲泽穴、（4）郄门穴、（5）间使穴、（6）内关穴、（7）大陵穴、（8）劳宫穴、（9）中冲穴（图 1-3-26）。

（三）手厥阴经筋

其循行：（1）起于手中指，同手太阴之筋并行，（2）结于肘内侧，（3）向上至臂内侧结于腋下，向下散布前后，挟胁肋；（4）其分支进入腋下，（5）散布于胸中，（6）结于胸膈部（图 1-3-27）。

其病症：手厥阴经筋发病，可见本经筋所循行、结聚的部位不适，掣引，转筋，以及胸痛或成息贲病。本经病变多引发胸闷、气滞不畅。对颈胸综合征调节可疏通本经，以达治疗效果。

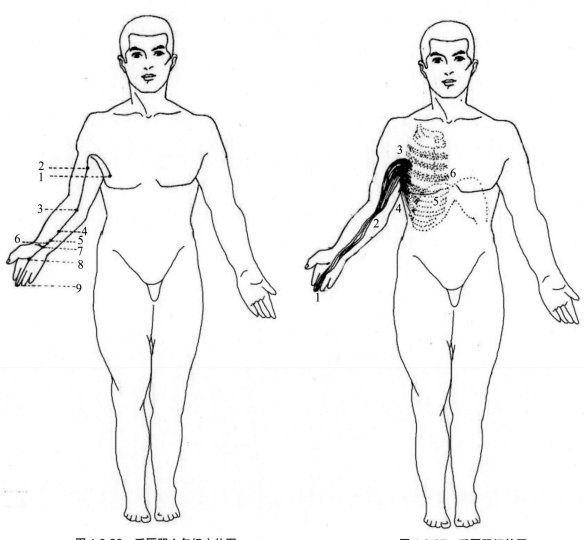

图 1-3-26　手厥阴心包经穴位图　　　　　图 1-3-27　手厥阴经筋图

十、手少阳经脉与经筋

（一）手少阳三焦经循行

（1）起于环指末端（关冲—三焦1），（2）向上出于第四、五掌骨间，（3）沿着腕背，（4）出于前臂外侧桡骨和尺骨之间，（5）向上通过肘尖，（6）沿上臂外侧，（7）上达肩部，（8）交出于足少阳经的后面，（9）向前进入缺盆部，（10）分布于胸中，联络心包，（11）向下通过横膈，从胸至腹，属于上、中、下三焦；（12）胸中的支脉：从胸向上，（13）出于缺盆部，（14）上走项部，（15）沿耳后直上，（16）出于耳上方，（17）再弯下走向面颊部，到达眼眶下。（18）耳部支脉：从耳后进入耳中，出走耳前，与前脉交叉于面颊部，（19）到达外眦（丝竹空—三焦23），与足少阳经相连接（图1-3-28）。

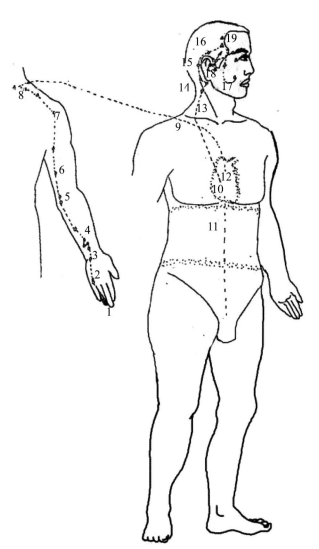

图 1-3-28　手少阳三焦经循行图

（二）手少阳三焦经穴位

（1）关冲穴、（2）液门穴、（3）中渚穴、（4）阳池穴、（5）外关穴、（6）支沟穴、（7）会宗穴、（8）三阳络穴、（9）四渎穴、（10）天井穴、（11）清冷渊穴、（12）消泺穴、（13）臑会穴、（14）肩髎穴、（15）天髎穴、（16）天牖穴、（17）翳风穴、（18）瘈脉穴、（19）颅息穴、（20）角孙穴、（21）耳门穴、（22）耳和髎穴、（23）丝竹空穴（图 1-3-29）。

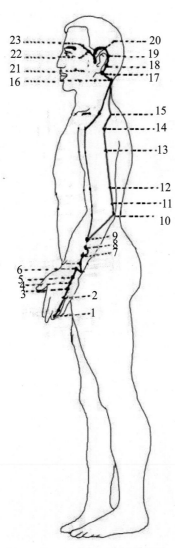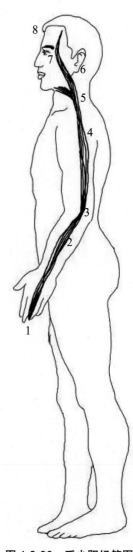

图 1-3-29　手少阳三焦经穴位图　　　　　　图 1-3-30　手少阳经筋图

（三）手少阳经筋

其循行:（1）起于手环指之端,（2）向上结于腕背,（3）上循前臂结于肘尖,（4）循上臂外侧上肩,（5）走颈,合于手太阳;（6）其分支当下颌角后深入连系舌本;其中有一支筋从曲牙部上行,循耳前,（7）达目外眦,上过额,（8）结于头角（图 1-3-30）。

其病症:手少阳经筋循行部位,可见支撑不适,转筋掣引,以及舌卷。对脑中风及小儿孤独症、语言障碍的患者,治疗手少阳经筋之腕肘结及头角效果极佳。

十一、足少阳经脉与经筋

（一）足少阳胆经循行

（1）起于目外眦（瞳子髎—胆1），（2）向上到达额角部（颔厌—胆4），（3）下行至耳后（风池—胆20），（4）沿着头颈行于手少阳经的前面，到肩上退回交出于手少阳经后面，（5）向下进入缺盆部。（6）耳部的支脉：从耳后进入耳中，（7）出来经过耳前，（8）到目外眦的后方。（9）外眦部的支脉：从目外眦处分出，（10）下走大迎（胃5），（11）与手少阳经会合于目眶下，（12）下经颊车（胃6），（13）至颈部与前入缺盆部的脉相会合，（14）然后向下进入胸中，通过横膈，（15）联络肝脏，（16）属于胆，（17）沿着胁肋内，（18）出于少腹侧的腹股沟动脉部，（19）经过外阴部毛际，（20）横入髋关节部（环跳—胆30）。（21）缺盆部直行的脉。（22）下走腋窝前，（23）沿着侧胸部，（24）经过季胁，（25）与前入髋关节部的脉会合，（26）再向下沿着大腿外侧，（27）出于膝部外侧，（28）向下经腓骨前面，（29）直下到达腓骨下段（悬钟—胆39），（30）再下出于外踝的前面，沿着足跗部，（31）进入足第四趾外侧端（足窍阴—胆44）。（32）足跗部支脉从足临泣（胆41）处分开，沿着第一、二跖骨间，出于足拇趾末端穿过趾甲，到趾甲上的毫毛部（大敦—肝1），与足厥阴经相连接（图1-3-31）。

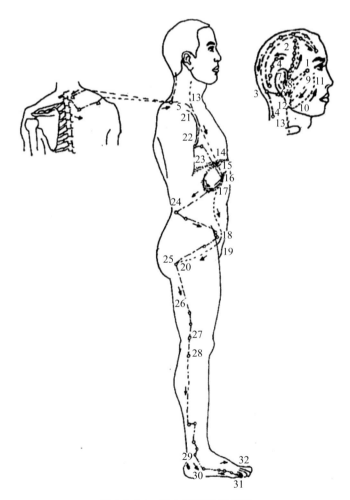

图1-3-31　足少阳胆经循行图

（二）足少阳胆经穴位

（1）瞳子髎穴、（2）听会穴、（3）上关穴、（4）颔厌穴、（5）悬颅穴、（6）悬厘穴、（7）曲鬓穴、（8）率谷穴、（9）天冲穴、（10）浮白穴、（11）头窍阴穴、（12）完骨穴、（13）本神穴、（14）阳白穴、（15）头临泣穴、（16）目窗穴、（17）正营穴、（18）承灵穴、（19）脑空穴、（20）风池穴、（21）肩井穴、（22）渊腋穴、（23）辄筋穴、（24）日月穴、（25）京门穴、（26）带脉穴、（27）五枢穴、（28）维道穴、（29）居髎穴、（30）环跳穴、（31）风市穴、（32）中渎穴、（33）膝阳关穴、（34）阳陵泉穴、（35）阳交穴、（36）外丘穴、（37）光明穴、（38）阳辅穴、（39）悬钟穴、（40）丘墟穴、（41）足临泣穴、（42）地五会穴、（43）侠溪穴、（44）足窍阴穴（图1-3-32）。

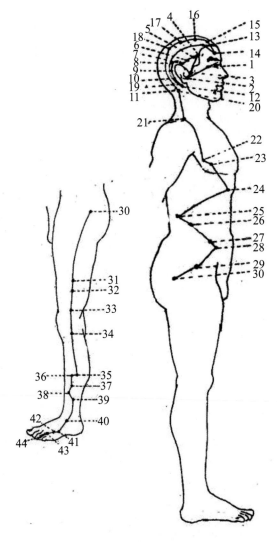

图 1-3-32　足少阳胆经穴位图

(三)足少阳经筋

其循行:(1)起于足四趾上,(2)上结于外踝,(3)上循胫外侧结于膝外侧;(4)其分支起于腓骨外侧,上走大腿外侧,(5)前面的结于伏兔上部,(6)后面的结于尾骶部;(7)其直行的上胁下,过季胁,上走腋前侧,(8)连系乳部,(9)结于缺盆,(10)直行的复从腋部上行,通过缺盆,出于足太阳之前,(11)循耳后上额角,(12)交会于头顶,(13)下走颔下,(14)上结于鼻旁;(15)分支结于外眦为外维(图1-3-33)。

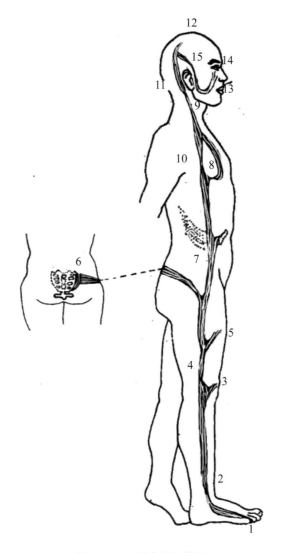

图1-3-33 足少阳经筋图

其病症:足少阳经筋发病,可见足第四趾支撑不适,掣引转筋,并牵连膝外侧转筋,膝部不能随意屈伸,腘部的经筋拘急,前面牵连髀部,后面牵引尻部,向上牵引及胁下空软处及胁部作痛,向上牵引缺盆、胸侧、颈部所维系的筋发生拘急。如果从左侧向右侧维络的筋拘急时,则右眼不能张开。因此,筋上过右额角与跷脉在此互相交叉,左右之筋也是交叉的,左侧的维络右侧,所以左侧的额角筋伤,会引起右足不能活动,这叫维筋相交。足少阳经筋之病引发脑中风以右侧上肢运功失调并伴口眼歪斜,应加以辨证治疗,增其效果。

十二、足厥阴经脉与经筋

（一）足厥阴肝经循行

（1）起于足大趾上毫毛部（大敦—肝1），（2）沿着足趾，（3）经过距离内踝前1寸处（中封—肝4），（4）向上至内踝上8寸处，交出于足太阴脾经后方，（5）上行膝内侧，（6）沿着股部内侧，（7）进入阴毛中，（8）环绕阴器一周，（9）绕上达小腹，（10）挟着胃旁属于肝脏，联络胆，（11）向上通过横膈，（12）散布胁腋部，（13）沿着喉咙的后面，（14）向上进入鼻咽部，（15）连接于"目系"，（16）上前额，（17）与督脉会合于头顶。（18）"目系"的支脉：下行颅里，（19）环绕唇内。（20）肝部的支脉从肝分出，（21）通过横膈，（22）向上流注与肺经相连接（图1-3-34）。

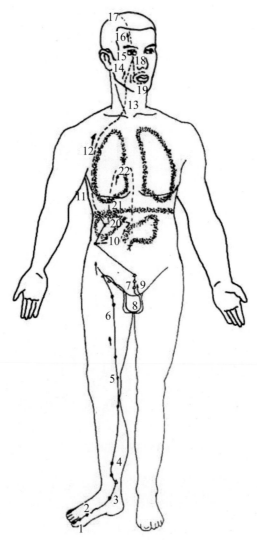

图1-3-34　足厥阴肝经循行图

（二）足厥阴肝经穴位

（1）大敦穴、（2）行间穴、（3）太冲穴、（4）中封穴、（5）蠡沟穴、（6）中都穴、（7）膝关穴、（8）曲泉穴、（9）阴包穴、（10）足五里穴、（11）阴廉穴、（12）急脉穴、（13）章门穴、（14）期门穴（图 1-3-35）。

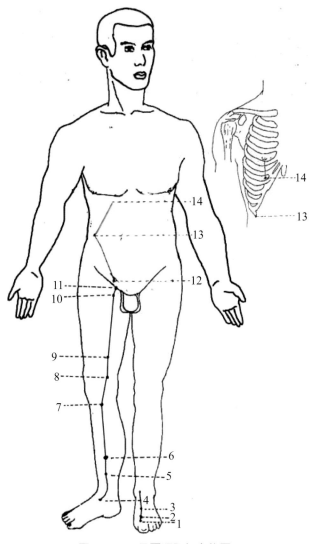

图 1-3-35　足厥阴肝经穴位图

（三）足厥阴经筋

其循行：（1）起于足大趾之上，（2）上结于内踝之前，循胫内，（3）上结于膝部内辅骨的前方，（4）循股内侧结于阴器，络诸筋（图 1-3-36）。

其病症：足厥阴经筋循行部位，可见足大趾支撑不适，内踝前部疼痛，内辅骨处亦痛，大腿内侧疼而转筋，前阴不能运用，若房劳过度，耗伤阴精则阳痿不举，伤于寒则阴器缩入，伤于热邪则阴器挺长不收。拇趾抽动累及阴器，阳痿不举应疏通足厥阴经筋。

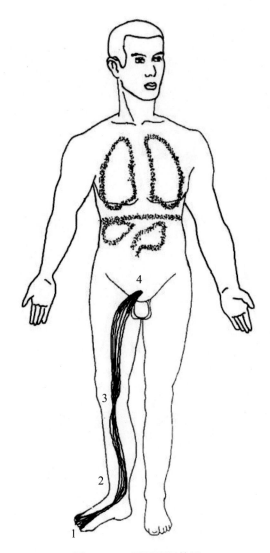

图 1-3-36 足厥阴经筋图

十三、督脉

1. 督脉循行

（1）起于小腹内,下出于会阴,（2）向后行于脊柱内部,（3）上项后风府,进入脑内,（4）上行头顶,（5）沿前额下行至鼻柱（图 1-3-37）。

2. 督脉穴位

（1）长强穴、（2）腰俞穴、（3）腰阳关穴、（4）命门穴、（5）悬枢穴、（6）脊中穴、（7）中枢穴、（8）筋缩穴、（9）至阳穴、（10）灵台穴、（11）神道穴、（12）身柱穴、（13）陶道穴、（14）大椎穴、（15）哑门穴、（16）风府穴、（17）脑户穴、（18）强间穴、（19）后顶穴、（20）百会穴、（21）前顶穴、（22）囟会穴、（23）上星穴、（24）神庭穴、（25）素髎穴、（26）水沟穴、（27）兑端穴、（28）龈交穴（图 1-3-38）。

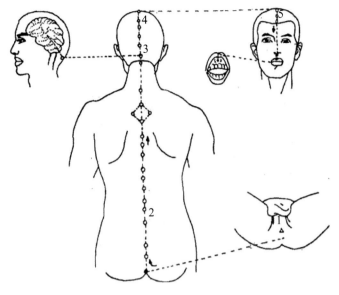

图 1-3-37 督脉循行图

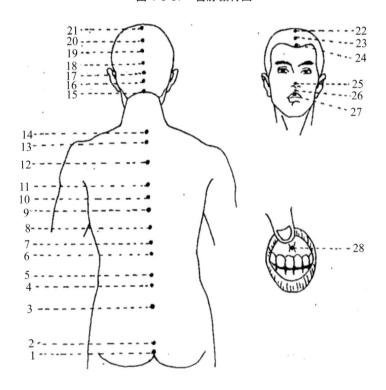

图 1-3-38 督脉穴位图

十四、任脉

1. 任脉循行

（1）起于小腹内，下出于会阴部，（2）向前进入阴毛部，（3）沿着腹内，经过关元（任4）等穴，（4）到达咽部，（5）再上行环绕口唇，（6）经过面部，（7）进入目眶下（承泣—胃1）（图1-3-39）。

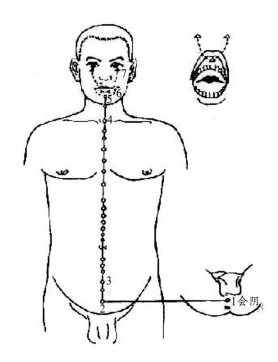

图 1-3-39　任脉循行图

2. 任脉穴位

（1）会阴穴、（2）曲骨穴、（3）中极穴、（4）关元穴、（5）石门穴、（6）气海穴、（7）阴交穴、（8）神阙穴、（9）水分穴、（10）下脘穴、（11）建里穴、（12）中脘穴、（13）上脘穴、（14）巨阙穴、（15）鸠尾穴、（16）中庭穴、（17）膻中穴、（18）玉堂穴、（19）紫宫穴、（20）华盖穴、（21）璇玑穴、（22）天突穴、（23）廉泉穴、（24）承浆穴（图 1-3-40）。

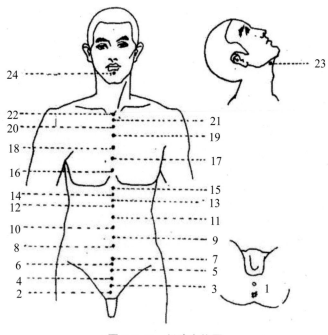

图 1-3-40　任脉穴位图

第二节　经筋手法磁疗的治疗应用基础

一、手太阴经筋的治疗应用及常用穴位（图1–3–41）

（一）手太阴经筋的治疗应用

（1）主要器官与组织：鼻，肺，皮肤。

（2）器官功能：呼吸、代谢，部分的排泄功能。

（3）主要疾病：上呼吸道、肺、皮肤、手臂发生的病变。

（4）亢进时出现的病症：体热，汗出，气喘咳嗽，痰多，支气管哮喘，血液充于头部，背、肩部酸痛，肩部肌肉紧绷，掌部疼痛不可触摸，粗咳胸痛。

（5）衰弱时出现的病症：寒栗，出冷汗，鼻炎，咽喉干燥，锁骨、胸部疼痛，四肢末端麻木或发冷，皮肤异常，失眠，面色改变，咳嗽嘶哑。

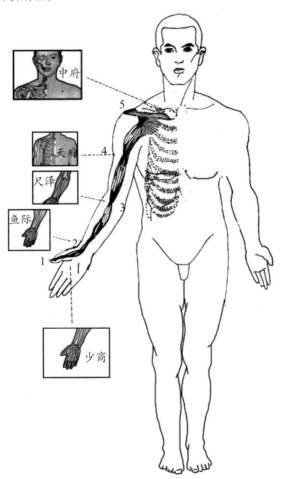

局图1、局图2、局图3、局图4、局图5

图1-3-41　手太阴经筋、常用穴位关系图

（二）常用穴位

1. 少商（局图 1）

【出处】《灵枢·本输》。

【定位与取穴】《针灸甲乙经》："在手大指端内侧,去爪甲如韭叶。"在拇指桡侧,指甲旁约 0.1 寸处取之。

【主治】咳嗽,发热,喉咙肿痛,鼻衄,昏迷,癫狂;扁桃体炎,休克,癔病。

【配伍】配大椎、商阳治百日咳。

【肌肉】拇长伸肌腱。

【神经】拇指掌侧固有神经的末梢神经网。

【血管】拇指动静脉网。

【淋巴】指浅淋巴网。

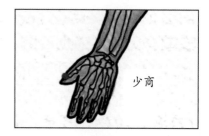

局图 1

2. 鱼际（局图 2）

【出处】《灵枢·本输》。

【定位与取穴】《针灸甲乙经》："在手大指本节后内侧散脉中。"第 1 掌骨中点桡侧,赤白肉际处。

【主治】齿痛,喉咙肿痛,耳聋,颔肿,青盲,手指麻木,热病,昏迷;口腔炎,喉炎,扁桃体炎,腮腺炎。

【配伍】配公孙、足三里治腹泻;配少商、合谷治咽喉肿痛。

【肌肉】大鱼际肌群。

【神经】桡神经浅支。

【血管】桡动脉掌浅支。

【淋巴】掌侧淋巴网。

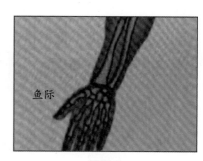

局图 2

3. 尺泽（局图 3）

【出处】《灵枢·本输》。

【定位与取穴】《针灸甲乙经》："在肘中横纹上动脉。"即前臂微屈,在肘横纹上,于肱二头肌腱桡侧凹陷中取穴。

【主治】咳嗽,气喘,咳血,潮热,咽喉肿痛,吐泻,胸部胀满,肘臂挛痛,小儿惊风;肺炎,胸膜炎,急慢性胃炎,无脉症。

【配伍】配膏肓治肺痨;配肺俞、支沟治胸痛咳嗽。

【肌肉】肘肌群。

【神经】桡神经。

【血管】桡动脉分支。

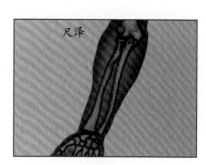

局图 3

【淋巴】肘淋巴网。

4. 天府（ 局图 4 ）

【出处】《灵枢·本输》。

【定位与取穴】《针灸甲乙经》："在腋下三寸,臂臑内廉动脉中。"即在腋前纹头下 3 寸,肱二头肌桡侧缘取之。

【主治】气喘,鼻衄 ,瘿气,臑痛;支气管炎,支气管哮喘,扁桃体炎。

【配伍】配合谷、支沟治鼻出血。

【肌肉】肱二头肌外侧沟中。

【神经】臂外侧皮神及肌皮神经。

【血管】肱动脉分支。

【淋巴】腋淋巴群。

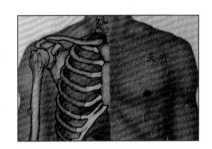

局图 4

5. 中府（ 局图 5 ）

【出处】《素问·离合真邪论》。

【定位与取穴】《针灸甲乙经》："在云门下一寸,乳上三肋间陷者中,动脉应手,仰而取之。"相当于胸前壁外上方,平第一肋间隙,距胸骨正中线 6 寸,仰卧取穴。

【主治】咳嗽,气喘,咳吐脓血,胸膺痛,肩背痛;支气管炎,支气管哮喘,肺炎,肺结核,胸膜炎,肋间神经痛。

【配伍】配风门、合谷治寒热、喉痹;配少冲治胸痛;配肺俞、大椎治外感咳嗽。

【肌肉】第一肋间肌。

【神经】肋神经。

【血管】肋动脉。

【淋巴】肋间淋巴结。

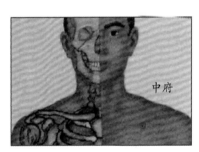

局图 5

二、手阳明经筋的治疗应用及常用穴位（图 1-3-42 ）

(一)手阳明经筋的治疗应用

（1）主要器官与组织:口(齿),肩,皮肤,鼻。

（2）器官功能:消化,局部影响(上肢末端、颈、耳),排泄功能。

（3）主要疾病:齿、鼻、咽喉、皮肤、大肠方面的疾病,肩前臂有发炎的症状与运动不易。

（4）亢进时出现的病症:便秘,腹胀痛,头痛,肩与前臂部疼痛,指痛,体热,口干。

（5）衰弱时出现的病症:腹泻,腹痛,肠功能减弱,晕眩,上肢无力,身体冰冷,皮肤异常(出疹、瘙痒），咽喉炎,轻微咳嗽,得热则减的症状。

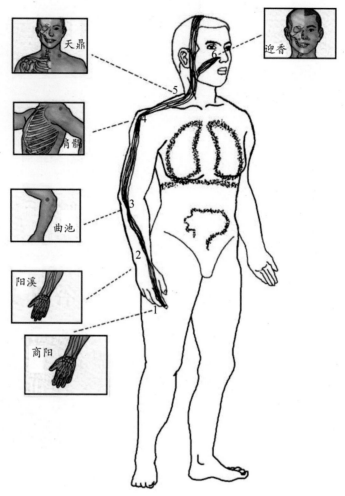

局图1、局图2、局图3、局图4、局图5、局图6

图 1-3-42 手阳明经筋、常用穴位关系图

（二）常用穴位

1.商阳(局图 1)

【出处】《灵枢·本输》。

【定位与取穴】《针灸甲乙经》:"在手大指次指内侧,去爪甲角如韭叶。"即在示指桡侧,指甲旁 0.1 寸处取之。

【主治】齿痛,喉咙肿痛,耳聋,颌肿,青盲,手指麻木,热病,昏迷;口腔炎,喉炎,扁桃体炎,腮腺炎。

【配伍】配公孙、足三里治腹泻;配少商、合谷治咽喉肿痛。

【肌肉】示指屈肌。

【神经】示指神经。

【血管】指动脉。

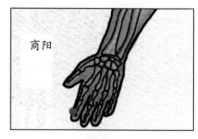

局图1

【淋巴】指浅淋巴管。

2. 阳溪（局图2）

【出处】《灵枢·本输》。

【定位与取穴】《针灸甲乙经》："在腕中上侧两筋间陷者中。"即腕背横纹桡侧端,当拇指上翘时拇长伸肌腱、拇短伸肌腱之间的凹陷中取之。

【主治】头痛,目赤肿痛,耳聋,耳鸣,齿痛,咽喉肿痛,手腕痛;小儿消化不良,结膜炎,扁桃体炎,面神经麻痹,腕关节炎。

【配伍】配解溪、神门治惊悸怔忡;配阳池、阳谷治手拘挛和腕痛;配三间、间使、膈俞治疗呃逆。

【肌肉】拇长伸肌腱,拇短伸肌腱。

【神经】桡神经浅支。

【血管】桡动脉本干及腕背支。

【淋巴】腕浅淋巴管。

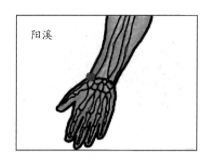

阳溪

局图2

3. 曲池（局图3）

【出处】《灵枢·本输》。

【定位与取穴】《针灸甲乙经》："在肘外辅骨肘骨之中……以手按胸取之。"即屈肘成直角,尺泽与肱骨外上髁连线的中点。

【主治】目赤痛,齿痛,咽喉肿痛,瘰疬,瘾疹,热病,上肢不遂,手臂肿痛,腹痛吐泻,癫狂;流行性感冒,喉炎,荨麻疹,扁桃体炎,结膜炎,肩肘关节炎,高血压。

【配伍】配足三里、风池治疗眩晕;配合谷、血海治荨麻疹;配曲池透臂臑治疗瘰疬。

【肌肉】肱桡肌群。

【神经】桡神经。

【血管】桡动脉分支。

【淋巴】肘淋巴管。

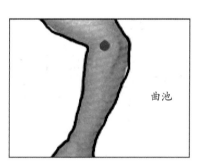

曲池

局图3

4. 肩髃（局图4）

【出处】《灵枢·本输》。

【定位与取穴】《针灸甲乙经》："在肩端,两骨间。"该穴在肩峰外侧前缘与肱骨大结节两骨间凹陷中。

【主治】上肢麻痹,肩臂挛痛不遂,肩中热,瘾疹,瘰疬,瘿气;甲状腺肿大,颈淋巴结结核,肩肘关节炎,肌肉萎缩,高血压。

【配伍】配巨骨、肩贞、肩髎治肩臂疼痛;配合谷、外关、曲池治

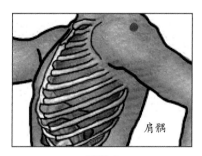

肩髃

局图4

上肢麻木;配养老治肩凝症;配条口透承山治肩凝症。

【肌肉】三角肌。

【神经】腋神经。

【血管】旋肱后动静脉。

【淋巴】上肢淋巴管。

5. 天鼎(局图 5)

【出处】《针灸甲乙经》。

【定位与取穴】《针灸甲乙经》:"在缺盆上,直扶突,气舍后一寸五。"即在锁骨上窝之上,扶突直下 1 寸,胸锁乳突肌后缘取之。

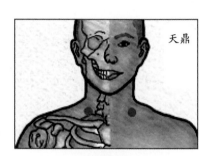

局图 5

【主治】暴喑气梗,咽喉肿痛,瘰疬,瘿气;舌骨肌麻痹,喉炎,慢性咽炎,扁桃体炎,甲状腺功能亢进,颈淋巴结结核。

【配伍】配合谷、承浆、天容治疗喑哑;配曲池、少商治喉痹。

【肌肉】胸锁乳突肌。

【神经】颈丛神经。

【血管】颈开动脉。

【淋巴】颈前淋巴管。

6. 迎香(局图 6)

【出处】《针灸甲乙经》。

【定位与取穴】《针灸甲乙经》:"在禾髎上,鼻下孔旁。"即在鼻翼外缘中点,旁开 0.5 寸,当鼻唇沟取之。

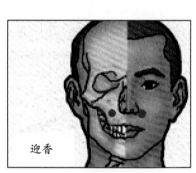

局图 6

【主治】鼻塞,鼻出血,面痒;胆道蛔虫症,颜面神经麻痹,副鼻窦炎,鼻炎。

【配伍】配合谷治面痒、外感鼻塞;配印堂治鼻渊;配人中治鼻不闻香臭。

【肌肉】鼻肌。

【神经】面神经。

【血管】面动脉。

【淋巴】耳前淋巴结。

三、足阳明经筋的治疗应用及常用穴位(图 1-3-43)

(一)足阳明经筋的治疗应用

(1)主要器官与组织:口腔(齿),鼻,上眼睑,乳腺。

(2)器官功能:精神功能,消化,局部影响(上呼吸道、胸部、下肢、脸部的脂肪组织)。

（3）主要疾病：神经与精神方面的疾病（狂躁、忧郁、精神压力），牙齿疼痛，牙龈发炎，鼻窦炎，关节炎，胃炎，肠炎，肠壁异常，妇女的外生殖器官有病变。

（4）亢进时出现的病症：兴奋，体热，腹胀，打嗝，便秘，食欲增加，胃痉挛性疼痛，胃酸过多，唇裂，经络走行的腿部疼痛与痉挛。

（5）衰弱时出现的病症：餐后腹痛或腹泻或呕吐，消化功能减弱，胃酸不足，忧郁，清涎多，下肢倦怠。

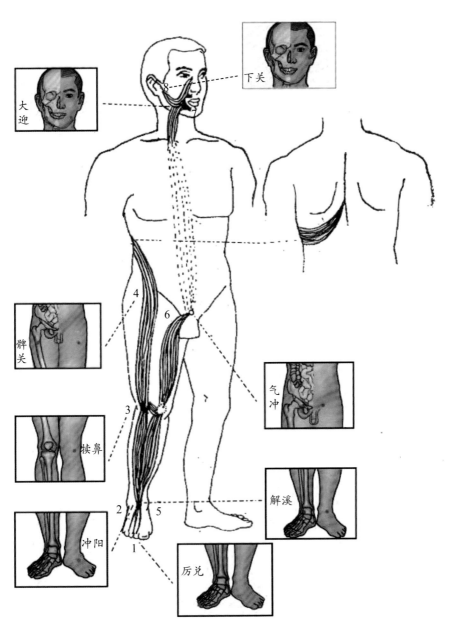

局图 1、局图 2、局图 3、局图 4、局图 5、局图 6、局图 7、局图 8

图 1-3-43　足阳明经筋、常用穴位关系图

（二）常用穴位

1. 厉兑（局图 1）

【出处】《灵枢·本输》。

【定位与取穴】《针灸甲乙经》："在足大指次指之端,去爪甲如韭叶。"即在第二趾外侧,距趾甲角旁 0.1 寸处取之。

【主治】鼻衄,齿痛,咽喉肿痛,腹胀,热病,多梦,癫狂;脑缺血,神经衰弱,面瘫,扁桃体炎,喉炎,肠炎。

【配伍】配中脘、足三里治胃病;配百会、水沟、中冲治中风、中暑、昏厥不省人事。

【肌肉】趾长肌群。

【神经】趾背神经。

【血管】趾背动脉。

【淋巴】足背淋巴管。

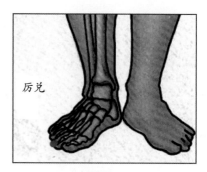

局图 1

2. 冲阳（局图 2）

【出处】《灵枢·本输》。

【定位与取穴】《针灸甲乙经》："在足跗上五寸,骨间动脉上。"在足背,第 2 跖骨基底部与中部楔状骨关节处,可触及足背动脉。

【主治】口眼歪斜,面肿,齿痛,胃痛,癫,狂,痫,足痿无力;胃炎,高血压,面神经麻痹。

【配伍】配条口、绝骨治足痿难行;配陷谷、然谷、中封治足浮肿。

【肌肉】趾长伸肌腱。

【神经】足背神经。

【血管】足背动脉。

【淋巴】足背淋巴群。

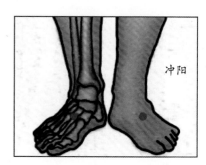

局图 2

3. 犊鼻（局图 3）

【出处】《灵枢·本输》。

【定位与取穴】《针灸甲乙经》："在膝下胻上、侠解大筋中。"即在髌骨下缘,髌韧带外侧凹陷中取之。

【主治】膝痛,下肢麻痹,屈伸不利,脚气。

【配伍】配梁丘、膝眼、膝阳关治膝关节疼痛、屈伸不利和扭伤。

【肌肉】胫骨前肌群。

【神经】腓肠外侧皮神经及腓总神经。

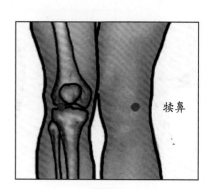

局图 3

【血管】膝关节动静脉网。

【淋巴】膝关节淋巴群。

4. 髀关（局图4）

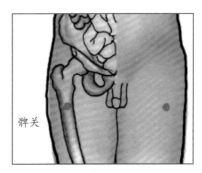

局图4

【出处】《灵枢·经脉》。

【定位与取穴】《针灸甲乙经》："在膝上,伏兔后交分中。"即在髂骨外缘垂线上,平臀沟处取之。

【主治】腰痛膝冷,痿痹,腹痛,风湿痛。

【配伍】配承扶、委中治骨关节痛;配承扶、风市、环跳、足三里治下肢麻痹、瘫痪。

【肌肉】股直肌、缝匠肌和阔筋膜张肌。

【神经】股外侧皮神经。

【血管】旋股外侧动静脉分支。

【淋巴】腹股沟淋巴结。

5. 解溪（局图5）

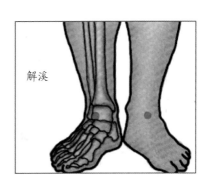

局图5

【出处】《灵枢·本输》。

【定位与取穴】《针灸甲乙经》："冲阳后一寸五分,腕上陷者中。"即在足背踝关节横纹之中央,踇长伸肌腱与趾长伸肌腱之间取之。

【主治】头痛眩晕,癫狂,腹胀,便秘,下肢痿痹;咽炎,腮腺炎,急性扁桃体炎,急性乳腺炎,三叉神经痛,血栓闭塞性脉管炎,甲状腺功能亢进,肠炎。

【配伍】配合谷治头痛、眉棱骨痛;配商丘、丘墟治足踝疼痛。

【肌肉】拇长肌腱。

【神经】腓浅和腓深神经。

【血管】胫前动静脉。

【淋巴】足淋巴群。

6. 气冲（局图6）

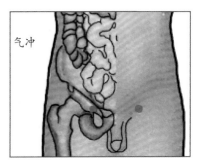

局图6

【出处】《针灸甲乙经》。

【定位与取穴】《针灸甲乙经》："归来下,鼠鼷上一寸,动脉应手。"即在脐下5寸,前正中线旁开2寸处取之。

【主治】腹泻肠鸣,月经不调,不孕,阳痿,疝气,阴肿;男女生殖器疾患。

【配伍】配关元治阴茎痛;配章门治不得卧。

【肌肉】腹外斜肌腱膜。

【神经】髂腹股沟神经。

【血管】腹壁浅动脉。

【淋巴】腹股沟淋巴结。

7. 大迎（局图7）

【出处】《素问·气穴论》。

【定位与取穴】《针灸甲乙经》："在曲颌前一寸三分,骨陷者中动脉。"即在下颌骨前方,当咬肌附着部前缘。闭口鼓气时,即出现沟形凹陷,在其下端处取之。

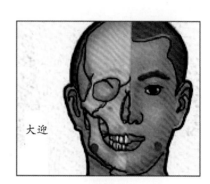

局图7

【主治】口噤,颊肿,齿痛;腮腺炎,颜面神经麻痹,面肌痉挛,颈淋巴结结核。

【配伍】配下关治牙关紧闭;配巨髎、颊车治口眼歪斜。

【肌肉】咬肌群。

【神经】面神经。

【血管】面动脉。

【淋巴】耳前淋巴结。

8. 下关（局图8）

【出处】《灵枢·本输》。

【定位与取穴】《针灸甲乙经》："在客主人下,耳前动脉下空下廉,合口有孔,张口即闭。"即在颧弓下缘,下颌骨髁状突之前方,切迹之间凹陷中取之。闭口有孔,张口孔闭。

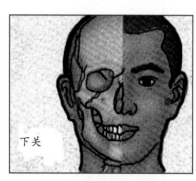

局图8

【主治】耳鸣耳聋,齿痛,口噤,口眼歪斜,下颌关节炎,三叉神经痛,面神经麻痹,中耳炎。

【配伍】配听宫治疗耳聋;配合谷治牙痛;配大迎、颊车、巨髎治面瘫。

【肌肉】咬肌群。

【神经】面神经。

【血管】面动脉。

【淋巴】耳前淋巴结。

四、足太阴经筋的治疗应用及常用穴位（图1-3-44）

（一）足太阴经筋的治疗应用

（1）主要器官与组织:脾胃,肋间部组织,脑。

（2）器官功能:神经、消化系统,营养吸收不正常,肌系统,内分泌系统,免疫系统。

（3）主要疾病：不安的状况，精神异常，失去意识，噩梦，胃、肠功能异常（腹泻、呕吐），贫血，急性与长期月经周期失调，下肢痛风，下肢末梢血管炎，维生素缺乏症，黄疸病。

（4）亢进时出现的病症：胃胀，胁下部疼痛，呕吐，排气，足、膝关节疼痛，脚拇指活动困难，失眠。

（5）衰弱时出现的病症：消化不良，胃胀气，排泄物积囤，上腹部疼痛，呕吐，肢倦乏力麻木，腿部静脉曲张，嗜睡，皮肤损伤。

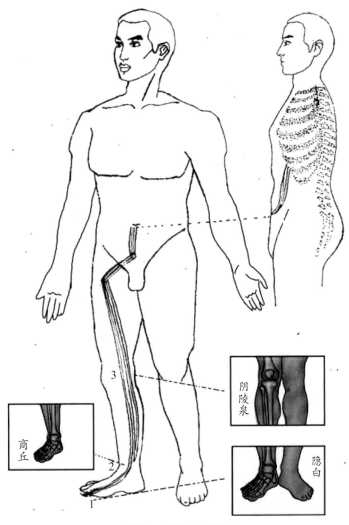

局图1、局图2、局图3

图1-3-44　足太阴经筋、常用穴位关系图

（二）常用穴位

1.隐白（局图1）

【出处】《灵枢·本输》。

【定位与取穴】《针灸甲乙经》："在足大趾端内侧，去爪甲角如韭叶。"即在拇指内侧趾甲角旁0.1

寸处取之。

【主治】腹胀,便血,尿血,月经过多,崩漏,癫狂,多梦,惊风,呕吐,食不下,鼻衄。

【配伍】配足三里治大便下血;配脾俞、胃俞、足三里、天枢治腹胀。

【肌肉】拇趾屈肌。

【神经】腓浅神经足背支及足底内侧神经。

【血管】趾动脉。

【淋巴】足淋巴群。

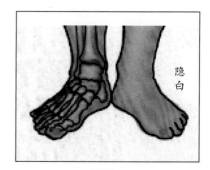

局图 1

2. 商丘(局图2)

【出处】《灵枢·本输》。

【定位与取穴】《针灸甲乙经》:"在足内踝下,微前陷者中。"即在内踝前下凹陷中取之。

【主治】腹胀,泄泻,便秘,黄疸,足踝痛,关节疼痛,身倦嗜卧,情志不舒,善太息。

【配伍】配关元、脾俞、三焦俞治疗因脾阳不振所致的慢性腹泻。

【肌肉】第三腓骨肌群。

【神经】隐神经及腓浅神经分支丛。

【血管】跗内侧动脉、大隐静脉。

【淋巴】足踝淋巴结。

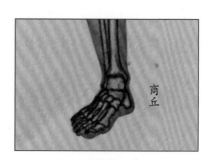

局图 2

3. 阴陵泉(局图3)

【出处】《灵枢·热病》。

【定位与取穴】《针灸甲乙经》:"在膝下,内侧辅骨下陷者中,伸足乃得之。"即在胫骨内侧髁下缘凹陷中取之。

【主治】腹胀,泄泻,水肿,黄疸,小便不利或失禁,膝痛,中风,带下,阴挺。

【配伍】配气海、三阴交治小便不利;配水分、中极、足三里、三阴交治尿闭、腹水。

【肌肉】胫骨内侧肌群。

【神经】胫神经。

【血管】胫动静脉。

【淋巴】腘窝淋巴结。

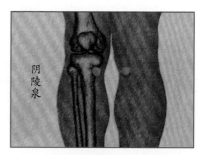

局图 3

中华磁石疗法

五、手少阴经筋的治疗应用及常用穴位（图1-3-45）

（一）手少阴经筋的治疗应用

（1）主要器官与组织：舌，腋窝，脑，心脏。

（2）器官功能：情绪状况，精神状态，心脏活动，循环系统，胸腺，肺功能改变。

（3）主要疾病：惊悸，健忘，精神失常，癫痫，头痛，心律不齐，心痛，肋间神经失常，食欲不振。

（4）亢进时出现的病症：运动过后心悸动，呼吸困难，面色苍白，处在压力状态下，有压迫感，忧郁，肩内侧麻木，血液循环不畅引起晕眩。

（5）衰弱时出现的病症：胸口疼痛，肩与前臂疼痛，兴奋，四肢节重，胸口沉闷，口干，体温上升。

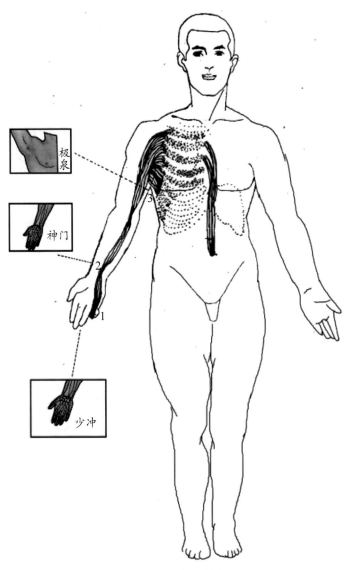

局图1、局图2、局图3

图1-3-45 手少阴经筋、常用穴位关系图

(二)常用穴位

1. 少冲(局图1)

【出处】《针灸甲乙经》。

【定位与取穴】《针灸甲乙经》:"在手小指内廉之端,去爪甲角如韭叶。"即在小指桡侧指甲角旁0.1寸处取之。

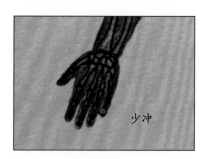
局图1

【主治】心悸,心痛,胸胁痛,癫疾,热病昏厥,中风,烦满,手挛不伸引肘腋痛;心肌炎,心包炎,阵发性心动过速。

【配伍】配支沟、人中、太冲治小儿惊风;配阴郄治心痛。

【肌肉】小指屈肌群。

【神经】指掌侧固有神经。

【血管】指掌固有动静脉网。

【淋巴】指浅淋巴网。

2. 神门(局图2)

【出处】《针灸甲乙经》。

【定位与取穴】《针灸甲乙经》:"在掌后兑骨之端陷者中。"即在腕横纹尺侧端,尺侧腕屈肌腱的桡侧凹陷中取之。

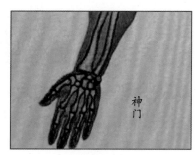
局图2

【主治】胸痛,心烦,惊悸,怔忡,健忘,失眠,癫狂痫,胸胁痛,目黄,掌中热,无脉症,舌肌麻痹,心肌炎,心包炎。

【配伍】配内关、人中治癔病;配内关、大陵治失眠、心烦、健忘。

【肌肉】尺侧腕部肌群。

【神经】尺神经。

【血管】尺动脉。

【淋巴】腕淋巴群。

3. 极泉(局图3)

【出处】《针灸甲乙经》。

【定位与取穴】《针灸甲乙经》:"在腋下筋间动脉。"即在腋窝正中,腋动脉搏动处取穴。

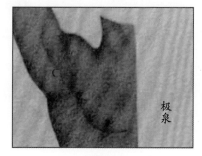
局图3

【主治】心痛胸闷,心悸气短,干呕,胁肋疼痛,咽干烦渴,目黄,瘰疬,肘臂冷痛,四肢不举,肩臂疼痛,乳汁分泌不足;心绞痛,心包炎,腋淋巴结结核,肩关节周围炎。

【配伍】配阴交、漏谷治胸痹;配灵虚、神门、内关、心俞治心悸、怔忡。

【肌肉】喙缘肌群。

【神经】尺神经、正中神经、前臂内侧皮神经及臂内侧皮神经。

【血管】腋动脉。

【淋巴】腋淋巴管。

六、手太阳经筋的治疗应用及常用穴位（图1-3-46）

（一）手太阳经筋的治疗应用

（1）主要器官与组织：耳。

（2）器官功能：神经，肠功能（营养物之吸收），局部功能。

（3）主要疾病：痉挛，舞蹈症，呕吐，便秘，下腹痛，头痛（太阳穴部位），颚、膝、肩、臂疼痛，颈部肌肉痉挛，耳鸣，听力减退，消化不良，神经官能症，小儿消化不良，虚弱证。

（4）亢进时出现的病症：颈、后脑、太阳穴至耳疼痛，肚脐与下腹部疼痛，便秘，后肩胛至臂外后廉疼痛。

（5）衰弱时出现的病症：颔、颈浮肿，耳鸣，听力减退，呕吐，腹泻，手虚弱寒冷，身疲，虚弱证。

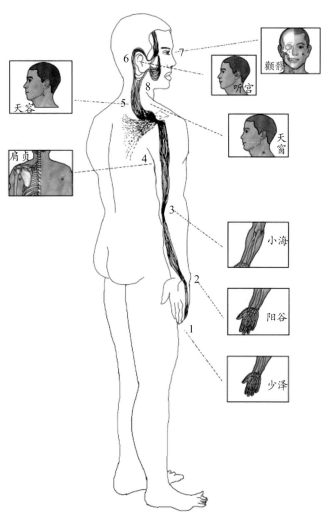

局图1、局图2、局图3、局图4、局图5、局图6、局图7、局图8

图 1-3-46　手太阳经筋、常用穴位关系图

(二)常用穴位

1.少泽(局图1)

【出处】《灵枢·本输》。

【定位与取穴】《针灸甲乙经》:"在手小指之端,去爪甲下一分陷者中。"即在手小指尺侧指甲角旁0.1寸处取之。

【主治】头痛,项僵,耳聋耳鸣,目翳,鼻衄,咽喉肿痛,舌僵,热病昏迷,乳汁少,臂内廉痛。

【配伍】配乳根、膻中治乳汁分泌不足、乳肿;配睛明、太阳、合谷治目赤攀睛;配乳根、阿是治乳痛。

【肌肉】小指屈肌群。

【神经】尺神经平背支。

【血管】掌侧固有动静脉及指背动脉形成的动静脉网。

【淋巴】腕淋巴群。

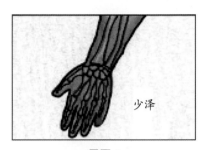

局图1

2.阳谷(局图2)

【出处】《灵枢·本输》。

【定位与取穴】《针灸甲乙经》:"在手外侧腕中,兑骨下陷者中。"即在腕背横纹尺侧端,当尺骨茎突前凹陷中取之。

【主治】头痛,目眩,耳聋耳鸣,热病,癫狂痫,颈项肿,腕痛,臂外侧痛,舌僵不能吸吮。

【配伍】配支沟、内关治胸胁痛;配阳池、阳溪治手腕无力。

【肌肉】尺侧腕伸肌的尺侧缘。

【神经】尺神经。

【血管】腕背侧动脉。

【淋巴】腕淋巴群。

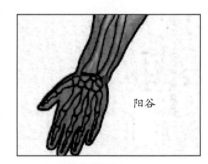

局图2

3.小海(局图3)

【出处】《灵枢·本输》。

【定位与取穴】《针灸甲乙经》:"在肘内大骨外,去肘端五分陷者中,屈肘乃得之。"即在尺骨鹰嘴与肱骨内上髁之间的凹陷中取之。

【主治】肘内侧酸痛,肘臂疼痛,肘腋肿引上肢不举,颊肿,癫痫。

【配伍】配大椎、风池、百会治癫狂痫;配少海、曲池治肘臂疼痛;配腕骨、合谷治黄疸。

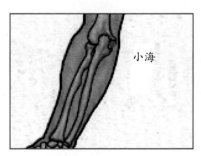

局图3

【肌肉】尺侧腕屈肌。

【神经】尺神经。

【血管】尺侧上、下副动脉和副静脉以及尺返动静脉。

【淋巴】肘淋巴群。

4. 肩贞（局图4）

【出处】《素问·气穴论》。

【定位与取穴】《针灸甲乙经》："在肩曲胛下，两股解间，肩髃后陷者中。"即在肩关节后方，于腋后皱襞上1寸处取之。

【主治】上肢麻木，疼痛不举，肩臂疼痛，肩胛痛，缺盆中热痛，瘰疬，耳鸣。

【配伍】配肩髎、巨骨治肩凝症。

【肌肉】三角肌后缘，下层是大圆肌群。

【神经】腋神经分支、深部为桡神经。

【血管】旋肩胛动静脉。

【淋巴】锁骨后淋巴结。

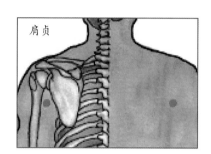

局图4

5. 天容（局图5）

【出处】《灵枢·本输》。

【定位与取穴】《针灸甲乙经》："在耳曲颊后。"即平下颌角后，在胸锁乳突肌前缘凹陷中取穴。

【主治】耳鸣耳聋，咽喉肿痛，瘰疬，颈项肿痛，哮喘胸满，胸痛。

【配伍】配合谷、少商治咽喉肿痛。

【肌肉】胸锁乳突肌前缘。

【神经】耳大神经前支。

【血管】颈外浅静脉，颈内动静脉。

【淋巴】耳前淋巴结。

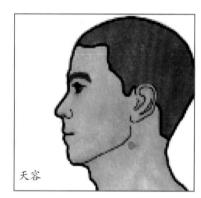

局图5

6. 听宫（局图6）

【出处】《灵枢·刺节真邪》。

【定位与取穴】《针灸甲乙经》："在耳中珠子大，明如赤小豆。"即在耳屏与下颌关节之间，张口呈凹陷中取穴。

【主治】耳鸣耳聋，齿痛，心腹满痛，癫狂痫。

【配伍】配外关、翳风、曲池治聤耳；配耳门、中渚、复溜治耳聋耳鸣。

【肌肉】咬肌。

【神经】面神经、三叉神经。

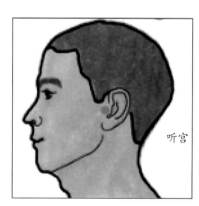

局图6

【血管】颞浅动、静脉耳前支。

【淋巴】耳前淋巴结。

7. 颧髎(局图 7)

【出处】《针灸甲乙经》。

【定位与取穴】《针灸甲乙经》:"在面頄骨下廉陷者中。"即在目外眦直下颧骨下缘凹陷中取之。

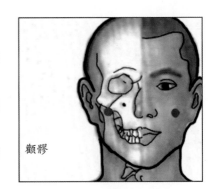

局图 7

【主治】口眼歪斜,眼睑瞤动,齿痛,颊肿;三叉神经痛,面神经麻痹。

【配伍】配颊车、下关、攒竹、阳白,治口眼歪斜、眼睑瞤动;配颊车、合谷治面肿。

【肌肉】颧肌。

【神经】面神经。

【血管】面动静脉分支。

【淋巴】耳前淋巴。

8. 天窗(局图 8)

【出处】《灵枢·本输》。

【定位与取穴】《针灸甲乙经》:"在曲颊下,扶突后,动脉应手陷者中。"即在喉结旁开 3.5 寸,于胸锁乳突肌后缘取之。

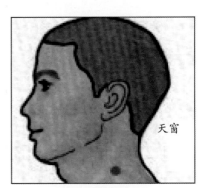

局图 8

【主治】头疼,耳聋耳鸣,咽喉肿痛,颊肿,颈项僵痛,痔疮。

【配伍】配合谷、复溜治咽喉肿痛。

【肌肉】胸锁乳突肌后缘。

【神经】颈皮神经。

【血管】耳后动静脉及枕动静脉分支。

【淋巴】颌下淋巴群。

七、足太阳经筋的治疗应用及常用穴位(图 1-3-47)

(一)足太阳经筋的治疗应用

(1)主要器官与组织:眼,鼻,脑,体液,黏膜组织。

(2)器官功能:涵盖所有排泄系统的功能,包括各种分泌液。

(3)主要疾病:膀胱、肾的疾病(尿闭),鼻黏膜肿胀,四肢、生殖器官的疾病,头痛(包括后头痛、前头痛与巅头痛),沿大腿至小腿外侧疼痛、骨盆腔器官的疾病(包括生殖器官)。

(4)亢进时出现的病症:尿频,泌尿生殖器痉挛,后背肌肉僵直,头痛(尤其是排泄时)。

(5)衰弱时出现的病症:尿液少,生殖器肿胀,后头与背部肌肉胀痛,四肢倦重无力,眩晕,腰背无力,小脚趾不易运动。

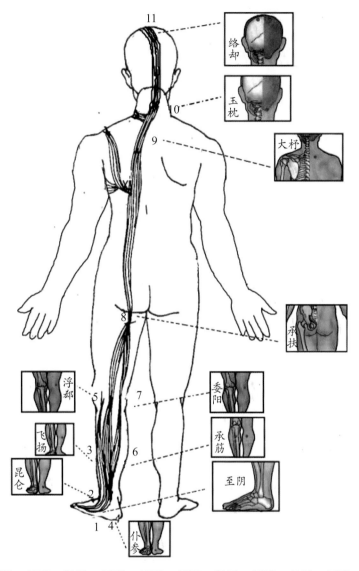

局图 1、局图 2、局图 3、局图 4、局图 5、局图 6、局图 7、局图 8、局图 9、局图 10、局图 11

图 1-3-47　足太阳经筋、常用穴位关系图

(二)常用穴位

1. 至阴(局图 1)

【出处】《灵枢·本输》。

【定位与取穴】《针灸甲乙经》:"在足小指外侧,去爪甲角如韭叶。"即在足小趾外侧,趾甲角旁 0.1 寸处取之。

【主治】头痛,目痛,鼻塞,鼻衄,胞衣不下,难产,滞产,胎盘滞留,胎位不正。

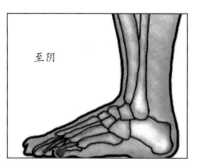

局图 1

【配伍】配三阴交治胎位不正;配风池、攒竹、瞳子髎治头痛、目痛。

【肌肉】足小趾肌群。

【神经】趾跖侧固有神经及足背外侧皮神经。

【血管】趾动脉。

【淋巴】踝淋巴结。

2. 昆仑（局图2）

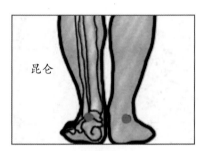

局图2

【出处】《灵枢·本输》。

【定位与取穴】《针灸甲乙经》:"在足外踝后,跟骨上陷中。"正坐或侧卧,在外踝与跟腱之间凹陷中取之。

【主治】头痛,项僵,目眩,鼻衄,癫痫,难产,腰骶疼痛,脚跟肿痛,高血压,内耳性眩晕,心绞痛。

【配伍】配悬钟、丘墟治外踝及跟腱痛;配次髎、会阳、三阴交治阴部肿痛;配风池治颈项僵痛。

【肌肉】腓骨肌群。

【神经】腓神经。

【血管】小隐静脉及腓动静脉。

【淋巴】踝淋巴群。

3. 飞扬（局图3）

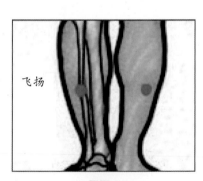

局图3

【出处】《灵枢·根结》。

【定位与取穴】《针灸甲乙经》:"在足外踝上七寸。"即在昆仑穴直上7寸,承山穴外下方取之。

【主治】头痛,目眩,鼻衄,腰腿疼痛,痔疾,类风湿性关节炎。

【配伍】配白环俞治痔疮;配环跳、阳陵泉、三阴交治腰腿疼痛;配肾俞、中极治尿闭、尿崩。

【肌肉】腓肠肌外缘。

【神经】腓神经。

【血管】小隐静脉和胫后动静脉。

【淋巴】膝关节淋巴群。

4. 仆参（局图4）

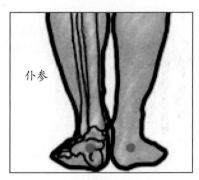

局图4

【出处】《针灸甲乙经》。

【定位与取穴】《针灸甲乙经》:"在跟骨下陷者中,拱足得之。"即在昆仑穴直下2寸,赤白肉际处取之。

【主治】下肢痿痹,足跟痛,腰扭伤,癫痫,腰肌劳损,膝关节炎,踝关节炎。

【配伍】配承山、飞扬、昆仑、太溪治足跟疼痛;配人中、十宣治癫痫。

【肌肉】跟骨肌群。

【神经】腓神经。

【血管】腓动静脉。

【淋巴】踝淋巴结。

5. 浮郄(局图5)

【出处】《针灸甲乙经》。

【定位与取穴】《针灸甲乙经》:"在委阳上一寸,屈膝得之。"俯卧,在委阳上1寸,股二头肌腱内侧缘取之。

【主治】便秘,股、腘疼痛、麻木;膀胱炎。

【配伍】配承山、昆仑治小腿挛急。

【肌肉】股二头肌肌腱。

【神经】腓总神经。

【血管】膝上外侧动静脉。

【淋巴】腘淋巴结。

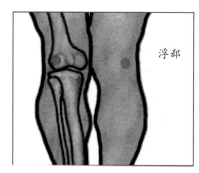
局图5

6. 承筋(局图6)

【出处】《针灸甲乙经》。

【定位与取穴】《针灸甲乙经》:"在腨肠中央陷者中。"即合阳穴与承山穴连接的中点,在腓肠肌腹中央取之。

【主治】痔疾,腰腿拘急疼痛;腋淋巴结炎。

【配伍】配大肠俞、支沟、足三里、三阴交治便秘;配足三里、委中、三阴交治小腿麻痹不仁;配承扶、承山治腿软无力。

【肌肉】腓肠肌。

【神经】腓肠内侧皮神经。

【血管】小隐静脉,深层为腓后动静脉。

【淋巴】腘窝淋巴结。

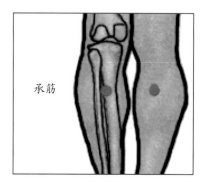
局图6

7. 委阳(局图7)

【出处】《灵枢·本输》。

【定位与取穴】《针灸甲乙经》:"在足太阳之前,少阳之后,出于腘中外廉,两筋间。"俯卧,在腘横纹外端,股二头肌内侧缘取之。

【主治】腹满,小便不利,腰脊僵痛,下肢麻痹,腿足挛痛;急性肠胃炎,膀胱炎,坐骨神经痛,痔疮。

【配伍】配厉兑、承山、中封治下肢厥冷;配秩边、承山、阳陵泉治脚挛急。

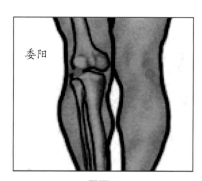
局图7

【肌肉】股二头肌内侧缘。

【神经】膝上外侧动静脉。

【血管】股后皮神经。

【淋巴】腘窝淋巴群。

8. 承扶(局图 8)

【出处】《针灸甲乙经》。

【定位与取穴】《针灸甲乙经》:"在尻臀下,股阴上约纹中。"俯卧,在臀横纹正中取穴。

【主治】腰骶臀股疼痛,痔疾,重症肌无力,进行性肌营养不良,坐骨神经痛,腰骶神经根痛。

【配伍】配环跳、风市、足三里、悬钟治腰腿痛、下肢瘫痪、小儿下肢麻痹。

【肌肉】臀大肌。

【神经】股神经。

【血管】坐骨神经伴行的动静脉。

【淋巴】腹股沟淋巴群。

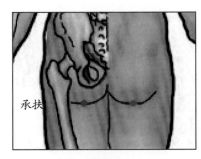

局图 8

9. 大杼(局图 9)

【出处】《灵枢·海论》。

【定位与取穴】《针灸甲乙经》:"在项第一椎下,两旁各一寸五分陷者中。"俯卧,于第一胸椎棘突下,旁开 1.5 寸取之。

【主治】咳嗽,发热,项僵,肩背痛,咽炎,扁桃体炎。

【配伍】配丰隆、膻中治哮喘;配大椎、肺俞、肝俞、心俞、肾俞、华佗夹脊穴治脊柱痛。

【肌肉】斜方肌、菱形肌等。

【神经】第 1、2 胸神经后支。

【血管】第 1 肋间动静脉分支。

【淋巴】脊后淋巴结。

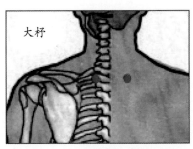

局图 9

10. 玉枕(局图 10)

【出处】《针灸甲乙经》。

【定位与取穴】《针灸甲乙经》:"在络却后一寸五分,挟脑户旁一寸三分,起肉枕骨入发际上三寸。"即在脑户旁 1.3 寸,枕外粗隆上缘之外侧取之。

【主治】头项痛,目痛,鼻塞,近视,视神经炎,青光眼,枕神经痛。

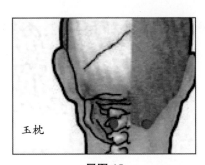

局图 10

【配伍】配风池、百会、合谷治头痛;配风池、太阳、太冲治目赤肿痛。

【肌肉】枕肌群。

【神经】枕大神经分支。

【血管】枕动静脉。

【淋巴】枕后淋巴结。

11.络却(局图 11)

【出处】《针灸甲乙经》。

【定位与取穴】《针灸甲乙经》:"在通天后一寸五分。"即在通天穴后 1.5 寸处取之。

【主治】头晕,目视不明,耳鸣,癫狂,面神经麻痹,结膜炎,近视。

【配伍】配百会、风池、耳门、后溪、肾俞治头眩耳鸣。

【肌肉】帽状腱膜。

【神经】枕大神经。

【血管】枕动静脉。

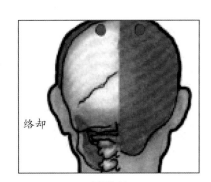

局图 11

八、足少阴经筋的治疗应用及常用穴位(图 1-3-48)

(一)足少阴经筋的治疗应用

(1)主要器官与组织:肾上腺,耳。

(2)器官功能:情绪与精神范围,结缔组织,骨髓,头发,遗传,泌尿生殖系统。

(3)主要疾病:情绪上的不正常,虚弱,呆板,肾上腺、肾、膀胱的疾病,排尿异常,肾上腺丝球体发炎,肾炎,膀胱炎,腹腔器官的疾病,股骨、腰、小腿、足内侧疼痛,口燥舌干,咽肿痛,足底痛。

(4)亢进时出现的病症:少尿,尿黄,口干,腿热与倦怠,足下热,腰脊、大腿内侧疼痛,劳热,性欲增强,月经异常。

(5)衰弱时出现的病症:尿频,尿量少,肿胀,腿冷,足下冷,下肢麻木虚弱,善恐,犹豫,性欲减退,肠功能减弱。

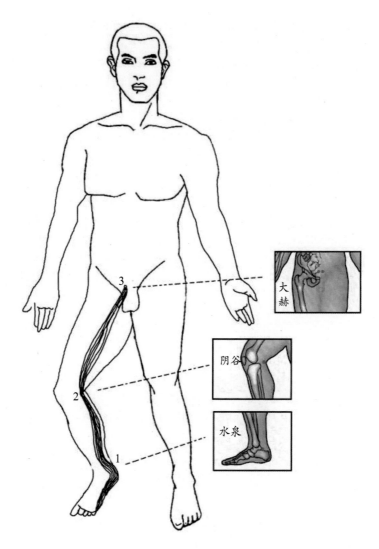

局图 1、局图 2、局图 3

图 1-3-48 足少阴经筋、常用穴位关系图

（二）常用穴位

1.水泉（局图 1）

【出处】《针灸甲乙经》。

【定位与取穴】《针灸甲乙经》："去太溪下一寸,在足内踝下。"即在太溪穴直下 1 寸处取穴。

【主治】目昏花,经闭,痛经,月经不调,阴挺,小便不利;附件炎,子宫脱垂,膀胱炎,前列腺炎。

【配伍】配气海、关元、三阴交治子宫脱出、经闭、痛经、月经不调等。

【肌肉】足跟肌群。

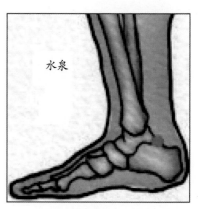

局图 1

【神经】胫神经。

【血管】踝动脉。

【淋巴】踝淋巴群。

2. 阴谷（局图 2）

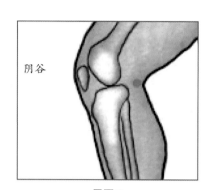

局图 2

【出处】《灵枢·本输》。

【定位与取穴】《针灸甲乙经》："在膝下内辅骨后,大筋之下,小筋之上,按之应手,屈膝得之。"屈膝,腘窝内侧,当半腱肌腱与半膜肌腱之间取穴。

【主治】阳痿,疝气,崩漏,小便不利,膝腘酸痛,胃痉挛,膀胱炎,功能性子宫出血,阴道炎,精神分裂。

【配伍】配中极、急脉治阳痿;配关元、复溜、上髎治白带过多、阴痒、阴囊湿疹;配关元治癃闭。

【肌肉】半腱肌外侧。

【神经】股内侧皮神经。

【血管】膝上内侧动静脉。

【淋巴】腘窝淋巴结。

3. 大赫（局图 3）

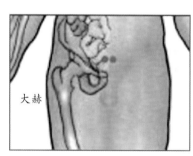

局图 3

【出处】《针灸甲乙经》。

【定位与取穴】在下腹部,脐中下 4 寸,前正中线旁开 0.5 寸。

【主治】遗精、阳痿、阴挺、带下、月经不调等妇科病症;泄泻,痢疾。

【配伍】配中极、关元、气海治阳痿;配带脉治带下;配脾俞、肾俞、命门治泄泻、痢疾。

【肌肉】腹内、外斜肌腱膜,腹横肌腱膜和腹直肌。

【神经】肋下神经和髂腹下神经。

【血管】腹壁下动、静脉肌支。

【淋巴】腹壁下淋巴。

九、手厥阴经筋的治疗应用及常用穴位（图 1-3-49）

（一）手厥阴经筋的治疗应用

（1）主要器官与组织:心血管系统。

（2）器官功能:情绪与精神的范围,生殖,心血管系统,血液循环,性欲,性功能。

（3）主要疾病:精神疾病,性功能障碍病态（虚弱）,心病（内部、中部、周围的心肌炎,神经官能症),循环系统疾病(过快与太慢),胸痛(神经性痛),手臂的疾病,肺、胃的疾病,发热。

　　(4)亢进时出现的病症:心悸,发怒,胸痛,心血管病变,头热痛,上肢痛,嗜睡,目赤,便秘。

　　(5)衰弱时出现的病症:心烦,心率过快,晕眩,呼吸困难,上肢无力,胸痛,目黄,多梦。

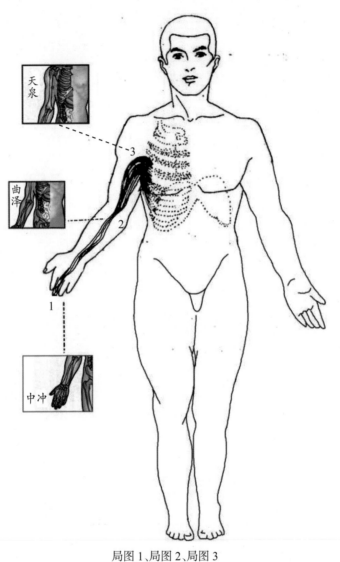

局图1、局图2、局图3

图 1-3-49　手厥阴经筋、常用穴位关系图

(二)常用穴位

1. 中冲(局图1)

【出处】《灵枢·本输》。

【定位与取穴】《针灸甲乙经》:"在手中指之端,去爪甲如韭叶陷者中。"即在手中指尖端之中央。

【主治】心烦、心痛,耳鸣,昏迷,舌僵肿痛,热病,中暑,小儿夜

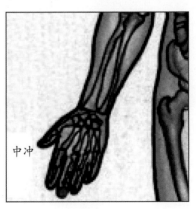

局图1

啼,掌中热,心肌炎,脑膜炎,咽炎,心绞痛。

【配伍】配命门治身热如火、头痛如破;配廉泉治舌下肿痛;配人中、内关治疗昏厥。

【肌肉】中指屈肌群。

【神经】指神经。

【血管】指掌侧固有动静脉所形成的动静脉网。

2. 曲泽(局图2)

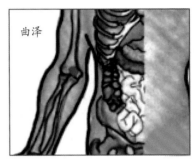

局图2

【出处】《灵枢·本输》。

【定位与取穴】《针灸甲乙经》:"在肘内廉下陷者中,屈肘得之。"即仰掌,微曲肘,在肘横纹正中,于肱二头肌肌腱的尺侧缘取之。

【主治】心悸,心痛,烦热,胃痛呕吐,肘臂酸痛,心绞痛,心肌炎,气管炎,胃炎。

【配伍】配阳池、大陵治便血;配少商点刺出血治血虚口渴;配内关、大陵治心胸痛;配委中点刺出血治急性腹泻;配曲池、清冷渊治肘痛。

【肌肉】肱二头肌尺侧。

【神经】正中神经主干。

【血管】肱动静脉。

【淋巴】肘淋巴结。

3. 天泉(局图3)

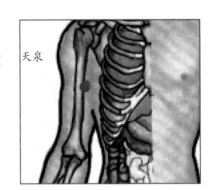

局图3

【出处】《针灸甲乙经》。

【定位与取穴】《针灸甲乙经》:"在曲腋下,去臂二寸。"即在腋前纹头下2寸,肱二头肌的长、短头之间,伸臂仰掌取穴。

【主治】心痛,胸胁胀满,咳嗽,臂痛,心绞痛。

【配伍】配腕骨治肩臂痛。

【肌肉】肱二头肌长、短头肌。

【神经】臂内侧皮神经及肌皮神经。

【血管】肱动静脉支。

【淋巴】腋下淋巴管。

十、手少阳经筋的治疗应用及常用穴位(图1-3-50)

(一)手少阳经筋的治疗应用

(1)主要器官与组织:淋巴,眼。

(2)器官功能:内脏的功能——胸腹腔(肺、脾、胰、肝、胃),骨盆腔(小肠、肾、大肠、膀胱、子宫、卵巢等）。

（3）主要疾病：头痛（包括后头痛与太阳穴部痛），压迫感，失眠，癫痫，体温失调，发冷，过敏，发热，眼、鼻、耳（包括乳突炎）的疾病，手臂关节肌肉痉挛，颈部疼痛。

（4）亢进时出现的病症：上肢痛，肩、颈无力，耳鸣、耳痛，头剧痛，缺乏食欲，失眠，发怒。

（5）衰弱时出现的病症：上肢无力麻木，面色㿠白，呼吸表浅，发冷，尿少，精神与身体倦怠，忧郁，肌肉松弛无力，听力障碍。

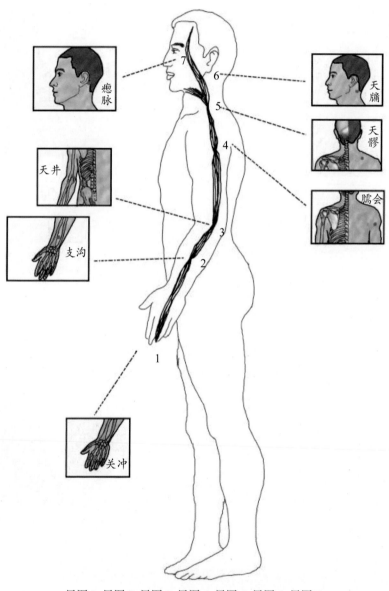

局图 1、局图 2、局图 3、局图 4、局图 5、局图 6、局图 7

图 1-3-50　手少阳经筋、常用穴位关系图

（二）常用穴位

1. 关冲（局图 1）

【出处】《灵枢·本输》。

【定位与取穴】《针灸甲乙经》："手小指次指之端,去爪甲角如韭叶。"即在环指尺侧,距指甲 0.1 寸处取之。

【主治】咽喉肿痛,头痛,目赤,舌僵,心烦,发热,角膜炎,喉炎。

【配伍】配哑门治舌僵不语;配内关、人中治昏厥、中暑;配中冲、商阳、少商治高热。

【肌肉】四指屈伸肌群。

【神经】指神经。

【血管】指动脉。

【淋巴】指淋巴。

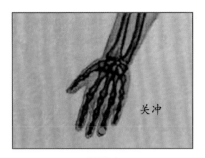

局图 1

2. 支沟（局图 2）

【出处】《灵枢·本输》。

【定位与取穴】《针灸甲乙经》："在腕后三寸两骨之间陷者中。"即在腕背横纹上 3 寸,尺、桡骨之间取之。

【主治】便秘,耳聋耳鸣,胸胁痛,热病,肩背酸痛,呕吐,落枕,头痛,手指震颤,缠腰火丹;急性结膜炎,急性胆囊炎,腮腺炎。

【配伍】配上巨虚治习惯性便秘;配阳陵泉治肋间痛;配百会治神志恍惚。

【肌肉】指总伸肌与拇长伸肌。

【神经】正中神经。

【血管】深层有前臂骨间背侧动脉和掌侧动静脉。

【淋巴】腕淋巴群。

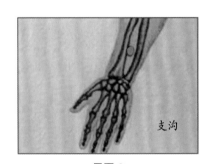

局图 2

3. 天井（局图 3）

【出处】《灵枢·本输》。

【定位与取穴】《针灸甲乙经》："在肘外大骨之后,两筋间陷者中。"即在屈肘尺骨鹰嘴上 1 寸凹陷中取之。

【主治】耳聋,偏头痛,胁肋痛,颈项痛,肩臂痛,瘰疬,气管炎,扁桃体炎,心绞痛。

【配伍】配曲池透少海治肘关节痛;配少海治瘰疬。

【肌肉】肱三头肌群。

【神经】前臂背侧皮神经和桡神经。

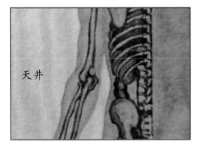

局图 3

【血管】肘关节动静脉网。

【淋巴】腋下淋巴群。

4. 臑会（局图4）

【出处】《灵枢·本输》。

【定位与取穴】《针灸甲乙经》："在臂前廉,去肩头三寸。"即在肩峰与尺骨鹰嘴的连线上,肩髎穴直下3寸,当三角肌后缘凹陷中取之。

【主治】瘿气,瘰疬,肩臂酸痛,颈淋巴结炎。

【配伍】配肩前、肩贞、肩髎治肩凝证。

【肌肉】肱三头肌长头与外侧头之间。

【神经】前臂背侧皮神经和桡神经。

【血管】中副动静脉末支。

【淋巴】腋下淋巴群。

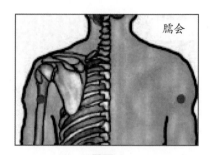

局图4

5. 天髎（局图5）

【出处】《针灸甲乙经》。

【定位与取穴】《针灸甲乙经》："在肩缺盆中,毖骨之间陷者中。"即在肩井穴直下1寸,当肩胛骨上角处取穴。

【主治】肩肘痛,缺盆中痛,颈项僵痛;鼻炎。

【配伍】配曲池、肩髃、天宗治肩臂痛。

【肌肉】斜方肌、冈上肌。

【神经】第1胸神经后支。

【血管】颈横动脉降支。

【淋巴】指部淋巴群。

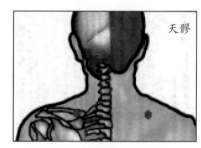

局图5

6. 天牖（局图6）

【出处】《灵枢·本输》。

【定位与取穴】《针灸甲乙经》："在颈筋间,缺盆上,天容后,天柱前,完骨后,发际上。"即在乳突后下方,胸锁乳突肌后缘,平下颌角,约当天容穴与天柱穴之间取穴。

【主治】头痛,目昏,面肿,瘰疬,耳聋,颈项僵痛;结膜炎,鼻炎,乳腺炎。

【配伍】配太冲治暴聋;配风池、合谷、昆仑治项背痛。

【肌肉】胸锁乳突肌止部后缘。

【神经】枕小神经。

【血管】枕动脉肌支。

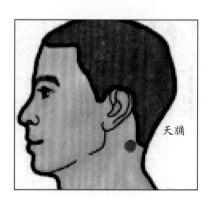

局图6

【淋巴】颌下淋巴群。

7. 瘈脉(局图7)

【出处】《针灸甲乙经》。

【定位与取穴】《针灸甲乙经》:"在耳本后鸡足青络脉。"即在乳突中央,当翳风穴与角孙穴沿耳翼连线的下 1/3 折点处取之。

【主治】头痛,耳聋耳鸣,呕吐,小儿惊痫;视神经炎,急性肠胃炎。

【配伍】配长强治小儿惊痫;配听会、耳门、翳风治耳聋耳鸣。

【肌肉】耳后肌。

【神经】耳大神经耳后支。

【血管】耳后动静脉。

【淋巴】耳后淋巴群。

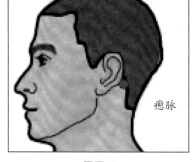

局图 7

十一、足少阳经筋的治疗应用及常用穴位(图 1-3-51)

(一)足少阳经筋的治疗应用

(1)主要器官与组织:眼,头。

(2)器官功能:意识活动,勇气、意志力、脑的损伤(癫痫等),内分泌系统。

(3)主要疾病:神经、精神方面的疾病,癫痫,过敏,头痛(包括太阳穴部位、后头痛、前头痛),胸腔疾病(痛、哮喘),盆腔疾病(包括月经周期的异常)。

(4)亢进时出现的病症:胃胀,口苦,胸满,颈、下颌、喉咙不适,失眠症,头痛,髀或膝胫踝外侧痉挛疼痛,足下热。

(5)衰弱时出现的病症:虚弱,腘窝肿胀,足无力,关节肿胀,下肢、眼的疾病,目黄,吐苦水,嗜睡,夜汗,惊悸太息,呼吸沉闷。

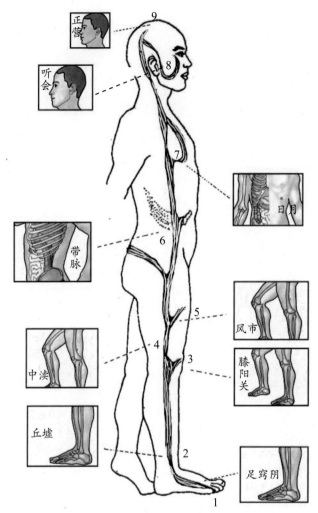

局图 1、局图 2、局图 3、局图 4、局图 5、局图 6、局图 7、局图 8、局图 9

图 1-3-51　足少阳经筋、常用穴位关系图

（二）常用穴位

1. 足窍阴（局图 1）

【出处】《灵枢·本输》。

【定位与取穴】《针灸甲乙经》："在足小指次指之端,去爪甲角如韭叶。"即在第四趾外侧,距趾甲角 0.1 寸处取之。

【主治】头痛,热病,耳聋耳鸣,月经不调。

【配伍】配头维治偏头痛;配印堂治前头痛;配后溪治后头痛;配中极、三阴交治月经不调;配翳风治疗耳聋耳鸣。

【肌肉】足四趾肌群。

【神经】趾背神经。

【血管】趾动脉。

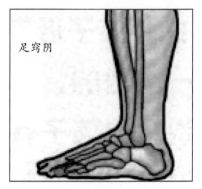

足窍阴

局图 1

【淋巴】踝关节淋巴群。

2. 丘墟（局图2）

【出处】《灵枢·本输》。

【定位与取穴】《针灸甲乙经》："在足外廉踝下如前陷者中。"即在外踝前下方,趾前伸肌腱外侧凹陷中取之。

【主治】颈项痛,胸胁支满,下肢痿痹,外踝肿痛,疟疾,目赤肿痛,中风偏瘫,近视。

【配伍】配支沟治胸胁痛;配风池、太冲治目赤肿痛;配迎香、风池治鼻渊;配中渚、听会治耳聋;配风池、足三里、太冲治头眩晕;配三阳络治胸闷。

【肌肉】趾短肌腱。

【神经】足背神经。

【血管】足背动脉。

【淋巴】踝关节淋巴群。

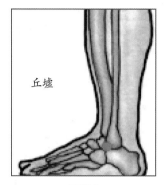

丘墟

局图2

3. 膝阳关（局图3）

【出处】《针灸甲乙经》。

【定位与取穴】《针灸甲乙经》："在阳陵泉上三寸,犊鼻外陷者中。"即在阳陵泉上3寸,股骨外上髁上方凹陷处取之。

【主治】小腿麻木,坐骨神经痛。

【配伍】配风市、足三里治下肢无力;配内、外膝眼治膝关节疼痛。

【肌肉】髂胫束后方,股二头肌腱前方。

【神经】膝上外侧动静脉。

【血管】股外侧皮神经末支。

【淋巴】膝淋巴结。

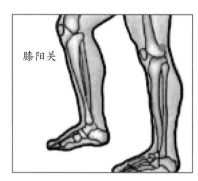

膝阳关

局图3

4. 中渎（局图4）

【出处】《针灸甲乙经》。

【定位与取穴】《针灸甲乙经》："在髀骨外,膝上五寸,分肉间陷者中。"即在风市穴下2寸处取之。

【主治】半身不遂,下肢痿痹,麻木,膝关节炎。

【配伍】配环跳、阳陵泉、足三里治下肢痿痹;配阴市治下肢外侧凉麻、疼痛。

【肌肉】股外侧肌。

【神经】股外侧皮神经。

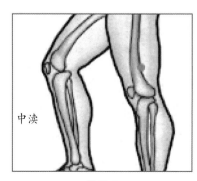

中渎

局图4

【血管】旋股外侧动静脉肌支。

【淋巴】股外侧淋巴群。

5. 风市（局图 5）

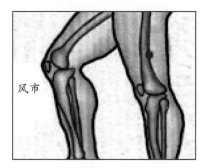

局图 5

【出处】《肘后备急方》。

【定位与取穴】《针灸甲乙经》:"膝上外廉两筋中,以手着腿,中指尽处是穴。"即在大腿外侧正中,腘横纹水平线上 7 寸取穴。

【主治】中风,半身不遂,下肢痿痹,遍身瘙痒,脚气,腰肌劳损,坐骨神经痛。

【配伍】配悬钟、阳陵泉治下肢瘫痪;配委中、行间治疗腿痛。

【肌肉】股外侧肌。

【神经】股外侧皮神经。

【血管】旋股外侧动静脉肌支。

【淋巴】股外侧淋巴群。

6. 带脉（局图 6）

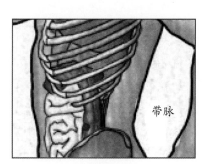

局图 6

【出处】《灵枢·癫狂》。

【定位与取穴】《针灸甲乙经》:"在季胁下一寸八分。"即在章门穴直下平脐处取穴。

【主治】腰胁痛,赤白带下,月经不调,疝气,肠炎,盆腔炎,子宫内膜炎。

【配伍】配白环俞、阳陵泉、三阴交治白带多;配中极透曲泉、地机、三阴交治痛经、经闭;配血海治月经不调。

【肌肉】腹横肌群。

【神经】肋下神经。

【血管】第 1、2 肋间动静脉。

【淋巴】腹股沟淋巴结。

7. 日月（局图 7）

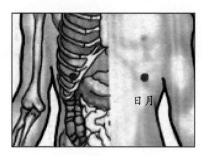

局图 7

【出处】《脉经》。

【定位与取穴】《针灸甲乙经》:"在期门下五分。"即在乳头下方,第七肋间隙取穴。

【主治】胁肋胀痛,呕吐黄疸,吞酸,肋间神经痛,胸膜炎,肝炎,胃炎。

【配伍】配丘墟、阳陵泉、支沟治胸胁胀满疼痛;配内关、中脘治呕吐;配阳陵泉、足三里治口苦。

【肌肉】肋间肌。

【神经】肋间神经。

【血管】肋动脉。

【淋巴】腋下淋巴结。

8. 听会（局图 8）

【出处】《针灸甲乙经》。

【定位与取穴】《针灸甲乙经》："在耳前陷者中,张口得之。"即在耳屏切迹前,当听宫直下,下颌骨髁状突后缘,张口有空处取穴。

【主治】耳鸣耳聋,腮肿,口眼歪斜,中耳炎,幻听,面神经麻痹。

【配伍】配颊车、地仓治口眼歪斜;配章门、翳风、外关治耳聋耳鸣。

【肌肉】耳前肌群。

【神经】耳大神经。

【血管】耳前动脉。

【淋巴】耳前淋巴结。

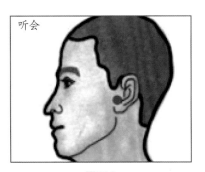

听会

局图 8

9. 正营（局图 9）

【出处】《针灸甲乙经》。

【定位与取穴】《针灸甲乙经》："在目窗后一寸。"即在目窗穴后 1 寸,在头临泣穴与风池穴的连接上取穴。

【主治】牙关不利,偏头痛,头晕,齿痛,三叉神经痛。

【配伍】配风池、太阳、印堂治眩晕;配外关、风池、头维治偏头痛;配下关、太阳、合谷治牙关不利。

【肌肉】额肌。

【神经】额神经和枕大神经。

【血管】颞浅动静脉顶之。

【淋巴】耳后淋巴结。

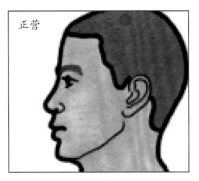

正营

局图 9

十二、足厥阴经筋的治疗应用及常用穴位（图 1-3-52）

（一）足厥阴经筋的治疗应用

（1）主要器官与组织:生殖器官,胁肋组织。

（2）器官功能:血液循环控制,血管病变,肌腱部位疾病,内分泌系统疾病,月经周期异常。

（3）主要疾病:发怒,惊恐,头痛,眩晕,眼部疾病,有关生殖的内分泌系统异常,肾病,小便困难,胃肠功能异常（虚弱、无食欲、便秘）,黄疸,肝炎,皮炎。

（4）亢进时出现的病症:头痛,肤黄,腰痛,小便困难疼痛,痛经,易怒,兴奋冲动感。

（5）衰弱时出现的病症：眩晕,面色㿠白,肠功能异常,性冷淡,大腿与骨盆疼痛,下肢无力,易倦,视力模糊,压迫感,惊恐。

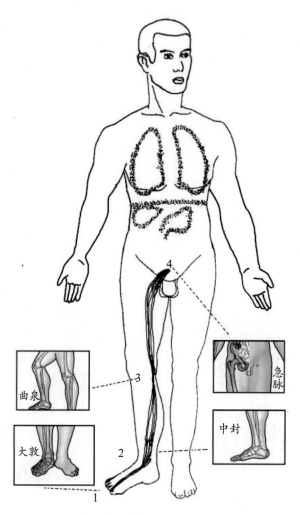

局图1、局图2、局图3、局图4

图 1-3-52　足厥阴经筋、常用穴位关系图

（二）常用穴位

1.大敦(局图 1)

【出处】《灵枢·本输》。

【定位与取穴】《针灸甲乙经》："在足大指端,去爪甲角如韭叶及三毛中。"即在拇指外侧趾甲角旁 0.1 寸处取穴。

【主治】崩漏,阴挺,经闭,疝气,胁胀,少腹痛,阴肿,癫痫,遗溺。

【配伍】配归来治疝气;配百会、三阴交、照海治子宫脱垂;配隐白、太冲治崩漏。

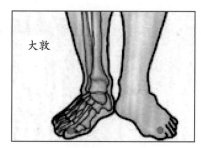

局图 1

【肌肉】拇趾肌群。

【神经】趾神经。

【血管】趾动脉。

【淋巴】踝淋巴结。

2. 中封（局图 2）

【出处】《灵枢·本输》。

【定位与取穴】《针灸甲乙经》："在足内踝前一寸,仰足取之陷者中,伸足乃得之。"即在内踝前 1 寸,胫骨前肌腱内侧凹陷中取之。

【主治】遗精,阴茎痛,疝气,少腹胀,小便不利,阴痛,肝炎,坐骨神经痛。

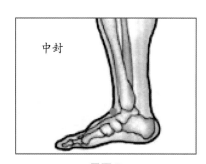

局图 2

【配伍】配四海治臌胀;配阳辅治眩晕;配解溪、昆仑治踝关节痛或扭伤。

【肌肉】胫前肌群。

【神经】足背神经。

【血管】踝动脉。

【淋巴】踝淋巴结。

3. 曲泉（局图 3）

【出处】《灵枢·本输》。

【定位与取穴】《针灸甲乙经》："在膝内辅骨下,大筋上,小筋下,陷者中。"即屈膝,在膝关节横纹内侧头上方凹陷中,当股骨内上髁之后,于半膜肌、半腱肌止端之前上方取穴。

【主治】少腹痛,小便不利,阴痒,遗精,阴挺,膝痛,癃病,肠炎,前列腺炎。

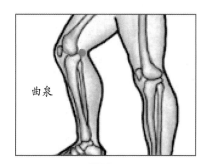

局图 3

【配伍】配百会、气海、三阴交治阴挺;配中极、太冲治阴痒;配三阴交、关元治尿赤、尿痛。

【肌肉】膝半腱肌、半膜肌群。

【神经】隐神经、闭孔神经。

【血管】腘动脉。

【淋巴】腓窝淋巴群。

4. 急脉（局图 4）

【出处】《素问·气府论》。

【定位与取穴】《针灸甲乙经》："阴上两旁,相去二寸半。"耻骨联合下旁开 2.5 寸,在阴毛处仰卧伸足取之。

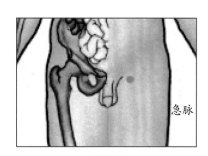

局图 4

【主治】少腹痛,外阴部痛,疝气,睾丸炎。

【配伍】配灸关元治少腹痛;配曲泉、三阴交治疝痛;配命门治阳痿、早泄。

【肌肉】耻骨肌群。

【神经】髂腹股沟神经。

【血管】腹浅动脉。

【淋巴】腹股沟淋巴结。

十三、督脉的治疗应用及常用穴位

督脉为阳脉之海,计28穴,在背后中脊,总统诸阳,故谓之曰督,督者都纲也。其循背脊上行,犹如裘之背缝也。

患督脉疾病者,有下列病候:腰痛、遗精、白带多、气喘、癫痫、聋哑、头痛、脊柱僵直、角弓反张。

十四、任脉的治疗应用及常用穴位

任脉为阴脉之海,计24穴,在腹中线,总统诸阴,谓之曰任,任者衽也,其循腹里上行,犹"衽"在腹前也。

患任脉疾病者,有下列病候:遗尿、遗精、腹胀痛、胃痛、呃逆、舌肌麻痹、各种疝气病,女子易患带下、小腹结块等病。

第三节 经筋手法磁疗的技术操作

经筋磁疗法起源于祖国医学磁石及经络磁疗法,属于经筋磁疗法的一部分。操作工具为砭石磁疗器。中医认为优质砭石有安神、调理气血、疏通经络的作用。用现代医学手段检测,砭石可以发出许多对人体有益的远红外射线和超声波脉冲,可以促进微循环,调理新陈代谢,相当于远红外治疗仪和超声波治疗仪作用的结合。用砭石所蕴含的能量可以唤醒现代人疲乏的身体,促进全身的淋巴与血液循环,全面增强人体免疫力。优质砭石主要用来制作刮痧板、砭锥、砭砧等。磁疗是一种以磁场作用于人体治疗疾病的方法,通常将磁疗片贴敷在穴位上或疼痛点,便可起到杀菌、消炎、止痛、降压、抑制肿瘤细胞生长、增强机体功能的作用,因而可用于多种疾病的治疗和保健。由于其适应证广泛,保健效果显著,无创伤,无疼痛,副作用很小,安全可靠,易学易懂,经济实惠等特点,因此在近年来迅速发展。实验表明,对人体施加高于地磁场强度的外加磁场,有利于其健康成长,减少疾病,延长寿命。在现有技术中,如磁针、磁帽、磁手镯、磁疗床垫等,都是采用静磁贴敷为主,缺少一种能够结合中医药医疗手法,将静磁变为动磁的操作方法。本操作方法借助砭石磁疗器,采用经筋手法,将静磁变为动磁,对治疗多种疾病疗效显著,将在后续章节中介绍,此节我们着重介绍操作的基本方法。

一、操作器具

经筋手法磁疗的操作器具为砭石磁疗器。该磁疗器选用的砭石经检验含有多种微量元素,镶嵌0.2T钕铁硼合金,有利于操作。砭石磁疗器分为两型:Ⅰ型为椭圆形砭石磁疗器,Ⅱ型为棒形砭石磁疗器。砭石磁疗器是祖国医学中砭石疗法与磁石疗法的有机结合,具有两者治疗作用的优点,有利于经筋手法在预防和治疗疾病中发挥更好的疗效。

1. Ⅰ型砭石磁疗器

Ⅰ型砭石磁疗器为椭圆形,表面光滑,其一侧镶嵌有 12 mm×6 mm×3 mm 钕铁硼磁片,另一侧为 SN 对置,在砭石边缘嵌钕铁硼磁片。上述磁片均在砭石中凹槽内,磁片与砭石保持一个平面,便于使用,适用于四肢、胸腹部位的治疗(图 1-3-53)。

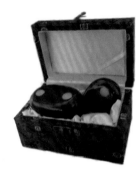

图 1-3-53　Ⅰ型砭石磁疗器

2. Ⅱ型砭石磁疗器

Ⅱ型砭石磁疗器为棒形砭石,其一端为半球形,为砭石按摩头。按摩头逐渐缩小形成圆柱形的按摩柄。磁片嵌于圆形砭石上的凹槽中。Ⅱ型砭石磁疗器适用于头面、手足部位的治疗(图 1-3-54)。

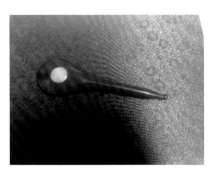

图 1-3-54　Ⅱ型砭石磁疗器

二、具体操作方法

(一)Ⅰ型砭石磁疗器

1. 点压法

用Ⅰ型砭石磁疗器在人体的背俞或经筋部位边进退,边用力点压。点压法又称点腧法、压筋法,是一种较强刺激的手法,是根据经络穴位进行点压、点按或点揉的施治手法,适用于全身腧穴及经筋。点压法是手法磁疗最重要的方法,具有活血化瘀、消肿止痛的功效(图 1-3-55)。

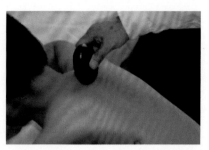

图 1-3-55　Ⅰ型砭石磁疗器点压法

2. 拿法

以手拇、示、中、环指紧握Ⅰ型砭石磁疗器,轻轻提起人体表皮,边提边松。拿法常用于通经络、开背俞、调经筋,能够软坚消瘀、消除酸痛、理筋松肌,起到行气活血、祛风散寒、开窍止痛的作用(图1-3-56)。

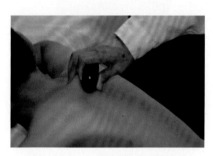

图 1-3-56　Ⅰ型砭石磁疗器拿法

3. 滚法

以Ⅰ型砭石磁疗器在一定的背俞、经络或经筋施治部位上,连续进行往返滚动,以滚动力作用于治疗部位。滚法接触面广、压力大,适用于肌肉丰厚的部位。腰腿痛、风湿酸痛、关节炎等常用本法治疗。该手法磁疗具有解痉镇痛、通络、舒筋活血等作用(图1-3-57)。

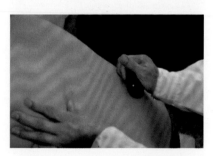

图 1-3-57　Ⅰ型砭石磁疗器滚法

4. 推法

以Ⅰ型砭石磁疗器用力于一定的背俞、经筋部位上,进行单方向的推动,称为推法。用力平稳,速度均匀,着力部分紧贴皮肤。推法与拉法可同时配合在人体各部位使用,具有舒筋活络、驱风祛寒的作用(图 1-3-58)。

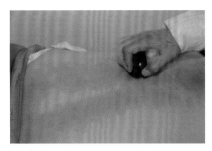

图 1-3-58　Ⅰ型砭石磁疗器推法

5. 揉法

用Ⅰ型砭石磁疗器在经筋、背俞部位上进行前后、左右或内旋、外旋的揉动。揉法常用于治疗失眠、头痛、脘腹胀痛、胸胁胀痛、便秘泄泻,具有理气安神、活血化瘀、温经祛寒等作用(图 1-3-59)。

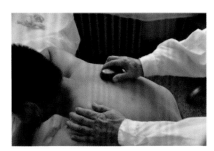

图 1-3-59　Ⅰ型砭石磁疗器揉法

6. 抹法

用Ⅰ型砭石磁疗器与施治部位皮肤紧贴,均匀用力,左右上下往返移动,称为抹法。抹法动作柔和均匀,轻而不浮、重而不滞。抹法用于头痛、头晕、失眠等症,具有清脑明目、开窍镇惊、扩张血管、通筋活络等作用。该手法适用于美容(图 1-3-60)。

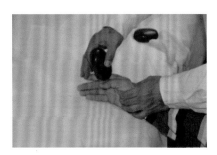

图 1-3-60　Ⅰ型砭石磁疗器抹法

7. 捻法

以Ⅰ型砭石磁疗器在经筋部位上捏住一定部位,对称地上下、左右均匀缓和地用力,如捻纸般捻动,称为捻法。捻法用力持续和缓、灵活迅速,捻而滑动,着力不可呆滞。捻法适用于四肢小关节,对局部麻木酸痛、粘连萎缩具有软坚化结、通利关节、通经活络的作用。如局部有骨折、面肿、韧带损伤时,禁用此法(图1-3-61)。

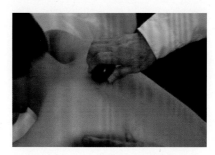

图 1-3-61 I 型砭石磁疗器捻法

8. 搓法

以 I 型砭石磁疗器挟持施治部位,相对均匀用力做方向相反的来回快速揉搓,并同时做上下往返移动。搓法适用于四肢部位,以上肢最为常用,具有缓痉止痛、放松肌肉、调和气血、疏通经络的作用(图1-3-62)。

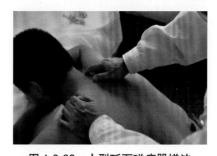

图 1-3-62 I 型砭石磁疗器搓法

9. 擦法

以 I 型砭石磁疗器紧贴皮肤,均匀用力下压,做上下或左右方向的往返移动,轻快疾速擦之,称为擦法。擦法用力要轻,以施治部位产生温热感为宜。擦法适用于胸腹、肩背及四肢等部位,具有驱风散寒、消瘀止痛、温经通络的作用,常用于治疗脾肾阳虚出现风湿痹痛、四肢伤筋、关节活动不利等症(图1-3-63)。

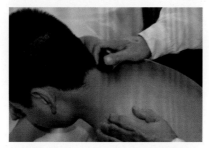

图 1-3-63 I 型砭石磁疗器擦法

10. 叩法

以Ⅰ型砭石磁疗器在人体经络、背俞或经筋部位叩击施治,称为叩法。叩法着力于施治部位,有节奏地轻快叩击。本法不可用于平掌拍打,体质虚弱者慎用。本法主治腰酸背痛、局部麻木、风湿痹痛、肌肉劳损等症,具有舒筋活络、调和气血、消炎止痛、引邪出经、消除疲劳的功效(图 1-3-64)。

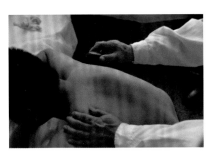

图 1-3-64 Ⅰ型砭石磁疗器叩法

(二)Ⅱ型砭石磁疗器

1. 按法

以Ⅱ型砭石磁疗器在局部感应点,如手掌的大鱼际和小鱼际处按压至局部充血。本法适用于经筋和筋结的局部感应点,达到疏通气血、活血化瘀的功效(图 1-3-65)。

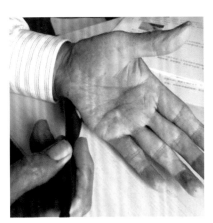

图 1-3-65 Ⅱ型砭石磁疗器按法

2. 推法

使用Ⅱ型砭石磁疗器在经筋和感应区左右上下推动,称为推法。本法接触面广、压力大,适用于肌肉丰厚的部位。本法具有解痉镇痛、舒筋活血的功能(图 1-3-66)。

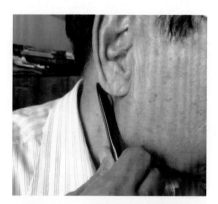

图 1-3-66　Ⅱ型砭石磁疗器推法

3. 抹法

Ⅱ型砭石磁疗器抹法多用于手足按摩,如在手指根部至手指尖,力量均匀,在局部的体表处反复按摩。本法多适用于美容手掌足底,以活血益气、疏通经络为主要治疗目的(图 1-3-67)。

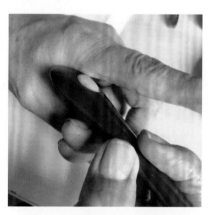

图 1-3-67　Ⅱ型砭石磁疗器抹法

4. 叩法

以Ⅱ型砭石磁疗器侧面在局部轻轻击打,也可沿着经筋走行击打,力度要均匀。本法主要能促进局部经络和经筋通顺,适用于足疗和手疗感应区的叩打(图 1-3-68)。

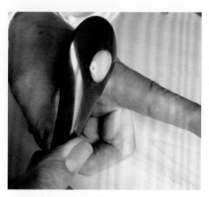

图 1-3-68　Ⅱ型砭石磁疗器叩法

5.搓法

以Ⅱ型砭石磁疗器在颈部、手掌或足底局部感应区自上而下地由轻到重按揉至局部充血,即为搓法,以达到调和气血、疏通经络的作用(图 1-3-69)。

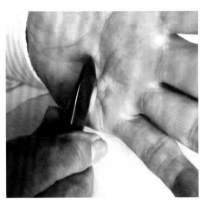

图 1-3-69　Ⅱ型砭石磁疗器搓法

第四节　经筋手法磁疗的感应带

人体磁场感应带是通过人体经络经筋的分布,由人体不同的部位,如头、面、颈胸、四肢、手的一些与人体生理、病理密切相连的感应区域组成的。这些感应带对某些疾病的诊断具有一定价值,治疗中也有一定的意义。现将感应带分述如下。

一、头部感应带

头部为诸阳经所汇,也是人体阴阳经气分界点。脑是人体中枢神经系统,是最高司令部。头部感应带分为五带(表 1-3-1)。

表 1-3-1　头部感应带归经和功能分析表

线名	起穴	止穴	归经	本线主经穴位	功能主治
头部一带	神庭	哑门	督脉	上星、囟会、前顶、百会、后顶、强间、脑户、风府	宁神醒脑,开阳固脱,益脑利窍
头部二带	眉冲	天柱	足太阳膀胱经	曲差、五处、承光、通天、脑空、络却、玉枕	明目开窍,清头益脑,安神活络
头部三带	头维	风池	足少阳胆经	头维、承灵、脑空	清阳醒脑,散风益脑,疏经健脑
头部四带	曲鬓	完骨	足少阳胆经	率谷、天冲、浮白	清热祛风,宁心安神,镇惊益耳
头部五带	耳门	翳风	手少阳三焦经	角孙、颅息、瘈脉	通利耳窍,醒脑熄风,清热镇惊

（1）头部一带:从神庭(两额角发迹连线中点)经百会(头部中央点)至哑门(两耳垂连线中点),此带为语音线,主治语音方面疾病。

（2）头部二带：从眉冲与正中带平行至天柱穴，此带为益眼线，可以明目开窍。

（3）头部三带：从头维与头部二带平行至风池，此带为运动线，促进交流，使运动灵活。

（4）头部四带：从曲鬓与头部三带平行至完骨穴，此带为智慧线，可以增强记忆，提高思维。

（5）头部五带：从耳门至翳风穴，此带为听力线，可以通利耳窍。

二、面部感应带

面部为手阳经与足阳经相交汇的感应带，临床上对于经络气血不通，常在面部进行对感应带的治疗，以促进经络气血运行。

（1）面一带：自承浆穴经迎香、承泣。此带为手足阳明所汇之处。此带主要有改善面部血液循环、缓解面部衰老的作用。

（2）面二带：（治疗时闭目）自内睛明，沿上眼睑经瞳子髎穴至听宫。此带为手足太阳所汇之处。此带具有治疗眼疾、明目及眼角部除皱的功能。

（3）面三带：自丝竹空经瞳子髎至耳门。此带为手足少阳经络所汇。此带对于耳聋、耳鸣有功能调节作用，还可促进眼角肌力恢复。

（4）下颌角带：下颌角带为足阳明胃经、手阳明大肠经、手少阴心经所汇之点。下颌角带是治疗面神经麻痹、三叉神经痛、脑中风后遗症等症常用部位。

三、颈部感应带

颈部是足太阳膀胱经、足阳明胃经、足少阳胆经、手太阳小肠经、手阳明大肠经、手少阳三焦经所过之处。同时，头颈部也是中枢神经相互联系的部位。因此，颈部是平衡人体脏腑、运行气血、平衡经络常用的部位。

（1）颈一带：位于廉泉至天突，为任脉所属穴位，主治咽喉疾病，如喑哑及呼吸道疾病。

（2）颈二带：位于胸锁乳突肌的前缘，属足阳明胃经，具有改善大脑供血、降血压及美容的功能。

（3）颈三带：位于胸锁乳突肌的后缘，属足少阳胆经，可改善前臂及肩部供血，主治肩周炎。

（4）颈四带：位于颈椎之两侧 1.5 cm 处，为足太阳膀胱经、手太阳小肠经和手少阳三焦经所过之处，可改善脑供血，治疗椎管狭窄所引起的颈椎病、肩周炎、上肢偏瘫。

（5）颈五带：位于颈后第一颈椎至第七颈椎两侧，颈脊肌为督脉及足太阳膀胱经所过之处，可改善脑供血以及头颈部微循环。

（6）颈六带：自发髻分别至天柱、风池、完骨、翳风，为足太阳膀胱经、足少阳胆经、手少阳三焦经所过之处，主宁心安神、醒脑明目。

四、锁骨上带

锁骨上带为多条经络所过之处，正中线为足阳明胃经，内侧属少阳胆经和三焦经，外侧属大肠经络。锁骨上带主治肩周炎、神经根型颈椎病、偏瘫上肢运动功能失调等病症。

五、上肢感应带

上肢外侧前侧属手阳明大肠经,上肢外侧中间属手少阳三焦经,上肢外侧后侧属手太阳小肠经。

六、肘部感应带

内侧为手太阴肺经、手厥阴心包经、手少阴心经,外侧为手阳明大肠经、手少阳三焦经、手太阳小肠经,肘部为诸经筋之结,主治肘关节炎、风湿痛、小儿麻痹及肌肉萎缩等症。

七、手部感应带

手部具有触觉、痛觉、温度觉等基本感觉。以往认为各种感觉均有其特殊的感受器,通过特殊的纤维而传至大脑。现在认为皮肤的神经组织,大部分形成真皮下神经网,当进入真皮层时,其神经髓鞘消失,故此处对外界刺激较敏感。这些细小的神经伴随血管,分布到上皮细胞、毛囊及真皮乳头。在无毛发的区域,神经网丛较稠密,而有毛发的区域则分布较稀疏。因此,手掌侧的感觉远较背侧灵敏。同样在掌侧,指腹的感觉比手掌要灵敏。

手部应用磁场生物效应来治疗疾病,也是中华传统磁石疗法的一个组成部分。手部经络通过手部皮、脉、肉、筋、骨与脏、腑都有密切的联系。近几年来,我们应用中华磁疗法对手部进行了探索与研究,发现手和足一样都有很多与脏腑相联系的感应带,从手的局部反映人整体,这对研究磁疗机理有一定价值。

(1)肺—大肠感应带:手太阴肺经与手阳明大肠经带,即从列缺至商阳。

(2)心—小肠感应带:手少阴心经与手太阳小肠经带,即从少府至少泽。

(3)心包—三焦感应带:手厥阴心包经与手少阳三焦经带,即从劳宫至关冲。

第四章 中华传统磁石疗法病例举隅

第一节 颈 椎 病

《黄帝内经》不仅是我国第一部中医理论经典著作,还是我国第一部养生宝典和第一部关于生命的百科全书。《黄帝内经》由《素问》和《灵枢》两部分组成,《素问》偏重人体生理、病理、疾病治疗原则,《灵枢》偏重于人体解剖、腧穴、针灸等,几千年来一直是炎黄子孙保健养生、祛病之道。在书中亦有对颈椎病的相关记载,如《灵枢·本藏》篇中讲:"经脉者,所以行气血而营阴阳,濡筋骨,利关节者也。"这里提行气血、营阴阳能营养筋骨、强身,值得后人认真研读。

颈椎病不仅使病人颈部气血运行不畅,骨骼变形,还影响病人的脑部、胸部、心肺及四肢等部位,称为颈源性疾病。病人很多伴有胸闷、气短、自觉心悸、期前收缩的症状,还有病人出现严重的失眠,此类症状在临床上常常被医生忽视。病人去心脏科、心理科等相关科室寻求治疗,但是治疗效果不明显,明白是颈椎病作怪的时候,往往已经迁延了很长时间。现代医学认为,颈椎病一般发生在男子32岁、女子28岁之后,近年来,发病年龄有年轻化的趋势。

《神农本草经》记载"磁石,主风湿周痹,肢节中痛,不可持物";唐代著名医学家孙思邈所著《备急千金药方》治金疮出血方"磁石末敷之,止痛断血";南北朝陶弘景所著《名医别录》记载"磁石,养肾脏,强骨气,益精除烦,通关节"等。中华传统磁疗应用磁石治疗疾病,运用中医经络、经筋学说,运用磁场物理属性作用在经筋、经络部位以达到内病外治、治病防病的疗效。时至今日,中华传统磁疗结合现代医学和物理学研究成果,利用磁石产生磁力线,直达病灶部位,消炎、止痛、化瘀,起效迅速。

一、神经根型颈椎病

(一)概述

因颈椎、骨骼及其周围椎间盘、韧带等软组织损伤,压迫颈部神经根丛,引发临床症状和体征,称为神经根型颈椎病。

神经根型颈椎病在急性期,患者的临床表现以颈部疼痛、活动受限为主。主要原因是受累关节突关节呈急性炎症,关节滑膜及关节囊炎性肿胀,常合并关节积液。邻近的神经根及颈椎神经支受到刺激,病人多有颈肩肌紧张,部分病人颈肩部肿胀。慢性发病病人颈部向患侧旋转时,由于受累关节发生移位,故常见不同程度的活动受限。颈部后伸运动因单侧或双侧脊神经根受刺激或受压迫,多表现为与脊神经根分布区相一致的感觉、运动及反射障碍。

（二）病因

颈椎病造成的髓核突出或脱出,后方小关节的骨质增生或创伤性关节炎,钩椎关节的骨刺形成以及相邻的 3 个关节(椎间关节、钩椎关节及后方小关节)的松动与移位等,均可对脊神经根造成刺激和压迫。此外,根管的狭窄,根轴处粘连性蛛网膜下隙炎和周邻部位的炎症与肿瘤等也可引起与本病相类同的症状。

（三）发病机制

（1）各种致压物直接对脊神经根造成压迫、牵拉,以及局部继发的反应性水肿等,此时表现为根性症状。

（2）通过根轴处硬膜囊壁上的窦椎神经末梢支而表现出的颈部症状。

（3）在上述两种情况的基础上引起颈椎内外平衡失调,以致椎节局部的韧带、肌肉及关节囊等组织遭受牵连产生症状(例如受累关节局部及相互依附的颈长肌、前斜角肌和胸锁乳突肌等)。

（四）临床表现

（1）颈部症状:症状可因引起根性受压的原因不同而轻重各异。因髓核突出所致者,由于局部窦椎神经直接受刺激而多伴有明显的颈部疼痛、椎旁肌肉压痛。颈部正常体位下,颈椎棘突或棘突间的直接压痛或叩痛多为阳性。这些症状急性期尤为明显,如系单纯性钩椎关节退变及骨质增生所致者,则颈部症状轻微,甚至可无特殊表现。

（2）根性疼痛:本症最为多见,疼痛范围与受累椎节的脊神经根分布区相一致,此时需将其与干性疼痛(桡神经干、尺神经干和正中神经干)和丛性疼痛(颈丛、臂丛、腋丛)相区别。与根性疼痛伴随的是该神经根分布区域的其他感觉障碍,其中以手指麻木、指尖感觉过敏及皮肤感觉减退为多见。

（3）根性肌力障碍:以前根先受压者较为明显。早期肌张力增高,但很快即减弱并出现肌萎缩,其受累范围也仅局限于该脊神经根所支配的肌肉组。在手部以大、小鱼际肌及骨间肌为明显。亦需与干性及丛性萎缩相区别,并应与脊髓病变所引起的肌力改变相区别,必要时可进行肌电图或皮质诱发电位等检查。

（4）腱反射改变:受累神经根所参与的反射弧出现异常。早期表现活跃,而中、后期会减退或消失,检查时应与对侧相比较。单纯根性受累不应有病理反射,如伴有病理反射,则表示脊髓同时受累。

（5）特殊试验:凡是增加脊神经张力的牵拉试验大多呈阳性,尤其是急性期及以后根受压为主者,颈椎挤压试验阳性者多见于髓核突出、脱出及椎节不稳为主的病例。因钩椎增生所致者大多为弱阳性,因椎管占位性病变所引起者大多为阴性。

（五）诊断

（1）具有较为典型的根性症状,包括麻木及疼痛等,且其范围与颈脊神经所支配的区域相一致。

（2）压颈试验与上肢牵拉试验多为阳性,痛点封闭无明显效果(诊断明显者不需要此试验)。

（3）肱二头肌及肱三头肌腱反射,支配肱二头肌的主要神经是 C6 神经,肱三头肌为 C7 神经。在早期病变时,这些神经根受到刺激可呈现腱反射活跃,损害性病变则腱反射减退或消失。

（4）影像学检查：X线平片可显示颈椎曲度改变，椎节不稳及骨刺形成等异常所见。MRI检查可清晰地显示局部的病理解剖状态，包括髓核的突出与脱出，脊神经根受累的部位与程度。

（5）一致性：临床表现与影像学上的异常所见在节段上的一致。

除以上5条外，诊断时应除外和颈椎骨骼实质性病变（结核、肿瘤等），胸廓出口综合征，腕管综合征，尺神经、桡神经和正中神经损伤，肩关节周围炎，网球肘及肱二头肌腱鞘炎等以上肢疼痛为主的疾患。

（六）鉴别诊断

1. 尺神经炎

（1）肘后尺神经沟压痛，位于肘关节后内侧的尺神经沟处多有较明显的压痛，且可触及条索状的变性尺神经。

（2）感觉障碍分布较第8颈神经分布区为小，前臂尺侧多不波及。

（3）对于部影响当受累严重时常呈现典型"爪型手"，腕部尺神经管的蒂内尔征多为阳性。主要因为骨间肌受累，使掌指关节过伸及指间关节屈曲所致，尤以环指和小指为明显。

（4）影像学改变：可参考X线平片、尺神经炎者颈部X线多属于阴性，但肘部X线，尤其是伴有畸形者可能有阳性表现。

（5）病史及既往史。

2. 正中神经受损

（1）感觉障碍：其感觉障碍分布区主要为背侧指端及拇指、示指、中指掌侧处，前臂部则多不波及。

（2）肌力改变：手部肌力减弱，外观呈"猿手"畸形，主要原因是大鱼际肌萎缩。

（3）自主神经症状：正中神经中混有大量交感神经纤维，因此手部血管、毛囊多处于异常状态，表现为潮红、多汗等，且其疼痛常为烧灼样痛。

（4）腱反射：多无影响，但当C7脊神经受累时，肱三头肌反射可减弱或消失。

3. 桡神经受损

（1）垂腕征：为桡神经受损所特有的症状，因腕伸肌及指伸肌失去支配所致，高位桡神经受累者伸肘功能也受影响。

（2）感觉障碍：与C6颈神经受累不同，感觉障碍区主要为除指端以外的手背侧（拇指、示指、中指）及前臂背侧，而拇指、示指掌侧不应有障碍。

（3）反射改变：多无明显影响，而C6颈神经受累者则肱二头肌与肱三头肌反射均减弱或消失（早期表现为亢进）。

（4）病史局部检查及X线平片所见。

尺神经和桡神经的分布和损伤体征（如图1-4-1所示）。

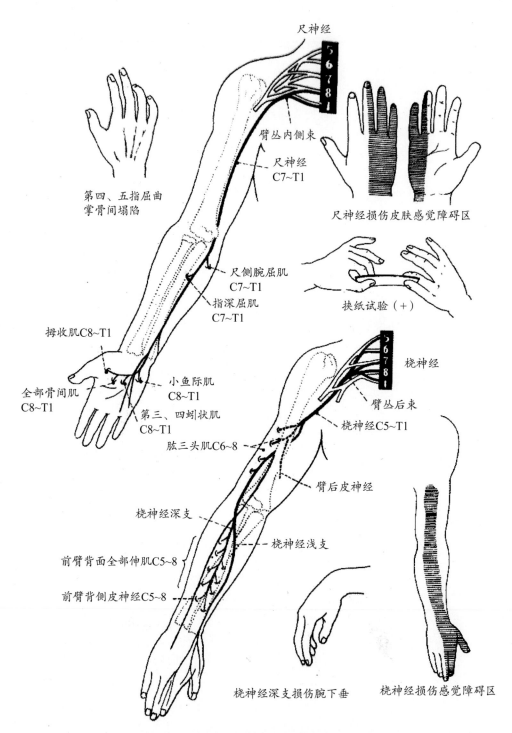

尺神经

臂丛内侧束

尺神经
C7~T1

第四、五指屈曲
掌骨间塌陷

尺神经损伤皮肤感觉障碍区

尺侧腕屈肌
C7~T1

指深屈肌
C7~T1

挟纸试验（＋）

拇收肌C8~T1

桡神经

臂丛后束

桡神经C5~T1

全部骨间肌
C8~T1

小鱼际肌
C8~T1

第三、四蚓状肌
C8~T1

肱三头肌C6~8

臂后皮神经

桡神经深支

桡神经浅支

前臂背面全部伸肌C5~8

前臂背侧皮神经C5~8

桡神经深支损伤腕下垂

桡神经损伤感觉障碍区

图 1-4-1　尺神经和桡神经分布和损伤体征（正）

肌皮神经、腋神经、正中神经的分布和损伤体征如图 1-4-1、图 1-4-2 所示。

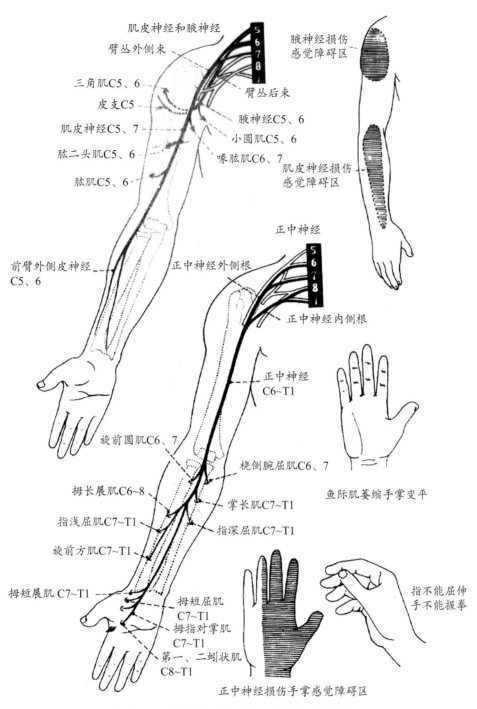

肌皮神经和腋神经
臂丛外侧束
三角肌C5、6
皮支C5
肌皮神经C5、7
肱二头肌C5、6
肱肌C5、6

5678
腋神经损伤
感觉障碍区
臂丛后束
腋神经C5、6
小圆肌C5、6
喙肱肌C6、7
肌皮神经损伤
感觉障碍区

前臂外侧皮神经
C5、6

正中神经

正中神经外侧根

5678

正中神经内侧根

正中神经
C6~T1

旋前圆肌C6、7
桡侧腕屈肌C6、7
拇长展肌C6~8
掌长肌C7~T1
指浅屈肌C7~T1
指深屈肌C7~T1
旋前方肌C7~T1

鱼际肌萎缩手掌变平

拇短展肌 C7~T1
拇短屈肌
C7~T1
拇指对掌肌
C7~T1
第一、二蚓状肌
C8~T1

指不能屈伸
手不能握拳

正中神经损伤手掌感觉障碍区

图 1-4-2　尺神经和桡神经分布和损伤体征（背）

4.胸廓出口综合征

（1）臂丛神经受累：主要为臂丛神经的下干,临床表现为自上臂尺侧向下,延及前臂和手部尺侧的感觉障碍,以及尺侧腕屈肌、指浅屈肌和骨间肌受累。

（2）胸廓出口局部体征:患者锁骨上窝处多呈饱满状,检查时可触及条索状前斜角肌或骨性颈肋。拇指向深部加压时（或让患者深吸气）,可诱发或加剧症状。

（3）爱德生征：多阳性。患者端坐，头略向后仰，深吸气后屏住呼吸，将头转向患侧，检查者一手抵住患者下颌，略给阻力，另一手摸患侧桡动脉，则脉搏减弱或消失。

（4）其他：X线平片多有阳性所见，CT、MRI均有助于鉴别，压颈试验多为阴性，棘突及颈椎旁多无压痛及其他体征。

5. 腕管综合征

（1）手腕中部加压试验：压迫或用中指叩击患者手腕中部，相当于在横韧带的近端，如出现拇指、示指、中指麻木或刺痛，属阳性。

（2）腕背伸试验：让患者将患侧腕关节向背侧伸展持续 0.5~1 min，出现拇、示、中指麻木或刺痛症状为阳性。

（3）封闭试验：用 1% 普鲁卡因 1~2 mL 对腕部痛点局部封闭，如有效，属于阳性。

（4）其他：此病有时具有正中神经末梢的感觉障碍症状（表现为拇指、示指、中指指端麻木，感觉过敏或刺痛），颈部 X 线片可无相应改变，神经根型颈椎病诸试验均表现为阴性，必要时可参照 MRI 检查。

6. 肩关节周围炎及其他肩部疾患

（1）肩关节周围炎：一般不具有脊神经的根性症状，在临床上可遇到某些颈椎病病例，同时伴有肩周炎症状者，在治疗后肩部症状随颈椎病一并消失，主要为 C5~7 脊神经受累后通过腋神经及肩部所致。

（2）其他肩部症状：肩关节撞击症、肩轴病变、肩关节退变、肩关节不稳症等，根据临床检查和影像学不难鉴别。

7. 椎管及根管处肿瘤

主要结合肩颈部为中心的 X 线、CT、MRI 检查，防止漏诊或误诊。

8. 其他

还应注意与周围神经炎、脊髓空洞症、风湿病、网球肘、肱二头肌腱鞘炎及心绞痛等疾患相鉴别。

（七）治疗

《磁石本经》云："……主风湿周痹，肢节肿痛，不可持物……"在这其中尤以"不可持物"描述与现代颈椎病神经根型患者运动神经损伤所致的肌萎缩症状相似。目前认为这是世界上最早的关于神经根型颈椎病的文献记录，由此可见，中医早在两千年前就已经注意到利用磁石可以治疗神经根型颈椎病。

刘氏经筋手法磁疗对神经根型颈椎病治疗效果上佳，治疗时主要取患者颈背部督脉及膀胱经腧穴。

（1）使用磁性砭石在患者颈肩部施行舒筋通络手法，先轻揉颈椎两侧肌肉，沿斜方肌、背阔肌、骶棘肌的纤维方向，分别向颈两侧沟及背部分舒，手法由轻到重，再由重到轻，反复 8~10 次。

（2）利用磁性砭石点按患者天宗、合谷、阳溪、曲池及颈背部阿是穴，以感受到酸窜麻胀感为宜。

经筋手法磁疗利用磁性砭石整脊，通过松解颈部软组织，纠正失稳之颈椎，消除对神经根的刺激，改善了神经根与刺激物的关系，缓解对神经根的刺激和压迫。该手法疏通督脉和膀胱经，进而运行全身气血，通阳化瘀，又以砭石热熨使温热之气深达病所，祛除久积之邪气。从现代医学角度讲，该手法能增加局部血液循环，促进局部颈痛的炎性物质的降解和运转，消除颈部软组织的炎性病变，阻断疼痛传导，治疗中利用手法调整椎体间钩椎关节及小关节咬合状态，改善颈段力学平衡及椎管内外的平衡，松解神经根的粘连。

典型病例 1

付某，男，58 岁，干部，初诊：1999 年 9 月 29 日。主诉：两手大鱼际肌进行性萎缩 5 年余。现病史：10 年前开始发现颈肩疼痛麻木，骑车扶把时感觉症状明显，开始时以疼痛为主，继而发展为麻木，有时夜间麻醒，近年来右手拇指、示指活动失灵不能持物，如拿筷子、系鞋带等动作不能自理，渐年加重，近 5~6 年来两手拇指、示指处的相当于大鱼际肌处有进行性肌萎缩，右手重于左手（如图 1-4-3 所示）。并感到右手环指、小指感觉麻木，经多种治疗无效。病人无明显外伤史，系科室领导长期伏案工作，每日 5~6 h，20 年工龄。检查：一般情况良好，两手相当于大鱼际肌及拇指拳间明显萎缩，右手拇指屈伸活动受限，触觉右手及前臂低于左侧，右手环指、小指尤为减弱，右手握力明显低于左手，两上肢臂丛牵拉试验均为阳性。舌淡、苔白润、脉濡缓。X 光：C5—6—7 椎间隙狭窄，后缘排列不齐，相应椎间孔变形，C5 后缘钙化。CT：相当于 C5—6、C6—7 椎间盘突出，后纵韧带钙化（如图 1-4-4 所示）。

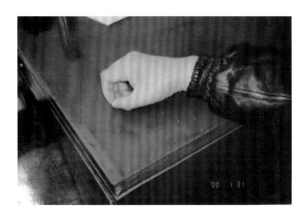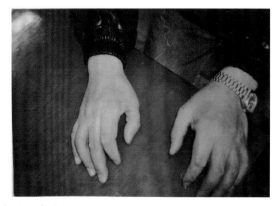

图 1-4-3　神经根型颈椎病患者病状示图

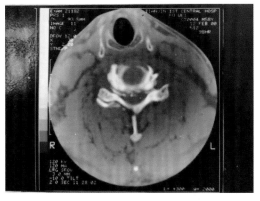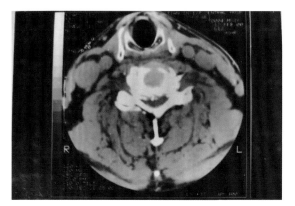

图 1-4-4　患者 CT 照片图示

诊断：①脊髓型颈椎病；② OPLL。

治疗经过：①纠正患者生活及工作姿势体位，预防颈椎意外损伤，避外伤风寒；②施以低频电子脉冲磁疗法，治疗时取颈椎感应带及背腰部，每日 2~3 次，每次 20~25 min，主要是活血化瘀、疏通经络、改善颈脊供血，提高扶正祛邪之能力；③在寒冬之时配以远红外磁药领，每日不少于 6 小时，从而温经散寒、改善局部微循环、调解整体营养水平，其中药物以桂枝、葛根、血竭、鸡血藤、麝香、细辛并加 2000~2500G.S 钕铁硼磁材料；④每周 1 次在门诊进行刘氏经筋手法治疗，疏通经络，调畅气血。上述方法仅治疗 2 个月，病人颈部神经炎症逐渐消失，水肿明显吸收，临床症状明显缓解，已经能写字、系鞋带等，肌萎缩有所恢复（如图 1-4-5 所示），X 光显示颈椎有所改善（如图 1-4-6 所示）。该病人连续跟踪观察 3 年，症状未见明显反复。

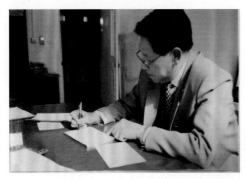
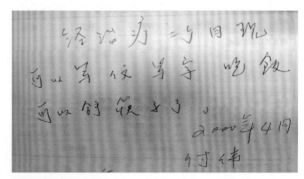

图 1-4-5　患者愈后情况示图

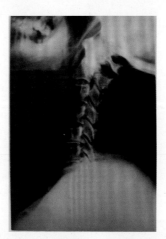

图 1-4-6　患者愈后 X 线照片图示

按语：1）颈椎病以神经根型颈椎病为代表性类型，表现以颈肩疼痛、上肢麻木、不可持物为主。主要是由于颈脊神经根受到炎症、水肿、骨刺及钙化韧带压迫与刺激，导致远端肢体肌肉失去神经支配，继而失去营养，肌纤维开始进行性萎缩。

2）特定颈脊神经损伤表现：①主观感到疼痛；②主观皮肤感觉异常，如麻木，温度感异常；③主观运动减弱；④客观肌肉萎缩，早期肌张力增高，肌肉痉挛，晚期肌张力减弱，肌肉松弛、无力、萎缩。中医辨证：患者双手大鱼际进行性萎缩 5 年，在祖国医学中当属于痿证范畴，痿证是指肢体筋脉弛缓，软弱无力，日久因不能随意运动而致肌肉萎缩的病症。《素问玄机原病式·五运主病》述："痿，谓手足痿弱,无力以运行也。"《临证指南医案·痿》明确指出本病为"肝肾肺胃四经之病",四脏气血津精不足是导致痿证的直接因素。本例病人患病日久,虽痿在四末,但病实发于中焦,中焦脾主运化,为后天之本,气血生化之源,脾虚则运化功能失常,不能正常地输布水谷精微,濡养全身,久之五脏失濡,肌肤失养,而见痿证。患者双手大鱼际部位肌肉萎缩,系手太阴肺经循行部位,肺在五行属金,脾在五行属土,按照五行相生的理论,土生金,即脾为肺之母,肺为脾之子,只有脾土功能正常,气血充盈,才能使肺金功能正常,脾虚运化失常,先病在脾,久之则传于肺,即中医学所讲"母病及子",所以患者本病在脾而传于肺,故表现为手太阴肺经循行部位出现肌肉萎缩,病人舌淡、苔白润、脉濡缓亦符合脾虚证表现。

典型病例 2

丛某某,男,73 岁。主因双上肢疼痛,夜不能寐,于 2003 年 4 月来诊。患者前症已半年,逐渐加重,伴见头晕、颈痛。经针刀、牵引等治疗之后,未见明显效果。来诊时患者舌红、苔薄白、脉弦沉。患者否认其他疾病史及药物过敏史。一般检查:压颈试验阳性、臂丛神经牵拉试验阳性。X 线检查:颈椎生理曲度变直、C6—7 前缘增生、钙化、椎间隙变窄,C5—6 后缘反折,项韧带钙化,C3—4 钩椎关节增生,相应椎间孔变形。MRI:C3—4、C4—5、C5—6 椎间盘突出,压迫相应硬膜囊(如图 1-4-7 所示)。TCD 检查:椎—基动脉供血不足。

诊断为颈椎病,神经根型。

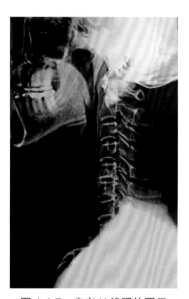

图 1-4-7 患者 X 线照片图示

治疗采用中磁药物及经筋手法治疗。活血化瘀中药选用刘氏颈脑通组方,以中药葛根、续断、当归、赤芍、鸡血藤、伸筋草、川芎、元胡、细辛、麝香、西红花为主。方中重用葛根能升阳解肌、宣通督脉,善治项背经脑不利,并引药上行达病所。葛根味辛、甘,性凉,功效为解肌、活血、止痛,且能生津液,濡养筋脉,舒其拘挛,是治疗颈椎病之要药。伸筋草味苦、辛,性温,能祛风湿痹痛,入肝经,尤善舒筋活络。续断味苦、辛,入肝经、肾经,能温阳、散痰,兼能补益肝肾,强筋壮骨,通利血脉。当归活血养血,温经通脉;元胡止痛,鸡血藤行血补血、舒筋活络;当归、鸡血藤养血通脉;伸筋草祛风散寒除湿、舒筋活血,可使瘀血得行,痹阻可通。患者依法治疗 3 个月,症状消失。2004 年春,因感风寒症状复发,颈背疼痛,手微感麻木,自行使用磁疗枕、药透等治疗效果不佳遂来院找刘道矩老师治疗,于前方基础上加入白芷、防风、血竭。白芷性温,味辛,气芳香,微苦,可祛风活血,生肌止痛。防风发表、祛风、胜湿、止痛,治外感风寒、头痛、目眩、项强、风寒湿痹、骨节酸痛、四肢挛急。血竭味甘、咸,性平,有小毒,入心经、肝经,可散瘀定痛。诸药配伍,共奏祛风通络、活血化瘀之功效。依法治疗 1 个月,患者症状消失。

按语:此患者为典型的神经根型颈椎病,症状多因寒凉而发,故在治疗中宜取祛风通络、活血化瘀之药品,必要时可以配入川乌、草乌等药物,以增强其散寒止痛的功效。

典型病例 3

患者马某某,男,48 岁,教练员。主因颈部疼痛,牵引右上肢疼痛,难以入眠,影响工作和休息,于 2014 年 11 月来院就诊。现病史:颈部转侧不利,疼痛,牵引右侧肩背部,右上肢麻痛,活动不利 2 个月,舌红、苔薄白、脉弦。患者先后于天津医院、天津人民医院等处就诊,经输液、封闭治疗效果不佳,准备手术,经友人介绍来院找刘道矩老师会诊。一般检查:颈部活动不利,压颈、旋颈、臂丛神经反射阳性。X 线:生理曲度不良,C3—4、C4—5、C5—6 椎体增生,椎间隙变窄。MRI: C3—4、C4—5、C5—6 椎体增生,椎间盘突出,压迫相应水平硬膜囊及右侧神经根(如图 1-4-8 所示)。

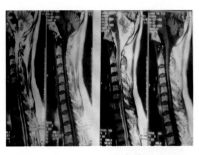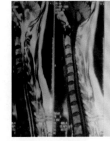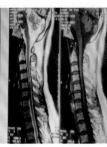

治疗前　　　　　　　　治疗后

图 1-4-8　患者 X 线照片图示

诊断:神经根型颈椎病。

对于患者出现的症状,我们采取刘氏中磁药物治疗配合经筋手法进行治疗,活血化瘀、温经通络,使患者颈部肌肉和韧带的紧张得到有效的松弛,代谢产物随血液排出,减轻对颈椎周围组织的炎性刺激,缓解患者的症状。患者依此法治疗两周后复诊,疼痛消失,嘱患者注意休息,坚持治疗,随诊 1 年未复发。

具体治疗采用中磁药物疗法配合经筋手法,一日两次。磁场排列采取平行方式。利用中医经络经筋原理,对患者督脉大椎穴及两侧足太阳膀胱经进行低频电子脉冲刺激,取得"通其经络、调其气血"的作用。同时配合中药葛根、当归、赤芍、鸡血藤、伸筋草、元胡、麝香、天麻、石决明、元参、代赭石、茵陈、煅龙骨、煅牡蛎外用。方中重用葛根,其味辛、甘,性凉,功效为解肌、活血、止痛,善治项背强痛,且能生津液,濡养筋脉,舒其拘挛,是治疗颈椎病之要药,方中重用葛根能升阳解肌、宣通督脉,并引药上行达病所,可改善头痛、眩晕、项强、肢体麻木等症状。当归、赤芍、元胡活血止痛。伸筋草强筋壮骨,鸡血藤养血通脉。麝香开窍、通络、散瘀,可通关透窍,上达肌肉,内入骨髓,盖麝香走窜,能通诸窍之不利,开经络之壅遏。天麻、石决明、门冬、元参、代赭石、茵陈、煅龙骨、煅牡蛎,增强平肝潜阳的功效。经前法治疗 1 周,患者颈部活动较前自如,疼痛感明显减轻,但右上肢疼麻如故,舌红、苔薄白、脉弦。又于方中加入羌活、独活、防己、草乌等祛风止痛之品,同时以刘氏经筋手法磁疗,使用磁性砭石开患者督脉及膀胱经腧穴。如法治疗两周,患者疼痛大减,已可恢复训练队员。嘱患者继续治疗,随之两个月未见复发。患者本身为乒乓球运动员、教练,曾在 20 世纪 90 年代两次拿下世界杯男子单打冠军,多年的训练和比赛遗留下的运动损伤一旦爆发是很严重的。运用刘氏中磁药物疗法和经筋手法磁疗配合,利用磁疗止痛活血的功效,用不到 1 个月的时间缓解了患者的症状,避免了手术治疗,为患者节约了时间和财力,患者病愈后与治疗团队合影(如图 1-4-9 所示)。

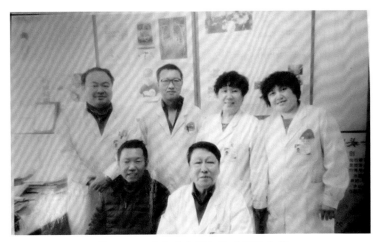

图 1-4-9　患者病愈后与治疗团队合影

典型病例 4

丁陈某某,女,55 岁。因颈部疼痛伴肩痛数月来院就诊。现病史:因劳累过度,颈部疼痛,牵引肩背部,后仰舒适。无其他不适,舌淡、苔白、脉沉弦。否认其他疾病史及药物过敏史。一般检查:颈部活动不利,压颈、旋颈、臂丛神经反射阳性。X 线:生理曲度变直,略反折,C5—6 椎间隙狭窄(如图 1-4-10 所示)。

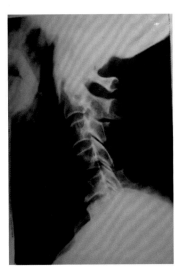
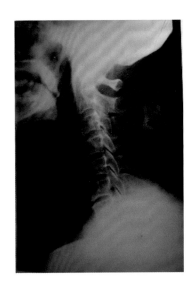

治疗前　　　　　　　　　　治疗后

图 1-4-10　患者 X 线照片图示

诊断为颈椎病，神经根型。

治疗采取中磁药物配合经筋手法进行治疗，活血化瘀、温经通络，使患者颈部肌肉和韧带的紧张得到有效的松弛，代谢产物随血液排出，减轻对颈椎周围组织的炎性刺激，缓解患者的症状。2周后患者复诊，疼痛大减，嘱患者继续治疗，随诊1年未见复发。

本例患者是长期疲劳工作导致颈椎病发生的典型病例。患者长期伏案工作、使用电脑，导致颈椎生理曲度变直，从而改变了颈部原有的生物力学平衡，椎间盘脱水退变。在X线照片上显示第5、6颈椎椎间隙变窄，说明该椎间盘已经开始退变。患者喜吹风扇、空调，长期贪凉导致风寒积聚，风邪入络。风寒是造成颈椎病发病的主要原因之一，工作的疲劳加上风寒侵袭，导致患者颈椎病的发生。从患者的整体情况分析，患者处于颈椎病的早期阶段，自身的症状尚不严重，仅仅表现出了颈肩部的不适和疼痛的症状。放射学检查也只是表现出了生理曲度的改变及椎间隙和椎间盘的退变，这都属于颈椎病的症状和表现。在这个时候加以治疗和控制，对于今后病情的控制和治疗有很重要的意义，它可以控制疾病进一步的发展。从患者年龄角度来看，患者的症状相对是比较重的，一般来讲，60岁以下的颈椎病患者出现椎间隙狭窄就说明病情比较严重了，患者的X线片子上已经明显地显现出了这种病变。这说明由于长期劳累，患者的颈椎已经出现了早衰的现象，这就需要及时进行治疗和康复了。

患者需要长期使用电脑伏案工作，这是客观情况，所以在治疗上，我们主要从夜间睡眠入手，让患者在睡眠中得到有效的治疗。具体治疗方法是根据患者自身的特点，如肩宽、颈围、头围等等个性参数，量身定做颈椎磁药枕，并配以中磁药袋，此枕只适用于患者个人，对于其他的人则不适用。具体配制方法如下，测量头颈线及X光颈椎侧位生理曲度，以记忆棉在颈部配以颈曲适合之位置，在颈部中央以 Φ8mm 钕铁硼永磁合金片，表面磁场 0.12 T，对侧排列，其左右各 6 片，中央配以绞股蓝、虎杖、葛根、西红花、麝香等中药粉末外敷。

由于参考了患者的个人身体参数，所以患者使用该枕的时候将非常的舒适，使患者的颈部在睡眠当中得到充分的休息，抵消日间辛苦工作所带来的疲劳。患者目前的病情并不严重，只要坚持治疗就会达到控制病情缓解症状的效果，没有必要因一次症状的发作而出现恐惧心理，要正确认识疾病，从而战胜疾病。

二、椎动脉型颈椎病

（一）概念

椎动脉型颈椎病以发作性眩晕为主，眩晕发作与颈部旋转或后伸运动或体位急剧变动相关，以伴有复视及无意识障碍的猝倒为特征。

（二）临床分类

1. 单纯性椎动脉型颈椎病

症状以发作性眩晕为主，眩晕发作与颈部旋转或后伸运动或体位急剧变动相关，以伴有复视及无意识障碍的猝倒为特征。X线照片表现为上颈段或下颈段有节段性不稳或钩椎关节骨刺横向增生，无神经系统阳性体征。

2. 椎动脉—神经根型颈椎病

患者以椎动脉型症状为主，伴有脊神经刺激症状，上肢有节段性感觉障碍及腱反射改变（如图1-4-11所示）。

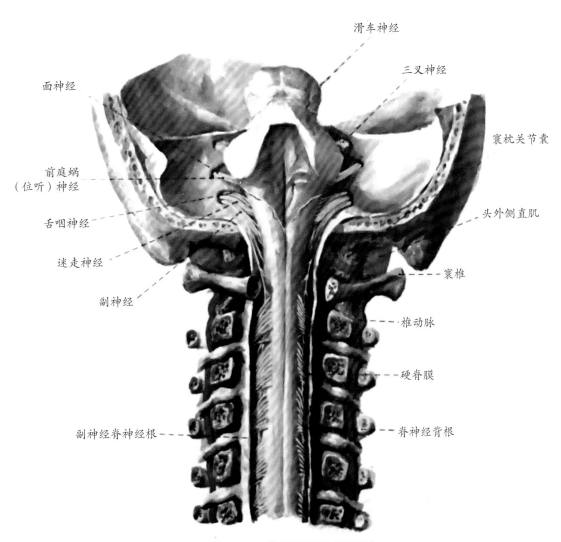

图 1-4-11　脑干和颈髓（后面观）

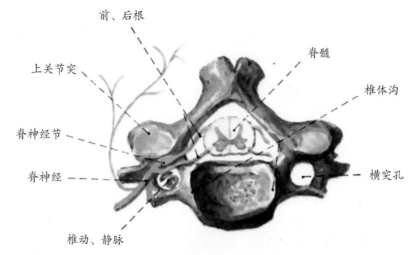

图 1-4-12　椎动脉颈神经、颈椎（上面观）

前、后根

上关节突

脊髓

脊神经节

椎体沟

脊神经

横突孔

椎动、静脉

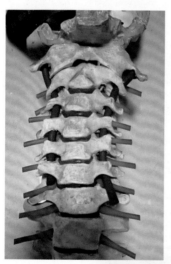
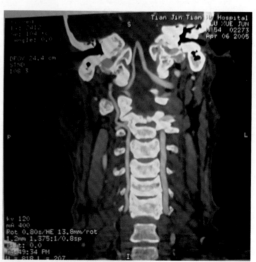

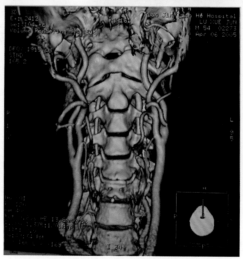

图 1-4-13　核磁共振造影

3.椎动脉—交感神经型颈椎病

患者除有椎动脉症状之外,还有明显的交感神经症状,有时不易与交感神经颈椎病相鉴别,以主诉为主,很少有客观体征,表现为多种多样相当复杂的临床症状,如头晕、头痛、恶心、呕吐、耳鸣、视力障碍、心悸、多汗、多梦、失眠、咽部异常感觉、舌根痛、声音嘶哑、颈部运动限制等,可由体位变化、疲劳、兴奋而诱发或加重。

(三)病因

1.椎间盘及其周围结构的退行性改变

颈椎病椎间盘及其周围结构的退行性改变是颈椎病发生发展病理过程中最为重要的原因,在此基础上引起一系列继发性病理改变,如椎间盘突出、相邻锥体后缘及外侧缘的骨刺形成、小关节及钩椎关节的增生肥大,这些病理性因素与椎间盘相互依存,相互影响。当C6以上有增生的骨刺时,就可以刺激椎动脉产生痉挛,也可以压迫椎动脉使其管腔狭窄,从而产生临床症状。临床上有90%以上的椎动脉型颈椎病病例属于这种情况。

2.血管的变异

此情况极为少见,在正常情况下,椎动脉管径大小为颈动脉的1/2,约为4 mm,且左右动脉相等,以保证脑部正常的供血量,一般无临床症状。在病理情况下,如椎间盘及其周围结构的退行性改变引起局部结构位置继发性改变时,椎动脉受到刺激,发生痉挛或狭窄,可以出现供血不足的症状,临床治疗较困难。

(四)早期症状

(1)颈椎痛或颈枕痛也可不明显。

(2)眩晕:颈项转动至某一方位时突然出现,改变方位则明显好转。

(3)猝倒发作和意识障碍:发病前往往无任何预兆,常在走路或站立时因回头、颈部转动造成下肢肌张力突然消失而跌倒。

(4)耳鸣、耳聋。

(5)头痛:多表现为单侧,常局限于颈部或顶枕部,性质以跳痛、胀痛为主,常与眩晕交替出现,此为脑血管痉挛表现。

(6)自主神经和内脏功能紊乱:恶心、呕吐、上腹部不适、多汗或无汗、流涎、心律不齐、项背胸部烧灼感、蚁行感、胸闷、呼吸节律不均匀等。

(五)诊断要点

(1)曾有猝倒发作,并伴有颈性眩晕。

(2)旋颈试验阳性。

(3)X线照片显示椎间关节失稳或钩椎关节骨质增生。

（4）除外耳源性或眼源性眩晕。

（5）除外椎动脉Ⅰ段和椎动脉Ⅱ段受压所引起的基底动脉供血不足。

（6）除外神经官能症、颅内肿瘤等。

（7）确诊本病，尤其是拟选择手术的病人，应进行椎动脉造影。

（8）椎动脉血流图及脑电图具有参考价值。

（六）造成椎动脉型颈椎病的解剖基础

椎动脉型颈椎病是由于颈椎不稳、退变、骨刺直接刺激压迫椎动脉，或者由于刺激颈椎关节囊韧带和椎动脉壁周围的交感神经，引起的反射性椎动脉痉挛，而导致椎动脉供血不足的一种疾病，是由于各种机械性与动力性因素，致使椎动脉遭受刺激或压迫，造成血管狭窄、折曲，而造成以椎－基底动脉供血不全为主要症状的综合征。

（1）动力性因素：主要指椎节失稳后钩椎关节松动及变位而波及侧方上下横突孔，出现轴向或侧向移位而刺激或压迫椎动脉引起痉挛、狭窄或折曲改变。

（2）机械因素：主要指某些固定致压物（包括钩椎骨质增生）增生的骨刺直接压迫椎动脉，而横突孔这一骨性管道却使椎动脉失去退缩与回避空间。

（3）当髓核穿破后纵韧带进入椎管内时，则有可能达到椎间孔处，在压迫脊神经根的同时，压力亦可能传递至椎动脉。

（4）钩椎关节囊创伤性反应和后方小关节创伤反应，主要影响脊神经根，而钩椎关节囊壁滑膜的肿胀、充血及渗出则减少了横突孔径，可直接或通过椎动脉周壁的交感神经纤维引起椎动脉痉挛与狭窄。

（七）治疗

刘道矩教授认为，椎动脉型颈椎病的根本问题是椎－基底动脉系统供血紊乱，进而出现脑供血紊乱，而出现各种临床表现，椎动脉型颈椎病是颈源性脑病的根本原因。椎动脉型颈椎病是刘氏经筋手法磁疗重点治疗的一类疾病，刘教授20世纪90年代末开始临床观察经筋手法磁疗对椎动脉型颈椎病的治疗（详见下篇，第一章）。

在具体治疗上，主要选取颈背部督脉及膀胱经腧穴，以大椎穴以下颈部经筋磁场感应带为主要治疗区域。以刘氏磁性砭石治疗，疏通督脉及膀胱经经气，使清阳得以达上窍，进而改变患者头部的头晕、头痛等症状。通过磁石活血化瘀的功能，作用于颈部磁场感应带，达到活血散瘀，使椎间孔周围的炎性水肿得以快速吸收，突出髓核所造成的周围组织肿胀消散，减少甚至消除上述因素对椎动脉血管的刺激，保持椎动脉管腔内血流速度趋近于正常范围，保证大脑的供血量，进而从根本上祛除颈源性脑病的病理基础。

从药食调理的角度，椎动脉型颈椎病按病人全身症状及表现可划分为以下3类：①风阳上亢，肝肾不足者，宜用滋水涵木、调和气血；②痰瘀交阻者，宜用祛湿化痰、散瘀通络之品；③气虚下陷者，可用补中益气之品。

刘教授建议利用如下方法进行药食调理：

（1）可用党参、山药、桂圆肉、黄芪、茯苓各30 g，甘草10 g，白术、枸杞子各200 g，山萸肉、当归各

15 g，大枣 10 枚，加水 1000 mL，文火煎煮。取 500 mL，复加水 500 mL，文火煎煮，取 300 mL，二合一，文火浓缩至 500 mL，加蜂蜜 100 mL 收膏。每服 20 mL，每日 3 次，可补气养血，健脾益肾，缓解椎动脉型颈椎病所致之头目眩晕。

（2）疏风茶：菊花 10 g、生山楂 15 g（碎），加入冰糖适量，三者同煮，去渣取汁，复加入冰糖，代茶饮，可以清肝疏风、活血化瘀。

典型病例 1

李某某，男，68 岁，企业干部，于 2014 年 3 月 18 日来院就诊。主诉头眩晕，时时发作，平素头部沉重，头昏、头晕，伴见左侧上、下肢麻木，左下肢上抬困难，双下肢无力，走路不稳，步态蹒跚，腰痛，右下肢外侧腓神经支配区域用力时疼痛，经常胸闷、气短、心悸。舌红苔白腻，脉沉细。影像学检查显示 X 线 C3—4 先天性阻滞椎，C3—7 骨质增生，C2—7 椎体后缘不齐，C4—7 椎间隙变窄，相应椎间孔变形，弥漫性骨质增生症。MRI 显示 C4—7 椎间盘膨出，压迫硬膜囊，C4—5 压迫脊髓，相应水平黄韧带肥厚，压迫硬膜囊，前纵韧带肥厚。TCD 显示脑动脉轻度硬化，椎 - 基底动脉供血不足。体检颈部活动不利，旋颈试验阳性，臂丛神经牵拉试验阳性，霍夫曼试验阳性。患者病情符合椎动脉系统 TIA 的临床表现，其主要症状以眩晕为主，眩晕时不敢睁眼，恶心、呕吐（前庭反应），只能平躺，不能坐位，不敢转头，系椎 - 基底动脉系统供血不足导致内听动脉（迷路动脉）供血不足所致，临床上应该与梅里埃综合征鉴别。患者虽有脊髓型颈椎病，但 MRI 显示椎管内脊髓尚未受压，故临床上双下肢无力，走路不稳，步态蹒跚的症状大部分是椎 - 基底动脉系统供血不足，导致小脑前下动脉及小脑上动脉缺血所致。病人基础疾病为高血压、高脂血症、高黏血症，如不积极治疗其椎 - 基底动脉系统供血不足，则极易发生意外。

我们在治疗上采用了标本结合的治疗方法，针对病人三高症状使用药物降压、降血脂、降黏治疗，随时检测病人血压、血黏度和血脂情况，同时对于其颈椎病椎 - 基动脉系统供血不足的情况采用中磁药物疗法配合经筋手法进行治疗。磁场排列采取平行方式，利用中医经络经筋原理，对患者督脉大椎穴及两侧足太阳膀胱经进行低频电子脉冲刺激，取得"通其经络、调其气血"的作用。同时配合葛根、当归、赤芍、鸡血藤、伸筋草、元胡、麝香、天麻、石决明、元参、代赭石、茵陈、煅龙骨、煅牡蛎外用。患者如法治疗 1 周后头晕大减，左侧上、下肢麻木，左下肢上抬困难，双下肢无力，走路不稳，步态蹒跚，腰痛，右下肢外侧腓神经支配区域用力时疼痛，经常胸闷、气短、心悸等症仍存在。舌红苔白腻，脉沉细。治疗如前法，方中加入党参、生地、枸杞、山萸肉、泽泻、茯苓、丹皮、杜仲、槲寄生、山药等益气养阴、滋补肝肾之品，在活血化瘀的同时补益肝肾，增强患者体质。经过 3 个月治疗，病人椎 - 基动脉系统供血不足的情况得到改善，头晕基本消失，无眩晕发作，走路不稳，步态蹒跚的症状缓解，"三高"情况均控制良好，随访 2 年未见复发。

典型病例 2

患者李某某，女，41 岁。病史：颈部不适，头晕乏力 2 年，上肢偶见麻木，肩背疼痛。舌脉：舌红苔薄黄，脉弦细。否认其他疾病史，否认过敏史。一般检查：颈部活动不利，旋颈阳性，压颈试验阳性，臂丛神经牵拉试验阳性，病理征未引出。X 线检查：生理曲度变直，C5—7 椎体轻度增生，C6—7 椎间隙前端钙化。TCD：双椎动脉及基底动脉痉挛。

诊断：椎动脉型颈椎病；颈源性眩晕（肝阳上亢型）。

治疗采取刘氏中磁药物疗法配合经筋手法磁疗进行治疗。要求睡眠时低枕，不要躺着看书、看电视,注意控制低头时间。经 2 周治疗患者症状大幅减轻,嘱继续治疗,随诊 1 年,未见复发。对于患者头晕的症状,中磁药物疗法操作简单易行,对于患者症状缓解迅速,是一种行之有效的治疗方法。患者治疗前后 TCD 对照显示,刘氏中磁药物疗法治疗 15 min 后,患者椎 - 基动脉系统血流即可得到一定改善,证实此疗法确为一种起效迅速地治疗颈源性眩晕的方法。患者系椎动脉型颈椎病患者,头晕系由于颈椎生理曲度改变,影响了两侧椎动脉的供血情况,导致脑供血紊乱,脑细胞缺氧。病人 C6—7 椎间隙前端钙化,说明该处椎间盘已经开始退变,需要提起警惕,任其发展下去,可以发展为脊髓型颈椎病,出现下肢无力、走路不稳等严重症状。由于颈部交感神经受激惹导致椎动脉受累,可引起眩晕、视力模糊等综合症状,称之为椎动脉型颈椎病、椎动脉压迫综合征、颈性眩晕、椎动脉缺血综合征、椎 - 基底动脉供血不足等。本病是各种机械性与动力性因素致使椎动脉遭受刺激或压迫,以致血管狭窄、折曲而造成以椎 - 基底动脉供血不全所致。

三、交感神经型颈椎病

交感型颈椎病是颈部交感神经丛、周围组织损伤,如骨骼增生、项韧带钙化等导致颈丛交感神经炎症、水肿,而引发一系列症状和体征,称为交感型颈椎病。

(一)概述

交感神经型颈椎病是一种常见疾病,多发病患为中老年人,近年来,交感神经型颈椎病的发病率呈上升趋势。

(二)临床表现

交感神经型颈椎病的特点是患者主诉多,但是客观体征少,症状多种多样,概括起来不外乎两大类。

(1)交感神经兴奋症状,此类比较多见。

1)头部症状:诸如头晕或眩晕,头痛或偏头痛,头沉、枕部痛、睡眠欠佳、记忆力减退、注意力不易集中等。患者常主诉头脑不清、昏昏沉沉,有的甚至出现记忆力下降,还有患者伴有恶心,少数可见呕吐,偶见因头晕而跌倒者。

2)耳鼻喉部症状:耳鸣、耳堵、听力下降、鼻塞、过敏性鼻炎、咽部异物感、口干、声带疲劳、口味改变,等等。

3)眼部症状:眼胀,干涩或多泪,视力下降,视物模糊、眼裂增大、瞳孔散大等。

4)胃肠道症状:恶心甚至呕吐、腹胀、腹泻、消化不良、嗳气以及咽部异物感等。

5)心血管症状:心悸、胸闷、心率变化、心律失常、血压不稳等。

6)面部或某一肢体多汗、无汗、畏寒或发热,有时感觉疼痛、麻木,但是又不按神经节段或走行分布。

7)其他:肢体发凉怕冷,还可以有一侧肢体少汗,头颈、颜面或肢体麻木等现象。以上症状往往与颈部活动有明显关系,坐位或站立时加重,卧位时减轻或消失。颈部活动多、长时间伏案、在电脑前工作时间过长或劳累时明显,休息后好转。

(2)交感神经抑制症状,表现较为少见,如眼睑下垂、流泪、鼻塞、心动过缓、血压下降等。

（三）诊断标准

对于交感神经型颈椎病等诊断较难,目前尚缺乏客观的诊断指标,出现交感神经功能紊乱等临床表现,影像学显示颈椎节段性不稳定,对于部分症状不典型的患者,如果行星状节封闭或颈椎高位硬膜外封闭后症状有所减轻,则有助于诊断。在诊断时需要排除其他类型的眩晕,主要包括以下几个。

（1）耳源性眩晕:由于内耳出现前庭功能障碍,导致眩晕。如梅尼埃病、耳内听动脉栓塞。

（2）眼源性眩晕:屈光不正、青光眼等眼科疾患。

（3）脑源性眩晕:因为动脉粥样硬化造成椎－基底动脉供血不全,腔隙性脑梗死、脑肿瘤、脑外伤后遗症等。

（4）血管源性眩晕:椎动脉等 V1 和 V3 段狭窄,导致椎－基底动脉供血不全,高血压病、冠心病、嗜铬细胞瘤等。

（5）其他原因:糖尿病、神经官能症、过度劳累、长期睡眠不足等。

（四）交感神经型颈椎病相关疾病

交感神经型颈椎病症状表现多样,特别是更年期妇女,很容易将交感神经型颈椎病症状误诊为更年期综合征或者神经官能症。

其实要确诊交感神经颈椎病也不难,首先我们要有颈椎影像学证据,其次要有交感神经型颈椎病的症状,颈椎影像结果和颈椎病病灶相结合,就可以确诊交感神经型颈椎病。

但是,交感神经颈椎病还需要和以下几种其他疾病区别开来。

1.冠状动脉供血不足

症状表现为心前区疼痛剧烈,伴有胸闷气短,只有一侧或两侧上肢尺侧的反射疼痛,而无上肢颈脊神经根刺激症状,心电图有异常改变（24 h 心电图意义更大）。

2.神经官能症

此类病人没有颈椎影像学改变,无神经根和脊髓压迫症状,应用药物治疗有一定效果,但需要长期观察,反复检查。

3.更年期综合征

这其中部分病人可伴有精神异常或心理障碍,但需除外神经官能症以及抑郁症,多数更年期综合征患者颈椎影像学上也都有阳性表现,诊断时需要仔细鉴别。

（五）治疗

对于交感神经型颈椎病患者,刘氏经筋手法磁疗同样可以取得令人满意的治疗效果。"磁石,益脑者,无如磁石,以为盆枕,可老而不昏。"这句话充分体现了磁石对于大脑的作用。人类的精神意识活动由大脑来完成,脑髓充盈则精神健康,脑髓不充则精神萎靡或失去常态,神不守舍。

磁石入肾经,对肾有补益作用,而肾主骨生髓,髓充盈则上荣丁脑,因此利用磁石补充肾经亏损,刺激督脉与膀胱经经气,振奋身体阳气,确实可以达到健脑补脑的目的。

现代研究表明,磁场具有镇静作用,一定磁场强度下,对于失眠患者,具有促进睡眠疗效,减轻由于交感神经兴奋所导致的一系列临床症状。其次,由于磁石加手法治疗可以增加病人的脑供血,进而充养脑髓,所以也可以同时缓解病人记忆力下降、注意力不集中、头脑不清、头昏、头沉等症状。

典型病例1

李某,男,28岁,体力劳动者,高中文化,于2004年1月来院诊治。临床表现为颈痛、头痛持续发作4个月,自诉头颈部不能转动,前后活动亦受限,肢体时感麻木、乏力,双手持物困难。舌红苔薄白,脉弦细。一般检查:颈软,无强直,颈部肌肉无索条状硬块,旋颈试验阴性,臂丛神经牵拉试验阴性。影像学检查:X线照片显示颈椎生理曲度变直,椎体排列规整,无增生错位(如图1-4-14所示)。TCD:显示颅内多条血管痉挛。在门诊过程中,病人神情紧张,焦虑,对自己的疾病十分担心,害怕因颈椎病而致残。细问病人病史,并无过度劳累及明显外伤史,只是在4个月前一次工作中,同事招呼他,他猛一回头,觉颈部响了一下,之后微觉不适。病人平日对自己身体很在意,害怕有事便找了一些报纸上的关于颈椎病的文章看,之后症状进一步加重,于是到医院拍摄X线照片,临床表现为前述症状,医生未做任何处理,只是让他回家休息。之后病人症状仍不减轻,又看了一些有关颈椎病的书籍,症状逐渐发展到目前表现,甚至夜间睡眠时颈部不能着床,否则便疼痛难忍,严重影响睡眠。在问诊过程中,病人多次询问自己的脖子还能不能活动、怎样的活动可以做、日常轻度的活动会不会造成颈部外伤、为什么自己那次转头会有颈部的响动、自己会不会不能动、再发展下去还用多长时间会瘫痪,等等。

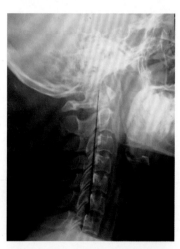

图1-4-14 患者X线照片图示

根据病人的临床表现和影像学、体检所收集的情况,刘教授诊断病人所患的是轻度颈肌型颈椎病伴交感神经型颈椎病。由于颈椎生理曲度变直,可表现颈部轻度不适,但是因为病人心理过度紧张,对医学知识一知半解,断章取义,内心将颈部的不适感放大,造成症状日趋严重。病人首次就诊时接诊医生没有对病人的病情给予必要的解释,加重了病人对自身症状的担心。由于精神紧张,睡眠不佳,导致自主神经功能紊乱,造成病人脑血管痉挛。治疗上颈椎病采取刘氏中磁药物及经筋手法治疗,解除其脑血管痉挛状态。综合其舌脉表现,在其药物中适当加入龙齿、琥珀、酸枣仁、远志、茯神、人参、茯苓、山药、天冬、生地、熟地、肉桂、五味子等以宁心、安神、定志。佐以80 mT钕铁硼磁片贴敷郄门、内关、神门、厥阴俞、巨阙、胆俞穴,利用磁石镇惊、安神的功效进行调解。同时使用安慰疗法,经过两个月的综合治疗,病人颈部症状消失,精神紧张缓解,正常活动下颈部无不适,恢复工作,随诊两年,未见复发。

典型病例 2

刘某,女,60 岁,护士(已退休),高中文化,于 2010 年 2 月来院就诊。临床表现为颈痛、头痛、颈部活动受限、肢体麻木、乏力、持物困难、双下肢无力、走路不稳、动作缓慢 3 个月。自述觉颈部粗,颈背、头面、四肢时时感觉异常,有发热感。舌红苔白腻,脉弦细。影像学检查 X 线表现颈椎生理曲度变直,椎体排列欠佳,C4—7 骨质增生,椎体后缘不齐,C4—5、C5—6、C6—7、C7—T1 椎间隙变窄,项韧带钙化。MRI 显示 C4—5、C5—6、C6—7、C7—T1 椎间盘突出,压迫硬膜囊及颈髓,C5—6、C6—7 黄韧带肥厚,压迫硬膜囊。TCD 显示椎基动脉系供血不足,颅内血管痉挛(如图 1-4-15 所示)。体检颈软,无强直,颈部肌肉无索条状硬块,旋颈试验阳性,壁丛神经牵拉试验阳性,巴氏征阳性。

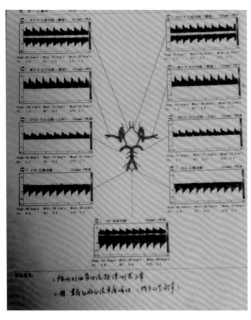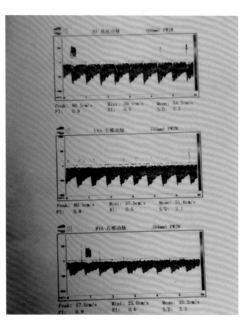

图 1-4-15　患者 TCD 图示

根据病人的临床表现和影像学、体检所收集的情况,诊断病人所患的是脊髓型颈椎病伴交感神经型颈椎病。

在门诊过程中病人神情紧张、焦虑,担心自己的疾病,害怕瘫痪。回答提问时语声低微,对丈夫和医生的话十分敏感。追询病人病史,病人颈部不适症状已有数年,因工作关系未进行系统检查和治疗。退休后有一次因家事同丈夫拌嘴,不小心撞到头后,症状加重,于原工作单位医院检查,当时症状尚无走路不稳、动作缓慢及感觉障碍。医生根据其 MRI 表现,建议她入院手术治疗,同时说明了手术的风险性和成功率。病人害怕手术治疗,采取保守疗法,但症状日渐加重。病人表现有一般脊髓型颈椎病病人的典型临床表现,同时伴有一定程度的交感神经功能紊乱因素存在。病人在医院工作多年,熟悉医院环境,了解对于脊髓型颈椎病目前尚无根治的方法,知道颈椎手术的风险且成功后恢复率不是很高的缺点。同时又由于刚刚退休,对于退休后的生活尚未完全适应,而疾病就发作,而且又十分的严重,出现了巨大的心理落差,导致其心理症状的产生,这些症状反过来又加重了颈椎病的症状,出现恶性循环。

此案例从病理上属于脊髓损伤,导致颈肩疼痛、肢麻、无力等诸多症状。此案例患者系因退休精神因素至心情不畅,后因外伤导致诸多症状出现,从影像学分析此症为脊髓损伤、脊髓型颈椎病手术适应证,且患者由于恐惧手术,加重自身症状,增加心理压力。我们对此类患者以心理疏导、减压治疗为主,同时配合砭石磁疗法疏通经筋、调益气血、改善脑供血、减少颈椎炎症水肿,并配合中磁药袋进行保守治疗,缓解症状,增加病人信心,达到初步疗效。嘱病人家属配合治疗,避免给病人刺激或施加压力,其颈椎病的治疗维持原法。经两周后第二次复诊时,病人精神较前已有改观,维持治疗两个月,病人心理症状基本消失,颈椎病症状大大减轻,随诊 1 年未见反复。

四、脊髓型颈椎病

(一)概念

脊髓型颈椎病是由于颈椎病椎体退化及相邻软组织(如椎间盘突出、椎体后缘骨刺、后纵韧带骨化、黄韧带肥厚或钙化、椎管狭窄等)退变,对脊髓造成直接压迫,加上剧烈运动或长期的不良姿势等动态因素影响,导致脊髓受压或脊髓缺血,继而出现脊髓的功能障碍,见图 1-4-16。临床上虽较为少见,但症状严重,且多数以隐性侵袭的形式发展,容易误诊而延误治疗时机。

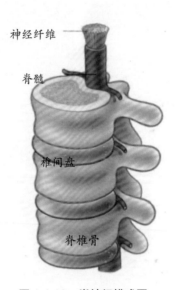

神经纤维

脊髓

椎间盘

脊椎骨

图 1-4-16 脊神经模式图

(二)病因

1.外伤

对于脊髓型颈椎病来说,外伤是一个重要的因素。颈椎位于头颅和胸椎之间,是人体脊髓活动范围最大的部位,受伤的机会也较多。特别需要注意的是青少年时颈部外伤史是导致成年后发作颈椎病的重要因素。

2. 颈部的慢性劳损

长期低头工作或习惯性姿势不良,可以引起颈部的肌肉、韧带与关节的劳损,患者椎骨关节增生、炎性退变,颈椎生理曲线消失、后凸、椎体失稳、错缝与相应患椎后方骨刺突入椎管内,均可导致脊髓受压发病。

3. 颈椎退行性变

年老体弱、肝肾不足、筋骨懈惰,可引起颈部韧带钙化,颈椎间盘、椎体、椎间小关节等退行性改变,是颈椎病发生的主要原因。若颈椎间盘突出物突向椎体后方则压迫脊髓,造成脊髓型颈椎病。

4. 椎管狭窄

由于颈椎间盘退变,纤维环向椎管内膨出,椎体后缘骨质增生突向椎管内,导致椎管狭窄,同时,椎间隙发生狭窄时,黄韧带松弛,颈椎骨关节错位、失稳,可发生代偿性韧带增厚及骨质增生,加重颈椎狭窄的发生。

5. 髓内血液循环受阻

脊髓型颈椎病在病理变化中,如果等椎管狭窄改变到一定程度,脊髓可受到压迫性损害,压迫应力耐受较弱的髓中心部灰质及侧索等部位,使髓内血液循环受阻,受压部位发生血管扩张,甚至断裂,局部病位组织因血瘀气滞,组织血氧供应减少,可出现神经细胞萎缩坏死、空泡变性及出血等。

6. 生物运动力学等影响

颈椎椎管狭窄而导致的脊髓型颈椎病,在不明确诊断之前,若颈椎伸屈过度时,可引起继发性病理变化。

(三)分型

1. 脊髓单侧受压

当脊髓单侧受压时,可以出现典型或非典型的布朗-塞卡综合征,表现为病变水平以下同侧肢体肌张力增加、肌力减弱、腱反射亢进、浅反射减弱,并出现病理反射,重者可以引出髌痉挛或踝痉挛。另外还有触觉及深度感觉等障碍,对侧以感觉障碍为主,即有温觉及痛觉障碍,而障碍的分布与病变水平不相符合,由于对侧的运动束及本体感觉束尚属正常,所以该侧的运动功能正常。

2. 脊髓双侧受压

当脊髓双侧受压时,早期的症状以感觉障碍为主,或以运动障碍为主,晚期表现为不同程度的上运动神经元或神经束损害的不全痉挛性瘫痪,如活动不利、步行不稳、卧床不起、呼吸困难、四肢肌张力增加、肌力减弱、腱反射亢进、浅反射减弱或消失,病理反射阳性,病人有胸、腰部束带感,感觉改变平面与病变水平往往不相符合。有时左右两侧感觉障碍的平面呈多节段性分布,严重的病例可有括

采用刘氏中磁药物疗法配合经筋手法治疗。选用活血化瘀中药,以葛根、当归、赤芍、鸡血藤、伸筋草、川芎、白芷、防风、元胡、细辛、血竭、麝香、西红花为主,根据患者实际情况进行配伍。方中鸡血藤味苦、微甘,性温,归肝经,具有行血养血、舒筋活络的作用,为治疗经脉不畅、络脉不和病症的常用药。葛根味辛、甘,性凉,可解肌活血止痛,善治项背强痛,且能生津液,濡养筋脉,舒其拘挛,是治疗颈椎病之要药,方中重用葛根能升阳解肌、宣通督脉之气,善治项背经脑不利,并引药上行达病所,对改善头痛、眩晕、项强、肢体麻木等症状有效。当归味甘、辛,性温,归肝、心、脾经,善补血活血止痛,并长于活血,且化瘀不伤血;赤芍味辛,性温,归肝、胆、心包经,行气活血,祛风止痛,为血中之气药,有通达气血之功;元胡味辛、苦,性温,归心、肝、脾经,活血行气止痛。诸药合用活血祛瘀,加强头、颈、肩部血液循环,保证微循环通畅,进而起到促进头部血液循环的作用。伸筋草味苦、辛,性温,能祛风湿痹痛,入肝经,尤善通经络,舒筋活络。续断味苦、辛,归肝、肾经,能温阳、散瘀,兼有补益肝肾、强筋壮骨、通利血脉之功。当归活血养血,温经通脉;元胡止痛,鸡血藤行血补血、舒筋活络;当归、鸡血藤养血通脉;伸筋草祛风散寒除湿、舒筋活血,可使瘀血得行,痹阻可通。麝香性辛、温,无毒、味苦,入心、脾、肝经,有开窍、辟秽、通络、散瘀之功能,可通关透窍,上达肌肉,内入骨髓,盖麝香走窜,能通诸窍之不利,开经络之壅遏。西红花味甘性平,能活血化瘀,散郁开结,止痛,可增强药物活血化瘀之功效。白芷性温,味辛,气芳香,微苦,可祛风活血,生肌止痛。防风发表,祛风,胜湿,止痛。可治外感风寒、头痛、目眩、项强、风寒湿痹、骨节酸痛、四肢挛急。血竭味甘、咸,性平,有小毒,归心经、肝经,可散瘀定痛。诸药配伍,共奏祛风通络,活血化瘀之功效。前法治疗两周后,患者颈痛、头晕缓解,下肢症状缓解不明显,盖因其为脊髓压迫症状,故见效较为缓慢。嘱患者增强信心,坚持治疗。3个月后患者症状大为减轻,至6个月下肢症状基本消失,随诊1年未见复发。

本例患者是典型的单发椎间盘突出病例。患者有躺着看书及睡高枕的习惯,平素生活姿势不良,久而久之导致颈椎生理曲度反弓,改变了颈部原有的生物力学平衡。加之患者年纪偏大椎间盘退变,纤维环破裂,髓核突出而出现椎间盘突出,突出的椎间盘压迫脊髓而出现脊髓型颈椎病的临床表现。

典型病例 4

刘某某,男,64 岁。颈部疼痛伴头晕、下肢无力 1 年来院。现病史:颈部疼痛,牵引肩背部,头晕、时有头痛,偶见眩晕,双上肢麻木,下肢无力,走路不稳,足踏如棉,舌淡苔白,脉沉细。既往冠心病病史。一般检查:颈部活动不利,旋颈试验阳性,臂丛神经牵拉试验阳性,霍夫曼征阳性。CT 检查:生理曲度变直,C4—5 椎间盘突出,椎管狭窄。MRI 检查:生理曲度变直,C3—4、C5—6、C6—7 椎间盘突出,压迫硬膜囊,C5—6、C6—7 间盘压迫脊髓,C4—5 椎间盘突出,压迫脊髓。根据症状体征诊断为背景道型颈椎病(如图 1-4-20 所示)。

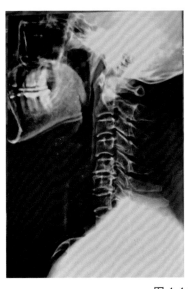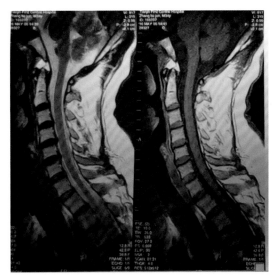

图 1-4-20　患者 CT 及 MRI 图示

　　采用刘氏中磁药物疗法配合经筋手法治疗。选用活血化瘀中药葛根、当归、赤芍、鸡血藤、伸筋草、川芎、白芷、防风、元胡、细辛、血竭、麝香、西红花为主,根据患者实际情况进行配伍。其中,鸡血藤味苦、微甘,性温,归肝经,具有行血养血、舒筋活络的功效,为治疗经脉不畅、络脉不和病症的常用药。葛根味辛、甘,性凉,功效解肌活血止痛,善治项背强痛,且能生津液,濡养筋脉,舒其拘挛,是治疗颈椎病之要药,方中葛根能升阳解肌、宣通督脉经之气,善治项背经脑不利,并引药上行达病所,对改善头痛、眩晕、项强、肢体麻木等症状有效。当归味甘、辛,性温,归肝、心、脾经,善补血、活血、止痛,并长于活血,且化瘀不伤血;赤芍味辛,性温,归肝、胆、心包经,可行气活血,祛风止痛,为血中之气药,有通达气血之功;元胡味辛、苦,性温,归心、肝、脾经,活血行气止痛。诸药合用活血祛瘀,加强头、颈、肩部血液循环,保证微循环通畅,进而起到促进头部血液循环的作用。伸筋草味苦、辛,性温,能祛风湿痹痛,入肝经,尤善通经络,舒筋活络。续断味苦、辛,归肝、肾经,能温阳、散瘀,兼能补益肝肾,强筋壮骨,有通利血脉之功。当归活血养血,温经通脉;元胡止痛,鸡血藤行血补血、舒筋活络;鸡血藤养血通脉;伸筋草祛风散寒除湿、舒筋活血,可使瘀血得行,痹阻可通。麝香性辛、温,无毒、味苦,入心、脾、肝经,有开窍、辟秽、通络、散瘀之功能,可通关透窍,上达肌肉,内入骨髓,盖麝香走窜,能通诸窍之不利,开经络之壅遏。西红花味甘性平,能活血化瘀,散郁开结,止痛,可增强药物活血化瘀之功效。白芷性温,味辛,气芳香,微苦,可祛风活血,生肌止痛。防风发表,祛风,胜湿,止痛,善治外感风寒,头痛,目眩,项强,风寒湿痹,骨节酸痛,四肢挛急。血竭味甘、咸,性平,有小毒,归心经、肝经,可散瘀定痛。诸药配伍,共奏祛风通络、活血化瘀之功效。前法治疗 1 个月后,患者颈痛、头晕缓解,下肢症状缓解不明显,盖因其为脊髓压迫症状,故见效较为缓慢。嘱患者增强信心,坚持治疗。4 个月后患者症状大为减轻,至 6 个月下肢症状大部减轻,患者对治疗效果满意,随诊 1 年未见复发。

　　本例患者是典型的多发椎间盘突出的病例。患者有躺着看书及睡高枕的习惯,平素生活姿势不良多年,长期的不良姿势体位导致颈椎生理曲度变直,从而改变了颈部原有的生物力学平衡。加之患者年纪偏大,椎间盘脱水退变,外层纤维环破裂,髓核突出而出现椎间盘突出。突出的椎间盘压迫硬膜囊和脊髓而出现脊髓型颈椎病的临床表现。患者年龄偏大,又伴有心脏疾病,手术治疗恢复的希望不大,故采取保守治疗,力争减轻病人的痛苦。

五、青少年颈椎病

青少年颈椎病患者增多主要是由于青少年坐姿不正确和枕高不合标准,迫使颈椎生理弧度改变,进而使颈部生物力学早期综合性失衡,发生颈部解剖学、组织学改变,最终出现病理改变,导致颈椎病发生,业内对此尚有一定的争议。现代医学对青少年颈椎病的概念尚有异议,他们认为青少年不良的学习、生活姿势,可以造成颈部肌肉、韧带、软骨、关节的紧张、痉挛、疲劳、损伤和结构性改变,并成为颈椎病的致病因素,但只是一种短时的软组织疲劳性损伤,虽然有头、颈、肩部的症状和体征,但不能诊断为颈椎病。

虽然对概念有不同的认识,但是共同点是由于生活和学习姿势不正确而引起颈部软组织的损伤,进而引起颈肩部的相应症状和体征,并可成为颈椎病的致病因素。有的医生将青少年这种具有颈椎病相关症状、X线显示生理曲度减弱的病理状态定义为颈椎亚健康状态,同样认为这种状态与青少年的生活和学习的姿势不良有关。有一些医学工作者将这发病年龄相对较小、具有颈椎病症状与体征、X线以生理曲度变直为主的病理状态称为青年颈椎病、中青年颈椎病、青少年期颈椎病、青年期颈椎病。对此,刘道矩教授认为,青少年患有颈椎病,因具有发病年龄较小,病理上以生理曲度变直为主,相对容易治疗的特点,而建议以年龄 25 岁为界,将颈椎病分为青少年颈椎病和普通颈椎病,并将青少年颈椎病列为颈椎病的分型。

对 2000 例颈椎病患者开展调查显示:青少年颈椎病患者陡增,其所占比例由 1996 年的 8.7% 上升到目前的 12%。大量临床治疗实例表明,青少年颈椎病发病明显上升的原因,主要是学生学习紧张,长期伏案读书、写字,导致颈肩肌疲劳。另外,伏案时姿势欠妥及每天背着沉重的书包会导致椎间隙炎症水肿,严重的也可造成颈椎间盘突出。在我们最近调查的近 200 例青少年患者中,发病年龄多在 12~13 岁与 16~18 岁两个年龄段。其主要症状为颈肩疼痛、头痛、眩晕等,因颈椎病而引发脑供血紊乱、胃肠疾病等多种颈源性疾病的青少年越来越多。

治疗原则:青少年颈椎病应防治结合,改变不良体位,注意生活习惯和坐姿,学习时注意劳逸结合,保持 8 小时睡眠,不睡高枕,平时保持正常学习体位。一般青少年颈椎病平时无症状可不必治疗,但如果发生颈椎疼痛、头眩晕、恶心等症状应及时治疗。治疗时可采取中华经筋磁疗法开背俞及头五线手法治疗,同时配合磁化活通灵液,一般 1 周内即可治愈。

典型病例 1

程某,女,12 岁。主诉:颈肩疼痛,耳鸣半年有余。

现病史:近半年来,患者由于学习紧张,经常夜间加班学习,颈肩疼痛沉重近 3 个月,并感耳鸣,上述症状曾经多家医院多方治疗无明显变化,故来我院治疗。检查:颈部活动自如,外观无红肿,相当于颈部 C5—6 两侧及肩部均有压痛,臂丛牵拉试验右上肢阳性。

X 光:生理曲度变直,C5—6 轻度反折。

CT:C4 椎管变窄(略)。

诊断:颈肩肌疲劳综合征。

按:此症属青少年颈椎病,其 C4 报告椎管狭窄虽为轻度但不能除外椎间盘被牵引,韧带其他软组织损伤、缺血、水肿、炎症所致,所以本症诊断以颈肩肌疲劳综合征为宜。

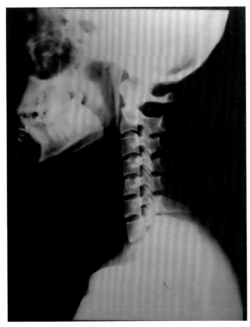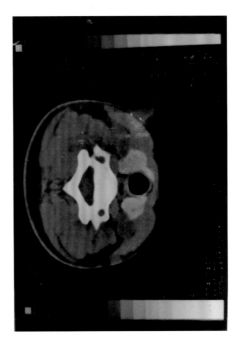

治疗前

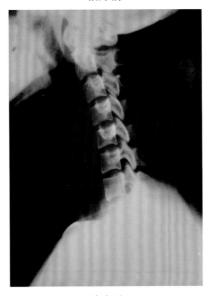

治疗后

图 1-4-21　患者 X 线及 CT 图示

典型病例 2

谢某,女,12 岁。主诉:颈肩疼痛,右上肢无力,2 年。

现病史:患者于半年前因一次活动扭伤颈部,后感颈肩疼痛沉重,尤其低头写功课时尤为明显,并伴右上肢麻木无力,有时感头痛眩晕,无恶心呕吐,曾于本市某医院诊治无明显好转。

患者主要有不良伏案习惯,每次伏案平均 3~4 小时,中午不休息。

检查:颈部外观正常活动自如,唯颈部两侧有轻度压痛,右手握力较左侧弱。

X 光:生理曲度变直,C3—4 稍侧弯(如图 1-4-22 所示)。

MRI:生理椎问盘不规则后突出(如图 1-4-22 所示)。

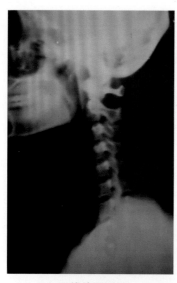
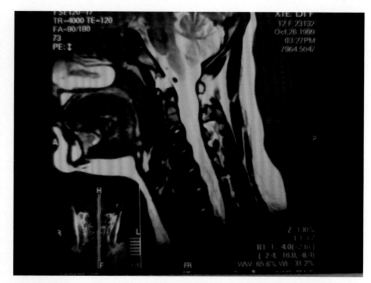

X 线检测图示　　　　　　　MRI 检测图示

图 1-4-22　患者 MRI 及 X 线图示

印象：颈椎病。

诊断：此病属于少年型颈椎病，以姿势性劳损为主要病因。

典型病例 3

　　颜某，女，17 岁，2000 年 8 月 18 日初诊。主诉颈部不适，头晕时作，伏案学习工作后易疲劳 3 年。目前的症状主要是头晕，颈部旋转时加重，时有头痛、头沉，心烦易怒，失眠多梦，肢麻，偶见口苦，口干。舌红苔黄，脉弦，无其他疾病史。一般检查：旋颈阳性，神经反射阳性。X 线检查：生理曲度变直，"S"形改变。C3—4 不完全阻滞椎（如图 1-4-23 所示）。MRI 检查：生理曲度变直，"S"形改变。C5—6 椎间盘突出，压迫硬膜囊及蛛网膜下隙（如图 1-4-23 所示）。患者因头晕症状苦恼异常，多方求医未果后来到我院颈椎病颈源病专科求诊。细查患者症状、体征、舌脉，结合患者所做的相关检查结果，诊断为肝阳上亢型颈椎病、颈源性眩晕，治疗需平肝潜阳，兼以活血化瘀。

　　治疗上采用中磁药物疗法，1 日 2 次，刘氏经筋手法磁疗每周一次进行治疗。中磁药物磁场排列采取递进方式，利用中医经络经筋原理，对患者督脉大椎穴及两侧足太阳膀胱经进行低频电子脉冲刺激，取得"通其经络、调其气血"的作用。同时配合中药葛根、当归、赤芍、鸡血藤、伸筋草、元胡、麝香、天麻、石决明、元参、代赭石、茵陈、煅龙骨、煅牡蛎外用。葛根味辛、甘，性凉，功效解肌活血止痛，善治项背强痛，且能生津液，濡养筋脉，舒其拘挛，是治疗颈椎病之要药，方中葛根能升阳解肌，宣通督脉经之气，善治项背经脑不利，并引药上行达病所，可改善头痛、眩晕、项强、肢体麻木等症状。当归、赤芍、元胡活血止痛。伸筋草强筋壮骨，鸡血藤养血通脉。麝香开窍、通络、散瘀，可通关透窍，上达肌肉，内入骨髓，盖麝香走窜，能通诸窍之不利，开经络之壅遏。天麻、石决明、门冬、元参、代赭石、茵陈、煅龙骨、煅牡蛎可增强平肝潜阳的功效。经筋手法磁疗以开患者督脉及膀胱经经气，振奋一身之阳气。患者如法治疗 1 周后头晕、头痛大减，但头沉、头昏仍明显，微烦，偶见口苦，舌红苔薄白，脉弦。方中加入柴胡、川芎，嘱如法治疗。以柴胡疏通肝气，川芎活血通络，增强其抑肝活血的功效。如是继续治疗 2 周，患者症状痊愈，随诊 3 年未复发。

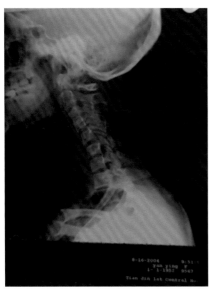
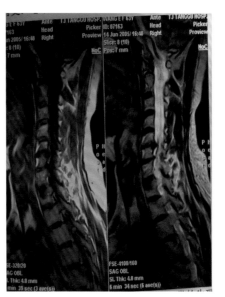

X 线照片图示　　　　　　　　MRI 检测图示

图 1-4-23　患者 X 线及 MRI 图示

按语：本例患者系青少年颈椎病典型病例，患者平素学习任务较重，时间较长，加之姿势不够正确，有长期躺着看书及睡高枕的习惯，造成患者颈椎正常的生理曲度发生改变，出现生理曲度变直，进一步改变了颈部原有的生物力学平衡，从而导致颈部局部组织炎症水肿，表现出临床症状。如不加以及时治疗，则会影响生长期颈椎周围组织，导致严重后果。此类患者出现椎间盘病变的概率较大，主要是由于颈部生物力学失衡所致，和椎间盘退变、纤维环破裂、髓核突出而出现的椎间盘突出是有区别的。经过积极治疗，纠正其不良习惯，恢复颈部正常的生物力学平衡，是可以得到恢复的。如果不加以注意任其发展，在一段时间以后会导致椎间盘过早发生退变，出现椎间盘脱水、髓核突出的病理改变，影响患者一生。

第二节　颈源性疾病

颈源性疾病是指与颈椎病相互关联的疾病，它与颈椎病是有着相互联系的两种不同类型的疾病。颈椎病是指以颈部椎间盘发生退行性改变和椎间结构非特异性损伤，刺激和压迫周围组织而引发的临床症状和体征。颈源性疾病是在上述颈椎病的病理变化基础上，进一步向颈椎及颈椎以外的组织和器官发展，产生一系列的病理变化而引发的以颈椎病为源头，导致颈椎以外的组织和器官发生病理改变，表现出的一系列临床症状和体征（如图 1-4-24 所示）。

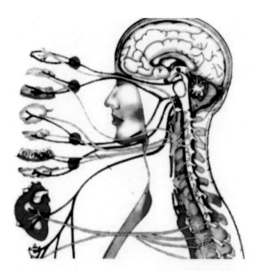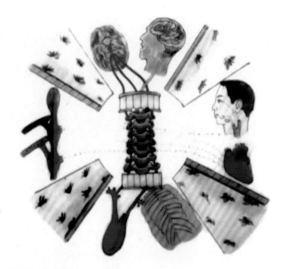

图 1-4-24 颈源性疾病临床症状体征图示

导致颈源性疾病的根本原因在于颈椎处于人体特殊的生理部位,也是人体运动、感觉及自主神经传导的重要通路,同时也是人体高级神经中枢和低级神经中枢之间相互传导的通路,是人体事故多发地带,犹如交通的十字路口。所以一旦颈椎发生病变,不仅会影响颈椎本身的功能而出现症状,而且会导致颈椎以外的组织和器官发生病变。

颈源性疾病的临床表现取决于颈椎病病变侵犯的组织和器官的部位以及侵犯程度的轻重,不同的病人由于上述原因的不同,所以临床表现不同,而且变化较大。颈源性疾病可以涉及神经系统、循环系统、消化系统、呼吸系统、泌尿系统、生殖系统、内分泌系统,以及骨骼、肌肉等组织,尚属一个新的医学范畴。过去临床上一些症状明显,却常常找不到根源的疾病,往往与颈源性疾病有关系。已有资料显示,由颈椎病引发的颈源性脑病,占脑血管疾病发病总数的 1/4~1/3,每年发病不少于 35 万人。由此可见,颈源性疾病对人体的危害是非常大的。

一、颈源性脑病

(一)概述

因颈椎病而引发的颈源性脑病是临床上颈源性疾病当中的常见病、多发病。颈源性脑病对人体的危害极大,可以导致患者死亡或残疾。脑循环如图 1-4-25 所示。颈源性脑病发生的主要原因为颈椎病引发椎－基底动脉系统供血紊乱。由于椎－基底动脉系统负责供应脑干和延髓血液,这里有对生命非常重要的神经中枢,还有重要的上行和下行神经束,所以一旦发生颈源性脑病,其危害是十分严重的。

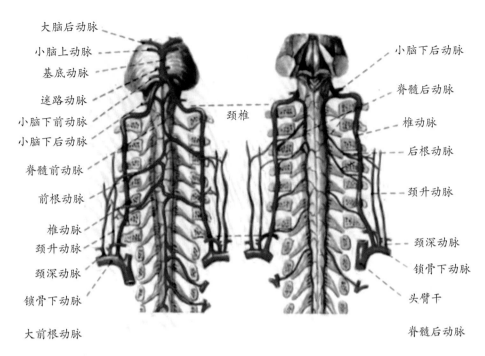

左侧标注（从上到下）：大脑后动脉、小脑上动脉、基底动脉、迷路动脉、小脑下前动脉、小脑下后动脉、脊髓前动脉、前根动脉、椎动脉、颈升动脉、颈深动脉、锁骨下动脉、大前根动脉

中间标注：颈椎

右侧标注（从上到下）：小脑下后动脉、脊髓后动脉、椎动脉、后根动脉、颈升动脉、颈深动脉、锁骨下动脉、头臂干、脊髓后动脉

图 1-4-25　脑循环图示

　　颈源性脑病临床上主要与颈椎病引发椎－基底动脉系统供血紊乱有关，由于病因未能得到控制而病情进一步发展，导致其供血区域脑组织出现不同程度的损伤，如缺血、缺氧、坏死等而表现出临床症状。颈源性脑病与一般脑血管病的不同点是前者的致病根源是颈椎病变，而一般脑血管病致病的主要原因是血液及血管病变以及继发高血压等疾病，颈椎病不是其发病的主要原因。

　　椎－基底动脉系统的分支供血区域发生梗死，其临床症状因血管的走行部位不同而差异较大，归纳起来椎－基底动脉系统脑血栓的临床表现为：发病前大多有椎－基底动脉系统供血紊乱、TIA 病史，其发病多在颈椎骨质增生、横突孔周围组织水肿、动脉粥样硬化的基础上，患者有颈椎病史，发病多因体位改变过猛，如卧位不当突然起床而引发，出现临床症状。临床常常以头痛、眩晕为首发症状，发病突然，一半以上病例在发生眩晕时伴有后枕部疼痛，严重表现跳痛，难以忍受，有的患者出现视力障碍，双眼失明或偏盲，也可见到复视，临床上可有眼球震颤。这些临床表现多因小脑、脑干及前庭功能损伤导致的肌肉无力及视神经损伤所致。如脑血栓损伤脑干和小脑，发病后可引发供给失调。脑干血栓可出现交叉性瘫痪或四肢瘫痪，并可有面部和肢体麻木或感觉减退的临床症状。延髓损伤也可以导致喉和声带损伤，出现吞咽困难、声音嘶哑、频繁呕吐的症状，以及意识障碍、健忘等神经特有症状。

　　中医认为，脑居颅内，由脑髓汇聚而成。《素问·五脏生成篇》讲：诸髓者，皆属于脑。《灵枢·海论》讲：脑为髓之海。脑的功能在《素问·脉要精微论》中表述为：头者，精明之府。《灵枢·大惑论》中也有眼与脑的关系的说明："五脏六腑之精气皆上注于目而为之睛……"颈椎是上达脑髓，下连躯干，构成人体之支架，又是经脉之总汇。颈椎为脊柱的起点，中医学称为天柱。中医骨科称颈椎为天柱骨，其意为颈椎骨为天之柱，支撑头颅与脑髓。由于颈部活动频繁，故又称颈椎为悬台骨，在《类经脉·脉络类》中有"悬台骨、柱骨、肩骨以上颈项三根……脊骨之下为尾骶，二十一节，长三尺……脊柱由颅至尾骶"。

脑髓在中医经络学中也占有重要的地位，经络有运行气血、平衡阴阳、促进代谢等重要功能。《灵枢·中脏篇》中有"经脉者，所以行气血而营阴阳，如濡筋骨而立关节也""头为诸阳之汇""三阳经皆（过颈）上诸于头（脑髓）而走诸窍"等说法。督脉又称为"阳脉之海"，古人称颈部前为颈，后为项。古人认为，头颅与颈部有密切的关系，头颅是阳气所聚、经脉所汇的重要解剖部位。

中医对颈源性脑病的阐述多见于"头痛""眩晕""项强""颈筋急"等篇。如《灵枢·大惑论》中"故邪中于项，因逢其身之虚，其入深，则随眼系以入于脑，入脑则脑转，脑转则引目系急，目系急则目眩以转矣"。再如《灵枢·海论篇》中"髓海不足，则脑转耳鸣，胫酸眩冒，目无所见，懈怠安卧"。《灵枢·口问篇》又说"上气不足，脑为之不满，耳为之苦鸣，头为之苦倾，目为之眩"。从上述文献中不难看出，颈椎受邪可导致脑髓功能失调，出现眩晕耳鸣，安卧可减少颈椎压力。

中医脏象学说中将脑的功能归于心脏，如李延说"心又血周之心，心灵之心"。"心为君主之官，神明出焉。""心为五脏六腑之大主，精神之所舍。"把人的精神、意识和思维活动归于心，即"心藏神"。明朝李时珍提出"脑为元神之府"。汪昂在《本草备要》中提出"人之记性皆在脑中"。清代王清任在《医林改错》中说："灵机记性在于脑者，因饮食生气血，长肌肉，精汁之清者化而为髓，由脊骨上行于脑，名脑髓。"所以气血不足、脑髓失充是颈源性脑病的主要原因，正如清代汪昂在《医方集解》中说："今人每记忆往事，必闭目上瞪而思索之。脑髓中一时无气，不但无灵机，必死一时。一刻无气，必死一刻。"王清任又说："脑气虚，脑缩小。""看小儿出生时脑未全，囟门软，目不灵动，耳不知听。至三四岁时脑髓渐满，囟门长全，耳能听，目有灵动。"

脏象学说将脑的生理、病理统归于心。心是五脏六腑之统帅，"五脏六腑之大主，精神之所舍"把人的精神意识思维活动体现出来。从中医数千年历史渊源看，历代医家已经对颈源性脑病的病因病机有了一定程度的研究。

对于颈源性脑病的治疗历代也有论述，如《普济方·头痛附论》说："若人气血具虚，风伤于阳经，入于脑中则令人头痛。"《素问·调经论》说："血之与气并走于上则为大厥，厥则暴死，气复反则生，不反则死。"王清任在补阳还五汤中，以气虚立说，"元气亏五成，下剩五成，周流一身，必见气亏诸态。若忽然归于上半身，不能经于下，则病两腿瘫痪"。后世医家使用补阳还五汤，重用黄芪补气，当归、川芎、桃仁、红花活血祛瘀，地龙通经络，共起补气活血、逐瘀通络之功来治疗颈源性脑病，是标本兼施的治则。传统医学认为"治病务求于本"，只要我们能够客观地认识颈源性疾病的规律，随着医学的发展和科学的进步，对颈源性疾病的研究也将不断地深入，疗效会逐渐提高，造福人类。

（二）病因病理

对于颈源性脑病的病因，首先要了解椎-基底动脉系统血管分布、走行及脑循环的特点（椎动脉型颈椎病）。颈源性脑病综合征可见于颈源性 TIA、颈源性脑梗死、颈源性梗死性脑出血多种颈源性脑病的恢复期。

大脑所支配的运动、感觉、语言、思维、记忆等高级神经活动需要通过脑桥、延髓，脊髓前角、后角的许多神经节和神经传导束来完成。这些部位多由椎动脉供血，所以椎-基底动脉系统供血紊乱可导致颈源性脑病综合征，临床会出现运动、感觉、失语、神志异常等多种脑功能失调的症状。

脑是人体的神经中枢,就像人体的司令部,担负和支配人体各部分活动。这里简述脑循环的特点:脑的血液循环十分丰富,其动脉血来源自左右颈内动脉和左右椎动脉,颈内动脉入颅后分出眼动脉、后交通动脉、脉络膜前动脉、大脑前动脉和大脑中动脉,供应大脑前部(额叶、颞叶、顶叶、基底节)3/4 的血液。椎动脉经枕骨大孔入颅后合并为基底动脉,并在脑干前分出大脑后动脉,供应枕叶、颞叶和大脑底面及小脑和脑干的血液,具体走行如图 1-4-26 所示。

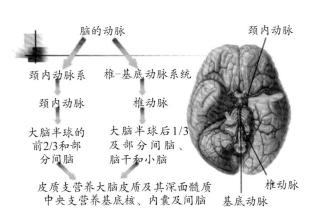

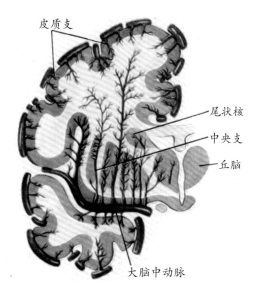

图 1-4-26 大脑血液循环走行图示

颈内动脉系统(CTA 血管造影如图 1-4-27 左图所示)和椎 – 基底动脉系统共同维持脑部的血液循环(CTA 血管造影如图 1-4-27 右图所示),在解剖上颈内动脉系统的大脑前、中、后动脉和椎动脉合并后的基底动脉在脑部吻合,形成基底动脉环,使得两个独立的脑循环系统可以相互调节,特别是对发生病理变化的血管迅速建立起侧支循环有益。颈源性脑病概括起来其发病原因与椎 – 基底动脉系统供血紊乱有直接关系。

成人脑重量 1300~1500 g,占体重的 2%~3%,但对氧、葡萄糖的消耗量占总量的 20%。正常状态下每 100 g 脑组织每分钟需要 50~55 mL 的血液,相当于静止状态下肌肉的 20 倍。氧与葡萄糖在脑组织的储存几乎为零,因此只有持续不断地向脑组织输送血液才能维持脑的正常功能。如脑血流量低于每分钟 27 mL/100 g,脑组织即出现酸中毒、ATP 减少,神经功能丧失,但神经细胞的结构尚完整,脑

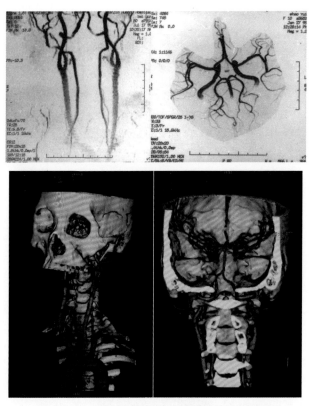

图 1-4-27　颈内动脉和椎－基底动脉系统图示

电图显示正常脑电波受到抑制,恢复供血后神经功能恢复。每分钟只有 6~15 mL/100 g 时,临床上会出现脑电图衰竭,细胞外 Na^+、K^+ 比值增高,细胞膜 Ca^{2+} 通道开放,细胞外液 Ca^{2+} 减少,出现梗死。低于每分钟 5 mL/100 g 时,脑细胞仅能存活 30 min,如图 1-4-28 所示。由此可以显示脑缺血是人体颈椎病导致颈源性脑病的主要杀手,其危害是十分严重的。

　　脑的代谢必须依赖于脑供血的充足。脑在代谢过程中消耗的能量较大,安静状态下也需要 0.11 kJ/h 的热量, 24 h 最低消耗不能少于 2.59 kJ。脑的热量来源于血液中的氧和葡萄糖,所以脑功能的正常必然依赖脑供血的充足,保证氧和葡萄糖供给。目前经过核技术和经颅多普勒的计算,每 100 g 脑组织每分钟需要 55 mg 葡萄糖和 3 mL 氧气,而脑组织对此的储存几乎为 0,所以人脑代谢过程必须依靠血液的正常供给才能维持其生理功能。如果因为疾病导致脑组织供血出现紊乱,就会直接影响到脑的功能,出现特有的临床症状。颈源性脑病综合征有多种症状,目前以代谢障碍学说影响最大。脑供血障碍使得脑组织内物质代谢紊乱,其中脑内去甲肾上腺素增多,交感神经兴奋引起病人焦虑不安,反之,则引起精神抑郁。反复发作颈源性脑病的患者易出现阿尔兹海默病,病人临床表现为记忆力减退的同时有智力的全面衰退,属于颈源性脑病晚期的转归之一。

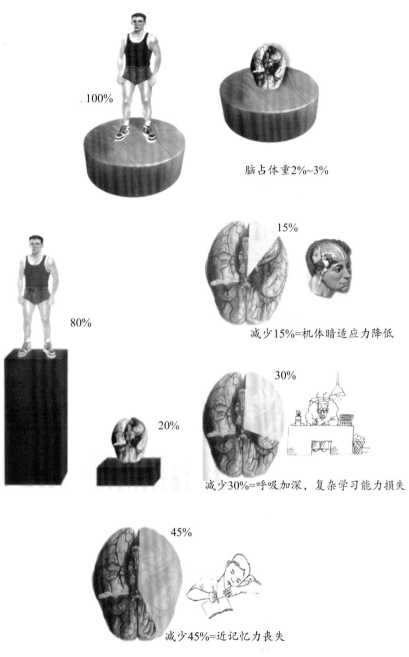

100%

脑占体重2%~3%

80%

20%

15%

减少15%=机体暗适应力降低

30%

减少30%=呼吸加深，复杂学习能力损失

45%

减少45%=近记忆力丧失

70%

减少70%=意识丧失而发生昏迷

图1-4-28 脑组织数据变化图示

（三）临床诊断

临床上对颈源性脑病综合征的诊断主要依靠病史、症状、影像学检查、实验室检查及 TCD 检查的综合分析。首先是由于颈源性 TIA 为主，继而形成脑组织在缺血、缺氧的基础上发生病变而引发颈源性脑病综合征。颈源性脑病综合征最早的发病信号是椎 - 基底动脉系统供血紊乱。病人此时可有颈椎病常见的颈肩疼痛、肢体轻度麻木，特别是眩晕、头痛症状，可有记忆力减退等颈源性脑病综合征的早期临床表现。病情进一步发展，CT 可见局部脑组织缺血、坏死、软化，一般在梗死发生后 24~48 h 出现脑实质病变区域密度明显减低，之后逐渐呈现吸收斑状或团块状陈旧性梗死灶。MR 技术在颈源性脑病综合征的诊断上通过对脑梗死或梗死性脑出血病灶在病变过程中 T_1、T_2 时间延长的比较，特别是对腔隙性梗死或脑干组织病变的诊断有极大的作用。TCD 可对颈源性脑病的患者进行无创性的检查，特别是低频（2 MHz）的多普勒技术对颅内段的检查有一定价值，反映颅内段血管的血液流速和血管功能状态。我们通过近 2000 例 TCD 对照，对颈源性脑病的诊断符合率达 96% 以上，但对于脑动脉严重硬化的患者，其反应程度较差。数字减影血管造影（DSA）是电子计算机同血管造影相结合的一种影像学诊断技术，能够客观反映病变血管的狭窄、充盈缺损或完全性闭塞。对于颈源性脑病，应用该技术可观察到侧支循环形成，因此通过 DSA 可明确地显示引发脑病综合征的病变脑组织部位、范围和具体程度及侧支循环的状况，对于颈源性脑病的诊断很有价值。诱发电位对于颈源性脑病综合征引发的脑组织损伤程度特别是脑组织代谢和功能有价值，是对 CT、MRI 技术的补充。通过体感、视觉、听觉的诱发电位分析出感觉传导通路及神经元的电生理活动，可以准确地反映颈源性脑病综合征所引发的脑组织病理状态下的功能状态，可用于颈源性脑病的辅助定位诊断和康复评价。

颈源性脑病患者在发病过程中，随着受损的脑组织得到一定程度的修复和代偿，其生理功能也有所改善。但是病人在临床上常常表现出情绪低落、反应迟钝、生活态度淡漠、心情压抑，更严重的患者出现阿尔兹海默症等一系列特有的临床表现。我们在临床对 2000 例病人进行观察，大约 80% 的病人出现上述脑病综合征，所以在临床上对颈源性脑病综合征应引起重视。

1. 分型

颈源性脑病的临床表现以病变损伤部位，病理侵犯程度的不同而变化，表现症状较为复杂，大致可分为抑郁型、兴奋型、痴呆型。现分述如下。

（1）抑郁型。多发生在颈源性 TIA 和颈源性脑梗患者中，其临床主要表现为情绪低落，思维迟钝，生活及对周围事物淡漠，心理状况失衡。患者多出现抑郁、悲观、自卑、阴沉、胆怯、空虚、厌倦等临床表现。

同时多数伴食欲不振、睡眠障碍、反应迟钝、性欲减退、自责自卑甚至有自杀的念头。主要是交感神经抑制，脑组织 5- 羟色胺与去甲肾上腺素减少等因素引发。

（2）兴奋型。多见于长期反复发作颈源性脑梗死或梗死后脑出血的患者。临床上常因交感神经兴奋，神经末梢去甲肾上腺素浓度增加而引发精神焦虑不安，情志易于波动，对周围环境难以自控，语无伦次，情绪不安等，可伴见血压波动、夜寐不宁、失眠多梦，有时可见幻觉和妄想。

（3）痴呆型。颈源性脑病多见于老年人，其年龄发病率 50~59 岁占 5.7%，60~69 岁占 8.4%，70~79 岁占 29%，80~89 岁占 40.1%。除颈源性脑病、脑供血不全之外，脑动脉硬化也是主要致病原因，其中小脑、脑桥皮质直径 30~400 nm 的小动脉均发生淀粉样蛋白质沉积,进一步发生血管壁纤维化,甚至引发肉芽肿性动脉炎,导致多发性脑梗死或梗死后脑出血。临床上颈源性脑病所引发的痴呆症以支配的功能障碍为主,如表现精神、意识和智力方面的障碍。表现为精神恍惚、意识淡漠、智力减低、行动迟缓、反应淡漠,思维、判断和理解能力下降。从整体观察看,病人已经意识退缩。患者对生活淡漠,对周围的事情不关心、语言迟钝、生活不能自理。病变加重后,上述症状可加重或突变,造成患者心理情绪的极度波动,对其生活质量以及心理、身体的影响极大。所以对于颈源性脑病,无论是 TIA、脑梗死或梗死性脑出血应积极治疗,防止反复发作是十分必要的。

颈源性脑病主要表现为缺血性损害和出血性损害两种,其中缺血性损害较为常见。

2. 缺血性损害

(1)颈源性脑梗死(颈源性脑梗死)属于完全性卒中,是颈源性脑动脉在短暂期内出现闭塞或严重的狭窄,导致需由其供血的脑组织发生严重缺血、缺氧,进而发生神经细胞死亡或变性,是缺血性损害最严重的损害。主要包括:①颈源性脑血栓形成;②颈源性脑梗死;③颈源性腔隙梗死。

(2)颈源性可逆性缺血性神经功能缺失。颈源性缺血损害超过 24 h 但 1~3 周内痊愈,亦称稳定性卒中。神经细胞缺血损害不十分严重,并且短时间内恢复了正常供血。

(3)颈源性一过性脑缺血发作。颈源性脑部供血发生短暂轻度不足,导致相应供血范围脑组织因缺血发生严重功能障碍。因很快恢复供血,故神经功能障碍多持续数分钟至数小时,一般不超过 24 h,并完全恢复,但反复发作,为发病率最高的脑血管病类型。

3. 出血性损害(主要是椎-基底动脉系统一过性脑缺血发作)

椎-基底动脉系统一过性脑缺血发作主要原因与颈椎病有关,椎-基底动脉系统血管丰富复杂,根据椎-基底动脉系统梗死的临床部位不同,其临床特点不同。

(1)椎动脉。延髓内侧综合征是椎动脉的穿支动脉供应区缺血的表现。具体症状有病变同侧舌下神经麻痹,对侧上下肢瘫痪(锥体束受损)及半身(包括面部)感觉减退(内侧丘系受损)。

颈椎横突孔的骨质增生:增生的骨赘使椎动脉与横突孔骨质之间间隙变小甚至消失。当颈仰伸、屈曲或侧转过度时,椎动脉受压,产生扭曲,血管管径变小,椎动脉血流受阻,导致椎动脉供血不足或左右平衡失调造成其供血的脑组织缺氧、缺血,引发临床症状。上述病变在脑动脉硬化基础上则更容易发生。

颈交感神经激惹:颈椎周围交感神经极为丰富,骨质增生、炎症水肿刺激颈交感神经干,使之处于激惹状态,颈部活动过度或感受风寒湿邪时刺激加重,使颈交感神经亢进,引起椎动脉血管痉挛,造成脑部一过性缺血。这一类患者多为中年女性,常与月经周期或更年期密切相关。临床上具备脑部症状,TCD 表现多为椎-基底动脉系统痉挛,全脑总供血量不足,而且发作有一定的周期性。颈部手术时刺激颈交感神经节可引起椎-基底动脉系统 TIA 表现,如局麻方法阻滞交感神经节,TIA 症状消失。

横突孔与椎动脉间隙组织水肿:颈椎较长时间处于不正确姿势,如睡眠枕部过高,连续低头伏案工作,长时间抬头后仰工作,躺着看电视、看书,长时间打麻将等因素,使横突孔与椎动脉外壁组织血液循环瘀滞而水肿,而挤压椎动脉造成脑缺血。

（2）椎－基底动脉系统的病变血管分支。椎－基底动脉系统 TIA 临床特征是眩晕，可发生在任何时间，以早晨最为常见。发作时患者感觉天旋地转，不敢睁眼，视物品摆动。不少患者在发作时为防止身体下滑，通常紧紧抓住床沿或身边人员以减轻眩晕带来的心理恐惧。其具体临床表现与椎－基底动脉系统的病变血管分支有关。

1）小脑后下动脉：由两侧椎动脉发出，其发出点距基底动脉约 1.5 cm，供应延髓背外侧、小脑半球后下面、蚓部。发生 TIA 时走路向一侧偏，手持物不准（共济失调），声音嘶哑，吞咽呛咳。

瓦伦贝格综合征（Wallenberg 综合征）多数是由于小脑后下动脉闭塞导致。症状以眩晕、呕吐开始，继而出现吞咽困难、声音嘶哑等。主要体征为同侧面部感觉障碍（三叉神经降束及核受损），软腭及声带麻痹，咽反射迟钝或消失（孤束核受损），霍纳综合征（交感纤维受损），以及同侧上、下肢共济失调（小脑下脚、橄榄脊髓束或小脑半球受损）等。患者在站立时易向病变侧倾倒，眼球可出现水平震颤，而对侧半身则出现痛、温觉的减退（内侧丘系受损）。

2）脑桥动脉：为基底动脉在脑桥部向两侧发出许多小动脉，供应脑桥。按动脉长短和供应脑桥的远近分为 3 组：①旁中央动脉，每侧 4~6 条，供应脑桥腹侧中线旁；②短周动脉，每侧 5~10 条，供应脑桥腹外侧面；③长周动脉，每侧 1~2 条，供应脑桥背盖部分。

缺血表现是以交叉性运动障碍与交叉性感觉障碍为主，如右侧面肌麻木或麻痹的同时左侧肢体感觉障碍或运动不利。交叉性运动障碍与交叉性感觉障碍应注意与杰克逊（Jackson）癫痫相鉴别，其表现为由外开始，逐步扩至半身运动障碍伴感觉异常。二者鉴别：① TIA 无抽动而是轻瘫；②逐渐扩展过程不明显；③年龄，TIA 以中老年多见，癫痫以青少年多见；④脑电图检查，癫痫可见癫痫样电活动。

出血性损害是由不同水平的基底动脉旁正中支缺血所致。表现为同侧外展神经麻痹，同时可能伴有两眼向病变对侧凝视，也可出现眼球震颤及病变侧肢体有小脑性共济失调征。而病变对侧则往往包括面部在内偏瘫和偏身感觉减退。

3）内听动脉（迷路动脉）：由基底动脉向两侧发出细分支，供血前庭、耳蜗。特点为血管细，走行长，与其他小动脉吻合支很少，故极容易发生缺血损害。临床表现除眩晕外，常见严重平衡失调（无天旋地转感），不敢睁眼，眩晕、恶心、呕吐（前庭反应），只能平躺，不能坐位，不敢转头。查体可有眼球震颤。该发作形式应注意与梅尼埃病相鉴别。相比较后者有以下特点：①发作年龄比较轻；②发作时间较长，达 2~3 天；③发作时耳鸣较明显，多伴有听力减退；④无脑干受累的其他体征。

4）小脑前下动脉：供血脑桥上部及小脑半球上面。小脑前下动脉病变很少，可出现眩晕、恶心呕吐、眼球震颤等前庭神经受损表现，同时伴有耳鸣、耳聋，病变侧周围性面神经核性麻痹。还可以出现同侧面部感觉减退及上下肢共济失调征，而病变对侧则表现为偏身痛、温觉减退。

5）小脑上动脉：供血中脑被盖部、小脑上部。上动脉阻塞后，可出现眩晕、恶心呕吐及眼球震颤与同侧共济失调征。此外，在病变侧还可有霍纳综合征。而病变对侧则表现为整个半身，包括面和上、下肢，浅、深感觉障碍。

上述两支血管缺血出现共济失调，走路不稳，步态蹒跚。常因眼肌麻痹而出现一过性复视、眩晕等症状。

6）大脑后动脉：发自基底动脉供应两侧枕叶，中间发出许多分支，供应丘脑、颞叶深部，主要造成枕叶梗死。缺血表现为一过性双眼黑朦,单侧梗死可出现双眼对侧同向偏盲,双侧梗死则造成皮质盲,表现为病人自述双眼失明但双瞳孔对光反应正常。

7)其他症状:

沉落发作:基底动脉旁中央缺血使脑桥两侧网状结构或锥体束缺血。表现为突然四肢无力,瘫坐地上(不是跌倒),不觉察意识障碍,数分钟后能自行站立行走,恢复正常。患者自述如双脚"踏空"感觉。沉落发作主要与排尿性晕厥(均在排尿后发作)、阿斯综合征(心脏功能检查)等鉴别。

一过性全面遗忘症:为大脑后动脉颞下分支供血不足,使颞叶(与记忆有关)、海马及边缘系统缺血,造成"记忆环路"功能短暂丧失。临床表现为突然记忆力丧失,如不认识家、反复做一件事、自言自语、伴定向力障碍,语言功能、计算力不受影响,部分患者伴有头晕、口周麻木、构音障碍等其他椎-基底动脉供血不足症状。多维持数小时后完全恢复,恢复后对过去发生的事不能回忆。需同颞叶癫痫鉴别。虽然记忆障碍等方面有类似表现,但后者具有以下特点:①青壮年多见;②可重复同一动作;③有些病人有幻嗅;④脑电图有改变;⑤部分病人 MRI 可见颞叶海马病变,如海马硬化等。

二、颈源性脑梗死

颈源性脑梗死包括:①颈源性脑血栓形成;②颈源性脑梗死;③颈源性腔隙梗死。

(一)病因

颈源性脑血栓形成是由于颈椎长期病变,导致椎动脉周围炎症水肿,进而引发椎动脉狭窄,导致脑供血不足。病人同时合并椎-基底动脉系统动脉内膜病变或血液黏稠度增高,处于高凝状态,在椎-基底动脉系统脑血管内聚集形成栓子,造成椎-基底动脉系统供血区域脑组织长时间缺血、缺氧而发生坏死所引发的一系列特定的临床症状。颈源性脑血栓是因颈椎病导致的脑血管本身发生硬化,造成管腔狭窄,血流受阻而发生脑组织因缺氧而坏死。其不同于脑栓塞,后者是因为心脏及全身其他部位血栓形成,栓子脱落随血流运行至脑部发生梗死。

这两者最后都会导致脑组织坏死,但发病机制不同。椎动脉长期供血不足是颈源性脑血栓形成的主要原因,目前临床上在 100 例颈源性脑血栓形成的患者中,椎-基底动脉系统供血不足的患者占96% 以上。因此在颈源性脑血栓形成的病例中,血流速度缓慢是发病的首要因素。血流缓慢会增加血液中血小板的聚集和黏附作用,加之血液黏度增加,这些综合因素引发脑血栓的形成。临床上椎-基底动脉系统血管自身病变如血管动脉粥样硬化,形成粥样硬化斑,或者血管内膜形成溃疡,常在椎动脉由枕骨大孔入颅处和基底动脉起始及分叉处发生。所以在椎-基底动脉系统因为颈椎骨质增生、横突孔炎症水肿而出现供血不足或血管痉挛时导致血栓形成。临床上早期椎-基底动脉系统 TIA的发作是诱发脑血栓的必要因素,改善椎-基底动脉系统供血状况,纠正椎-基底动脉系统供血紊乱是切实有效的方法。笔者在临床上通过对 2000 例椎-基底动脉系统脑供血不足及椎-基底动脉系统 TIA 的患者进行治疗,经过脉冲磁感应疗法平衡椎-基底动脉系统脑供血情况,3 年内脑血栓发病率不足 1%,该数字大大低于相关文献报告。

(二)诊断

对于颈源性脑梗死的诊断要结合病人的病史、临床体征、体检及影像学检查来综合判定。首先，病人要有颈椎病病史，有长期不良生活、工作体位历史，平素有颈椎病常见的临床表现。其次，病人要有椎－基底动脉系统供血紊乱，TCD检查为阳性。再次，病人的临床表现和影像学检查符合椎－基底动脉系统供血区域病变。特别是在近5年内有颈源性TIA的病史，结合病人临床表现和体征，这样才能诊断为颈源性脑梗死。

CT检查一般在脑干或小脑呈现椭圆形、扇形或不规则图形的低密度区，夹杂有稍高信号影，如点状、斑状、曲线状或半环状，代表在原来梗死灶的区域内出现新的出血灶。经过和发病时CT的对比就可得到证实。此外，脑脊液检查如呈现血性，对诊断有价值。

颈源性脑出血病例属于缺血性脑出血，在颈源性脑梗死发生后供血阻断，组织缺氧，周围小血管和毛细血管扩张，加速栓塞的血管壁的受损。侧支循环形成，血液反流入梗死区血管中，由于受损的毛细血管壁通透性异常增加，使平时通不过血管壁的红细胞逸出血管，渗透到梗死区，从而导致脑出血。病人在发生颈源性脑梗死1~2周后，经过CT检查证实原来发生脑梗死的缺血灶继而发生出血改变。若血栓发生自然溶解或向远端移行或由于过量的抗凝治疗后血栓破碎，血管发生再通，血液重新流入一度不通但血管壁已经严重损伤的血管中，血液的冲击力使血管破裂，导致脑动脉出血。除上述病因外，还有因为脑血管畸形、血管炎症以及血液成分的改变和出、凝血机制发生改变引发的脑出血，这部分病例不属于颈源性脑出血范围。脑动脉壁的中层肌细胞较少，外膜结缔组织不发达，无弹力外层，这样使脑动脉壁单薄，这是脑动脉较其他动脉易发生出血的血管性基础。

颈源性脑出血占脑卒中病人的20%左右，颈源性脑出血占脑出血病例的18%~20%。根据脑出血的性质可分为缺血性脑出血和出血性脑出血。颈源性脑出血按部位可分为脑干出血、小脑出血、脑桥出血。临床上诊断的缺血性脑出血多属于临床病理学概念。

(三)临床表现与分类

颈源性缺血性脑出血临床表现与出血前缺血灶的大小和出血量有着密切的关系。如小灶性出血，病情可无明显变化。病灶大，出血量多，则病情重，甚至危及生命。此外，临床表现还和出血控制时间有着密切的关系，出血的部位不同其临床表现也有差别。

颈源性脑出血的临床症状也可分为两大类：全脑症状和局灶症状。颈源性脑出血由于部位较低，极少出现全脑症状。但如果出血量大亦可出现。全脑症状在颈源性脑出血中多为重症患者，出血量大，颅内压迅速升高，脑组织水肿，由于部位低，极易压迫延髓形成脑疝，临床表现为剧烈头痛、喷射性呕吐，迅速发展为意识障碍，昏迷，多数病人预后不良。如重症脑桥、小脑出血多破入脑室，病人很快昏迷，四肢瘫，去大脑强直，瞳孔缩小，中枢性高热，呼吸障碍，多数病人在数小时到6天内死亡。局灶症状是出血灶造成的脑实质破坏所产生的一系列神经功能障碍。轻症脑桥、小脑出血多伴有特殊症状和体征，有利于诊断，但这种情况并不多见。颈源性脑出血早期临床表现多以头痛、眩晕、恶心为主，进而根据出血部位和出血量的多少出现局灶或全脑症状。其中脑干、延髓梗死后出现严重出血的病人最危险，其中血肿在2cm以上的伴有严重的意识障碍或昏迷，预后不佳。

根据颈源性梗死性脑出血的实际发病过程可分为急性期和恢复期。在急性期表现在脑组织出现脑梗死、脑出血,由于出血灶引发脑白质的破坏,而导致支配的神经功能障碍,如失语、听力障碍或肢体瘫痪。严重的出血,如出血范围累及第四脑室,颅内压急速增高,可出现脑瘫、昏迷、中枢性高烧、呼吸障碍,此阶段可在数小时内导致病人死亡。如脑出血量少或脑出血引发脑组织破坏,导致脑供血紊乱,虽出现急性期反应,但经过即刻处理,可随病变水肿、炎症等诸多症状,慢慢恢复,此期为恢复期。

一般在急性期转入恢复期的过程中,因出血灶引发脑实质的破坏和神经功能障碍,如失语、听力障碍、四肢瘫痪等。严重出血的病人往往因出血破入第四脑室,颅内压急速增高,脑疝,出现迅速昏迷、四肢瘫痪、瞳孔缩小或不等大、中枢性呕吐、高热、呼吸障碍,病人往往到不了恢复期而在发病数小时内死亡。

典型病例

李某某,女,57 岁,中学教师。

主诉:左半身不遂,进行性走路困难 2 月余。

现病史:近 2 个月感左侧肢体活动障碍,并伴有左上肢及手指麻木进行性加重,在本市某医院 MRI 检测为左侧基底节脑梗死,曾输液治疗无好转,MRI 检查为椎间盘突出并累及椎管狭窄。

患者除上述症状外,伴有心烦、易怒、精神烦躁。

检查:颈部活动自如,左侧臂丛牵拉试验阳性,C5—6、6—7 均有压痛。

MRI:C2—3、C3—4、C4—5、C5—6、C6—7 膨出。黄韧带肥厚,椎管狭窄,C2 齿状突发育异常,建议 X 光检查。

(1)左侧基底节腔隙灶(如图 1-4-29 所示)。

(2)脑白质脱髓鞘改变(如图 1-4-29 所示)。

(3)脑萎缩。

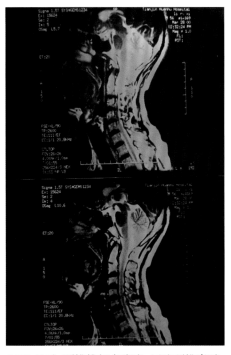
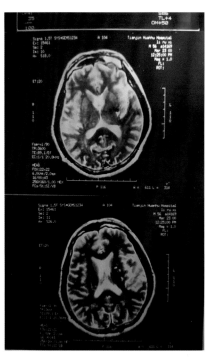

MRI 显示,颈椎椎间盘膨出,压迫颈椎脊髓　　　　脑核磁显示,基底节脑梗死

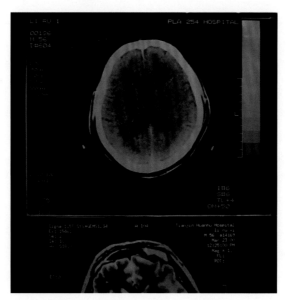

脑 CT 显示,白质疏松,脑梗死

图 1-4-29　患者 MRI 及 CT 图示

三、颈源性眩晕

(一)眩晕

1.眩晕的概述及其病因

眩晕是一种运动幻觉或运动错觉,是患者对于空间关系的定向感觉障碍或平衡感觉障碍。引起眩晕的病症很多,按照病变部位不同大致可以分为周围性眩晕和中枢性眩晕。中枢性眩晕是由脑组织、脑神经疾病引起,比如听神经瘤、脑血管病变等,约占眩晕病人总数的三成。周围性眩晕多与耳部疾病有关,发作时多伴有耳蜗症状(听力的改变、耳鸣)和恶心、呕吐、出冷汗等自主神经系统症状,部分疾病可反复发作眩晕,并自行缓解。

(1)高血压病。高血压所致的眩晕多数是由于情绪变化、精神紧张或受精神刺激等因素的影响,使血压产生波动引起的,也有的是滥用降压药,使血压突然大幅下降导致的。

(2)低血压症。低血压眩晕也是非常多见的,特别是年轻人,容易反复发作。直立性低血压眩晕则多见于中老年人,在起立或起床时突然眩晕,旋即消失,再做同样动作时再次出现眩晕。

(3)动脉硬化症。动脉硬化造成脑血栓附着可诱发脑缺血发作,这种脑缺血如果来自颈内动脉,就可出现浮动性眩晕和眼前发黑的症状。

(4)脑瘤。发生于中枢前庭系的小脑、脑干部肿瘤容易导致旋转性眩晕,脑瘤引起的眩晕一方面是由于颅内压增高,另一方面则是由于脑瘤的压迫而导致血液循环不畅,使前庭神经核区及其通路直接或间接受损而造成眩晕。

(5)脑血栓。轻度的脑血栓可引起眩晕,这是因为动脉硬化造成动脉管腔内膜病变,出现狭窄后,其远端部分仍可通过自我调节,使血管阻力减低,并建立侧支循环而维持正常的血流量,暂时不使脑血栓形成，但是患者仍可以出现头晕或眩晕、一侧肢体麻木或无力等症状。

（6）贫血。贫血容易引起脑缺氧而出现眩晕，恶性贫血眩晕尤为明显。患者可因中枢神经系统缺氧，导致神经系统的器质性变化，因此患者的运动或位置感及下肢震动感均可丧失，眩晕加重。

（7）甲减。甲减患者血压低、心脏输出血量减少，血流迟缓而致前庭系统缺氧出现眩晕，此外，甲减病人新陈代谢较低，血中乳酸聚集波及内耳，也可引起眩晕。

（8）运动不足。有些人平时缺乏锻炼，心肺功能较弱，如果突然剧烈运动可出现头晕。运动时间过长，体内营养物质耗损过多，血糖浓度下降，或剧烈运动时呼吸加快，体内氧气供应不足，也容易产生眩晕。

（9）内耳疾病。耳源性眩晕最常见有梅尼埃病、迷路神经炎、前庭神经炎等。

（10）耳聋。眩晕发生在听力下降前后，多为旋转性眩晕，伴有恶心、呕吐及出冷汗，无眩晕反复发作史。

（11）某些药物的不良反应。

对于眩晕病人头颅 X 线、脑电图、脑血流图、胸片、TCD、头颅 CT 及 MRI 检查等都对头晕的病因诊断具有重要意义。对于可疑颈椎病的需要加颈椎 X 线、CT、MRI 检查，变温试验、指物偏向、直流电试验、位置试验及眼震电图等前庭功能检查有助于眩晕症的定位定性诊断。

2. 眩晕的种类和特点

（1）耳源性眩晕。

1）梅尼埃病。最典型的内耳病引发眩晕，发病率可达 70%，病理改变为内耳淋巴积水，发病以中年人多见，10 岁以下小儿少见，老年以后发作逐渐减少。特点：以反复发作眩晕，伴有耳聋、耳鸣、耳闷为主要症状，可伴有复听、恶心、呕吐、出冷汗、面色苍白、四肢冰凉等症状。有的病人还有头痛、脉数、血压低等表现，眩晕可持续数小时到数天，逐渐减轻。耳聋多为单侧，早期有听力波动，可恢复正常，15%~20% 的患者耳聋可波及对侧耳。耳鸣多在眩晕发作前加重，早期可伴随眩晕缓解而消失，反复发作眩晕后耳鸣会经久不息。前庭功能检查、温查试验一般为患侧半规管功能低下或消失。听力测试为感音神经性耳聋，早期典型者为低频感音神经性聋，如做耳蜗电图，典型者应记录到一个基底增宽的负相电位。

2）前庭神经元炎。末梢神经炎的一种，病变发生在前庭神经节或前庭通路的向心部分，在病前两周左右多有上呼吸道病毒感染史。眩晕的症状可突然发生，持续数日或数月，活动时症状加重，自主神经的症状一般较梅尼埃病轻，无听力改变，即无耳鸣及耳聋的主诉。多数患者两三个月症状完全缓解，仅少数病例有反复发作现象，检查时可见有向健侧的自发眼震，患侧前庭功能低下，或半规管麻痹。

3）突发性耳聋伴眩晕。多见于 20~50 岁人群，可能因内耳病毒感染或血管病变或耳膜破裂引起，患者突发一侧耳鸣、耳聋，其中部分病例伴眩晕呕吐，病情似梅尼埃病，但眩晕持续时间长，以后无反复发作，听力检查呈重度感觉神经性耳聋，伴眩晕者前庭功能可有损害。

4）迷路炎。患急性或慢性化脓性中耳炎者，感染扩散可波及内耳迷路，发生浆液性或化脓性迷路炎，此时患者除耳漏外，会伴有耳鸣、眩晕、恶心、呕吐及听力下降，可出现向患侧的自发眼震。迷路有瘘孔时,外耳道加压可引起眩晕、眼震更加明显,即瘘管试验阳性。当病情进展为化脓性迷路炎时,不仅眩晕严重且持续存在,听力下降为全聋,自发眼震转向健侧,前庭功能检查患侧反应消失,此时应拍耳乳突 X 线、颞骨 CT 以明确是否有乳突炎、胆脂瘤、迷路瘘管等。病毒性迷路炎多因疱疹病毒、腮腺炎病毒、麻疹病毒感染引起,患者感染后出现眩晕、步态不稳,明显的恶心呕吐,多伴有重度耳聋。

（2）中毒性眩晕。常见耳源性毒剂有链霉素、卡那霉素、新霉素、异烟肼、奎宁、水杨酸类药物、有机磷、汞、铝、酒精、烟草等,中毒主要损害内耳听神经末梢,前庭功能中毒可引起眩晕。

（3）颈性眩晕。椎 - 基底动脉供血不足,中年以上多发,眩晕性质为浮动性、旋转性,或下肢无力、站立不稳,少数病人仅表现头晕眼花。特点:当病人转头时易诱发眩晕,病程久也可以引起听力减退,视力下降,面部及四肢麻木,记忆力下降,发作分一过性脑缺血发作和间歇性脑缺血发作,反复发作易形成脑血栓,需要做颈椎相关检查。

（4）小脑病变引起的眩晕。可见蚓部下端及小叶小结部肿瘤和小脑后下动脉血栓形成。表现多为平衡失调,轻度眩晕,醉汉样步态,眼震不明显。小脑后下动脉血栓形成常骤然发作眩晕,上下肢共济失调,多无神志昏迷,可有眼震,言语不清及吞咽困难。

（5）大脑疾病癫痫发作的眩晕。偏头痛发作、脑血管硬化和脑瘤的颅内高压等。

（6）眼源性眩晕。俗称晕车、晕船。

（7）自主神经功能紊乱引起的眩晕。发作性眩晕,在精神紧张、疲劳后发病,经过休息 1~2 天好转,无任何后遗症,各项检查均显示正常。

1)迷路震荡:多由于头外伤引起,常与脑震荡同时存在。

2)神经官能症:多见于中年女性。

3. 眩晕的诊断

眩晕分为周围性眩晕和中枢型眩晕。

（1）周围性眩晕:眼球震颤多有固定方向,呈阵发的、偶发的或严重的眩晕发作,间歇期无异常,提示周围性病因,如单侧耳聋伴耳鸣即是周围性病因。

（2）中枢性眩晕:眼球震颤方向不固定,持续的眩晕或失去平衡状态,伴有眼球震颤与步态障碍者,提示中枢性神经系统疾病,如复视、构音不清、共济失调、单侧偏瘫等提示中枢性病变。

其次,前庭功能测验中电测听较有价值,头颅摄片、脑电图、脑脊液检查、CR、MR、CT、DSA 进一步明确病因,再结合上述疾病的临床特征,明确诊断。

4. 治疗

（1）刘氏经筋手法磁疗根据辨证结果分型对眩晕进行治疗。

1)肝阳上亢,眩晕急作:取太冲穴以磁性砭石重揉。

2)气血虚眩晕:取脾俞、肾俞、关元、足三里,以磁性砭石按揉、热熨。

3)普通肝阳上亢者:取风池、行间、侠溪点揉。

4)兼肝肾阴亏者:加肝俞、肾俞按揉。

5)痰浊中阻者:取内关、丰隆、解溪重按。

6)各种虚证眩晕急性发作:均可以磁性砭石轻按百会及四神聪。

（2）眩晕的中药治疗。

1）肝阳上亢：眩晕伴有面红目赤、口苦易怒，重者肢体麻木震颤，眩晕欲仆，头痛、语言不利、恶心呕吐、舌红苔黄、脉弦数。

治法：平肝潜阳。

方药：天麻 10 g、钩藤 10 g、石决明 30 g、生牡蛎 30 g、代赭石 30 g（先煎）、牛膝 10 g、益母草 10 g、黄芩 10 g、山栀子 10 g、杜仲 10 g、桑寄生 12 g、茯神 12 g。

2）痰浊中阻：眩晕伴头重昏蒙，胸闷乏力，纳呆，或时吐痰涎，苔浊腻，脉滑。

治法：祛痰健脾。

方药：半夏 10 g、白术 10 g、天麻 10 g、橘红 10 g、茯苓 10 g、生姜 2 g、大枣 6 g、甘草 6 g。

3）瘀血内阻：眩晕伴头痛，痛有定处，心悸烦闷，疲倦乏力，唇舌紫暗或舌有瘀斑，脉弦涩或细涩。

治法：活血化瘀生新。

方药：当归 15 g、生地 15 g、桃仁 6 g、红花 6 g、赤芍 6 g、枳壳 10 g、柴胡 6 g、桔梗 6 g、川芎 6 g、牛膝 6 g、天麻 6 g。

4）肾精不足：眩晕伴耳鸣、遗精、腰膝酸软、精神萎靡、舌嫩红、少苔或无苔、脉细弱。

治法：补肾填精。

方药：党参 15 g、熟地 12 g、茯苓 12 g、天冬 12 g、麦冬 12 g、紫河车 10 g、龟板 15 g（先煎）、杜仲 10 g、牛膝 12 g、黄柏 6 g、菟丝子 10 g、枸杞子 10 g、女贞子 10 g、旱莲草 10 g、山萸肉 10 g。

5）气虚亏虚：眩晕在活动后加重，神疲气短，面色少华，纳差、舌质淡胖、脉细或虚大。

治法：益气养血健脾。

方药：人参 15 g（另煎兑入）、黄芪 25 g、当归 12 g、白术 12 g、茯苓 10 g、川芎 12 g、白芍 12 g、地黄 12 g、肉桂 6 g、牛膝 12 g、炙甘草 10 g。

（3）预防与调养。

1）患者应保持心情舒畅，医生应多做解释工作以消除患者紧张情绪和顾虑。

2）眩晕发作时应卧床休息，室内宜安静，空气要通畅，光线尽量暗些，避免刺激性食物及烟酒，饮食宜少盐。

3）发作间歇不宜单独外出，以防发生事故。

（二）颈性眩晕

眩晕是由多个系统发生病变所引起的主观感觉障碍，病人感到周围景物向一定方向转动或自身天旋地转，称为旋转性眩晕或真性眩晕。如病人只有头昏、头重脚轻感而无旋转感，则统称为眩晕。眩晕与晕厥的主要区别是前者通常无意识障碍，在发作时病人的神志始终是清楚的，会出现眩晕的症状的疾病很多。颈源性眩晕则是指由于某些病因引起的椎动脉供血不足的一类中枢性眩晕，是颈源性脑病中最常见到的症状，无论是颈源性 TIA、颈源性脑梗死还是颈源性脑出血，病人一般都会表现或曾经出现眩晕症状。

引起椎 - 基底动脉供血不足的原因有 6 大类：①动脉粥样硬化；②椎动脉供血不足，如椎动脉型颈椎病；③基底动脉的舒缩功能发生障碍，如基底动脉型偏头痛；④椎 - 基底动脉畸形或发育异常；⑤

锁骨下动脉窃血综合征;⑥动脉内膜炎、多发性大动脉炎、颈动脉炎、结缔组织病等。

所以引起眩晕的原因多种多样,绝非颈椎病一种,而且颈椎病中也只有部分椎动脉型和交感神经型患者才会出现眩晕。

颈性眩晕是以颈部位置性眩晕为特点,头颈部转动或屈曲到特定的位置时发作眩晕,颈部位置恢复后症状消失,病人经 2~3 次发作后,对此有清醒的认识,非常警惕地回避这一特定位置。但是椎动脉型颈椎病有椎动脉交感神经丛的作用参与其中,或与交感神经型颈椎病混合发生,眩晕症状可以变得不典型,异常复杂,难以鉴别。

1. 病因病机

颈源性眩晕的病因主要是椎 - 基底动脉系统供血紊乱所导致,由椎动脉型颈椎病的症状引申而来,轻度颈源性眩晕无脑实质损害,症状上两者之间难以严格区分。椎 - 基底动脉系统负责小脑、脑干、脑桥的供血,其供血量占全脑供血量的 1/3 左右,一旦发生供血紊乱,则导致其供血区域脑组织缺血、缺氧而出现功能障碍。

颈源性眩晕在血管解剖学上主要和椎 - 基底动脉系统的内听动脉、小脑前下动脉、小脑上动脉、小脑后下动脉缺血或梗死有关,具体情况前面已作论述。由于椎动脉走行过程中在颈椎部位因颈椎退变刺激而发生扭曲甚至出现螺旋状,在颈椎活动时发生不同程度的痉挛,使椎动脉供血减少,颅内供血减少而出现眩晕。

颈源性眩晕发作早期表现头部向左右转动时出现眩晕,头部旋转主要在 C1—2 之间,椎动脉在此受到挤压。如头部向右转动时,右侧椎动脉血流量减少,要由左侧椎动脉来代偿性供血。如左侧椎动脉已经受到挤压血流量已经减少,无代偿能力,此时便会发作脑缺血而表现眩晕。颈源性眩晕可表现为旋转性、浮动性或摇晃性,病人可感到下肢发软站立不稳,可有地面倾斜或地面移动感。

2. 诊断要点

(1)颈性眩晕(椎 - 基底动脉缺血征)和猝倒史,且能除外眼源性和耳源性眩晕。

(2)旋颈诱发试验阳性。

(3)影像学检查证实颈椎病病变存在。

(4)TCD 检查证实椎动脉供血紊乱。

(5)个别患者可有自主神经症状。

3. 鉴别诊断

(1)耳源性眩晕。由内耳淋巴回流受阻引起。本病有三大临床特征,即发作性眩晕、耳鸣、感应性进行性耳聋。与颈源性内听动脉缺血导致的眩晕症状相似,但颈源性眩晕的耳鸣症状较轻,发作时间较长,可无天旋地转感。

(2)眼源性眩晕。有明显的屈光不正,眼睛闭上后可以缓解。

(3)颅内肿瘤。第四脑室和颅后凹肿瘤可直接压迫前庭神经及其中枢,患者转头时也可突发眩晕。但颅内肿瘤还合并有头痛、呕吐等颅内压增高症,血压可升高,头颅 CT 或 MRI 检查可诊断。

（4）锁骨下动脉盗血综合征。锁骨下动脉盗血综合征也可出现椎-基底动脉缺血的症状和体征。但其患侧上肢血压较健侧低,桡动脉搏动减弱或消失,患侧锁骨下动脉区有血管杂音。行血管造影可发现锁骨下动脉第一部分狭窄或闭塞,血流方向异常。

（5）内耳药物中毒。一些药物如链霉素对内耳前庭毒性大,多在用药后 2~4 周出现眩晕症。除眩晕外还可出现耳蜗症状,平衡失调、口周及四肢麻木,后期可有耳聋,做专科前庭功能检查可鉴别。

（6）神经官能症。患者常见头痛、头晕、头昏及记忆力减退等一系列大脑皮质功能减退的症状,女性及学生多见,主诉多而客观检查无明显体征,症状变化与情绪波动有关。

四、颈心综合征

颈心综合征作为临床上一大类颈椎病伴随心脏症状的症候群,被医学界业内认识并重视至今仅有不足 20 年的时间。2000 年,刘道矩教授在国内首先提出了颈源病的概念,其中就包含有颈心综合征。为研究这一特殊类型的疾病,刘道矩教授与天津胸科医院的张金铭教授一起,联手观察此类病人的症状,并率先在全国颈椎病康复医学会议上提出了颈源性心脏病的概念。此后,颈椎病业内同道也开始研究颈心综合征这一新兴名词,并在国内杂志上发表了大量的研究成果,颈心综合征作为颈源病的一个主要分支被确定了下来。

（一）主要表现

颈心综合征的病人临床表现除颈椎病一般的临床表现之外,还有一系列心脏的症状表现,主要表现为心律失常和心前区疼痛两大类。颈心综合征临床表现为颈肩部不适,同时伴有心前区疼痛,其疼痛范围往往累及颈背部并向肩部发散,经心电图超声检查,心脏器质性损伤仅表现为心律失常。颈心综合征其发病成因除颈椎病发病原因之外,导致颈心综合征,主要是颈交感神经节受压所致,颈椎脊髓没有交感神经,而颈部交感神经来自交感神经节及颈上节、颈中节、颈下节,而颈神经节来自颈椎5—8 颈神经前根,其中 6—7 颈神经节发出,为心上神经丛,当心交感神经心支交感神经节受压,可促使心跳加快、心律失常、心前压疼痛,其发病特点是先发作为颈肩疼痛后转至心前区疼痛,往往持续1~2 h(如图 1-4-30 所示)。颈心综合征发病最大特点是颈部转动、手臂高举时疼痛加重,而服冠心病药物无明显改变,心脏超声影像无心脏器质性损伤。

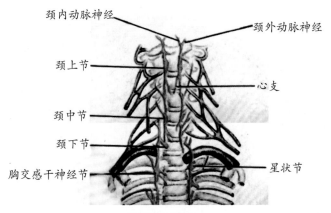

颈内动脉神经
颈外动脉神经
颈上节
心支
颈中节
颈下节
胸交感干神经节
星状节

颈部神经系统

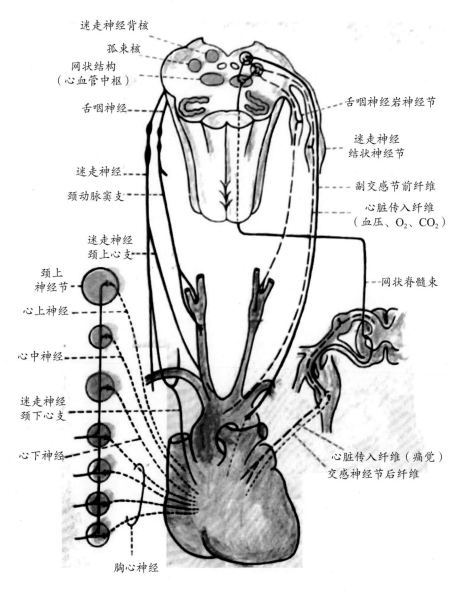

迷走神经背核
孤束核
网状结构
（心血管中枢）
舌咽神经
舌咽神经岩神经节
迷走神经
结状神经节
副交感节前纤维
迷走神经
心脏传入纤维
（血压、O_2、CO_2）
颈动脉窦支
迷走神经
颈上心支
网状脊髓束
颈上
神经节
心上神经
心中神经
迷走神经
颈下心支
心下神经
心脏传入纤维（痛觉）
交感神经节后纤维
胸心神经

图 1-4-30　心的神经支配和血压调节

（二）病症起因

本病除颈椎病形成的主要原因之外,还有病变刺激或压迫脊髓和脊髓血管,导致交感神经细胞功能障碍;另一方面,由于椎－基底动脉供血不足,令延髓内心血管调节中枢缺血,引起反射性冠状动脉痉挛收缩,也会导致心肌缺血,诱发心律失常。

（三）鉴别诊断

中老年人是冠心病的多发人群,所以"颈心综合征"很容易被误诊为冠心病,但是颈心综合征的心绞痛与冠心病中的心绞痛是有区别的。颈心综合征的心前区痛与劳力负荷增加、情绪激动等因素无关,服用硝酸甘油类药物及钙离子拮抗剂不能缓解,同时颈椎负荷增加常常是此类心前区疼痛的诱发因素,如高枕卧位,长时间维持过度仰头、低头的体姿,长时间回头,颈部转向一侧,脊髓受凉、潮湿、扭伤、劳累等。

冠心病则与此不同,心电图 ST 段及 T 波缺血性改变与颈部负荷增减无关,仅在劳累运动后加重。由于颈椎病和冠心病的患者多为中老年病人,在易患人群中重叠,所以临床上很难见到单纯颈心综合征引起的心前区痛,多数病人都合并有不同程度的冠心病,因此除临床症状区别之外,相应的医学检查必不可少,其中包括有:①心电图;② 24 h 心电图;③超声心动图;④ CT 心脏血管造影（CTA）;⑤动脉穿刺血管造影术（DSA）。

（四）治疗

对颈心综合征的治疗往往也是对其进行诊断的方法之一,在进行针对颈椎病的治疗后,心脏症状减轻或消失者,说明其属于颈心综合征,症状不见减轻者即属于单纯性冠心病。

对于颈心综合征的治疗上主要是保障椎－基底动脉系统的供血,以及减轻炎症病变。经筋手法磁疗对于颈心综合征有着良好的治疗效果,特别是对因椎－基底动脉供血而导致的颈心综合征病人效果明显,具体治疗如交感神经型颈椎病和椎动脉型颈椎病。治疗方法以标本兼治,本治颈椎病,标以改善心肌供血,先行开督脉,应用砭石磁疗器作用于颈椎发际处,开颈部后发际,即哑门、天柱、风池、完骨、翳风穴,并在颈部膀胱经所过之处,自上而下以砭石磁疗器,轻按点压以疏通经脉,改善供血,并以中府、极泉心肺二经左右对称,以砭石磁疗器轻按 3~5 min,此时心脏供血得以改善,病人症状得到缓解。

五、颈胸综合征

（一）概念

颈胸综合征是近年来临床上发现的以颈、胸两方面症状夹杂在一起表现出来的一系列临床症状。从广义范围来讲,前面提到的颈心综合征也应属于颈胸综合征的范围。颈胸综合征是以颈、胸椎关节失稳及其周围肌肉、韧带劳损所造成的颈后、胸部疼痛不适,甚至颈部活动受限等一系列症候群的疾患。

（二）发病原因

颈胸综合征确切病因尚不十分清楚,一般认为其发病的原因与颈椎骨质增生、颈椎错位失稳、颈椎间盘突出等退行性改变所致的无菌性炎症,压迫刺激神经根或交感神经相关。

(三)临床表现

狭义的颈胸综合征是在病人颈椎病的基础上伴见胸痛为主要症状的一系列临床症状。广义上讲,还应包括颈心综合征的所有症状。

(四)诊断

与颈心综合征一样,颈胸综合征的诊断主要依赖于治疗后的效果,在经过相关治疗之后,病人胸部症状减弱者,可视为颈胸综合征,胸部症状未见减轻者,则不可轻视之。

在解剖上,由颈部神经节分离出一支胸长神经进入胸腔,这是颈胸综合征产生的解剖基础(如图1-4-31所示)。

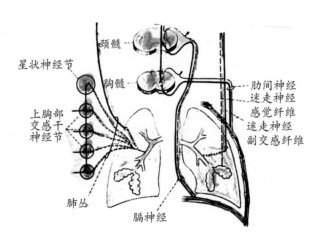

支气管、肺的神经支配和呼吸调节

图 1-4-31

(五)治疗

对于颈胸综合征的治疗,原则上按照颈椎病的治疗进行,刘氏经筋手法磁疗在治疗时,针对病人胸部症状可加入胸背部腧穴。

刘道矩教授在中国康复医学会颈椎病专业委员会第七次康复医学大会上曾交流《脉冲磁感应治疗颈胸综合征临床观察》一文,应为国内论述颈胸综合征最早的临床论文。刘道矩教授与天津胸科医院张金铭教授合作,对颈胸综合征进行了长时间细致的临床观察。张金铭教授是治疗胸痛的专家,在临床过程中发现了很多不明原因胸痛的患者,在排除了心脏肺部疾患、胸壁疾患及肿瘤等因素之后,仍不能找到相关的病因,但是同一个病人在接受了颈椎治疗之后,其胸痛的症状得到了缓解。为了研究这一临床现象,两位素不相识的专家走到了一起,经过数年的临床观察,确认了颈胸综合征这个临床症候群,为不明原因胸痛的患者提供了另一条治疗途径。

典型病例

程某,男,43岁,某公司管理人员。

患者平时身体健康,偶有颈肩疼痛,右上肢麻木。某日饮酒过量后偶感风寒,当时就感觉颈背不适,次日晨起颈肩疼痛加重,累及胸部阵发性心前区不适,患者经专科检查,心电图为异常心电图 ST 段下降,心脏造影冠状动脉正常(如图 1-4-32 所示)。服扩冠药物不见好转。经人介绍来我院颈源专科门诊检查,X 线显示颈椎生理曲度变直,C4—5—6 骨质增生,椎间隙变窄。MRI 表现为椎间盘突出,压迫颈髓。诊断为颈椎病—颈胸综合征。

以经筋手法磁疗,外用中磁药物治疗,两周后症状好转。开始半日工作,两个月后症状消失,叮嘱应劳逸结合,注意颈椎保健,勿提重物,随访两年,未见复发。

颈肩综合征一般具有的一定规律和发病特点。其中,临床规律分为神经激惹期、神经挤压期、神经压迫期和神经恢复期。颈肩综合征一般发病突然,病程较长,长者可达 1 年,短者 3~6 个月,其发病过程与颈丛神经受压范围和病变刺激部位有直接关联,发病因素多,有颈椎病因外感风寒、湿邪或外伤导致颈丛神经节引发炎症、水肿,导致颈神经根后节刺激引发疼痛,此期为激惹期;随着局部炎症水肿渗入使局部神经根受压,此时疼痛为阵发性,某些活动体位诱发疼痛,这一时期其疼痛加重,此期为神经挤压期;由于炎症水肿在漫长的时间里渗出范围基本得到控制,病变范围得到固定,此期为神经压迫期;诸多症状随着病程、病变范围炎症水肿吸收,病人疼痛渐渐消失,此期为恢复期。

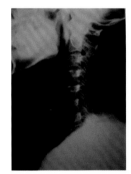
正位

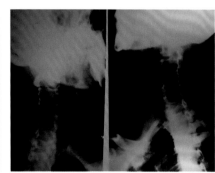
侧位

X 光照片侧位

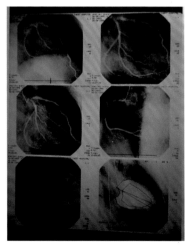

心脏造影结果显示正常

图 1-4-32　患者 X 线与造影照片图示

六、颈肩综合征

(一)概述

颈肩综合征的发生与经筋的生理结构特点及肩颈的活动密切相关,肩颈的经筋皆由上肢指爪循行而上的经络组成,其中手三阴经筋循至腋下后,向胸性分布于胸廓及缺盆(锁骨),手三阳经跨越肩颈,向头部上行,终止于头面,而手阳明经自肩部分出向背胸支经筋,终止于上胸脊椎。上述的经筋走向及分布特性说明肩颈的经筋具有以下特点。

(1)颈主掌指的力线群结构,经筋自指爪远端呈向心性行走,自掌、腕、肘、肩达颈,在机体动态活动时,具有向心性的力线群引力作用,这同上肢的活动实际功能吻合。如:掌指的握力,表面的动作在掌指之间,但实际的最终应力点在颈椎和胸椎。

(2)颈胸背三角分力线与肩关节集合力线的构成,以颈及胸椎为纵轴,做矢状切面,则胸在前、背在后,形成八字开的三角形两个边的构体。肩袖在三角形的外下方,构成该三角的底边,这是颈胸背三角的结构(颈三角)。

(3)颈三角虽然是非等边三角,但无论从肌筋器质的分布还是经筋线的结构分布,都客观存在这一构型。例如从颈向背胸斜行方向行走的如斜方肌、肩胛提肌等,从颈向前胸呈斜行走向,如胸锁乳突肌、上斜角肌、中斜角肌、下斜角肌,分别终止于胸锁关节及第1、2肋骨表面。

手阳明经分布向背及手三阴经向胸分布,无疑表明经筋线的分布结构,也构成上述三角形构体。

上胸三角形的结构,是人体的自然结构,具有分力线的作用,这便是颈胸背三角形分力线。

按照三角形定律,三角形的任何一边发生变化都直接产生对其他两边的数值的影响,因此,颈三角的任何活动都存在相互连带的关系。

肩关节力线集合,来源于:①颈肩线,主要肌筋有斜方肌;②胸肩线,主要肌筋有胸大肌、胸小肌及喙肱肌;③背肩线,主要肌筋有冈上肌、冈下肌、大圆肌、肩胛下肌,间接来源于斜方肌、肩胛提肌、菱形肌、前锯肌等;④远端线,即上肢远端的引力线,由于肩部的线力集中,加上肩关节活动度大,负荷重,受损伤概率大。

所以肩周炎临床常见,成为颈肩综合征的潜在隐患。

(二)好发人群

颈肩综合征是以颈椎退行性病变为基础,以及由此引起的颈肩部酸麻、胀痛症状的总称。颈椎病是一个很漫长的过程,与身体素质、职业、生活习惯、寒冷有明显关系。胃肠吸收差、生活不规律、长期紧张工作、思想高度集中者易发。财务人员、常用电脑人员、驾驶员、教师、办公室工作人员、缝纫工等多发。

由于颈椎的急慢性损伤、退变或颈项部软组织病损挤压颈脊神经,导致其所支配的肩周有关肌肉痉挛、挛缩,引起肩关节疼痛,活动障碍。多见于中老年人,青壮年在外伤后出现,经久不愈的肩痛症状,与外伤时伴发的颈椎损伤未获得及时合理的治疗有关。

（三）发展阶段

颈肩综合征的发展大致分为 3 个时期。

（1）神经激惹期。

（2）神经挤压期。

（3）神经压迫期。

（四）临床表现

临床以肩关节的周围炎症症状如肩臂疼痛、功能障碍等表现较为突出,颈部的症状隐蔽以及臂肘掌指出现多样化症状为本症的特点,即以优势的病灶症状为主要表现,当优势病灶症状减轻或消除时,隐蔽的症状上升为主导地位,出现病情的反复及迁延现象。

1.伴随症状

（1）颈部经筋似紧感。

（2）强行活动颈部时,肩肘的病情加重。

（3）自肩到指端出现特异感觉。

（4）上肢发麻。

（5）部分病例可出现上肢轻度震颤。

2.病灶体征:常见病灶呈多维性分布

（1）颈侧胸锁乳突肌中段后侧深层可查到经筋的结节硬化灶,触压疼痛异常。

（2）上胸锁骨中线第二肋骨表面查到颗粒病灶。

（3）肩胛提肌起始段(C2—C4 横突)沿途及终末附着点(肩胛内上角),多呈硬结块状及索条样变化。

（4）冈上肌呈凝结状,中间层呈粗索样变,活动度显著降低。

（5）冈下肌呈深伏性紧结,压触时常有"传导感"向小指传递。

肩臂病灶体征:按经筋"各有定位"检查,常见病灶的好发点是肱二头长头肌腱及短头肌腱、肩点、肱骨大小结节点、肱骨粗隆点、喙突点、喙肱肌、肱肌、肱桡肌、旋前圆肌、肘三点(肘中、肘内侧及肘外侧肌筋附着点)及桡背列缺腧穴点等。

（五）发病原因

颈肩综合征是由于不良坐姿引起的,同一姿势保持太久,使脖子和肩膀周围的肌肉紧张,时间久了导致酸痛感。腕关节的病痛是由于长时间使用电脑,手部的神经受到压迫所导致。不同于繁重体力劳动的是,从事电脑操作进行的是一项静力作业,伴随着头、眼、手的细小和频繁运动,往往持续时间较长,工作量大,会使操作者的肌肉、骨骼反复紧张,引起相应症状。常见不良因素如下。

（1）鼠标大小不合适。

（2）办公桌的高度太高。

(六)预防措施

中医有"治未病"的传统,看重对疾病的预防和保健。对颈肩综合征如何预防需注意下面几点。

(1)掌握正确的坐姿和手部姿势,大腿与小腿应保持 90° 弯曲,上臂和前臂弯曲的弧度要保持在 70°~135°,手腕和前臂呈一条直线,避免工作时手腕过度弯曲紧张。

(2)尽量避免长时间操作电脑。

(3)电脑桌上键盘和鼠标的高度应当稍低于坐姿时肘部的高度,这样才能最大限度地降低操作电脑时对腰、背、颈部肌肉和手部肌肉腱鞘等部位的损伤。

(4)显示屏比视线略低,以保持颈部血液循环通畅,减少颈肩肌肉紧张而引起的疲劳。

(5)不要让手臂悬空,有条件的使用手臂支撑架,可以放松肩膀的肌肉。

(6)多做颈肩部活动。

(七)治疗

对于颈肩综合征的治疗,可采取物理治疗结合中药活血化瘀,西药营养神经进行。

中华经筋手法磁疗作为物理疗法对其有良好的治疗效果。具体治疗是在磁性砭石疏通督脉、膀胱经的基础上,对手三阴、手三阳经穴进行疏导,并结合病人阿是穴进行活血化瘀治疗。具体步骤如下。

(1)病人取坐位,术者在患者身后,患者上举双臂,上举时以患肢与健侧对比,注意上举范围、上举位置及相应压痛点(注意部位与压痛范围)。

(2)以颈部经筋感应带,以足太阳膀胱经、手阳明太阳经、手少阳三焦经所过处,天柱、风池、完骨、翳风以砭石磁疗器轻按以疏通经筋。

(3)患肢上举,在肩背区压痛点以砭石磁疗器重按轻推,反复运作。

(4)疏手少阳、手阳明患侧之经筋,自上至下,以砭石磁疗器拉、按点综合手法,每日一次,一周一疗程。

七、颈椎病对五官损伤的影响

(一)颈源性眼病

颈源性眼病是一种由于颈椎病造成患者脑供血障碍,影响视觉中枢及视觉传导通路出现的一过性黑矇、视觉皮质盲等中枢性视觉障碍或影响动眼神经通路而出现的动眼神经麻痹症状,因为病变表现在患者眼部,所以称之为颈源性眼病。从根源上讲,颈源性眼病仍是颈源性脑病的范围,是颈源性脑病的一种特殊的临床表现。

1. 病因病机

颈源性眼病是因为颈椎病椎-基底动脉系统供血紊乱,进而造成脑供血不足,影响视觉反应中枢或视觉传导通路以及动眼神经传导通路而出现的临床症状,其成因与视神经和动眼神经的走行及供血情况有关。

视神经是第二对脑神经,解剖上分为 4 段,眼内段约 1 mm,眶内段 25~30 mm,管内段 4~10 mm,颅内段 10 mm。视神经由眶后壁的视神经管进入眼眶,在颅底位置偏前,不属于椎－基底动脉系统供血范围。但是视觉反应中枢位于大脑枕叶,供血上属于大脑后动脉供血范围,而部分人大脑后动脉供血依赖椎－基底动脉系统供血,所以当椎－基底动脉系统供血紊乱时,可影响到大脑后动脉的血运,造成视觉中枢缺血而出现一过性视力障碍。

动眼神经是第三对脑神经,其神经核在中脑中线附近,分大细胞部和小细胞部。前者负责眼外肌的运动,其主核负责内直肌、上直肌、下直肌和下斜肌,部分参与眼轮匝肌的运动,正中核负责内直肌的运动。小细胞部有缩瞳核,属于副交感神经核,发出神经纤维至睫状神经节,由此节发出节后纤维,支配瞳孔括约肌。还睫状核又名上正中核,其纤维亦至睫状神经节,支配睫状肌,调节晶状体的厚度。动眼神经有核性损害和核下性损害,鉴别上两者都有周围性瘫痪,但有不同之处。核性损害常为双侧性,而核下性损害多为单侧(两侧核较近而纤维较远);核性损害时较小的病变多损害核的一部分而表现为部分眼肌受累(核较长),而核下性损害多为完全性受损;核性损害眼内肌不一定受损,而核下性损害眼内肌先受损;核性损害常伴见核周围脑干临近结构受损,可有眼轮匝肌不全麻痹,核下性损害如出现在眼内、外肌麻痹外的其他症状则是临近动眼神经的组织受损症状,无眼轮匝肌麻痹。

动眼神经亦分为四段:

(1)脑内段:经过黑质和红核内侧,在大脑脚内侧出脑。病变可产生下列综合征:动眼神经交叉性黑质综合征(Benedikt),病变在黑质,出现同侧动眼神经周围性麻痹及对侧肢体肌张力增高和震颤;动眼神经交叉性红核综合征(Claude),病变在红核,出现同侧动眼神经周围性麻痹和对侧肢体小脑性共济失调;动眼神经交叉性椎体束综合征(Weber),病变在大脑脚的脚底,出现同侧动眼神经周围性麻痹,对侧肢体中枢性硬瘫和对侧面神经、舌下神经中枢性瘫痪。

(2)颅后窝段:在脑脚池间走行在大脑后动脉和小脑上动脉之间,于后交通动脉下方穿过蛛网膜,在小脑幕前上方和颞叶下内方穿过硬脑膜,进入颅中窝。病变主要为动脉瘤等组织压迫所至。脑疝时亦发作。

(3)颅中窝段、眶内段:这两段与颈椎关系不大,在此不多论述。

2. 诊断要点

①临床症状符合动眼神经麻痹的临床表现。②影像学检查证实颈椎病病变存在。③体检符合动眼神经麻痹体征。④ TCD 检查有椎－基底动脉系统供血紊乱,部分病人脑部影像学检查有椎－基底动脉系统脑梗死。

3. 鉴别诊断

(1)脑底部肿瘤所致的动眼神经麻痹。可出现双侧或单侧动眼神经麻痹,临床可有头痛、呕吐等颅内压增高的表现,脑部 MRI 可明确诊断。

(2)血管瘤压迫所致的动眼神经麻痹。可出现单侧动眼神经麻痹,脑部 MRA 可明确诊断。

(3)海绵窦综合征。由颈内动脉海绵窦段血管瘤、海绵窦动静脉瘘、海绵窦感染性血栓引起。临床表现可有眼球突出,结膜水肿。

（4）岩蝶间隙综合征。由颅中窝底部肿瘤如鼻咽癌引起，伴见多对其他脑神经受损的体征。

（5）眶上裂综合征。由眶上裂鼓膜炎、颈内动脉瘤、肿瘤、外伤引起，有对光反射消失、瞳孔散大、眼裂以上额部皮肤感觉障碍、角膜反射消失等症状。

（6）眶尖综合征。由筛窦和额窦的外伤、肿瘤、炎症、出血及动脉瘤引起，有眶上裂综合征所有表现外尚有视神经损害。

（二）颈源性耳鸣、耳聋

颈源性耳鸣、耳聋在颈椎病患者中亦较为常见，多数患者耳鸣程度较轻，本症可发生在颈源性TIA、颈源性脑梗死和颈源性梗死后脑出血之后，也可发生在单纯的椎－基底动脉供血不足的基础上。

1.病因病机

颈源性耳鸣、耳聋的病因主要和听神经的走行和供血有着明显的关系。听神经是第八对脑神经，包含两组神经纤维，即前庭神经和耳蜗神经。前庭神经发自前庭神经节，然后和听神经、面神经一道经过内耳道入颅后窝，再连接前庭神经核群。由前庭神经核群发出纤维，分别至小脑、延髓、丘脑、脑干网状结构、部分颅神经运动核。耳蜗神经发自耳蜗，同前庭神经一起入脑，止于绳状体的蜗神经核。蜗神经核和前庭神经核并不在一处。由蜗神经核发出纤维经被盖交叉到对侧成斜方体，然后上行又成外侧丘系，再止于内侧膝状体，由此经听神经终止于颞叶皮质中枢。其中一部分纤维不交叉，直接参加同侧外侧丘系，这样一侧蜗神经核受双侧皮质控制，一侧病变不致引起听力丧失。

前庭耳蜗的血供来自内听动脉（迷路动脉）。在走行上，该动脉细而长，与其他小动脉吻合支很少，故极容易发生缺血性损害。该动脉系由基底动脉发出，供血上依赖于椎－基底动脉系统。椎－基底动脉系统供血紊乱，必将造成内听动脉供血不足。听神经细胞对氧的需求很高，一旦缺血缺氧则会导致神经细胞变性，功能丧失，使听神经的功能受损，出现听力下降、耳鸣。长时间的缺血缺氧导致听神经功能丧失而出现耳聋，属于神经性耳聋。

2.诊断要点

（1）临床上有耳鸣、耳聋症状出现，测听、阻抗检测听力下降。

（2）影像学检查显示患有颈椎病。

（3）TCD检查显示椎－基底动脉系统供血紊乱。

（4）耳科检查无外耳、中耳病变存在。

（5）无使用耳毒性药物史。

3.鉴别诊断

（1）传导性耳聋。由外耳和中耳病变引起。多为低声调障碍，骨导大于气导，韦伯尔试验骨导偏向病侧。而颈源性耳聋为神经性耳聋，多为高声调障碍，气导大于骨导，韦伯尔试验骨导偏向健侧。

（2）耳毒性药物所导致的听神经损害。临床上一些药物如链霉素、庆大霉素等具有较强的耳毒性，可以损伤听神经细胞，用药不当可导致听神经损害而出现听力障碍。详细询问病人病史及用药史对鉴别有帮助。

（3）梅尼埃病。颈源性耳鸣、耳聋多伴有眩晕、头晕症状，同梅尼埃病类似。但梅尼埃病由内耳淋巴回流受阻引起，特征为发作性眩晕、耳鸣、感应性进行性耳聋。颈源性耳鸣一般症状较轻，发作时间较长，可无天旋地转感。

临床耳科检查十分必要。分为主观测听（如音叉检查、纯音听力计检查、言语测听）和客观测听（声导抗、耳声发射、听觉诱发电位）两大类。

纯音听阈测听：简称电测听，是利用电声学原理，产生各种不同频率和强度的纯音，通过分别测试受检耳的各频率听阈强度，以判断耳聋的程度、类型，以及病变部位。因属于主观测听法，它的测试结果准确与否受许多因素的影响，如测试环境、测试者的配合程度、听力计的校准、检查者的操作、外耳道情况等。

声导抗测试法：声导抗测试是通过测量中耳声阻抗的变化，记录后为分析中耳病变提供客观的依据。检查仪器灵敏度高，操作简便，结果客观，有较高的准确性，是临床听力诊断常规检查方法之一，其测试包括鼓室声导抗、声反射及咽鼓管的功能测试。它主要用于：判别耳聋性质、耳聋病变部位（如耳蜗性病变、蜗后性病变）、鉴别非器质性聋、为蜗后听觉通路及脑干疾病提供诊断参考；对周围性面瘫进行定位诊断和预后预测，以及对重症肌无力做辅助诊断及疗效评估等，听力检查除外。耳聋性质、耳聋发生部位，通过客观现代化检查除外，耳部引发之器质性病变是十分必要的。

（三）颈源性味觉减退

颈源性味觉减退、舌体运动不利、唾液量异常、面部感觉异常，此类疾病在临床上比较少见，其病因亦与椎－基底动脉对脑干部的供血有关，故将它们放在一起论述。

1. 病因病机

颈源性味觉减退、舌体运动不利、唾液量异常、面部感觉异常的症状与面神经、三叉神经、舌咽神经、舌下神经的功能有关。

面神经是混合性神经，由运动、感觉和副交感纤维组成。3 种纤维均发自各不相同的神经核：面神经核、孤束核、泌涎核。面神经核为运动神经核。其背侧核支配面上部表情肌，腹侧核支配面下部表情肌。泌腺核为副交感神经核支配泪腺、颌下腺、舌下腺的分泌，以及鼻、腭黏膜腺体及软腭、扁桃体黏膜的感觉。孤束核为内脏感觉核，司值舌前 2/3 的味觉及面深部黏膜、耳甲、耳后部皮肤的感觉。面神经受损出现面神经周围性瘫，同侧舌前 2/3 的味觉缺失，腺体分泌障碍。三叉神经核由中脑到上颈髓依次分布为三叉神经中脑核、上核、感觉主核、脊束核，均为感觉纤维终止的核。三叉神经运动核位于感觉主核内侧，负责咀嚼肌的运动。其三大分支病变表现如下。

眼神经：鼻背部和眼裂以上皮肤感觉消失，角膜反射消失，角膜炎。

上颌神经：口裂和眼裂之间的皮肤感觉消失。

下颌神经：口裂以下的皮肤感觉消失，下颌反射消失。下颌向上运动力弱，张口时下颌偏向病侧，下颌不能向健侧移动，听力减退或听力过敏，软腭偏向健侧。

舌咽神经是混合神经，既包含感觉神经（躯体和内脏），还有副交感神经。起止于 5 个神经核。

（泌涎核、迷走神经背核、孤束核、疑核、三叉神经脊束核）。舌咽神经主要支配咽喉肌、腮腺分泌、舌后2/3、扁桃体、咽等部的感觉。舌咽神经咽支病变可出现舌后2/3的味觉缺失,舌根、软腭、咽上部一般感觉缺失。舌下神经起于下神经核支配舌骨肌群和舌骨下肌群。病变影响其功能,造成其支配的肌肉瘫痪。

上述神经核均位于椎-基底动脉供血区域,当椎-基底动脉供血紊影响神经核血运时,便可出现临床症状。

2. 临床表现

本症的临床表现多种多样,与影响的神经有关。不同的病人可表现其中一种或几种症状。临床多见的有:面部感觉异常,双侧面部感觉不一样;味觉减退或部分丧失,舌运动不利,舌体麻木,语言不清,发音不准;唾液量减少,咽部疼痛等。

3. 诊断要点

（1）患者影像学检查显示有颈椎病存在。
（2）临床症状表现有上述颅神经功能异常的表现。
（3）体检符合动眼神经麻痹体征。
（4）TCD检查有椎-基底动脉系统供血紊乱。
（5）部分病人脑部影像学检查有椎-基底动脉系统脑梗死。

4. 类症鉴别

（1）脑底部肿瘤压迫,影像学检查可鉴别。
（2）脑底部血管瘤,MRA检查即可明确诊断。
（3）面神经炎。
（4）三叉神经痛,多有扳机点。

典型病例1

翟某某,女,50岁,美术设计师,主因突发昏迷,苏醒后四肢瘫痪,神志模糊入院治疗,2003年1月请刘道矩教授会诊。患者于半年前一次加班工作后出现头晕耳鸣,当时在医院检查为椎-基底动脉系统供血不足。1天后早晨突发昏迷,意识障碍伴四肢全瘫,经全力抢救苏醒,神志稍有恢复,但遗留完全性失语、四肢瘫痪、大小便不能自理的后遗症。患者入院后MRI显示为脑干、双侧小脑、右侧丘脑多发性脑梗死,颈椎C3—4、C4—5、C5—6椎间盘突出。MRA显示颈内动脉粥样硬化严重,椎动脉显示不良。TCD双侧椎动脉血流未探及。经过药物、针灸及高压氧治疗未见好转,于2002年8月在某医院行右颈内动脉介入治疗,患者神志逐渐恢复,但是仍有完全性失语,四肢全瘫的症状,经多家医院会诊治疗,症状无明显改善,经友人介绍找到刘道矩老师会诊。患者就诊查体表现神志尚清,完全性失语,四肢瘫痪,只有颈部及眼球可以转动。T:36℃。P:108次/分。R:26次/分。Bp22.66/13.33 kPa（170/100 mmHg）,双侧瞳孔等大等圆,光反射灵敏。右侧口角不自主抽搐,口角稍向右偏,左侧鼻唇沟变浅。伸舌困难,舌体后坠。四肢肌力0级,肌肉萎缩,肌张力降低,肌容量减低,生理反射减弱,双侧霍夫曼征、巴宾斯基征、查多克征阳性。舌红无苔,脉细数。本例患者系多发性脑梗死,其脑干、小脑梗死区域属于椎动脉供血区域,患者发病前患有颈椎病,病前长时间进行图纸设计,导致病情加重。发病前一日发作椎动脉系 TIA,当时由于患者就诊于耳鼻喉科按照梅尼埃病处理,其椎动脉缺血症状未得到足够的重视,加之病人患有严重的动脉硬化症和高血压病,其脑循环本身就不理想,椎动脉系 TIA 进一步加重了患者脑供血不足的程度,最终导致病人脑梗死的发生。如果病人椎动脉系 TIA 出现的时候就积极治疗,病人的情况应当比现在要好。当然,如果病人在颈椎病发生后就积极治疗,就不会出现如此严重的颈源性脑病。由于失去了最佳的治疗时机,目前病人的情况虽有部分好转,但是要恢复到病前水平已没有希望,目前治疗以康复治疗为主,目的是尽可能地减低病人的致残程度。同时对于病人的原发病,如颈椎病椎动脉缺血、动脉硬化、高血压等积极治疗,防止病人病情发生反复。

治疗上采用刘氏中磁药物疗法配合刘氏经筋手法磁疗疏通经络。针对病人久病体弱,阴液亏耗的情况,在传统治疗方药中加入沙参、麦冬、五味子、生地、石斛、玉竹、天花粉、桑叶、扁豆、知母、牛膝等养阴增液之品,维系患者肺胃阴精。与此同时,嘱家属其他相关治疗继续进行,多管齐下,争取达到最佳的治疗效果。随诊 3 个月,患者家属依嘱进行治疗,患者情况稳定,虽仍失语瘫痪,但与家属其他方面的交流增多,患者家属对治疗效果表示满意。

典型病例 2

李某,男,67 岁,干部,于 2014 年 4 月 10 日来我院就诊。主诉头眩晕,发作时头部沉重,头昏,头晕伴见左侧上、下肢麻木,左下肢上抬困难,双下肢无力,走路不稳,步态蹒跚,腰痛,右侧腓神经支配区域用力时疼痛,舌红苔薄白,脉沉细。询问病史此前一年病人曾突发晕倒,经脑 MRI 检查显示右侧小脑及脑干多发性梗死后出血,因出血量小,经治疗好转后出院,但上述症状未解决。影像学检查显示 X 线 C3—4 先天性阻滞椎,C3—7 骨质增生,C2—7 椎体后缘不齐,C4—7 椎间隙变窄,相应椎间孔变形,弥漫性骨质增生症。MRI 显示 C4—7 椎间盘膨出,压迫硬膜囊,C4—5 突出压迫脊髓,相应水平黄韧带肥厚,压迫硬膜囊,前纵韧带肥厚。TCD 显示脑动脉轻度硬化,椎 - 基底动脉供血不足。一年前 MRI 显示脑干及右侧小脑多发点状梗死出血。体检颈部活动不利,旋颈试验阳性。病人主要症状以眩晕为主,眩晕时不敢睁眼,恶心、呕吐(前庭反应),只能平躺,不敢转头系椎 - 基底动脉系统供血不足导致内听动脉(迷路动脉)供血不足所致,临床应该与梅尼埃病鉴别。脑干和小脑属于椎 - 基底动脉供血区域,病人已经发生过这一区域的梗死后出血,提示病情较重,治疗应密切观察。患者虽有脊髓型颈椎病,但颈 MRI 显示椎管内脊髓尚未受压,故临床上双下肢无力,走路不稳,步态蹒跚的症状大部分是因为椎 - 基底动脉系统供血不足导致小脑前下动脉及小脑上动脉缺血所致,为颈源性脑病。病人基础疾病为高血压、高血脂、高黏血症,如不积极治疗其椎 - 基底动脉系统供血不足则极易出现再次梗死或出血,危及病人生命。

在治疗上采用了标本结合的治疗方法,针对病人"三高"症状使用药物降压、降血脂、降黏治疗,随时检测病人血压、血黏度和血脂情况,同时对于其颈椎病椎 - 基底动脉系统供血不足的情况采用刘氏中磁药物疗法及刘氏经筋手法磁疗进行治疗,用活血化瘀中药选取刘氏颈脑通组方。1 周后病人复诊,头晕症状略减轻,左侧上、下肢麻木,左下肢上抬困难,双下肢无力,走路不稳,步态蹒跚,腰痛,右侧腓神经支配区域用力时疼痛如前,舌红苔薄白,脉沉细。原方中加入太子参、生地、枸杞、山萸肉、泽泻、茯苓、丹皮、杜仲、寄生、山药等益气养阴、滋补肝肾之品,在活血化瘀的同时补益肝肾,嘱病人继续治疗。经过 3 个月治疗,病人椎－基底动脉系统供血不足的情况得到改善,头晕基本消失,无眩晕发作,走路不稳,步态蹒跚的症状缓解,"三高"情况均控制良好,随访 1 年未见复发。

典型病例 3

孟某某,男,67 岁,工人,于 2000 年 6 月 28 日来我院就诊。述头痛,头晕,恶心 10 天,突发右上睑下垂 7 天。询问病史患者患颈椎病已有 5 年,平素偶发头晕,晕时伴恶心,症状时轻时重。10 天前突发头晕,头痛,伴恶心,7 日前因夏季炎热,吹了一夜电风扇,次日清早即发右上睑下垂,不能自行上抬,右眼球向外上方偏斜,不能向内、上、下方自主运动。走路时偶见不稳情况。此前患者有躺在床上或沙发上看报纸看电视的不良习惯,既往有右基底节区陈旧性脑梗死及软化灶病史。体格检查显示颈部活动不利,旋颈诱发试验阳性。右上睑下垂,不能自行上抬,右眼球向外上方斜视,不能自由向内、上、下方转动,右侧瞳孔对光反射消失。角膜反射存在。影像学检查 X 光显示生理曲度变直,颈椎后缘排列不齐, C3—4 水平后缘成角,双侧椎间孔变窄,钩椎关节增生,项韧带钙化。脑 CT 显示右基底节区陈旧性脑梗死及软化灶,未见新鲜梗死。TCD 显示椎－基底动脉供血不足,脑动脉硬化。根据病人的临床表现及检查结果诊断为颈椎病、颈源性眼病、动眼神经麻痹。本例病人系电工,长期从事低头工作,平素有躺着看报纸的不良习惯,长期姿势性劳损造成颈椎病变。平素病人时有头晕但不严重,故未引起足够的重视,椎－基底动脉系统供血不足情况早已存在,加上老年性动脉硬化,已有腔隙性脑梗死尚不自知,成为发病隐患。患者颈椎所致椎－基底动脉供血不足进一步影响脑内供血,特别是颅底部脑神经相对处于缺血状态,导致动眼神经颅内段供血不足,表现为眼睑下垂,目珠不能转动,即临床上的动眼神经麻痹。根据病人发病后脑 CT 可以排除由于脑梗死脑组织压迫而导致发病,病人眼科检查亦正常,故考虑为颈椎病椎－基底动脉供血不足导致。

治疗自 2000 年 6 月 28 日开始,每日应用刘氏中磁药物疗法,每日治疗 2~3 次,每次 15~20 min,治疗其颈椎病椎－基底动脉供血不足,同时针对其动眼神经麻痹症状,采用刘氏经筋手法,磁疗取攒竹、丝竹空、四白、阳白、风池、翳风、合谷、足三里、委中、阳陵泉等诸穴,每日 2 次,每次 30 min,睛明、瞳子髎、承泣、阳白、翳风、合谷、足三里、阳陵泉等静磁敷磁治疗。如此坚持治疗 3 周,患者头晕症状消失,右上睑已能抬起,眼球亦可向上、下、内方向活动,视物有复视现象。又经 1 周治疗,复视消失,临床症状痊愈。两年后患者认为颈椎病症状一直未发作,便停止治疗,半年后突发左眼动眼神经麻痹,症状同两年前相同,考虑病人年龄较大及反复发作,请脑内科会诊,MRI、MRA 检查排除脑梗死、脑出血、脑部肿瘤及颅内血管瘤。TCD 示椎－基底动脉供血不足,仍诊断为颈源性动眼神经麻痹症,用前法治疗 3 周,病人痊愈,坚持治疗,随访 5 年未再复发。

典型病例 4

李某某,女,64 岁,工人。主因突发左侧上眼睑下垂,眼球向内、上、下活动受限,右侧面神经麻痹伴头晕、复视,于 2011 年 5 月来我院就诊。询问病史,病人有颈椎病病史,每次发作均轻微,故未进行治疗。此次于 1 个月前突发前述症状,经针灸治疗面神经麻痹减轻,但眼部症状疗效不理想。查体显示:颈部活动不利,旋颈阳性。左侧上眼睑下垂,眼球向内、上、下活动受限。右侧鼻唇沟变浅,口角轻度偏斜。影像学检查,X 线显示颈椎生理曲度变直,排列欠整齐。脑 MRI 显示基底节陈旧性腔隙性梗死。TCD 显示椎－基底动脉供血不足伴右侧大脑中动脉、大脑后动脉供血不足。根据病人的临床表现及检查结果诊断为颈椎病、颈源性眼病、动眼神经麻痹。病人长期从事低头工作,造成颈椎病变,因症状不重未引起足够的重视,其椎-基底动脉系统供血不足情况早已存在,发生腔隙性脑梗死而自身未觉最终导致发病。由病人脑 MRI 可知,无脑内器质性病变,考虑病人为颈椎病椎-基底动脉供血不足影响颅内段动眼神经周围组织所致。病人症状类似动眼神经交叉性椎体束综合征,但无对侧肢体中枢性硬瘫和舌下神经中枢性瘫,考虑系病变为缺血而并未梗死所致。当积极治疗,防止病情进一步发展。

治疗采取标本兼治,应用中磁药物疗法配合刘氏经筋手法治疗其颈椎病椎-基底动脉供血不足,同时取攒竹、丝竹空、四白、阳白、风池、翳风、合谷、足三里、委中、阳陵泉等诸穴,予脉冲磁疗,睛明、瞳子髎、承泣、阳白、翳风、合谷、足三里、阳陵泉等静磁敷磁治疗,并配合降黏及扩张血管药物输液治疗 3周,患者头晕症状消失,右上睑已能抬起,眼球亦可向上、下、内方向活动,复视消失,临床症状痊愈。嘱坚持治疗,随访 3 年未再复发。

典型病例 5

曹某,男,52 岁,干部,于 2004 年 7 月来我院诊治。主要症状为左耳耳鸣伴听力下降两年,近日症状加重。舌红苔薄白,脉细数。询问病史知患者两年前曾于耳鼻喉科就诊,当时诊断为"外耳道炎",口服利君沙、静脉点滴氧氟沙星等未见效果。后诊断为"左耳突发性耳聋",使用强的松、能量合剂、尼莫地平治疗略有好转,来我科会诊。体检显示:病人颈部活动不利,神经反射阳性。影像学检查:MRI显示 C3—4、C4—5、C5—6 椎间盘突出,压迫相应硬膜囊。三维重建螺旋 CT 显示 C4—5 椎间盘突出,压迫相应硬膜囊,双侧椎动脉走行未见异常。X 线显示颈椎生理曲度变直,C6—7 前缘增生,钙化,椎间隙变窄,C5—6 后缘反折,相应水平项韧带钙化,C3—4 钩椎关节增生,相应椎间孔变形。TCD 显示椎-基底动脉供血不足,DP 显示左耳蜗功能降低,颞骨 HRCT 未见异常,前庭功能正常,考虑为颈源性耳鸣。病人是脑力劳动者,每日伏案工作,常年睡高枕,不良的姿势习惯导致颈椎病的发生,由于未出现明显症状而不自知,但其椎-基底动脉供血不足客观存在,长时间的供血不良导致听神经营养不良而发生病变。本例病人特点为发病即为耳部症状,容易出现误诊。治疗上采取刘氏中磁药物疗法配合刘氏经筋手法,根据患者肝肾阴虚、胆火亢盛,临床治则用补肾清肝泻火法。手足少阳经脉均绕行于耳之前后,故取中渚、翳风、角孙、听会以疏导少阳经气。太冲为肝经原穴以清肝火,取其"病在上,下取之"之意。肾虚精气不能上输于耳,故取肾的背俞穴肾俞,肾经原穴太溪,用以补肾益肝。

典型病例 6

姚某某,女,80 岁。主因头晕,颈痛,恶心,健忘,于 2012 年 5 月在家属陪伴下来诊。患者前症 10余年,头晕、眩晕时作,上肢麻木,记忆力下降,认知能力下降,肢体协调能力下降,有老年痴呆迹象。腰背部皮肤大片硬皮症。曾于 2007 年走失一次,当时自觉意识不清,不认得回家的路,眼前有幻象出现。持续时间约 2 h,之后意识恢复,自行回家。来诊时患者舌红苔薄白,脉弦沉。患者曾有高处坠落病史。否认药物过敏史。一般检查:颈部活动受限,压颈、臂丛神经牵拉试验、旋颈试验均为阳性。X线检查:颈椎生理曲度消失,C6—7 前缘增生,钙化,椎间隙变窄,C5—6 后缘反折,相应水平项韧带钙化,C3—4、C5—6 钩椎关节增生,相应椎间孔变形。TCD 检查:椎-基底动脉供血不足。诊断为颈椎病、颈源性眩晕、颈源性脑病。

治疗采用刘氏中磁药物配合经筋手法治疗。选用活血化瘀中药葛根、当归、赤芍、鸡血藤、伸筋草、川芎、白芷、防风、元胡、细辛、血竭、麝香、西红花为主。方中葛根能升阳解肌、宣通督脉之气,善治项背经脑不利,并引药上行达病所。其味辛、甘,性凉,功效解肌活血止痛,善治项背强痛,且能生津液,濡养筋脉,舒其拘挛,为治疗颈椎之首药。伸筋草味苦、辛,性温,能祛风湿痹痛,入肝尤善通经络,舒筋活络。续断味苦、辛,归肝、肾经,能温阳、散瘀,兼能补益肝肾,强筋壮骨,通利血脉之功。当归活血养血,温经通脉;元胡止痛,鸡血藤行血补血、舒筋活络;当归、鸡血藤养血通脉;伸筋草祛风散寒除湿、舒筋活血,可使瘀血得行,痹阻可通。患者依法治疗1个月,头晕症状大减,其记忆力、认知能力、肢体协调能力亦小有起色。特别是患者家属将所用的药物用在患者背部的皮损处之后发现,患者皮损区域颜色有转暗趋势。复诊经刘道矩教授确认后,患者家属继续治疗观察,两周复诊一次。如是经过近1年的治疗,患者记忆力、认知能力、肢体协调能力逐步恢复,开始能够主动与旁人打招呼、交谈,思维亦逐渐清晰。患者背部大片皮肤损伤经过一年不懈努力,重新恢复了光洁的皮肤。嘱患者继续治疗,每月复诊。前后观察2年时间,患者情况稳定,记忆力、认知能力、肢体协调能力基本恢复正常。

第三节　儿童孤独症

(一)概述

儿童孤独症又叫小儿孤独症,是一种严重的儿童发育障碍性疾患,一般在3岁前发病。因为患儿缺乏社会交往能力,并对周围环境一切无任何兴趣,沉浸在自我封闭的世界里,故称之为"孤独症"。患孤独症的孩子就像天上的星星一样活在自己的世界里,称为"星星的孩子"。其核心症状是社会交往障碍、语言交往障碍、兴趣与行为的异常。

因该症成因尚不明确,而且个体差异很大,目前没有特效药可以治疗。在医学领域,人们试图寻找一种有效而安全的生物医学治疗方法,但迄今为止仍未找到。目前用于治疗孤独症的药物主要包括抗神经药物、中枢神经兴奋剂等,但这些药物只能减轻一些症状,如减少孤独症患者有攻击性、自伤、发脾气等行为,或者减少多动症或重复行为,改善睡眠状态等,但并不能改善孤独症的核心缺陷——社会交往障碍和沟通障碍。同时这类药物都存在一些副作用,况且要长期服药,使用时要非常慎重。儿童孤独症在治疗上是一个国际性难题,该症不仅影响儿童一代人正常生长、发育,同时对一个家庭造成深远的影响。一个患者牵动着一个家庭,影响到社会,其后患是无穷的。

(二)临床表现

我们通过临床发现,儿童孤独症的早期核心症状就是由人际交往、语言障碍、交往障碍、兴趣障碍而导致,随着年龄增长表现为智力障碍、发育落后。最近美国科学学会公布了11种最新的儿童孤独症特征,其中语言能力滞后、缺乏人际交流的能力是最直接的外在表现。例如,5个月左右的孩子,不发出交流的咿呀声,不能辨认出父母的声音,当爸爸妈妈叫他名字时没有反应,9个月后才发出咿呀声。说话前很少配合手势,如挥动小手。拿着某样东西,反复重复1个动作。1周岁时仍不会发出咿呀声,而且也不做任何交流性手势。16个月大时还不能说出1个字。2周岁不能说两个字的词语。即使会说话了,也缺乏语言技巧。不喜欢模仿大人的动作,语言单调,经常说重复性语言、刻板语言或自造词句。儿童孤独症特有的临床现象归纳如下:孤独离群,不会与人建立正常的联系,缺乏与人交往、交流的倾向,有的患儿从婴儿时期起就表现这一特征,如从小就和父母亲不亲,也不喜欢要人抱,对周围的事不关心,似乎是听而不闻,视而不见,自己愿意怎样做就怎样做,毫无顾忌,旁若无人,周围发生什么事似乎都与他无关,他们似乎生活在自己的小天地里。另外,他们的目光不注视对方甚至回避对方的目光,平时活动时目光也游移不定,看人时常眯着眼、斜视或用余光等,很少正视也很少微笑,也从不会和人打招呼。

(1)言语障碍十分突出。大多数患儿言语很少,严重的病例几乎终生不语,会说会用的词汇有限。我们在67例患儿中发现,语言障碍占75%。儿童孤独症患儿语言表现不一,有的有时会说话,但声音很小,很低或自言自语重复一些单调的话,而不会用自己的语言来进行交谈。不少患儿不会提问或回答问题,如常用"你"和"他"来代替他自己。还有不少患者时常出现尖叫,这种情况有时能持续至五六岁或更久。

(2)兴趣狭窄,行为刻板重复,强烈要求环境维持不变。儿童孤独症患者常常在较长时间里专注于某种或几种游戏或活动,如着迷于旋转锅盖,单调地摆放积木块。我们曾发现一名儿童孤独症患者,从2岁开始就会摆一种硬币图案,到3岁时这个图案也没有变。多数患儿同时还表现为无目的活动,活动过度,单调重复地蹦跳、拍手、挥手、奔跑旋转、反复挖鼻孔、抠嘴、咬唇、吸吮等动作。

(3)大多智力发育落后及不均衡。多数患儿智力发育比同龄儿迟钝,少数患儿智力正常或接近正常。虽然他们掌握不少词汇,但当他要用词来表达自己的意思时则存在明显的困难,说明他们存在理解语言和运用语言能力方面的损害。

总之,儿童孤独症个体差异、发病原因、特异性变化差异性很大,但仔细观察,上述现象都有不同程度的表现。

(三)病因

现代医学认为脑生物学发生异常,而造成脑组织生物学改变为主要原因,其中有遗传学因素、免疫生化因素、围生期因素等。孤独症与遗传及基因有着一定联系,对有孤独症患者的家族的研究发现,儿童孤独症的同胞患病率为2%~8%。这说明遗传因素是儿童孤独症发病的原因之一。从基因的水平看,孤独症是由于多基因遗传、环境因素、其他非遗传因素共同作用的结果。目前受到关注的有5号染色体和15号染色体的多个基因。

有研究发现,免疫功能障碍可能与孤独症的发生存在关联。有学者认为免疫功能缺乏的个体在胎儿期或新生儿期增加了病毒感染的机会。这些易感病毒引起胎儿或新生儿中枢神经系统的永久性损害,从而导致了孤独症。也有研究发现,孤独症的发生与神经系统中枢神经递质的代谢失常有关。当前学界认为5-羟色胺、多巴胺等神经递质与孤独症关系密切。

与孤独症有关的孕产期高危因素包括受孕期间精神抑郁、吸烟史、病毒感染、高热、服药史、患儿早产、出生体重低、有产伤、呼吸窘迫综合征及先天畸形,围生期的危险因素并非孤独症的直接原因,其他儿童孤独征的特异行为令人费解。很多专家认为孤独症是父母养育方式不当造成的。例如:母亲疏远孩子,父母工作太忙无暇照顾孩子,这使孤独症孩子的父母既要承受孩子患孤独症自责的痛苦,又要忍受内心的负罪感。但是近年来研究表明,小儿孤独症发生在3岁前,父母照顾和亲近程度不会导致小儿孤独症的发生。认为父母对其疏远改由其他亲属照顾,不会直接导致小儿孤独症的发生。

　　传统医学认为该病的发生是由于患儿先天禀赋不足,后天失养所致。婴儿的形成,是秉承父母的精华,融合父精母血,孕育成胞胎。《灵枢·本神》云:"故生之来谓之精,两精相搏谓之神。"在孕育初期,气血的充盈对胎儿的禀赋起到至关重要的作用。如果有一方气血不足,胎儿的禀赋就要受到影响,从而导致先天不足。但是许多儿童孤独症是可以通过后天的补养,改善体内环境,增强体质,达到阴阳平衡,均衡发展。因此,先天患儿禀赋不足,影响胎儿生长是造成孤独症的一个原因。通过临床观察,造成儿童孤独症的也常见于母孕期间经常流产、妊娠期经常感冒,跌仆损伤,精神刺激,误服药物,不良生活习惯,如吸烟、饮酒等损伤胎中元气;孕母素体虚弱,高龄妊娠导致胎儿禀赋不足。以上诸多因素都可以导致先天肾精不足,脑髓失养。另外在分娩过程中,如果产程过长或胎吸导致新生儿脑缺氧,或产钳等工具使用不当,亦可直接损伤元神之府。在传统医学发展史上,不少医家对儿童孤独症都有记载,归纳起来传统医学认为儿童孤独症病位在脑,同心、肝、肾三脏有密切关系。脑居颅内,由髓汇集而成,《素问·五脏生成篇》曰:"诸髓者,皆属于脑。"脑的功能正如《素问·脉要精微论篇》所说:"头者,精明之府。"至明代李时珍更是明确提出"脑为元神之府",谓:"脑实则神全,神全则气全,气全则形全,形全则百关调于内,八邪消于外。"王清任在《医林改错·脑髓论》中也说:"灵机记忆不在心在脑。"可见,古人早已经认识到脑与精神活动的密切关系,脑主宰生命活动,人的视、听、言、动及思维感觉记忆等均与脑的功能有关。

　　具体可归纳如下。

　　(1)先天不足,肾精亏虚。肾为先天之本,藏精生髓。脑居颅内,由髓汇集而成。《灵枢·海论》说:"脑为髓之海。"《医方集解》曰:"人之精与志皆藏于肾,肾精不足则志气衰,不能上通于心,故迷惑善忘也。"若先天肾精不足,导致肾精亏虚不能化髓充脑,神明用之不足,元神不得滋养,而发为精神活动异常。孤独症儿童常见于母孕期间感受外邪,跌仆损伤,精神刺激,误服药物等损伤胎元;或父母健康欠佳,孕母素体虚弱,高龄妊娠导致胎儿禀赋不足。以上诸多因素都可以导致先天肾精不足,脑失所养。另外在分娩过程中,如果产程过长或胎吸、产钳等工具使用不当,亦可直接损伤元神之府。临床中精亏髓少,骨骼失养,则生长缓慢,身材矮小,囟门迟闭,骨骼痿软。脑髓不充,则智力迟钝、语言迟缓。

　　(2)神失所养,心窍不通。心主神志,心藏神。人体生命活动的外在表现,以及人的精神、意识、思维活动都是"神"的具体表现。所以《素问·灵兰秘典论》曰:"心者,君主之官也,神明出焉。"《灵枢·邪客》曰:"心者,五脏六腑之大主也,精神之所舍也。"这一切都强调了心在主管神志,思维活动方面的重要性。心主神志的功能正常,表现为精神振奋、神志清晰、思考灵活、反应敏捷。心主神志功能不正常,表现为神志不宁、反应迟钝、精神萎靡等。孤独症儿童不认亲疏、表情淡漠、不喜交际、听而不闻、言语重复、语难理解、行为怪异、兴趣狭窄、貌聪无慧等表现皆因心神失养所致。如气郁化火,火热内扰心神,则失眠,甚则狂躁。如气郁生痰,痰浊上蒙心窍则表情淡漠、神志痴呆、言语不清、喃喃自语、举止失常。另《素问·阴阳应象大论》曰:"心主舌。"心开窍于舌,又称"舌为心之苗",《灵枢·忧恚无言》曰:"舌者,音声之机也。"心气通于舌,舌才能柔软灵活,语言流利。《灵枢·经脉》说:"手少阴之别……循经入于心中,系舌本。"若心神失养,经脉不通,则舌强语謇或失语等。在孤独症儿童表现为少语、错语、无语、发音不清等症状。

（3）肝失条达，升发不利。肝主疏泄，具有调畅气机和调畅情志的作用。肝的疏泄功能正常，则气机调畅，心情开朗。肝失疏泄则肝气郁滞，心情抑郁难解。反之，在反复、持久的异常情志刺激下，亦会影响肝的疏泄功能，导致肝气郁滞。孤独症儿童由于其特殊的行为方式，在生活中会不可避免地被动接受大量批评和指责，给心理乃至身体上造成了极大的伤害。这种不良的精神因素刺激，造成患儿肝郁气滞，进一步影响肝失疏泄的功能，肝失疏泄日久，还会影响后天脾胃的生理功能。

临床上肝失疏泄往往见于得病初起，表现为精神抑郁，表情淡漠，闷闷不乐，病情随情绪变化而波动；病程日久，情志不遂，肝郁化火，则性情急躁易怒，肝火上攻头面而见面红目赤，热盛耗津则便秘尿黄。肝的生理功能是主升、主动，主气机的畅达，升发对儿童的生长发育至关重要。长期的肝气郁结，升发不利，势必造成儿童生长发育迟缓，内心及行为上的内向、孤独，最终导致自我封闭的状态。肝开窍于目，肝的经脉上系于目系。因此肝的功能也可以反映于眼睛的活动状态。孤独症儿童目不视人，缺少目光对视，主动回避眼神的表现，也都可以认为是肝失疏泄、升发不利的表现。

（四）治疗

作者历时 30 余年，历经临床实践为儿童孤独症益脑养髓、激活脑细胞，重新开发脑功能。从 20 世纪开始，天津磁医学研究会对青少年儿童型颈椎病在临床上以改善脑供血、防治颈源性脑病做了专题临床和科研工作。自 2003 年进行全国青少年颈椎病调研和颈源性脑病对儿童发育的影响的调研。结果发现，颈源性脑病不仅影响儿童的发育与成长，而且随着儿童发育过程可导致广泛性精神发育障碍、语言表达障碍、社交障碍、活动障碍及刻板行为，导致学龄前出现明显智力发育迟缓、认知能力与同龄儿童相比差距随年龄增加，差距加大。所以临床上出现以脑供血紊乱是儿童孤独症的一个主诱因。

历经 20 年，通过应用传统磁石疗法治疗颈源性脑病，在 76 例儿童孤独症患者中，其有效率达到60%。我们认为，儿童孤独症与颈椎脑组织损伤有着密切的关系。

传统医学认为人体存在生命过程中，在不同阶段发育成长过程，依靠先天之精源于肾，后天气血之源归于脾胃，归纳起来儿童孤独症发病的基本规律是源于肾、病于脑，根于节。肾脏藏精生髓，益脑主骨，心生血，脾统血，肝藏血而主筋，补肾气、强筋骨、疏通经络、调益气血、荣脑养神。早于公元前 4世纪，医家陶弘景所著《名医别录》记载："磁石养肾脏，强筋骨，通关节。"清代《格致镜原》记载："益脑者（原文误为眼）无如磁石以为盆枕，可老而不昏。"祖国医学的脏腑学说认为磁石主治小儿孤独症，磁石具有养肾脏、益脑养筋骨、益关节的功效。

小儿益肾中磁养髓袋（如图 1-4-33 所示）的作用原理是：肾脏位于腰之两侧，为先天之本，藏精主骨，中磁药袋能够提高人体免疫功能，激活脑细胞，疏通脑髓，所以对小儿孤独症肾阳不足引发的大小便失禁具有一定疗效。

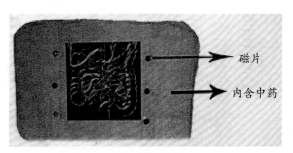

图 1-4-33　小儿益肾中磁养髓袋原型

通过对传统磁石疗法的整理提高,现将其相关头五线与头部经络及脑功能分述如下(如图 1-4-34 所示):

头一线:

起于前庭——止于哑门,归经,督脉。

前庭,头正中入发髻处第一线:起穴,前庭头正中线入发髻处,宁神醒脑,失眠健忘。

止穴:哑门,颈后正中线,入发髻处,开窍醒脑,失声、聋哑。

经过穴,垂直按线穴位及主治。

上星:开神明目。囟会:宁神醒脑。前顶:醒脑除风。百会:开阳固脱。后顶:安神益脑。强间:宁心安神。脑户:醒脑开窍。风府:通关开窍。

头二线:

起穴:睛明穴,止于天柱穴。归经足太阳膀胱经。

主治:明目开窍,清头益脑,安神利窍。

起睛明穴:明内眦角上方陷凹处,明目活络,清头益脑。

止于天柱后发髻,哑门旁 1.3 寸。

经过穴位:攒竹穴,清热散风;眉冲,清头明目;曲差,安神利窍;五处,泄热清风;承光,明目开窍;通天,散风清风;络却,明目通窍;玉枕,通经活络。

头三线:

主治清阳醒脑,散风益脑,疏经健脑,隶属于足少阳胆经。

起于瞳子髎:目外眦外侧,眶骨外侧上方止于风池,颈后枕骨下方,胸锁乳突肌与斜上方肌上端之间凹陷处。本神:祛风定惊,清阳醒脑。正营:清热疏风,益脑活络。承灵:清升头目,疏散风热。脑仓:醒脑开窍,颈项强痛。

头四线:归经足少阳胆经。

起点:曲鬓,鬓角发际后缘与耳尖平行。

止点:完骨,头乳突耳后下方。

主治:清热祛风,宁心安神,镇惊益耳。

经过穴:率谷,清热烦风,通经活络;天冲,熄风镇痛,宁心安神;浮白,耳鸣耳聋,头项强痛;头窍阴,头痛、失眠、面瘫。

头五线:归经手少阳三焦。

起翳风:耳垂后方凹陷处(开口明显)。

止耳门:耳屏上方陷凹处。

主治:通利耳窍,醒脑熄风,清热镇惊。

经过穴:熄风止痉,活血通窍。颅息:镇惊熄风,通窍醒脑。角孙:清热散风,消肿止痛。耳和髎:祛风通络,镇惊止痛。

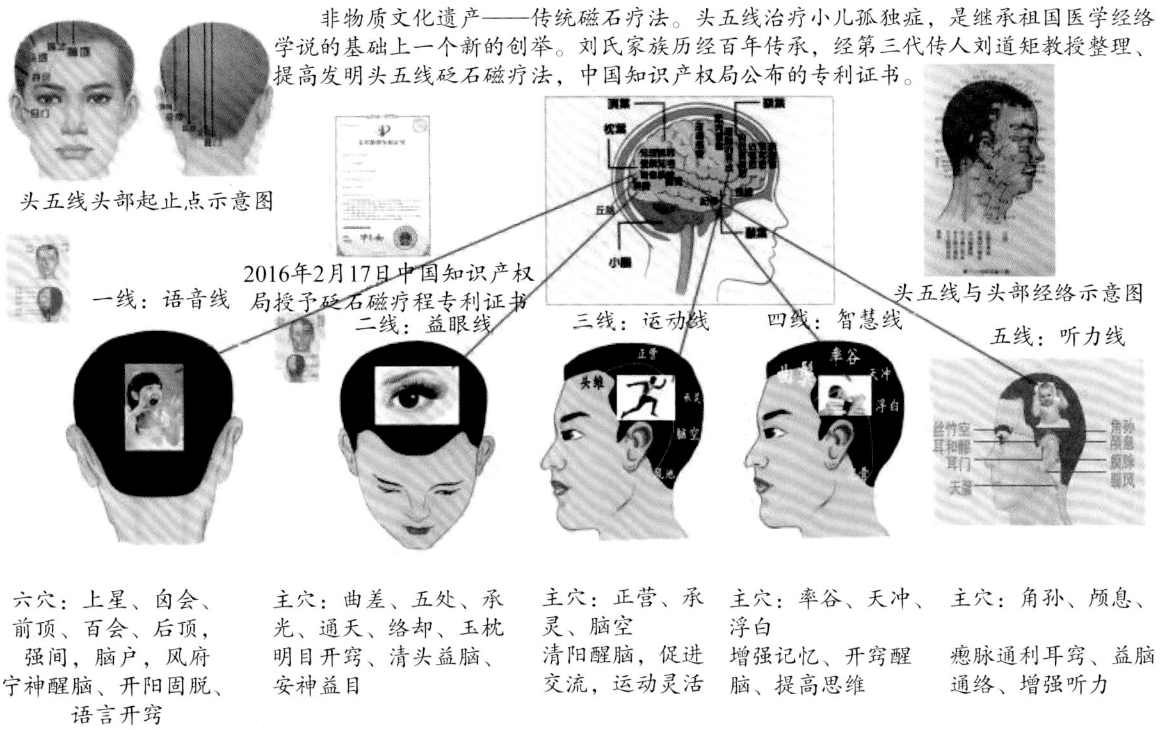

非物质文化遗产——传统磁石疗法。头五线治疗小儿孤独症,是继承祖国医学经络学说的基础上一个新的创举。刘氏家族历经百年传承,经第三代传人刘道矩教授整理、提高发明头五线砭石磁疗法,中国知识产权局公布的专利证书。

头五线头部起止点示意图

2016年2月17日中国知识产权局授予砭石磁疗程专利证书

头五线与头部经络示意图

一线:语音线　二线:益眼线　三线:运动线　四线:智慧线　五线:听力线

六穴:上星、囟会、前顶、百会、后顶、强间、脑户、风府 宁神醒脑、开阳固脱、语言开窍	主穴:曲差、五处、承光、通天、络却、玉枕 明目开窍、清头益脑、安神益目	主穴:正营、承灵、脑空 清阳醒脑,促进交流,运动灵活	主穴:率谷、天冲、浮白 增强记忆、开窍醒脑、提高思维	主穴:角孙、颅息、 癃脉通利耳窍、益脑通络、增强听力

图1-4-34　刘氏头颈五线功能分析表

对儿童孤独症的治疗主要依靠家长、医生、老师、环境等多方位整体综合性治疗。刘氏经筋手法磁疗,运用祖国医学经络经筋和刘氏人体感应带整体的调节,对儿童孤独症起到了良好的保护作用,填补了儿童孤独症一种治疗的方法。刘氏经筋手法磁疗无痛苦无刺激,患儿易接受,虽然针刺治疗儿童孤独症也有不少的临床报告,但多数患儿不易接受,特别是较为长期应用针刺治疗,多数患儿因不接受治疗而失败。现将儿童孤独症运用刘氏经筋手法磁疗具体方法开头部经筋介绍如下。

儿童孤独症所产生的症状都发于脑髓,因此主髓者皆上注于脑,脑实则神全,脑主宰着小儿生命的活动和五官的运动及思维的感觉,这一切都通过脑部的神经来支配。我们通过脑核磁的表现也可以发现脑实质的变化,此外传统医学认为心主神明,主明则十二脏安,因此刘氏经筋手法磁疗开脑髓直接作用在脑部的5个感应带,其中包括语言视力运动智慧和听力。我们通过了头五带整体刺激,达到了听视语音等整体的变化和提高。为了持久有效地刺激头部的五带,一方面我们运用Ⅱ型砭石磁疗器每日进行治疗,另一方面根据头五线的特点以热磁场配合中药应用头五线磁疗帽衬以加强患儿的磁场生物效应,在临床上这种方法使用方便无痛苦,患儿易接受。

背部的腧穴是五脏六腑通过体表反应的特定的部位,特别是运用刘氏经筋手法磁疗以开背俞上焦区、中焦区、下焦区。

心肺统居于上焦,心主血,肺主气,人体思维精神意识这些活动都是心神具体表现。精气足,神志旺盛,所以我们在上焦运用刘氏经筋手法磁疗点压按揉调益心肺经筋经穴背俞的作用,以助于脑髓的营养气血的旺盛。中焦为脾胃、肝脏所在之处。肝脏是主气机通畅的重要器官,肝郁则气滞。通过肝俞、脾俞、胃俞增加了肝脏的疏泄和脾胃的运化,达到了增加后天之本的营养,所以说在重用肝脾肾达到了调益气血、疏通经筋良好的作用。下焦为肾部感应带,肾主骨养髓开窍于耳,肾精旺盛有助于患儿的思维认知和听力,具有良好的作用。因此用磁疗砭石器在上中下次髎这些部位都有助于藏精气,濡养脑髓,特别对患儿的听力具有良好的保护作用。综合上述,每日两次运用砭石磁疗器以按揉压捏叩五法综合治疗,贵在坚持。我们通过了临床实践运用脑肾同治,开背俞,对小儿孤独症起到了良好的的作用。

我们自 2003 年在 28 省市,对青少年颈椎病和颈源性脑病在儿童发育中的影响进行调研。结果发现,颈源性脑病不仅影响儿童发育与成长,而且随着儿童发育过程可导致广泛性精神发育障碍、语言表达障碍、社交障碍、活动障碍及刻板行为,导致学龄前出现明显智力发育迟缓、认知能力与同龄儿童相比差距随年龄增加,差距加大。从颈源性脑病的角度,我们初步探讨了儿童孤独症与颈椎脑组织损伤之间的密切的关系,认为脑供血紊乱是儿童孤独症的一个重要诱因。运用中磁药物和手法经筋对颈源性脑病小儿颈－脑综合征(儿童孤独症)进行治疗,开创了通过改善脑供血和益肾强骨进行治疗儿童孤独症的独特方法,共治疗 76 例小儿孤独症,取得一定疗效。

典型病例 1

申力(化名),男,5 岁。从 2 岁开始发现发育迟缓、语言表达差,对周围环境反应迟钝,不合群。基本与人不交流、不拥抱,经常反复做一个转动的动作,经本市某医院诊断为早期儿童孤独症。病情随年龄增长而日益加重。后经我院磁疗科 8 个多月的中磁药物治疗和手法磁疗,以砭石磁疗器材刘氏头五线,即语言线、视力线、运动线、智慧线、听力线,进行手法磁疗,自前发际至后发际,每日 3 次,每次 10 min,并以砭石磁疗器开督脉及足太阳膀胱经背俞穴自上而下,每日 3 次,每次 10 min 治疗。

临床症状发生根本变化,表现能力达到 5 岁同龄孩子的水平,身体健壮,语言表达能力强,对周围事物关心,能正确回答问题,近两个月已经可以认 200 多汉字,并能按图讲解,同时图画水平和手工水平也有了显著提高,经儿童医院鉴定该患儿已为正常发育儿童,并得到幼儿园的重新接纳,老师评定申力:有显著进步。

典型病例 2

王焕新(化名),男,4 岁,两岁时发现发育迟缓,无语言表达能力,与人不交流,面对周围环境无反应,不会拥抱。后经两年一对一康复治疗无明显变化。2015 年 12 月由本市某医院转到我院。以经筋手法磁疗具体操作如下。

(1)以常规治疗每日开头五线,即语言线、视力线、运动线、智慧线、听力线(参考前磁疗手法进行治疗)。

(2)以砭石磁疗器通过足太阳膀胱经背俞穴自上而下以按、拉综合手法进行治疗。

(3)头部以头部五线为标准,以中磁药物相结合,配以头五线帽(如图 1-4-35 所示),每日应用 1~2 h(长者可达 6~8 h),以疏通头部经筋,改善供血,促进微循环。

以经筋手法磁疗 3 个月后,表现为对周围环境亲切,见动物叫名字,能听歌曲跟着哼唱,生平第一次进理发店,听音乐能跳舞,坐地铁跟着说中英文的站名。全家感觉见到了希望和光明,至今小焕新已经基本恢复到正常水平。

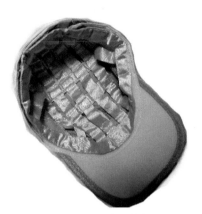

图 1-4-35　头五线帽

目前通过临床实践,我们对儿童孤独症应用传统磁石疗法治疗,经过初步尝试,取得较为满意的治疗效果。当我们身边的儿童出现特殊表现,千万不要躲避,讳疾忌医,要大胆面对,早期发现、早期治疗,儿童孤独症一定能够得到控制,并取得相应的、良好的治疗效果。我们相信,经过努力,在今后的临床实践中必将为彻底攻克小儿孤独症(儿童孤独症)这个世界性医学难题,做出更多具有创新性的探索和研究。

第四节　其他病症

一、肩关节周围炎

(一)概述

肩关节周围炎是肩周肌肉、肌腱、滑膜和关节囊等软组织的慢性炎症,临床上以肩痛和活动受限为主症。肩关节周围炎又称为粘连性肩关节囊炎,俗称冻结肩、漏肩风。肩关节周围炎是一种中老年人的常见病。起病多缓慢,病程较长,主要表现为肩关节疼痛及关节僵直、疼痛,可为阵发性或持续性,活动与休息时均可出现,严重者一触即痛,甚至半夜会痛醒。部分病人疼痛可向颈、耳、前臂或手放射,肩部可有压痛。由于肩部上下左右活动受到不同程度的限制,病情严重的病人,连刷牙、洗脸、梳头、脱衣、插口袋等都有一定困难。

(二)发病部位及病因

肩关节周围炎病变主要发生在肩肱关节周围。

1.发病部位

（1）肌和肌腱。可分两层，外层为三角肌，内层为冈上肌、冈下肌、肩胛下肌和小圆肌4个短肌及其联合肌腱。联合肌腱与关节囊紧密相连，附着于肱骨上端如袖套状，称为旋转肩袖或肩袖。肩袖是肩关节活动时受力最大的结构之一，易于损伤。肱二头肌长腱起于关节盂上方，经盂肱关节内前方到上臂，受炎症影响后肌肉痉挛，影响肩外展后伸。

（2）滑囊。有三角肌下滑囊、肩峰下滑囊及喙突下滑囊，其炎症可与相邻的三角肌、冈上肌腱、肱二头肌短肌腱相互影响。

（3）关节囊。盂肱关节囊大而松弛，肩活动范围很大，故易受损伤，上述结构的慢性损伤主要表现为增生、粗糙及关节内、外粘连，从而产生疼痛和功能受限，后期粘连变得非常紧密，甚至与骨膜粘连，此时疼痛消失，但功能障碍却难以恢复。

2.病因

现代研究发现，肩关节周围炎并非一种完全孤立的疾病，有些时候它可能是某些潜在疾病，如糖尿病、颈椎病、冠心病甚至肺癌等的特殊表现，因此需要引起高度关注。

（1）肩部原因。

1）本病大多发生在40岁以上的中老年人，软组织退行性病变，对各种外力的承受能力减弱是基本因素。

2）长期外伤固定过久，肩周组织继发萎缩、粘连。

3）肩部急性挫伤、牵拉伤后治疗不当导致。

（2）肩外因素。颈椎病、心肺、胆道疾病发生的肩部牵扯痛，因原发病长期不愈，使肩部肌肉持续性痉挛、缺血而形成炎性病灶，转变为真正的肩周炎。

（三）临床分期

1.疼痛期

主要的临床表现为肩关节周围疼痛，夜间疼痛剧烈加重，甚至因此而影响睡眠。

2.冻结期

由于疼痛期肌肉保护性痉挛造成的关节功能受限已经发展到关节挛缩性功能障碍，肩关节功能活动受限。

3.恢复期

疼痛逐渐消减，而且随着日常生活、劳动及各种治疗措施的进行，肩关节的活动范围逐渐增加。

(四)临床表现

多为单侧发病,极少数患者双侧同时发病。

(1)初期从肩部隐痛发展到持续性疼痛,疼痛范围广泛,剧烈者呈刀割样,常可放射至臂部,昼轻夜重,夜间常可因睡眠体位不当而痛醒不能入睡,白天常可因劳累、牵拉、碰撞、受寒等因素而肩痛加剧。

(2)肩关节活动全方位受限(前屈、后伸、内收、外展、内旋、外旋及环转),逐渐加重,患者常可因肩痛和活动受限失去正常梳头、穿衣、系腰带等基本生活自理能力,十分痛苦。

(3)后期因肩关节周围软组织广泛粘连,关节僵硬、运动功能丧失,出现肩部肌肉萎缩,尤以三角肌最为明显。

(五)诊断要点

(1)中年以上患者,肩痛和肩关节活动功能呈缓慢性发展而无其他原因者。

(2)经肩关节 X 线摄片排除骨关节病变即可确诊为本病。

(3)对于年老体弱,进行性消瘦,精神萎靡,肩痛剧烈伴夜间疼痛者,应高度警惕,怀疑肿瘤时必须做进一步的肩关节和全身检查。

(六)治疗

经筋手法磁疗治疗取局部手阳明、手太阳、手少阳经脉,穴位以肩髃、肩贞、天宗为主。

1.病人偏重风寒湿痹者

诊断要点:肩部窜痛,遇寒加重或日轻夜重,得温痛减,肩酸痛不举,动则痛剧,舌淡,苔薄白,脉弦滑或弦紧者。可加入曲池、外关。

2.病人日久经脉失养者

诊断要点:病人肩痛日久,肩臂肌肉萎缩,关节僵直,动作受限,酸痛乏力,局部得温症状减轻,受凉加剧,舌淡或有瘀点,脉细弱。

治疗加以按点足三里、三阴交以壮气血。

肩内侧痛甚者,可加尺泽、阴陵泉。

肩外侧痛甚者,加合谷、阳陵泉。

肩后侧痛甚者,加后溪、条口。

《千金方》云:"磁石末,敷之,止痛,断血。"磁石具有镇痛活血之功效。刘道矩教授将磁石与砭石治疗相结合,于实践和临床中总结出了刘氏经筋手法磁疗技术,既发挥了磁石止痛活血的功效,又同时使用了祖国医学经络学经筋理论,循经疏导,通络散邪,对于肩关节周围炎采取疏风、散寒、祛湿、活血、化瘀、通络的治疗方法,取得了满意的治疗效果。

典型病例 1

闫某某,女,59 岁。主因右侧肩关节疼痛,右上肢活动不利,夜间难以入睡,于 2003 年 4 月来诊。

患者前症发作 1 天来诊,疼痛伴见活动受限,右手功能下降。来诊时患者舌红苔薄白,脉弦沉。患者否认其他疾病史。否认药物过敏史。一般检查:肩关节活动受限,右臂上抬、外展、背伸受限。X 线检查:右肩关节骨质未见明显异常。诊断为肩关节周围炎。

治疗采用中磁药物及经筋手法治疗。选用活血化瘀中药以中药葛根、当归、赤芍、鸡血藤、伸筋草、川芎、白芷、防风、元胡、细辛、血竭、麝香、西红花为主。方中葛根能升阳解肌、宣通督脉经之气,善治项背经脑不利,并引药上行达病所,其味辛、甘、性凉,功效解肌活血止痛,善治项背强痛,且能生津液,濡养筋脉,舒其拘挛。伸筋草味苦、辛,性温,能祛风湿痹痛,入肝尤善通经络,舒筋活络。续断味苦、辛,归肝、肾经,能温阳、散瘀,兼能补益肝肾,强筋壮骨,有通利血脉之功。当归活血养血,温经通脉。元胡止痛,鸡血藤行血补血、舒筋活络;当归、鸡血藤养血通脉;伸筋草祛风散寒除湿、舒筋活血,可使瘀血得行,痹阻可通。患者依法治疗 1 个月,症状消失,随访半年未见复发。

按语:肩关节周围炎又称肩周炎,是以肩部逐渐产生疼痛,夜间为甚,逐渐加重,肩关节活动功能受限而且日益加重,至某种程度后逐渐缓解,直至最后完全复原为主要表现的肩关节囊及其周围韧带、肌腱和滑囊的慢性特异炎症,亦称"五十肩",是一种中老年人的常见疾病。本例病人就诊于肩周炎早期,即疼痛期,病人的疼痛症状较重。其功能障碍则往往是由于疼痛造成的肌肉痉挛所致,所以治疗主要是以解除疼痛,预防关节功能障碍为目的。同时嘱患者自采取一些主动运动练习,保持肩关节活动度,以达到改善血液循环,促进局部炎症消退的目的。

现代研究表明,在磁场作用后神经系统可释放出具有镇痛效果的一些物质,从而起镇痛作用。有实验结果显示,无论交变磁场或恒定磁场都显著地使大鼠体内 β- 内啡肽样免疫活性物质(ir-β-Ep)和精氨酸加压素样免疫活性物质(ir-AVP)含量升高。β-Ep 和 AVP 是体内作用广泛的两种神经肽。目前认为两者都参与了体内的镇痛过程。

二、肋软骨炎

(一)概述及分类

肋软骨炎是指胸肋软骨与肋骨交界处非炎症性的肿胀疼痛,其原因一般认为与劳损或外伤有关,好发于上臂长期持重物的劳力者,多发于 20~30 岁女性,男女之比为 1 : 9。肋软骨炎可以分为非特异性肋软骨炎和感染性肋软骨炎。非特异性肋软骨炎是肋软骨与胸骨交界处不明原因发生的非化脓性肋软骨炎性病变。

根据疼痛特点可以分为:

(1)急性期:可骤然发病,感胸部刺痛、跳痛或酸痛。

(2)隐性者:发病缓慢,于不知不觉中肋骨与肋软骨交界处呈方状,肿胀、钝痛,有时可以放射至肩背部、腋下、颈胸部。

(二)临床症状

病变部位多在胸前第 2~5 肋软骨处,以第 2、3 肋骨最为常见,也可侵犯胸骨柄、锁骨内侧和前下诸软骨。受累肋软骨处自感胸部钝痛或锐痛,有压痛和肿大隆起,深吸气、咳嗽或活动患侧上肢时疼痛明显加剧。有时疼痛向肩部或背部放射(需与心绞痛相鉴别),严重者甚至不能举臂,但是局部皮肤无改变,疼痛轻重程度不等,往往迁延不愈,影响病人的工作和生活。在疼痛消失后,肿大的肋软骨甚至可持续数月乃至数年之久,遇到劳累疼痛还会发作,发病有急有缓,急性者可骤然发病,感觉胸部刺痛、跳痛或酸痛,隐袭者则发病缓慢,在不知不觉中肋骨与肋软骨交界处变形呈方状、肿胀、钝痛,有时可放射至肩背部、腋下、颈胸部,休息或侧卧可缓解,深呼吸、咳嗽、平卧、挺胸与疲劳后疼痛加重。女性患者肋软骨炎多因乳房疼痛就诊,因肋软骨炎疼痛可放射到乳房,因此两者需要鉴别。

(三)诊断

1. 症状

局部疼痛,有时向肩部或背部放射,以第2、3肋骨多见,咳嗽和上肢活动时加重。

2. 检查

触诊可发现患处肋软骨肿胀,隆起并有压痛。

3. 辅助检查

(1)由于肋软骨在X线下不能显影,胸部X线检查不能发现病变征象,但有助于排除胸内病变、胸壁结核、肋骨骨髓炎等。

(2)B超可显示肋软骨肿胀及结构改变,容易双侧对比以观察肿胀意义。

(3)CT能很好地显示软骨肿胀及骨化。

(4)MRI能够显示骨、软骨、滑膜的活动性炎性改变,特异性和敏感性较高。

(5)实验室检查:血常规、血磷、血钙、碱性磷酸酶均可正常。

(四)治疗原则

目前对肋软骨炎的治疗多为对抗性治疗。

(1)对症治疗,服用止痛药物,可加用强的松消炎止痛。

(2)对感染性肋软骨炎加抗病毒药物。

(3)局部用封闭止痛。

(4)吸烟容易引起肋软骨炎严重的并发症,据美国研究,肋软骨炎的危险性与吸烟成正比,而与性别、种族、年龄、高血压和糖尿病无明显相关性,因此吸烟是肋软骨炎发生严重并发症的重要因素。

(五)治疗

1. 现代医学疗法

(1)服用止痛药物,可加用强的松消炎止痛。

(2)抗病毒药物,如病毒灵(吗啉胍)0.1 g,每日3次。

（3）局部用普鲁卡因和强的松封闭治疗。

2. 中医治疗

（1）膏药：以防风、羌活、柴胡、川芎、郁金、香附、秦艽、桂枝、甘草、白芷、知母、连翘、乳香、没药制成膏，取生姜擦拭皮肤后，将膏药贴敷患处。

（2）症属风热入侵经络，毒热交织，气血壅遏不通的采用清热解毒，疏通气血之法。取药：金银花15 g、连翘9 g、公英15 g、地丁10 g、黄柏12 g、桔梗12 g、黄芪15 g、乳香9 g、没药9 g、防风3 g，水煎服，1天2次。

（3）症属热毒内结，瘀阻胸胁的治以清热解毒，化瘀散结，方用板蓝根30 g、鱼腥草30 g、贯众30 g、虎杖18 g、紫草15 g、丹皮18 g、赤芍21 g，水煎服，1天2次。

（4）症属肝郁气滞、络脉瘀阻的当疏肝理气解郁，活血化瘀止痛。柴胡10 g、枳实10 g、白芍10 g、香附10 g、郁金10 g、元胡10 g、乳香5 g、甘草6 g，水煎服，1天2次。

（5）经筋手法磁疗。刘氏经筋手法磁疗对于肋软骨炎的疼痛症状有较好的抑制作用，具体方法为：

1）疏通任脉。以磁性砭石由天突穴向下经华盖、紫宫、玉堂等至鸠尾穴处，并沿病变局部的肋间隙，由中间向两侧疏通。

2）疏通足太阳膀胱经。由大杼穴处沿着脊柱两侧向下，经风门、肺俞、肝俞等穴，至脾俞处。

3）疏通手厥阴心包经。由曲泽穴沿前臂前侧正中向下，经郄门、支沟等穴至内关，同时至足厥阴肝经期门处。

三、坐骨神经痛

（一）概述及病因

坐骨神经痛是指坐骨神经病变，沿坐骨神经通路即腰臀部、大腿后、小腿后外侧和足外侧发生的疼痛症状群，坐骨神经是支配下肢的主要神经干，在中医范围内，坐骨神经痛又属于腰腿痛的范畴。

坐骨神经由L4—S2神经根组成，按病损部位分根性和干性坐骨神经痛两种。前者多见于根性骨神经痛，病变位于椎管内，病因以腰椎间盘突出最为多见。其次有椎管内肿瘤、腰椎结核、腰骶神经根炎等。干性坐骨神经痛的病变主要在椎管外坐骨神经通路上，病因多见于骶髂关节炎、盆腔内肿瘤、妊娠子宫压迫、臀部外伤、梨状肌综合征、臀部肌内注射不当，以及糖尿病。大多数患者的坐骨神经痛是继发于坐骨神经局部及周围结构病变对坐骨神经的刺激压迫与损伤，故称为坐骨神经痛（继发性），原发性坐骨神经病即坐骨神经炎。

坐骨神经痛的好发人群一般是腰部损伤及外伤者、孕妇及身体过于肥胖、腹部过大者。

（二）分类

1. 原发性坐骨神经痛

原发性坐骨神经炎症引起的疼痛，以单侧者居多，常和肌纤维组织炎同时发生，主要原因是寒冷、潮湿及扁桃体炎、前列腺炎、牙龈炎、鼻窦炎等其他炎症病灶感染，有时同时伴发肌炎及肌纤维组织炎。

2. 继发性坐骨神经痛

继发性坐骨神经痛是由于邻近病变的压迫或刺激引起，分为根性和干性坐骨神经痛，分别指受压部位在神经根还是在神经干，其中以根性多见。病因以腰椎间盘突出最为常见，其他原因有椎管内肿瘤、椎体转移瘤、腰椎结核、腰椎管狭窄等。干性坐骨神经痛可由骶髂关节炎、盆腔内肿瘤、妊娠子宫压迫、髋关节炎、臀部外伤、糖尿病等导致。

（三）症状

1. 根性坐骨神经痛

根性坐骨神经痛起病原因不同，表现不同，最常见腰椎间盘突出，常在用力、弯腰或剧烈活动等诱因下，急性或亚急性起病，少数为慢性起病。疼痛常自腰部向一侧臀部、大腿后、腘窝、小腿外侧及足部放射，呈烧灼样或刀割样疼痛，咳嗽及用力时疼痛可加剧，夜间更甚。病人为避免神经牵拉、受压、常取特殊的减痛姿势，如睡眠卧向健侧，髋、膝关节屈曲、站立时着力于健侧，日久造成脊柱侧弯，多弯向健侧，坐位时臀部向健侧倾斜，以减轻神经根的受压。因牵引坐骨神经皆可诱发疼痛，故直腿抬高试压、髋关节分离试验、拇趾背伸试验可见阳性。病人坐骨神经通路可有压痛，如腰旁点、臀点、腘点、踝点等，患肢小腿外侧和足背常有麻木及感觉减退，臀肌张力松弛，伸拇及屈拇肌力减弱，跟腱反射减弱或消失。

2. 干性坐骨神经痛

干性坐骨神经痛起病缓急，随病因不同而异，如受寒或外伤诱发等，多见于急性发病，疼痛常从臀部向股后小腿后外侧及足外侧放射，行走、活动及牵引坐骨神经时疼痛加重，压痛点在臀点以下，脊椎侧弯，多弯向患侧以减轻对坐骨神经干的牵拉。

（四）临床诊断

在诊断上根据疼痛的部位及放射的方向，加剧疼痛的因素，减痛姿势，牵引痛及压痛点等诊断不难，但是确定病因十分重要。

1. 腰椎间盘突出

患者常有较长期的反复腰痛病史或重体力劳动史，常在腰部损伤或弯腰劳动后急性发作。

除典型的根性坐骨神经痛的症状和体征外,伴有腰肌痉挛,腰椎活动受限和生理曲度消失,椎间盘突出部位的椎间隙可有明显压痛和放射痛。X线摄片可有受累、椎间隙变窄, CT、MRI 检查可以确诊。

2. 马尾肿瘤

起病缓慢,逐渐加重,病初常常为单侧根性坐骨神经痛,逐渐发展为双侧,夜间疼痛明显加剧,病程进行性加重,并出现括约肌功能障碍及鞍区感觉减退。腰椎穿刺有蛛网膜下隙梗阻及脑脊液蛋白定量明显增高,甚至出现脑脊液黄色,放置后自行凝固,脊髓碘造影或 MRI 可确诊。

3. 腰椎管狭窄症

多见于中年男性,早期常有"间歇性跛行",行走后下肢痛加重,但弯腰行走或休息后症状减轻或消失,当神经根或马尾受压严重后,可有单侧或两侧坐骨神经痛症状及体征,病程呈进行性加重,卧床休息或牵引等治疗无效,腰骶椎 X 线或 CT、MRI 可确诊。

4. 腰骶神经根炎

因感染、中毒、营养代谢障碍或劳损、受寒等因素发病,一般起病较急,且受损范围常常超出坐骨神经支配区域。表现为整个下肢无力或疼痛,轻度肌肉萎缩,除跟腱反射外,膝腱反射也常常减弱或消失。

在干性坐骨神经疼痛时,应注意有无受寒或感染史,以及骶髂关节、髋关节、盆腔和臀部的病变,影像学检查是重要的手段,有助于明确病因。

(五)鉴别诊断

(1)腰椎间盘突出症。
(2)马尾肿瘤。
(3)腰椎管狭窄症。
(4)腰骶神经根炎。

(六)治疗

1. 现代医学手段

(1)卧床休息:特别是椎间盘突出早期,硬床 3~4 周可自行缓解症状。
(2)药物治疗:止痛剂、B 族维生素、短程皮质类固醇激素、外用止痛贴。
(3)物理治疗:超短波、红斑量紫外线,慢性期可用超短波疗法,直流电、碘离子导入法。

2. 传统医学手段

(1)口服活血化瘀、补肾益骨类中药。

（2）外用活血止痛药贴、药膏。

（3）针灸治疗。

（4）经筋手法磁疗。

主要取腰脊部督脉、膀胱经腧穴，夹脊穴（L2—5），环跳，阿是穴，根据病因不同配合其他腧穴。

1）风寒湿痹证。病人表现腰腿冷痛，上下走窜，屈伸不便，遇阴雨寒冷气候加重，或伴有下肢肿胀，苔薄白或白腻，脉伏紧或沉。可加阳陵泉、命门。

磁石"主风湿周痹，肢节中痛……"取磁石之镇痛作用结合砭石热熨病人督脉、膀胱经，可调益肾气、祛除寒湿，风湿者可取风府，祛风散寒加腰阳关共同宣导阳气。

2）瘀血阻滞。病人腰部有挫伤史，腰腿刺痛、痛处拒按，按之刺痛放射，夜间尤甚，不能俯卧，转侧不利，舌紫暗或有瘀斑，脉结带。加阳陵泉、膈俞、血海、委中。

现代研究表明，一定的磁场强度可以改善局部细胞膜的通透性，促进细胞内外的物质交换，进而疏通局部血脉、活血化瘀。膈俞为血会，委中为血郄，可以疏利经气，消络中瘀滞。

3）正气不足腰腿隐痛，反复发作，遇劳则甚，下肢痿软，恶寒畏风，喜揉喜按，神疲乏力，面色无华，舌淡苔少，脉沉细。

处方：阳陵泉、委中、足三里、三阴交。

本症病人多为久病体虚之人，故可于治疗时以磁性砭石刺激足三里、三阴交扶助阳气。

四、膝关节炎

（一）概述

膝关节骨性关节炎是指由于膝关节软骨变性，骨质增生而引起的一种慢性骨关节疾患，主要表现是关节疼痛和活动不灵活。X线表现关节间隙变窄，软骨下骨质致密，骨小梁断裂，有硬化和囊性变。本病又称为膝关节增生性关节炎、退行性关节炎及骨性关节病等，本病多发于中老年人，也可发生于青年人，可单侧发病，也可双侧发病。

（二）病因

1. 长期负重

长期姿势不良、负重用力、体重过重，导致膝关节软组织损伤，体重的增加和膝骨性关节炎的发病成正比。肥胖就可以导致病情加重，肥胖者体重下降则可以减少膝骨关节炎的发病。

2. 慢性劳损

经常的膝关节损伤，如骨折、软骨、韧带的损伤，异常状态下的关节，如髌骨切除术后，关节处于不稳定状态时，当关节承受肌力不平衡，并加上局部压力，就会出现软骨的退行性变，当软骨下骨小梁变薄，变僵硬时，其承受压力的耐受性就会减少。因此，骨质疏松者出现骨性关节炎的概率就会增多。

3. 遗传因素

不同种族关节受累的情况各不相同,如髋关节、腕关节的骨性关节炎在白人中多见,但是有色人种和国人中少见,性别亦有影响,本病在女性中多见。

(三)临床表现

(1)发病缓慢,多见于中老年及肥胖女性,往往有劳累史。

(2)膝关节活动时疼痛加重,特点是初期疼痛为阵发性,后转为持续性,劳累及夜间更甚,上下楼明显。

(3)膝关节活动受限,甚则跛行,极少数患者可出现绞索现象或膝关节积液。

(4)关节活动时可有弹响、摩擦音,部分患者关节肿胀,日久可见关节畸形。

(5)膝关节痛为本病就医常见主诉,其早期症状为上下楼时疼痛,尤其是下楼时为甚,呈掌侧或双侧交替出现,进而关节肿大,多因骨性肥大造成,也可为关节腔积液,少量患者出现滑膜肥厚,严重者出现关节内翻畸形。

(四)检查

1. 一般检查

浮髌试验、髋膝屈曲试验、膝关节分离试验。

2. 影像学检查

膝关节正侧位平片、膝关节 CT、MRI 均为确诊膝关节炎、检查关节情况的有效手段。

(五)诊断

(1)反复劳损或创伤史。

(2)膝关节疼痛和僵硬,早晨起床明显,活动后减弱,活动过量又加重,休息后症状缓解。

(3)后期疼痛持续,关节活动明显受损,股四头肌萎缩、关节积液,甚至出现畸形和关节内游离体。

(4)膝关节屈伸活动时可扪及摩擦音。

(5)膝关节正侧位 X 线照片显示髌骨、股骨髁、胫骨平台关节缘呈唇样骨质增生,胫骨髁间隆突变尖,关节间隙变窄,软骨下骨质致密,有时可见关节内游离体。

(六)并发症

(1)膝关节骨性关节炎并发症多见关节肿胀。

(2)日久关节畸形,骨质增生。

（七）治疗

1. 常见疗法

（1）非手术治疗（保守疗法）：理疗、药物、注射疗法和中医中药治疗等。

（2）手术治疗。

1）膝关节镜下探查并清理术。此术是用于诊断治疗膝关节疾病比较安全、实用的新技术，具有患者痛苦小且并发症少、身体恢复快、疗效显著等特点。

2）膝关节置换。人工膝关节置换术是通过手术将已经磨损破坏的关节面切除部分或全部由人工制造的关节部件所代替，使关节面恢复正常平滑。

2. 中药疗法

以活血化瘀，散寒止痛类药物内服外敷，以达到治疗目的。

3. 经筋手法磁疗

关节炎外有病邪，内在体虚，宜同时治疗，以取得标本兼治之效果。肾主骨、肝主筋，关节炎发病之根源因素在于肝肾亏虚，脏腑功能失调，故以磁性砭石疏通经筋、经脉，佐以活血化瘀类中药，可调理机体阴阳平衡，调养肝肾，使筋骨得肝肾之气濡养而从根本上解除病机。

五、不寐

（一）概述

不寐是中医病名，即平日所说的失眠。本病病名出自《难经》第四十六难，《内经》中《灵枢·营卫生会》中叫作"夜不瞑"；《灵枢·大惑论》中叫作"目不瞑"。本病又名不得卧、不得眠、失眠等。主要是由于情志、饮食内伤、久病后以及年迈或禀赋不足、心虚胆怯等病因引起，造成心神失养或心神不安，从而导致经常不能获得正常充足的睡眠为特征的一种病症。

主要表现为睡眠时间、深度的不足，以及不能消除疲劳，恢复体力与精力，轻者入睡困难，或寐而不酣、时寐时醒、或醒后不能再寐，重则彻夜不寐。现代医学中神经官能症、更年期综合征等以失眠为主要临床表现的均可视为本病范围。

（二）病因病机

1. 情志所伤

或由情志不遂、肝气郁结、肝郁化火、邪火扰动心神、心神不安而不寐；或有五志过极、心火内炽、心神扰动而不寐；或由思虑太过、损伤心脾、心血暗耗、神不守舍、脾虚生化乏源、营血亏虚、不能养心神而致，即如《类证治裁·不寐》曰："思虑伤脾，脾血亏损，经年不寐。"

2. 饮食不节

脾胃受损,宿食停滞,壅遏于中焦,胃气失于和降,阳气浮越于外而卧寐不安。

如《张氏医通·不得卧》云:"脉滑数有力不得卧者,中有宿滞痰火,此为胃不和则卧不安也。"或由过食肥甘厚味,酿而生痰热,扰动心神而不眠;或由饮食不节、脾胃受伤,脾失健运,气血生化不足,心血不足,心失所养而失眠。

3. 病后年迈

久病血虚、产后失血、年迈血少等可引起心血不足,心失所养,心神不安而不寐,正如《景岳全书·不寐》所说:"无邪而不寐者,比营气之不足也,营主血,血虚则无以养心,心虚则神不守舍。"

4. 禀赋不足,心虚胆怯

素体阴盛,兼因房劳过度,肾阴耗伤,不能上乘于心,水火不济,心火独亢,或肝肾阴虚,肝阳偏亢,火盛神动,心肾失交而神志不宁。如《景岳全书·不寐》所说:"真阴精血不足,阴阳不交,而神有不安其室耳。"亦有因心虚胆怯,暴受惊恐,神魂不安,以至于夜不能寐或寐而不酣,如《杂病源流犀烛·不寐多寐源流》:"有心胆俱者,触事多留惊,梦多不祥,虚烦不寐者。"

综上所述,不寐的病因很多,但以情志、饮食或气血亏虚等内伤病因居多,由这些病因引起心、肝、胆、脾、胃、肾的气血失和,阴阳失调,其基本病机以心血虚、胆虚、脾虚、肾阴亏虚进而导致心失所养及由心火偏亢、肝郁、痰热、胃失和降进而导致心神不安两方面为主,其病位在心,但与肝、胆、脾、胃、肾关系密切,虚证多由心脾两虚、心虚胆怯、阴虚火旺引起心神失养所致,实证则多为心火炽盛,肝郁化火、痰热内扰,引起心神不安所致,但久病可表现为虚实兼夹,或为瘀血所致。

(三)临床表现

以睡眠不足、时间及深度不够且不能消除疲劳,恢复体力与精力为主要证候特征。睡眠时间不足者可表现为入睡困难,夜寐易醒,醒后难以入睡,严重者甚至彻夜不寐。睡眠深度不够者常表现为夜间时醒时寐,寐而不酣或夜寐梦多。由于睡眠时间及深度质量不够,致使醒后不能消除疲劳,表现为头晕、头痛、神疲乏力、心悸、健忘,甚至心神不宁等。由于个体差异,对于睡眠时间和质量的要求亦不相同,故临床判断失眠不仅要根据睡眠的时间和质量,更重要的是以能否消除疲劳,恢复体力与精神为依据。

(四)中药治疗

1. 心火偏亢

(1)证候:心烦不寐,躁扰不宁,怔忡、口干舌燥、小便短赤、口舌生疮、舌尖红、苔薄黄、脉细数。

(2)治则:清心泻火,宁心养神。

(3)方药:朱砂安神丸。

方解:朱砂性寒可胜热,重镇安神;黄连清心泻火除烦;生地、当归滋阴养血、养阴以配阳。方中可加黄芩、山栀、连翘,加强清心泻火之功,若胸中懊侬、胸闷泛恶,可加豆豉、竹茹,宣通胸中郁火。若便秘溲赤,加大黄、淡竹叶、琥珀,引火下行,以安心神。

2. 肝郁化火

(1)证候:急躁易怒,不寐多梦,甚至彻夜不眠,伴有头晕头胀、目赤耳鸣、口干而苦、便秘溲赤、舌红苔黄、脉弦而数。

(2)治则:清肝泻火、镇心安神。

(3)方药:龙胆泻肝汤。

方解:龙胆草、黄芩、栀子清肝泻火;木通、车前子清热利小便;柴胡疏肝解郁;当归、生地养血滋阴柔肝;甘草和中。方中可加入茯神、生龙骨、生牡蛎以镇心安神。

若胸闷胁胀、善太息可加香附、郁金疏肝解郁。

3. 痰热内扰

(1)证候:不寐、胸闷、心烦、泛恶、嗳气,伴有头重目眩、口苦、舌红苔黄腻、脉滑数。

(2)治则:清化痰热、和中安神。

(3)方药:黄连温胆汤。

方解:半夏、陈皮、竹茹化痰降逆;茯苓健脾化痰;枳实理气和胃降逆;黄连清心泻火;若心悸动甚,惊惕不安,加珍珠母、朱砂以镇惊安神定志;若实热顽痰内扰,经久不寐,或彻夜不寐、大便秘结者,可加礞石滚痰丸降火泻热、逐痰安神。

4. 胃气失和

(1)证候:不寐、脘腹胀满、胸闷嗳气、嗳腐吞酸或见恶心呕吐、大便不爽、舌苔腻、脉滑。

(2)治则:和胃化滞,宁心安神。

(3)方药:保和丸。

方解:山楂、神曲助消化,消食滞;半夏、陈皮、茯苓降逆和胃;莱菔子消食导滞;可加连翘散消食滞所致的郁热,加远志、柏子仁、夜交藤,以宁心安神。

5. 心肾不交

(1)证候:心烦不寐、心悸不安、腰膝酸软、伴头晕、耳鸣、健忘、遗精、口干津少、五心烦热、舌红少苔、脉细数。

(2)治则:滋阴降火、交通心肾。

(3)方药:天王补心丹和六味地黄丸。

方解:六味地黄丸滋补肾阴;黄连、黄芩直折心火;芍药、阿胶、鸡子黄滋养阴血;两方共奏滋阴降火之效;若心烦心悸、梦遗失精,可加肉桂引火归原。

6. 心脾两虚

(1)证候:多梦易醒、心悸健忘、神疲食少、头晕目眩,伴有四肢倦怠、面色少华、舌淡苔薄、脉细无力。

（2）治则：补益心脾、养心安神。

（3）方药：归脾汤。

方解：人参、白术、黄芪、甘草，益气健脾；当归补血；远志、酸枣仁、茯神、龙眼肉补心益脾，安神定志；木香行气健脾使全方补血不滞；若心血不足，加熟地、芍药、阿胶以养心血；失眠较重加五味子、柏子仁养心安神，或加夜交藤、合欢皮、龙骨、牡蛎镇惊安神；若脘闷、纳呆、苔腻加半夏、陈皮、茯苓、厚朴、健脾理气化痰。若产后虚烦不寐，形体消瘦，面色㿠白、易疲劳、舌淡、脉细弱，或老人夜寐早醒而无虚烦之证，多属气血不足，治宜养血安神，亦可用归脾汤和酸枣仁汤。

7. 心胆气虚

（1）证候：心烦不寐、多梦易醒、胆怯心悸、处事易惊，伴有气短、自汗、倦怠、乏力、舌淡、脉细弱。

（2）治则：益气镇惊、安神定志。

（3）方药：安神定志丸合酸枣仁汤。

方解：前方重于镇惊安神，后方偏重于养血清热除烦，合用则益心胆之气，清心胆汁虚热而定惊，安神宁心；方中人参益心胆之气；茯苓、茯神、远志化痰宁心；龙齿、石菖蒲镇惊开窍宁神；酸枣仁养肝、安神、宁心；知母泻热除烦；川芎调血安神。若心悸、惊惕不安者，加生龙骨、生牡蛎、朱砂。

（五）刘氏中磁药物治疗

镇静作用是磁场生物效应之一，这一点已经被国内外同道的诸多实验室证实。刘道矩教授利用磁场镇静的生物效应来治疗不寐症取得了令人满意的疗效。

治则：镇惊安神，调益气血。

（1）经筋手法磁疗。对于不寐症的患者，按揉病人神门、三阴交穴位，每次 30 min。

1）以砭石磁疗器沿督脉、前发际神庭止哑门，并在风池、风府、头维进行按法、揉法，疏通手少阴经筋，自腋窝止肘窝再止腕关节，以经结处用力按、揉，以同样方法在足少阴经筋自足内踝至股骨颈。

2）开足太阳膀胱经背俞，自背部俞打第三胸椎旁开 1.5 寸，肺俞第五胸椎心俞为主，沿此俞穴上焦区（T1—5）、中焦区（T6—12）、下焦区（腰骶），通五脏六腑之气，调全身之精神注入脑髓。

3）以开头五线并以及智慧线为主，每日 3 次，每次 10 min，有利于改善脑供血和脑循环。

（2）利用静磁中药枕，配伍宁心安神中药，作为睡枕。使病人头部始终处于磁场持续作用的环境中，达到抑制大脑皮质活动，降低兴奋度的作用。

第五章　中华磁石疗法典型病症的临床应用

第一节　内科病症

一、中风

中风是以猝然昏仆、不省人事,伴口眼歪斜、语言不利、半身不遂,或不经昏仆,仅以口㖞、半身不遂为主症的一类疾病。因起病急骤、症见多端、变化迅速,与自然界之风性善行数变特性相似而名中风,又因其发病突然亦称"卒中"。本病发病率和死亡率均较高,常留有后遗症,是威胁人类生命健康的一大疾患。现代医学之出血性、缺血性脑血管病,前者主要包括脑出血、蛛网膜下隙出血,后者亦称脑梗死,主要包括脑血栓形成、脑栓塞、腔隙性梗死,均归属本病范畴。

【病因病机】

中风是多种因素所导致的复杂的病理过程,多与饮食不节、情志内伤、思虑过度、年老体衰等因素有关。虚、风、火、痰、瘀为主要病因,病位在脑,与心、肾、肝、脾关系密切。肝肾阴虚,水不涵木,肝风妄动;五志过极,肝阳上亢,引动心火,风火相煽,气血上冲;饮食不节,恣食厚味,痰浊内生;气机失调,气滞而血运不畅,或气虚推动无力,日久血瘀;风火痰瘀等病邪上扰清窍,导致"窍闭神匿,神不导气",则生中风。

注:"窍"指脑窍、清窍;"闭"指闭阻、闭塞;"神"指脑神;"匿"为藏而不现;"导"即主导、支配;"气"指脑神所主功能活动,如语言、肢体运动、吞咽功能等。

【临床表现】

《医学纲目》言:"中风,世俗之称也,其症猝然仆倒,口眼歪斜,半身不遂或舌强不言,唇吻不收是也。"本症以单侧上下肢瘫痪无力,口眼歪斜,舌强语謇等为主症。初期患者肢体软弱无力,知觉迟钝或稍有强硬,活动功能受限,以后逐渐趋于强直挛急,患肢姿势常发生改变或畸形。

【辨证分型】

1. 中风先兆

多因气血上逆致病,症见眩晕、心悸、肢体麻木、手足乏力、舌强等。

2. 中经络

病位浅,病情轻,多无神志改变。主症为半身不遂、舌强语謇、口眼歪斜。兼见面红目赤、眩晕头痛、心烦易怒、口苦咽干、便秘尿黄、舌红绛,苔黄或燥,脉弦有力,为肝阳暴亢;肢体麻木或手足拘急,头晕目眩,苔白腻或黄腻,脉弦滑,为风痰阻络;口黏痰多,腹胀便秘,舌红,苔黄腻或灰黑,脉弦滑大,为痰热腑实;肢体软弱、偏身麻木、手足肿胀、面色淡白、气短乏力、心悸自汗,舌暗,苔白腻,脉细涩,为气虚血瘀;肢体麻木,心烦失眠,眩晕耳鸣,手足拘挛或蠕动,舌红,苔少,脉细数,为阴虚风动。

3. 中脏腑

病位深,病情重,主症可见神志恍惚,嗜睡或昏睡,甚者昏迷,半身不遂。兼见神昏、牙关紧闭、口噤不开、肢体强痉者,为闭证;面色苍白、瞳神散大、手撒口开、二便失禁、气息短促、多汗腹凉,脉散或微者,为脱证。

【治疗】

治则:调和经脉,疏通气血,强壮筋骨。

机理:促进脑组织血管扩张,加快血流,改善血液循环和缺氧状况,促进组织细胞再生和功能恢复,促使凝血消散吸收,加速偏瘫肢体功能康复。

操作:

第一步,肢体完全无自主运动阶段,手法磁疗和被动运动十分重要,因此在脑卒中发生偏瘫的肢体上,功能恢复越早,预后越好。鼓励患者尽量有意识地进行节律性运动,在已完全清醒时使患肢肌群有收缩/舒张运动感,在患肢建立和恢复兴奋点,在有运动感觉的经络处,以砭石磁疗器予向心性疏提经筋,上肢取商阳、关冲、少泽等腧穴,下肢取厉兑、足窍阴、至阴等,沿经筋走向,上肢止于肘关节,下肢过踝上止于膝关节,其中上肢以手阳明经筋、手少阳经筋、手太阳经筋,下肢以足阳明经筋、足少阳经筋、足太阳经筋为主,沿途于重点穴位采用振法、揉法等混合手法,以增强刺激,上肢常选用合谷、阳溪、手三里、曲池、液门、中渚、阳池、外关、天井、后溪、养老、支正、小海、列缺、孔最、尺泽、劳宫、内关、曲泽、少府、神门、灵道、少海等穴,下肢常选用至阴、昆仑、承山、委中、足临泣、阳陵泉、内庭、解溪、丰隆、足三里、三阴交、地机、阴陵泉、太溪、复溜、筑宾、中封、中都等穴。手法上要轻而稳,用力均匀,缓慢加重,阳经为主,重取足阳明,此为多气多血之经,又为水谷之海,阳明气血通畅,则正气强盛,促进机体恢复。

第二步,肌肉、关节有轻微自主运动,略有痛感,此阶段治法与经络选取基本同前,仍以手、足阳明经筋和穴位作为重点。因病人肌肉痉挛有所好转,故手法磁疗可逐渐加重,采取按法、振法的同时可增强提筋法、反弹法力量,应以沿经筋走向整体治疗为主,减少单一穴位治疗。

第三步,肢体已能自主活动,但肌肉仍有抗阻力,在此阶段应将医疗体育或运动器械同时展开。运动前以砭石磁疗器自骶尾部沿督脉及膀胱经背线推至颈部,自下而上轻轻推振,并在脏腑背俞穴处做拉法 6~7 次,力度逐渐加大,在督脉腰阳关至大椎穴反复击打 3~4 次,共约 15 min;运动后以手足阳明经筋为主,先以滚法活益经筋,并在重点穴位处配以揉按法,上肢可取肩髃、臂臑、手五里、曲池、手三里、阳溪、合谷等穴,下肢可取髀关、伏兔、犊鼻、足三里、条口、解溪等穴。治疗过程中针对功能受损经筋辨证施治,在手法上制订具体计划,按日疏导主、副经筋,同时在整体上给予脏腑功能调理。此阶段应嘱患者加强患肢自主规律性锻炼。

第四步,失语及吞咽困难、呛咳治疗阶段。此期应用磁疗手法的同时,加强患者语言及吞咽功能训练,一般在训练前进行手法磁疗较为适宜。方法以砭石磁疗器自头顶向后发际至大椎,边梳边振,同时在任脉自承浆至天突,边推边揉,每日 2~3 次,每次 5~6 min,治疗后再令病人进行语言、吞咽训练。

【注意事项】

(1)应用手法磁疗的同时须做好康复评价,把握整体康复措施计划,密切观察病情演变,在功能恢复期进行辨经辨证分析,注意病邪所侵犯经筋,调动患者自身潜力,亦可于原发病灶处以砭石磁疗器刺激受损脑血管建立侧支循环,加快肢体功能恢复。

(2)患者情绪保持稳定,生活规律,戒烟限酒,勿过食刺激性食物及动物内脏、油脂。

(3)保持身体清洁,经常擦洗。

(4)自主功能锻炼须持之以恒、循序渐进,根据病情、体质制订计划,不宜过度疲劳。

【案例选】

盛先生,男,62 岁,天津人,工人,住天津市河北区。

主述:发现口眼歪斜,语言不利。

现病史:患者于 1 个月前在工作时突然昏倒不省人事,经本市某医院脑系科诊断为蛛网膜下隙出血,经抢救生命体征平稳,但留有后遗症,右侧口角歪斜,言语不利,不能闭口吹气,舌体运动失调。

诊断:中风后遗症。

治疗:调和经脉,以疏通阳明经、头五线为主及面部之经筋感应区。每日疏通头五线,即自头维至风池、眉冲至天柱等。以砭石磁疗器重按自承浆经迎香、承泣(此部位为手足阳明经所汇之处)。每日 3 次,每次 10 min,同时配合中府(手太阴肺经)、极泉(手少阴心经)等穴,每日 10~12 次,同时开督脉,手足阳明经筋。

配合磁性健身球随时运动手部之经筋。

历经两个月治疗诸症消失,身体恢复正常,生活、工作完全自理。

二、眩晕

眩晕是以头晕目眩、视物旋转等自觉症状为主要表现的一类病症,又称"头眩""掉眩""冒眩""风眩",等等。"眩"指眼花,轻者发作短暂,平卧闭目片刻即安;重者两眼昏花缭乱,视物不明。"晕"指头晕,轻者如乘舟车,飘摇不定;重者旋转起伏不止,难以站立,昏昏欲倒,胸中泛泛,恶心呕吐。亦有时轻时重,兼见他证而迁延不愈,反复发作。现代医学之高血压病、脑动脉硬化、贫血、神经衰弱、耳源性眩晕、晕动病等疾病,可归属本病范畴。

【病因病机】

眩晕的发生多与忧郁恼怒、恣食厚味、劳伤过度、跌仆损伤、头脑外伤等因素有关。病位在脑,与肾、肝、脾关系密切。情志不舒,气郁化火,风阳升动,或急躁恼怒,肝阳暴亢,而致清窍被扰;恣食肥甘厚味,滞脾而痰湿中阻,清阳不升,浊阴上蒙清窍;素体薄弱,或病后体虚,气血不足,清窍失养;过度劳伤,肾精亏耗,脑髓不充,上述因素均可导致眩晕,其发作不外清窍被扰、被蒙、失养三条,虚者多为气血虚衰,实者多责之风、火、痰、瘀扰乱清空。

【辨证分型】

1. 实证

（1）肝阳上亢：眩晕兼耳鸣、头目胀痛，烦躁易怒，失眠多梦，面红目赤，口苦咽干，舌红苔黄，脉弦数等。

（2）痰湿中阻：眩晕兼头重如裹，视物旋转，胸闷恶心，呕吐痰涎，口黏纳差，舌淡，苔白腻，脉弦滑等。

（3）瘀血阻窍：眩晕兼见头痛、耳鸣耳聋，失眠，心悸，精神不振，面唇紫暗，舌暗有瘀斑，脉细或涩等。

2. 虚证

（1）气血亏虚：头晕目眩，兼见面色淡白或萎黄、神倦乏力，心悸少寐，腹胀纳呆，舌淡，苔薄白，脉弱。

（2）肾精不足：眩晕久发不已，视力减退，少寐健忘，心烦口干，耳鸣，神疲乏力，腰膝酸软，舌红，苔薄，脉弦细。

【治疗】

治则：平肝潜阳，化痰降浊，宁心安神，调益气血。

机理：磁疗具有较好的镇静作用，对中枢神经、自主神经均有良好的调节作用，在某些特定部位应用磁场时，可致类似睡眠或麻醉现象，对自主神经起到平衡兴奋与抑制作用。

操作：

第一步，调和气血。以砭石磁疗器沿督脉所行，自百会穴至风府穴边梳边按，出后发际止于脊中穴边振边按，由轻至重，共行5~6次，再由百会穴向前额神庭穴边梳边按，出前发际至人中穴边振边按，共行5~6次。点揉配穴可选印堂、太阳、风池、风府、头维、角孙、攒竹、丝竹空及推桥弓等。

第二步，疏通经筋。沿手少阴经筋自腋窝经肘部至腕部，以砭石磁疗器由上至下，边推边拉，双侧各行3~4次，以同样手法在足少阴经筋自足趾经内侧踝关节至腹股沟内侧，再沿脊背上后颈，结于枕骨。

第三步，重振按穴。常用穴位为手少阴心经之神门和足太阴脾经之三阴交，同时配合背俞穴，常见配穴如心脾两虚配以心俞、厥阴俞、脾俞，心肾不交配以心俞、肾俞、太溪，肝阳上亢配以肝俞、太冲、间使，等等。对脾胃虚弱者还可用砭石磁疗器在任脉于上脘、中脘至气海处边振边按。

【注意事项】

（1）生活规律，劳逸结合，忌食油腻烈酒。

（2）避免精神刺激。

（3）对于高血压患者而言，本法更适于原发性缓进型高血压，对急进型高血压可作为辅助治疗手段，继发性高血压须积极治疗原发病。

【案例选】

患者冯某，女，26岁，医务工作者，住天津市河西区。

患者系医务工作者，近日工作劳累，3日前下夜班，返家途中突感天旋地转，即赴环湖医院行脑核磁检查,无异常,建议进一步检查颈椎。来院后以经筋磁疗法并配合对症治疗,3天治疗眩晕减轻,1周后症状消失恢复正常。

具体治疗:以磁疗砭石器沿督脉自百会至风池边推边按5~6次,自百会推至前庭,揉搓5~6次,开足太阳之背俞,自上而下至长强,同时配合印堂、太阳、风池、风府、头维,手法为点压法。

手掌法:以指掌关节及五指端按拉。

足疗:以砭石磁疗器揉搓足涌泉,并配以温水泡足。

三、头痛

头痛是临床上常见的一种自觉症状,可见于多种急慢性疾病,其病因多端,涉及范围很广。历代除"头痛"记载外,尚有"头风""脑风"等病名。《证治准绳》有载:"浅而近者名头痛,其痛猝然而至,易于解散速安也;深而远者为头风,其痛作止不常,愈后遇触复发也。"中医对头痛分外感、内伤两端。头痛可见于现代医学内、外、神经、五官等各科疾病中,如脑脓肿、脑血管病急性期、脑外伤、高血压、偏头痛、神经性头痛、三叉神经痛、肌缩性头痛、感冒头痛等,大致分为颅内病变、颅外病变、全身性疾病、神经官能症等四类。

【病因病机】

头为诸阳之会、清阳之府,又为髓海所在,六淫之邪外袭或内伤诸疾,皆可令头部经络不畅、气血不足、髓海不得滋养而致疼痛。风邪侵袭,上犯巅顶,经络阻遏,或挟湿邪蒙蔽清窍可发头痛;亦有情致所伤,肝失疏泄,气滞不畅,郁而化火,上扰清窍而致头痛;亦有肾水不足,脑海空虚,水不涵木而致头痛;亦有禀赋虚弱,营血亏虚,不能上荣于脑而致头痛;或恣食肥甘,脾失健运,湿痰上蒙而致头痛;抑或外伤跌仆,气血瘀滞,脉络被阻而致头痛。

【临床表现】

(1)外感头痛:一般发病较急,头痛连及项背。可兼见风寒、风热、风湿等外邪侵袭体表的征象。

(2)内伤头痛:一般发病较缓,可见肝阳上亢、肾精不足、气血虚弱、痰浊上蒙、血瘀阻络等兼证。

【辨证分型】

1. 外感

(1)风寒头痛:多发于冒风受寒之后引起头痛,重者痛连项背,恶风寒,喜裹头,口不渴,苔薄白,脉浮或紧。

(2)风热头痛:头胀痛、甚则头痛如裂,恶风发热,面红目赤,口渴欲饮,咽红肿痛,尿黄或便秘,舌尖红,苔薄黄,脉浮数。

(3)暑湿头痛:头痛如裹,脘闷纳呆,肢体倦怠,身热汗出,心烦口渴,苔腻,脉濡数。

2. 内伤

(1)肝阳头痛:头痛眩晕,心烦易怒,睡眠不安,面红口干,苔薄黄或舌红少苔,脉弦紧或弦细数。

(2)痰浊头痛:头痛头胀,胸膈支满,纳呆倦怠,口吐涎沫,恶心,苔白腻,脉弦滑。

(3)血虚头痛:头痛头晕,神疲乏力,面色少华,心悸气短,舌淡,脉细或涩。

（4）肾亏头痛：头脑空痛，耳鸣目眩，腰酸腿软，遗精带下。阳虚者四肢作冷，舌淡胖，脉沉细无力；阴虚者口干少津，舌质红，脉细数。

（5）瘀血头痛：头痛时作，经久不愈，痛处固定，痛如锥刺，舌面可见瘀斑，或舌下脉络青紫，脉细涩。

【治疗】

治则：疏通经络，活血化瘀。

机理：磁疗镇痛作用比较明显，研究表明，磁场作用于机体后，体内甲硫氨酸脑啡肽浓度升高，同时磁场作用使周围血管扩张，改善血液循环，稀释致痛物质，从而达到止痛作用。

操作：

第一步，疏通经络。以砭石磁疗器自督脉神庭穴沿头部正中线经百会穴至大椎穴，边推边按，共2~3次。

第二步，辨经辨证取穴。如顶枕部痛属手、足太阳经，以砭石磁疗器自睛明穴，经攒竹穴，沿经筋至天柱穴，边推边按，配以双侧列缺穴各振按3~4次；如两侧偏头痛属手、足少阳经，以砭石磁疗器自丝竹空，经耳门、听宫、听会，沿耳郭至翳风穴，边推边振3~4次，另起自阳白穴，经头临泣、脑空至风池穴，边推边按太阳穴；如头面部疼痛属手、足阳明经，以砭石磁疗器自承泣穴，至地仓穴，经大迎穴上折头维穴，并配以迎香、合谷等穴。风寒头痛可配合按、揉肺俞、风门、肩井，擦背部两侧膀胱经，以透热为度；风热头痛可按揉大椎、肺俞、风门、肩井、曲池、合谷，叩击背部膀胱经，以皮肤微红为度；暑湿头痛可按揉大椎、曲池、肩井、合谷，拍打背部膀胱经并于项部提筋，以皮肤透红为度；肝阳头痛配合自上而下推按桥弓，两侧交替进行，揉按角孙、太冲、行间，以酸胀为度，擦双侧涌泉穴，以透热为度；痰浊头痛在腹部及侧背部运用砭石磁疗器施以推法、擦法，重点在中脘、天枢，按揉脾俞、胃俞、大肠俞、足三里、丰隆、内关；血虚头痛配合摩腹，以中脘、气海、关元为主，横擦背部督脉，以透热为度，按揉心俞、膈俞、足三里、三阴交，以微微酸胀为度；肾虚头痛配合摩腹，以气海、关元为主，横擦腰背部督俞、肾俞、命门及腰骶部，以透热为度，阴虚火旺者参考肝阳头痛配穴；瘀血头痛以前述基础治疗为主，头部穴位均以透热为度。

【注意事项】

（1）本条目所述乃以头痛作为主要病症者，若为某些疾病过程中出现的兼症，可参照治疗。

（2）引起头痛的原因较为复杂，本法虽对缓解头痛症状有较好疗效，但治疗时务必审证求因，按治病求本的原则辨证论治。

【案例选】

患者孟某某，男，16岁，学生，住天津市静海区。

患者因感冒引发头痛，以头部两侧为主，阵发性，每次发作3~5 min，经治疗无效来我院。此症当疏通经络、活血行气。

具体治疗：以砭石磁疗器对头五线进行治疗，开语音线、视力线、运动线、智慧线、听力线为主，以通阳行气，并配合轻揉、搓拉太阳穴、风池穴。

手掌法：在中指、无名指、示指指掌关节以砭石磁疗器轻按、揉搓。

足底磁疗法：以砭石磁疗器于第四指掌关节向足心按揉3~5次，以按揉手法3~5 min，以温水砭石磁疗器泡足 10 min。

1 周后即愈,无复发。

四、面瘫

面瘫,俗称口眼歪斜,是以口眼向一侧歪斜为主症的病症。本病可发于任何年龄,但以青壮年为多见,无明显季节性,大多发病急速,故亦称"卒口僻",以单纯性的一侧面颊筋肉弛缓较为多见,无半身不遂、神志不清等症状。手、足阳经均上达头面部,当病邪阻滞面部经络,尤其手太阳经筋、足阳明经筋功能失调,易导致面瘫发生。本病相当于现代医学之周围性面神经麻痹及周围性面神经炎,最常见于贝尔氏麻痹,亦有因疱疹病毒等引起的非化脓性炎症所致,如亨特面瘫等,均可依本法施治。本病须与中枢性面瘫相鉴别。

【病因病机】

本病多因劳作过度,将息失宜,机体正气不足,络脉空虚,卫外不固,风寒风热之邪乘虚侵袭面部筋脉,以致气血阻滞,经筋功能失调,肌肉失于约束,纵缓不收,而成面瘫。《灵枢·经筋》对本病的病因病机做出了比较翔实的记述,"足阳明之筋……其病……卒口僻,急者目不合,热则筋纵,目不开。颊筋有寒,则急引颊移口;有热则筋弛纵缓,不胜收故僻"。同时还提出了外敷、牵引、膏熨、食疗、燔针等综合治疗方法。周围性面瘫病位在面部,包括眼部和口颊部筋肉症状,足太阳经筋为"目上冈",足阳明经筋为"目下冈",故眼睑不能闭合为足太阳和足阳明经筋功能失调所致;口颊部主要为手太阳和手、足阳明经筋所主,因此,口眼歪斜症状主要系该三条经筋功能失调所致。

【临床表现】

周围性面瘫发病突然,初起可能有耳后部疼痛,继则面部表情肌瘫痪而出现额纹消失,患侧眼睑不能闭合,鼻唇沟平坦或消失,嘴角歪向对侧(健侧),严重者进食时食物常嵌在患侧齿颊间,并可有患侧舌前 2/3 味觉减退及听觉过敏。

【辨证分型】

主症:面瘫起病突然,每在睡眠醒来时,发现一侧面部板滞、麻木、瘫痪,不能做闭目、皱眉、露齿、鼓颊等动作,口角向健侧歪斜,漱口漏水,进餐时食物常常停滞于病侧齿颊之间,病侧额纹、鼻唇沟消失,眼睑闭合不全,迎风流泪。少数病人初起有耳后、耳下及面部疼痛。严重时还可出现患侧舌前 2/3 味觉减退或消失,听觉过敏等症。病程日久,可因瘫痪肌肉出现挛缩,口角反牵向患侧,出现面肌痉挛,形成"倒错"现象。

风寒证见于发病初期,有面部受凉因素,如迎风睡眠,一侧面部吹风过久等,外感表证不明显,舌淡,苔薄白,脉浮紧;风热证亦见于发病初期,往往继发于感冒发热、疱疹、中耳炎、牙龈肿痛之后,常伴有耳内、乳突轻微作痛,舌红,苔薄黄,脉浮数;若见于恢复期或病程较长的患者,兼见肢体困倦无力,面色淡白,头目昏沉等症,为气血不足。

【治疗】

治则:舒筋通络,活血化瘀。

机理:磁疗对周围神经感觉、运动功能均有较好的调节作用,对神经麻痹能起到兴奋作用,面部神经末梢极为密集,应用磁场疗法,可减轻患者痛苦,增强治疗舒适感。

操作：

第一步，取手、足阳明经筋为主，足太阳经筋为辅。以砭石磁疗器沿诸条经筋所行，边梳边按，边振边推，由轻至重，循经、逆经各行5~6次。

第二步，以砭石磁疗器自患侧印堂、太阳、阳白、睛明、四白、迎香、下关、地仓、颊车等穴位往返推擦治疗，各穴可配以点、按、揉、拿等手法，并可刺激健侧合谷；病程长者多用揉、按法，先患侧后健侧。

第三步，随证选穴：不能抬眉加攒竹；鼻唇沟平坦加下迎香；乳突痛加翳风；人中歪斜加水沟、兑端；颏唇沟歪斜加承浆；舌麻、味觉消失加廉泉；对气血虚弱者还可用砭石磁疗器在任脉于上脘、中脘至气海处边振边按。

【注意事项】

（1）本病在治疗期间，局部应避免受寒吹风，必要时可戴口罩、眼罩防护。

（2）因眼睑闭合不全，灰尘容易侵入，每天点眼药水2~3次，以防感染。

（3）面部采用推、擦法时要防止颜面破皮。

【案例选】

患者赵女士，52岁，天津人，职员，住天津市河东区。赵女士于1个月前晨起刷牙时感右侧面肌发紧向左侧偏斜，运动失调，即刻来院求诊，此症属于右侧面瘫，治则通络散寒，活血化瘀。

具体治疗：以砭石磁疗器取手阳明经筋及足太阳经筋为主，于印堂、太阳、睛明、迎香按揉。开任脉以上脘、中脘至气海边揉边按。

手足磁疗：手部以拇指、示指、中指、指掌关节至腕关节揉拉，足底以大趾至跖趾部用力按压充血，同时配合砭石磁疗器泡温水（水位至足踝）10 min。

两个月后即愈，无复发。

五、漏肩风

漏肩风又称"肩凝症"。患者年龄多在50岁左右，故又有"五十肩"之称。

本病以单侧或双侧肩关节凝重疼痛、运动受限为主症，现代医学称为肩关节周围炎。

【病因病机】

本病多因营卫虚弱，筋骨衰颓，复因局部感受风寒，或劳累闪挫，或习惯偏侧而卧，筋脉受到长期压迫，遂致气血阻滞而成肩痛。肩痛日久，由于局部气血运行不畅，蕴郁而生湿热，以致患处发生轻度肿胀，甚则关节僵直，肘臂不能举动。

【辨证】

初病时单侧或双侧肩部疼痛，并可向颈部和整个上肢放射，日轻夜重，患肢畏风寒，手指麻胀，肩关节呈不同程度僵直，手臂上举、外旋、后伸等动作均受限制。病情迁延日久，常可因寒湿凝滞，筋脉痹阻，导致患肢发生肌肉萎缩。

本病属于风寒湿痹的范围。风胜者多伤于筋，肩痛可牵涉项背手指；寒胜者多伤于骨，肩痛较剧，深按乃得，得热则舒；湿胜者多伤于肉，肩痛固定不移，局部肿胀拒按。

【治疗】

治则：祛风散寒，化湿通络。取手三阳经筋为主。

操作：

第一步，选定压痛点，疏通经络。肩周炎多因手少阳三焦和手太阳大肠经络受损所致。仅足少阳胆经有一穴，手法磁疗以局部压痛点确定所受邪之经络进行辨经之治疗，如压痛点在天宗穴，则以疏通手太阳小肠经之经络为主，自手小指少泽穴，经腕关节阳谷穴，肘关节小海穴至肩贞、天宗、秉风、肩中俞穴，过颈止于耳前听宫穴，以砭石磁疗器边推边拉，特别在肩部之穴位，每侧行 3~4 次，在病变肩周压痛区按、振 25~30 次，同时对其他无穴通路同样以砭石磁疗器自缺盆经胸腹部推至小肠。

第二步，疏通经筋。常以手太阳之经筋自小指，经腕、肘，至肩背部，以混合法边振边按，也可在肩部之经筋以提筋法进行 3~5 次。

第三步，以砭石磁疗器沿手太阳小肠经穴，自肘小海穴开始至肩部诸穴，边振边按。同时患者一手上举患肢，举到痛点处内收，反复运动 5~6 次。

第四步，以砭石磁疗器沿手太阳小肠经，肩部诸穴由轻至重叩打，并在肩部反复推按，至局部潮红为止。

随证选穴，肩内廉痛，加尺泽、太渊；肩外廉痛，加后溪、小海；肩前廉痛加合谷、列缺。阿是穴、肩内陵、曲垣、风池、手三里、肩髃、天宗等穴，亦可选用。

【注意事项】

病程较短的病例，手法磁疗多能改善症状，若患者病延日久、年老体弱，可配合其他疗法。

【案例选】

周先生，男，75 岁，退休干部，住天津市和平区。

患者曾因吹空调感右肩运动失调，就诊时手不能上举已月余，经针灸治疗见效欠佳，来我科诊治。

肩周炎一症，治则以调益经筋、活血化瘀、温经散寒为主。经检查，患者系手少阳、手太阳经筋瘀滞（压痛索条），以砭石磁疗器在经筋瘀滞点以按揉、混合手法进行治疗，提肩、开督脉，以砭石磁疗器右手上提肩胛骨。左手按百会，以行气化瘀。沿手三阳经筋分别按、揉 3~5 次。

手掌法：自示指、中指端自下而上指甲处以揉、按法反复 3~5 min 至充血。

足底磁疗法：以大趾跖趾关节向足心涌泉穴按、揉 3~5 min，并重按跖趾关节 2~3 min。

六、腰痛

腰痛，即腰部疼痛，又称"腰脊痛"，疼痛的部位或在腰段脊中，或在一侧，或两侧俱痛，是临床上常见的症候之一。腰为肾之府，足少阴肾经循行"贯脊属肾"，腰痛除与肾脏关系密切外，腰脊部、经筋、络脉的病损，均可产生腰痛。现代医学认为腰痛是由多种疾病引起的症候，腰部肌肉、韧带、关节发生损伤或病变，多种原因导致的姿势失衡，以及某些内脏疾病都可引起腰痛，如风湿病、肾脏疾病和腰部骨骼、肌肉劳损，以及外伤、腰椎骨质增生乃至盆腔疾患，等等。本节主要讨论腰部软组织损伤以及脊柱病变，重点叙述寒湿腰痛、劳损腰痛和肾虚腰痛，临床常见腰痛病症，如急性腰扭伤、慢性腰肌劳损、退行性脊柱炎、腰椎间盘突出等，可参考本节内容论治。

【病因病机】

寒湿腰痛：多因劳力汗出之后，衣着湿冷，当风受寒，或久卧湿地，遭雨涉水，寒湿之邪客于经络，气血阻滞而成腰痛。

劳损腰痛:每因负重闪挫,跌仆撞击,经络受损,气滞血瘀或弯腰劳作过累,气血运行不利,遂致腰痛。

肾虚腰痛:老年肾气虚惫,或久病肾亏,或劳欲过度,精血不足,筋骨缺乏充分的濡养,以致筋骨衰颓而作痛。

腰为肾之府,督脉并于脊里,肾附其两旁,膀胱经挟脊络肾,故腰痛与肾经和膀胱经的关系最为密切。

【辨证分型】

寒湿腰痛:腰部重痛、酸麻,或拘急强直不可俯仰,或痛达骶、臀、股、腘。疼痛时轻时重,患部恶冷,天气寒冷阴雨则发作,舌苔白腻,脉沉。

劳损腰痛:多有陈伤宿疾,劳累时加剧,腰部强直疼痛,其痛固定不移,转侧俯仰不利,腘中常有络脉瘀血,苔脉多无变化。

肾虚腰痛:起病缓慢,隐隐作痛,绵绵不已。如神倦、肢冷、滑精、舌淡、脉细者为肾阳虚;伴有虚烦、溲黄、舌红、脉数者属肾阴虚。

【治疗】

治则:取足太阳、少阳、少阴经筋及督脉为主。

操作:

第一步,疏通经络。腰部肌群所行之部位为足太阳膀胱经所过,以砭石磁疗器自腰骶部自上至下经过大腿、膝关节至小腿,足小趾至阴穴,沿经络推拉时,对于秩边、承扶、委中穴,则需用力使用推拉手法。

第二步,疏通经筋。以混合法沿足太阳经筋及足少阳经筋自下而上经小腿、膝关节至尾骶部,沿经筋走向,边振边按,病变处用力,同时术者将患肢尽力外展、内收,反复运动。一般3~4次。

第三步,按振穴位。以砭石磁疗器对承扶、委中、环跳、阳陵泉穴按振,也可配以振动磁梳边振边叩,反复操作。

常用穴位:委中疏通足太阳经气,为治腰背疼痛的要穴;腰阳关助阳散寒化湿;阳陵泉舒筋;三阴交活血;志室、太溪补肾;命门、肾俞治腰肌强直。

【注意事项】

腰痛一症,在《内经》中有专篇论述,分经论治,可供手法磁疗临床参考。

【案例选】

郭女士,女,72岁,退休职工。

患者平素有腰痛病史,但症状较轻。此次发作因搬重物时累及腰部受损,运动失调,腰痛难忍,并累及右下肢,已有1周,不能自行缓解,遂来院诊治。

按:腰痛一症,病因诸多,多属风、湿、寒所致,患者素有腰痛之疾,又兼外伤闪挫,损伤腰部经筋,引发此症。

治法:于足太阳膀胱经脉及经筋以揉法、按法为主,应用砭石磁疗器,自臀部至膝关节委中穴边推边按,并配合扣法在足太阳经筋、足少阳经筋循经叩打,治疗时患肢尽量外展,以刺激经筋疏通。

手掌法:以砭石磁疗器沿手掌自掌指关节至腕关节,用砭石磁疗器用力按压至充血。

足底治疗法:以砭石磁疗器沿足小趾至足踝,自下而上以按、压法为主,每日 2~3 次,每次 5~10 min。

七、胁痛

胁痛为临床常见的症状之一,泛指一侧或两侧的胁肋部疼痛而言。《灵枢·五邪》说:"邪在肝,则两胁中痛。"《灵枢·经脉》说:"胆足少阳之脉……是动则病口苦,善太息,心胁痛,不能转侧。"肝与胆互为表里,肝脉布胁肋,胆脉循胁里,过季胁,说明胁痛与肝胆的关系甚为密切。

本症可见于肝、胆囊、胸膜等急慢性疾患以及肋间神经痛等。

【病因病机】

肝胆位于胁部,其脉分布两胁。情志不遂,肝气郁结,失于条达;或伤于酒食,积湿生热,移于肝胆;或外感湿热,郁于少阳,枢机不利;或跌仆闪挫,胁肋络脉损伤,停瘀不化,均可导致肝胆疏泄功能失职,经脉气机阻滞,血运不畅而发生胁痛。

此外,久病精血亏损,肝络失养;或因湿热久羁,郁火伤阴,络脉失濡,亦可发生胁痛。

【辨证分型】

肝郁胁痛:胁肋作痛或左或右,痛无定处,常因情志波动而发作。伴有胸闷、嗳气泛酸、善怒少寐等症,舌苔薄白,脉象弦劲。

湿热胁痛:胁痛偏于右侧,如刺如灼,急性发作时伴有恶寒发热、口苦、心烦、恶心呕吐,畏进油腻饮食,舌苔厚腻或黄腻,脉象弦数。

瘀血胁痛:胁痛固定不移,持续不断,有慢性胁痛或跌仆损伤病史,胁下胀痛拒按,或有痞块,舌质偶见瘀斑,脉弦或细涩。

阴虚胁痛:胁痛隐隐,痛无定处,无肿胀重着感,劳累和体位变动时疼痛明显,面色少华,颧红、低热,自汗,头晕目眩,心悸,舌质偏红少苔,脉象细数。

【治疗】

治则:疏肝利胆,活血通络,行气止痛。

操作:

第一步,疏通经络。以砭石磁疗器沿足少阳胆经自渊腋穴,经日月、京门穴,止于五枢穴,边推边按,两侧各 3~4 次。

第二步,调益经筋。自足少阳经筋外踝,向上经膝关节,向上至髋关节,经腹至胸,以混合法,边推边按,两侧各 2~3 次。

第三步,点刺背俞穴。以砭石磁疗器自足太阳膀胱经由肾俞穴向上经胃俞、脾俞、胆俞、肝俞穴,至督俞穴,边推边拉,反复操作 5~6 次。

第四步,上述方案结束后,自第七胸椎棘突至第一腰椎,以砭石磁疗器自脊柱沿筋骨边推边按至腋中线,两侧各行 2~3 次,用力要均匀。

第五步,根据病人症状如湿热重,配阴陵泉、内庭穴;脾胃不和,配内关、公孙、足三里穴,以砭石磁疗器在穴位进行按振。

随证选穴：

（1）肝郁胁痛：期门为肝之募穴，配肝俞为俞募配穴法，功能疏肝理气；侠溪为胆之荥穴，配中庭善解少阳之郁火，止胸胁疼痛；泛酸加胃俞；少寐加神门。

（2）湿热胁痛：取足厥阴、手足少阳经筋为主。期门、日月是肝胆之气募集之处，能疏利肝胆的气血；支沟、阳陵泉是治疗胁痛的成方，能和解少阳而清热化湿。热重加大椎；呕恶、腹胀加中脘、足三里；心烦加邪门。

（3）瘀血胁痛：取足厥阴、少阳经筋为主，足太阴和背俞穴为辅。膈俞为血会，配三阴交以活血；大包是脾之大络，配京门以通络；行间疏肝行气，气行则血行，血行则络通，而胁痛可止；跌仆损伤，可结合痛部取穴。

（4）阴虚胁痛：取足太阴、阳明及手少阴经筋为主。汗为心之液，选阴郄配心俞敛汗以养阴；血属阴类，血海配三阴交补阴以养血，使阴血充沛，络脉得其濡养，则虚性胁痛可平，这是开源节流的治法；潮热加膏肓；头晕加百会。

【注意事项】

急慢性肝炎、胆囊炎、胆石症、胸膜炎及其后遗症所引起的胁痛，以及闪挫胁痛、肋间神经痛等，均可参考本节施治。

【案例选】

朱某，男，36，天津市静海人，干部。

患者于 3 日前，因饮酒过量入睡，醒后感右季胁疼痛，初轻，日见加重，伴恶心，无呕吐，低热，服药未见明显好转，后来院求诊。

患者 X 光、超声波及血液化验检查均正常。

按：此症为胁痛，肝胆位于胁部，此症为嗜酒过度，肝气郁结，肝气湿热下注所致。

治则以疏通肝经、调达气血为主。

以砭石磁疗器推按督脉，自下而上，开足厥阴之经筋，并于两胁活血疏通筋络，配中极、中府相互反复推按，配阴陵泉、内庭、足三里、内关。

手疗：拇指、示指、小指等处掌指关节，每日 3~4 次，1 周后疼痛消失。

八、痹证

痹，有"闭阻不通"的意思。凡外邪侵入肢体的经络、肌肉、关节，气血运行不畅，引起疼痛、肿大、重胀或麻木等症，甚至影响肢体运动功能者，总称痹证。本证可包括风湿热、风湿性关节炎、肌纤维组织炎以及坐骨神经痛等。

【病因病机】

痹证的成因，多由卫气不固，腠理空疏，或劳累之后，汗出当风，涉水冒寒，久卧湿地等，以致风寒湿邪乘虚侵入，经络痹阻，发为风寒湿痹。《素问·痹论》说："风寒湿三气杂至，合而为痹也。"

由于感受风、寒、湿三气各有偏胜，故以风气胜者为行痹，寒气胜者为痛痹，湿气胜者为着痹。如素有蓄热，复感风寒湿邪，寒从热化，则为风湿热痹。

痹证受病有浅深轻重的不同，大抵皮肤、肌肉受病者，其病浅而轻，筋脉、骨节受病者，其病深而重。

痹证迁延日久,正气虚怠,风寒湿热之邪亦可内传于脏腑。《素问·痹论》说:"心痹者,脉不通,烦则心下鼓,暴上气而喘,嗌干,善噫,厥气上则恐。"这是类似风湿性心脏病的记载。

【辨证分型】

行痹:风邪偏胜。证见肢体关节走窜疼痛,痛无定处,或在一处作痛,向远处放射,牵掣麻木,如风行之速,以致患肢曲不敢伸,伸则痛麻难忍。有时兼有寒热,舌苔薄白或淡黄,脉象浮弦。

痛痹:寒邪偏胜。证见肌肉关节疼痛,痛势较剧,痛处有冷感,得热痛减,遇寒则甚,常喜按揉击拍以求缓解,舌苔薄白,脉象浮紧。

着痹:湿邪偏胜。证见肢体关节疼痛沉重,肌肤微肿,不红,痛有定处,阴雨风冷天气每易发作,舌苔白腻,脉濡。

热痹:风湿化热,证见四肢关节疼痛,肿大,痛不可近,活动受限,伴有咽痛,发热,多汗而热不退,小便短赤,舌苔厚腻而黄,脉象濡数。

【治疗】

治则:以近部与循经取穴为主,辅以阿是穴。病在皮肤、肌肉宜手法轻快,配以叩击;病在筋骨宜持重、柔和、缓慢。

一般随症、随经选穴:

肩部:肩髃、肩髎、臑俞。肘臂:曲池、合谷、天井、外关、尺泽。腕部:阳池、外关、阳溪、腕骨。背脊:水沟、身柱、腰阳关。髀部:环跳、居髎、悬钟。股部:秩边、承扶、阴陵泉。膝部:犊鼻、梁丘、阳陵泉、膝阳关。踝部:申脉、照海、昆仑、丘墟。

行痹配风门、膈俞、肝俞;痛痹配肾俞、关元;着痹配脾俞、足三里、阴陵泉;热痹配大椎、曲池。

以上各部处方,可针对具体病情灵活运用。总以疏风、散寒、化湿、清热为目的,使筋脉通畅,气血调和,则痹痛可蠲。

操作(以颈椎病为例):

第一步,疏通经络。颈部为足太阳膀胱经、足少阳胆经、手少阳三焦经和手太阳小肠经所经过。依次以砭石磁疗器自足太阳膀胱经自风门穴至玉枕穴,推按5~6次。然后以足少阳胆经由头窍阴穴经风池穴、肩井穴向下推按至背阔肌群。手少阳三焦经自臑会穴经肩髎穴至于翳风穴,自下而上边推边按,最后沿手太阳小肠经自小海穴经肩贞、天宗、秉风、肩中俞穴至于天容穴,其手法均同上。

第二步,舒经络,活气血。以混合法,沿足太阳经筋,自踝经膝关节,经大腿沿脊背至头部,边振边按3~4次。同时配合手太阳经筋,自腕关节经肘至肩背部,其手法同上。

第三步,按摩穴位,缓解止痛。在颈椎病人局部疼痛较重的部位,可以砭石磁疗器在局部进行轻轻按揉,力量适中,并可配合肩关节运动,找出压痛点,边活动肩关节边按揉局部。

【注意事项】

(1)有关痹证的病因病机和辨证治疗,在《内经》中有系统的详细的论述。尤其在针刺方面内容丰富多彩,形式多种多样。例如,用"半刺刀"治皮痹,"豹文刺"治脉痹,"关刺"治筋痹,"合谷刺"治肌痹,"输刺"治骨痹,等等,对手法磁疗颇有借鉴意义。

(2)手法磁疗对痹症尤其是骨关节疼痛疗效特好,常用混合法、弹筋法、通利经筋关节,达到活益经络、活血止痛的目的。治疗时依照手法和部位，随时改变病人体位：依靠经络、经筋和经穴依次治疗。

（3）手法磁疗较一般推拿法轻，患者易于接受，但脊髓型颈椎病、椎间孔狭窄、椎体脱位、严重骨质增生及椎管肿瘤则为本法的禁忌证，故在手法磁疗前应明确诊断，排除禁忌，方可取得较好疗效。

【案例选】

患者冯某某，女，67岁，天津市人，住河西区，医务工作者。

病例摘要：患者1周前起床后感右膝关节活动欠佳，活动时疼痛，下地行走时不利，经敷药及服药治疗无明显好转。

按：此症在发病前曾有过冷水浴等个人史，症属痹证，为风、寒、湿三气合之为痹。痹证之病因、病机十分复杂，本证属风寒入络，经筋不通。

治疗：以砭石磁疗器在患病关节周围以内外膝眼为主，并开督脉及膀胱经背俞穴，重按梁丘、阳陵泉、膝阳关。

手疗：以砭石磁疗器在第一掌骨指掌关节及中指指端以按、压手法，每日2~3次。

1个月后，病人症状消失。

九、痿证

痿证，是指肢体萎弱无力，肌肉萎缩，甚至运动功能丧失而至瘫痪之类的病症。因其多见于下肢，故又称"痿躄"。

本证常见于多发性神经炎、小儿麻痹后遗症、急性脊髓炎、重症肌无力、癔症性瘫痪，以及周期性瘫痪等。

【病因病机】

肺胃热盛：感受温邪热毒，肺受热灼，津液耗伤，不能输精于皮毛，筋肉失于濡润；或因嗜食辛辣甘肥，脾胃积热，津液亏耗，筋肉失却滋养，遂成痿证。

湿热浸淫：久卧湿地，涉水淋雨，感受湿邪，湿留不去，郁而化热，蕴蒸阳明，以致宗筋弛缓而成痿证。

肝肾阴虚：老年肝肾不足，或因久病阴虚不复，或房劳伤肾，阴精虚乏，筋脉失其营养，亦可渐成痿证。

【辨证分型】

痿证以患肢筋肉弛缓、萎缩、运动无力甚至瘫痪为主症。四肢均可罹患，但以下肢为多见，一侧或两侧同病。轻症运动功能减弱，重症完全不能动弹，渐至肌肉萎缩软瘫。

痿证初期，属于肺胃热盛者，兼有发热、咳嗽、烦心、口渴、小便短赤、大便泄泻、舌红苔黄，脉象洪数。属于湿热浸淫者，兼见肢体沉重、发热多汗、胸闷、患肢恶热、得冷则舒、小便混浊、舌苔黄腻、脉濡数。属于肝肾亏者，发病缓慢，痿势逐渐加重，无发热等表证。

痿证后期，若迟迟不能康复，则成痼疾。肝肾不足则面色少华，腰脊疲软，头晕目眩，心悸，自汗，舌红少苔，脉象细弱。如脾胃虚弱，则面色萎黄，短气，自汗，食少，便溏，患肢萎细而浮肿，舌淡苔白，脉象濡缓。

【治疗】

治则:取手足阳明、太阴经筋为主,兼取足少阴、厥阴经筋。

手法参照中风等章节,随症、随经选穴。

根据《素向·痿论》"治痿者独取阳明"的治疗原则,取手足阳明经筋轮换使用,以清其热;阳明与太阴为表里,肺主治节,脾主运化,取肺俞、尺泽清肺热以生津液,脾俞、阴陵泉化湿热以健中州;肝肾两虚,当取肝俞、肾俞,调补二脏精气,肝主筋,故取筋会阳陵泉,肾主骨髓,故取髓会悬钟,四穴相配,有坚强筋骨的功效;胃热盛者,配中脘、内庭;发热加大椎;多汗加太溪、阴郄。

【注意事项】

手法磁疗治疗多种原因引起的痿证,具有一定的疗效。其中对小儿麻痹后遗症,应早期治疗,配合针灸等疗法及早干预,并结合功能锻炼,效果更佳。

【案例选】

患者金某某,男,67岁,天津人,原一轻局干部。

患者素有颈椎病,表现为颈肩部疼痛,右上肢麻木,已有半年余。近日发现右手背近虎口处肌肉逐渐萎缩、下陷,日见明显,针刺、服药均无明显疗效,后来我科门诊治疗。

按:此症经颈椎 MR 检查,为第四、五椎间盘突出,长期压迫神经根,导致颈丛神经及桡神经营养失调,气血受阻,致合谷穴肌肉经筋萎缩。

治疗:以"治痿者独取阳明"为治则,并配以手太阴、手阳明之经筋,以及中府、极泉对置法,配合阳陵、大椎、太溪、阳郄点压法重刺激。

手疗法:手拇指、示指指掌关节,重刺劳宫,每日 2~3 次。每次 5~10 min。

两个月后大鱼际肌肉恢复。

十、痫证

痫证,亦称癫痫。癫,指僵仆抽风;痫,指间歇发作。又因发作时患者偶有惊呼类似羊鸣,故俗称"羊痫风"。

癫痫有原发性和继发性之分,前者与遗传有关,无明显病因可查,多在青少年时期发病;后者多因其他疾病所引起。

【病因病机】

本病多由惊恐郁怒,心肝气郁,饮食伤脾,脾虚生湿,以致气郁化火,炼湿为痰,气火挟痰横窜经络,上蒙清窍,迫使阴阳发生一时性的逆乱而发病。《医学纲目》认为,癫痫是痰邪逆上,头中气乱,脉道闭塞,孔窍不通所致。

癫痫发作无定时,数日或数月一发,甚至一日数发,大抵发作次数稀疏者病情轻,发作次数稠密者病情重。每次发作持续数十分钟至数小时方能复苏者,称大发作;有的症状轻微,在几分钟内即能度过一次发作者,称小发作。

【辨证分型】

实证:痫证初期,发病时猝然昏倒,不省人事,牙关紧闭,口吐白沫,角弓反张,抽搐劲急,或有吼叫声,发作后肢体疼痛疲乏,略加休息即可平复如常人。

虚证:痫证后期发作次数频繁,抽搐强度减弱,额有冷汗,呼吸困难有鼾声,舌紫,脉细而弦。苏醒后精神萎靡,眩晕,心悸,食少,腰膝酸软,表情呆滞,智力减退,脉细无力,舌淡少苔。

【治疗】

治则:熄风化痰,降火宁神,补益心脾,化痰镇惊。

操作:

第一步,调和气血。以砭石磁疗器沿督脉所行,自百会穴至风府穴边梳边按,出后发际止于脊中穴边振边按,由轻至重,共行5~6次,再由百会穴向前额神庭穴边梳边按,出前发际至人中穴边振边按,共行5~6次。点揉配穴可选印堂、太阳、风池、风府、头维、角孙、攒竹、丝竹空及推桥弓等。

第二步,疏通经筋。沿手少阴经筋自腋窝经肘部至腕部,以砭石磁疗器由上至下,边推边拉,双侧各行3~4次,以同样手法在足少阴经筋自足趾经内侧踝关节至腹股沟内侧,再沿脊背上后颈,结于枕骨。

第三步,重振按穴。常用穴位为手少阴心经之神门和足太阴脾经之三阴交,同时配合背俞穴,常见配穴如心脾两虚配以心俞、厥阴俞、脾俞,心肾不交配以心俞、肾俞、太溪,肝阳上亢配以肝俞、太冲、间使,等等。

随证选穴:

(1)实证:取任督及足厥阴、少阳、阳明经筋为主。

本神属足少阳经穴,配太冲平肝熄风,醒脑宁神;配丰隆和胃降浊,清热化痰;身柱属督脉,能解除腰脊强痛,鸠尾属任脉,能降气解郁,是治疗痫证的要穴;发作时加人中、颊车、神门;夜间发作加照海,白昼发作加申脉。并可选用腰奇、百会、风池等穴。

(2)虚证:取手少阴、足阳明、太阴、少阳经筋为主。

通里养心益智,丰隆和中化痰,肾俞、三阴交滋肾平肝熄风,阳陵泉、筋缩解痉挛而止抽搐。发作持续昏迷不苏,配涌泉、气海。平时可加中脘、足三里、百会等穴。

【注意事项】磁疗具有较好的镇惊作用,对中枢神经、自主神经均有良好的调节作用,但更多用于原发性癫痫患者平时预防性治疗,对继发性癫痫,应重视原发病的治疗。持续发作伴有高热、昏迷等危重病例必须采取综合疗法。

【案例选】

王某,女,34岁,护工,已婚。1999年10月12日初诊。

患者主诉患病已5~6年,初起每约半年发作1次,后来发作频繁,甚至每月2~3次小发作,昼夜不定,严重时突然昏倒,不省人事,口流涎沫,抽搐不止,约1 h才恢复知觉,醒后头眩、耳鸣、身倦、口苦而干、舌质红、苔白、脉浮虚而迟动。辨证属肝肾俱虚型,用砭石磁疗器行温补肝肾手法,连续治疗两个月,痫病不发,随访9个月,后来院复查,未再发作。

具体治疗:以砭石磁疗器沿足少阴经筋、足厥阴经筋自下而上推按,其中足少阴肾经以涌泉、太溪、阴谷、横谷等为主穴,并配合足太阳膀胱经上、中、下髎以重刺点、压为主。足厥阴肝经以行间、中封、中都、大敦为主要作用点,以砭石磁疗器压、按为主,并取阴廉,局部以点、压、挫为主,每次15 min。

十一、不寐

不寐,通称失眠。轻症不易入睡,或入睡并不困难,但易于醒觉。重症通宵达旦不能成寐,以致变证丛生。

有因一时情绪紧张或因环境吵闹、卧榻不适等而引起失眠者,不属病理范围,只要解除有关因素即可恢复正常。因发热、咳喘、疼痛等疾患引起的失眠,则应着重处理原发病。

神经衰弱、贫血等引起的失眠,可参照本节诊治。

【病因病机】

本病多因思虑忧愁,操劳太过,损伤心脾,气血虚弱,心神失养;或因房劳伤肾,肾阴亏耗,阴虚火旺,心肾不交;或因饮食所伤,脾胃不和,湿盛生痰,痰郁生热,痰热上扰心神;或因抑郁恼怒,肝火上扰,心神不宁等导致。

【辨证分型】

心脾两虚证:夜来不易入寐,寐则多梦易醒,心悸健忘,容易出汗,面色少华,精神疲乏,脘痞便溏,舌质淡,苔薄白,脉细弱。

阴虚火旺证:虚烦不寐,或稍寐即醒,手足心热,惊悸出汗,口干咽燥,头晕耳鸣,健忘,遗精,腰酸,舌质红,脉细数。

胃腑不和证:睡眠不实,心中懊侬,脘痞,嗳气,头晕目眩,甚则呕吐痰涎,舌苔黄腻,脉滑或弦。

肝火上扰证:头晕而痛,不能入眠,多烦易怒,目赤耳鸣,或伴有胁痛、口苦,舌苔薄黄,脉弦数。

【治疗】

治则:补气养血,滋阴降火,化痰和胃,平肝降火。

操作:

第一步,调和气血。以砭石磁疗器沿督脉所行,自百会穴至风府穴边梳边按,出后发际止于脊中穴,边振边按,由轻至重,共行5~6次,再由百会穴向前额神庭穴边梳边按,出前发际至人中穴边振边按,共行5~6次。点揉配穴可选印堂、太阳、风池、风府、头维、角孙、攒竹、丝竹空等。

第二步:疏通经筋。沿手少阴经筋自腋窝经肘部至腕部,以砭石磁疗器由上至下,边推边拉,双侧各行3~4次,以同样手法在足少阴经筋自足趾经内侧踝关节至腹股沟内侧,再沿脊背上后颈,结于枕骨。

第三步:重振按穴。常用穴位为手少阴心经之神门和足太阴脾经之三阴交,同时配合背俞穴,常见配穴如心脾两虚配以心俞、厥阴俞、脾俞,心肾不交配以心俞、肾俞、太溪,肝阳上亢配以肝俞、太冲、间使,等等。对脾胃虚弱者还可用砭石磁疗器在任脉于上脘、中脘至气海处边振边按。

随证选穴:

(1)心脾两虚:取手少阴、足太阴经筋和背俞。

脾俞、三阴交健脾益气养血,心俞、神门养心安神定悸,使气能化血,血能养心,心能藏神,则睡眠可佳;多梦加神门、魄户;健忘加志室、百会。

(2)阴虚火旺:取手足少阴、厥阴经筋。

大陵降心火,太溪滋肾阴,太冲平肝潜阳,神门镇心安神;眩晕加风池;耳鸣加听宫;遗精加志室。

(3)胃腑不和:取任脉及足阳明、太阴经筋经穴。

胃不和则寐不安,故取胃募中脘和络穴丰隆,以和胃化痰;阳明根于厉兑,太阴根于隐白,二穴同用,主治多梦失眠;懊侬、呕恶加内关;头晕加印堂、合谷。

（4）肝火上扰:取足少阳、足厥阴、手少阴经筋。

本方行间平肝阳以制怒,足窍阴降胆火而除烦,风池主治头痛头晕,神门功能宁心安神;耳鸣加翳风、中诸;目赤加太阳、阳溪。

【注意事项】

机理:磁疗具有较好的镇惊作用,对中枢神经、自主神经均有良好的调节作用,在某些特定部位应用磁场时,可致类似睡眠或麻醉现象,对自主神经起到平衡兴奋与抑制作用,治疗不寐疗效较好。但老年人睡眠时间逐渐缩短而容易醒觉,如无明显症状,则属生理现象。

【案例选】

患者刘某,女,39岁,家庭主妇。因"入睡困难2年,加重3天"就诊,2年前因思虑过度出现入睡困难,未予系统治疗,服用艾司唑仑方可入眠,睡眠质量差,多梦易醒,并且药量不断加大,近3日病情加重,服用5片艾司唑仑不效,遂来我科,查其神情疲惫,面色萎黄,倦怠乏力,舌淡苔白腻,脉沉,诊其为不寐,证属五脏虚损,气血不足,治以调补五脏,安神助眠。

治疗:审其不寐之因,隶属于五脏之气血亏损,阳入阴则为寐,气血不足,不能营养五脏六腑经气,不能营养经脉,心为君之属,主神明、五脏六腑之经气,皆开于足太阳之背俞。此症治疗以砭石磁疗器开背俞,上焦段自风门—膈俞,中焦段自肝俞—三焦俞,下焦段自气海—尾骶。每日行砭石磁疗器自上、中、下三段,分别以点、压、推、拿为主,使局部充血。并配以中磁药床垫,以宁心安神、活血化瘀之诸药,配以钕铁硼磁片,置于上、中、下焦区。经治疗1个月后每夜睡眠不少于8h。

十二、郁证

郁证是由情志忧郁气滞不畅所致。郁证包括的病症很多。本节以"梅核气""脏躁"为限。

因郁证引起的头痛、失眠、心悸、遗精等病症,可参考本节施治。

【病因病机】

郁证多由郁怒伤肝,思虑伤脾所致。肝气郁结则化火,脾气郁滞则生湿,湿火相兼,炼而成痰,痰气结于咽喉,自觉有异物感,如有梅核梗阻之状,则称为"梅核气"。

郁证日久,心情抑郁,饮食减少,气血生化之源不足,可引起脾气虚弱或肾阴亏耗等病理变化。脾气虚则不能为胃行其津液,肾阴虚则不能上济心火,虚火妄动,以致心神不宁,而成悲怒无常的"脏躁"证。

【辨证分型】

梅核气:情绪抑郁,胸闷,隐气,咽中不适如有物阻,吞之不下,咯之不出,但饮食吞咽并不困难。多疑虑,善太息,苔薄白腻,脉弦或滑。

脏躁证:精神恍惚不宁,情感失常,时时悲泣,喜怒无常,每因精神激惹而发作,苔薄脉细。如兼脘痞食少,心悸,不寐,神倦,面色少华,舌质淡,脉细缓,为心脾两虚。如兼眩晕,耳鸣,面色泛红,手足心热多汗,健忘,虚烦不寐,舌质红少苔,脉细数,为心肾阴虚。

【治疗】

治则:疏肝解郁,清火化痰,滋阴益气,养心安神。

操作:

第一步,调和气血。以砭石磁疗器沿督脉所行,自百会穴至风府穴边梳边按,出后发际止于脊中穴边振边按,由轻至重,共行 5~6 次,再由百会穴向前额神庭穴边梳边按,出前发际至人中穴边振边按,共行 5~6 次。点揉配穴可选印堂、太阳、风池、风府、头维、角孙、攒竹、丝竹空等。

第二步,疏通经筋。沿手少阴经筋自腋窝经肘部至腕部,以砭石磁疗器由上至下,边推边拉,双侧各行 3~4 次,以同样手法在足少阴经筋自足趾经内侧踝关节至腹股沟内侧,再沿脊背上后颈,结于枕骨。

第三步,重振按穴。常用穴位为手少阴心经之神门和足太阴脾经之三阴交,同时配合背俞穴,常见配穴如心脾两虚配以心俞、厥阴俞、脾俞,心肾不交配以心俞、肾俞、太溪,肝阳上亢配以肝俞、太冲、间使,等等。对脾胃虚弱者还可用砭石磁疗器在任脉于上脘、中脘至气海处边振边按。

随证选穴:

(1)梅核气:取任脉及足厥阴、阳明、手太阴、少阴经筋。

本证由肝气郁结导致火郁痰郁而成,故以太冲、膻中疏肝理气为主,鱼际、丰隆清火化痰;又因情志之郁总由心,故取心经原穴神门宁心安神;喉干痛加天鼎、商阳;失眠加厉兑。

(2)脏躁证:取背俞及手厥阴、足太阴经筋。

心藏神,心怵惕思虑则伤神,神气不足则悲,血不足则恐。取膈俞、心俞、内关补养气血,宁心安神;脾气虚则津液失布,故取三阴交心脾同治;肾阴虚则不制心火,虚火妄动,故取肾俞心肾同治;神志不清加人中、中冲;四肢震颤加太冲、阳陵泉;木僵加百会、大陵;口噤加合谷、颊车;呃逆加中脘、足三里;失语加通里;耳聋加听会、中渚。

【注意事项】

梅核气和脏躁证类似现代医学中的"癔症",是一种心因性的情志病。在患者意识清楚的情况下,治疗时不能忽视语言的暗示作用,应该恰如其分地解除病员的思想顾虑,树立其战胜疾病的信心,这样可以提高疗效。

本病应与器质性脑病如脑肿瘤、脑动脉硬化、脑外伤等所产生的精神症状相鉴别。胸闷作痛,吞咽不利者,宜与食道疾病相鉴别。

【案例选】

梅某,女,38 岁,职员。

1997 年 3 月 11 日初诊。

平素性格内向,喜生闷气。1 个月前因工作与领导发生矛盾,郁闷数日,导致失眠,精神不佳,胸闷,食少,乏力,大便不调,腰痛,耳鸣。曾服枣仁安神液等乏效,遂求治。就诊时诸症依旧,触按其腹柔软,肝脾不大。舌红,苔薄灰白,脉滑无力。证属肝郁抑脾,心肾不足。治以疏肝健脾,益肾宁心。

具体治疗:以砭石磁疗器疏通足厥阴经筋为主,以行间中封、曲泉、急脉,以按、压、拿为主,并配合自极泉—带脉,自下而上,每日 1 次,每次 15 min,经 2 周后,诸症缓解,1 个月后基本治愈。

十三、惊悸/怔忡

惊悸,又名心悸、怔忡。本证以心中悸动、胸闷心慌、善惊易恐为主症。

风湿性心脏病、冠状动脉硬化性心脏病、肺源性心脏病,以及神经官能症等导致心悸,均可参考本节论治。

【病因病机】

平素心气怯弱,或久病心血不足,骤遇惊恐,则"心无所依,神无所归,心神不宁"而为心悸。

饮食伤脾,湿盛生痰,思虑烦劳,气郁化火,以致痰火内扰,使"心脏之气不得其正",遂成心悸。

久患痹证,风寒湿热之邪,内侵于心,心脉闭阻,气滞血瘀,而成怔忡,甚至损及心阳,出现衰竭危象。

【辨证分型】

气虚心悸:心脏悸动不宁,难以自主,善惊易恐,短气,手心多汗,神倦,不易入睡,静卧休息,症状可自动减轻,舌苔薄白,脉细数。

血虚心悸:心悸不宁,思虑劳累尤甚,面色少华,头晕目眩,短气,舌质淡红,脉细数。若心中烦热,少寐多梦,口干,耳鸣,面赤升火,舌尖深红,脉细数,则为阴虚火旺。

痰火心悸:心悸时发时止,烦躁不宁,胸闷,头晕,失眠多梦,容易惊醒,口苦,咳嗽咯痰稠黏,小便黄,大便不爽,舌苔黄腻,脉滑数。

血瘀心悸:心悸持续多年,日渐加重。动则气喘,或有阵发性胸痛,面色黄瘦,唇舌紫黯,脉象细涩结代。甚至心阳不振,怔忡不已,形寒肢冷,咳喘不能平卧,冷汗,浮肿,脉微欲绝。

【治疗】

治则:益气安神,养血定悸,清火化痰,活血强心。

操作:

第一步,疏通经络。以砭石磁疗器沿手少阴心经,自心中,向腹部,经小肠,沿食道,出于腋窝,极泉穴,沿前臂内侧缘,经肘关节少海穴,腕内侧,至小指少冲穴。上述手少阴心经自胸至腋窝为无穴通路。自腋窝(极泉穴)至手小指(少冲穴)为有穴通路,边推边按,疏通手少阴心经络,两侧各两次。

第二步,调益经筋。手少阴之经筋起于手小指内侧。结于腕,上结于肘内侧,入腋窝结于胸中,联系脐部。以砭石磁疗器行提筋法,沿手少阴经筋自手小指,经腕及肘关节,至腋窝,边振边提,两侧各两次。

第三步,以砭石磁疗器在极泉、少海、神门、少冲、内关、心俞、膻中等穴位上以重手法边振边按。

第四步,病人属非急性心力衰竭,则可以用砭石磁疗器在患者之心前区和相对背部用混合法,边振边按,以改善心脏供血情况。

随证选穴:

(1)气虚心悸:取手少阴、厥阴经筋及背俞穴和募穴。

心俞、巨阙为俞募配穴法,功能调补心气;间使、神门宁心安神,主治心悸、心痛;善惊加大陵;多汗加膏肓、肓俞。

(2)血虚心悸:取手少阴、足阳明经筋及背俞。

血会膈俞,配神堂补血养心,配通里安神定悸;血液的生成,赖水谷精微所化,可取脾俞、足三里健运中焦以助生血之源;烦热加劳宫;耳鸣加中渚;虚火面赤加太溪。

（3）痰火心悸:取手三阴经穴及足阳明经筋。

灵道、神门安神止悸,尺泽、肺俞泻肺清火,丰隆和中化痰,使痰火既除,则咳喘心悸可平;失眠加厉兑;便秘加大肠俞。

（4）瘀血心悸:取手少阴、厥阴、足太阴经筋及任脉。

心包是心的宫城,故取二经的合穴曲泽和少海,强心定悸止痛,以治其标;心气虚弱则血运不畅以致心脉闭阻,心阳不振,故配气海助阳益气,血海活血化瘀,以治其本;脉微欲绝加内关、太渊;浮肿加水分。

【注意事项】

手法磁疗对心悸不仅能控制症状,而且对疾病的本身也有调整和治疗作用。但在器质性心脏病出现心衰倾向时,则应针对病情的轻重缓急,及时采用综合治疗措施。

【案例选】

钱某,女,52岁,天津人。

患者惊悸胆怯,最怕天空打雷声音,每于阴云密布、雷霆将作之时,令其子女环守身旁,执其手,捂其头,方觉心情安宁,否则一声雷响,则昏倒仆地,不知人事。患者身体肥硕,经常头晕、胸满、呕吐痰涎,睡眠极差。舌体胖大,舌苔微黄,脉沉弦而滑。此证为胆气虚怯于内,痰热浊邪上扰于心所致。治当利胆化痰,镇惊安神为先。

具体治则:砭石磁疗器以心、肺二经筋治疗为主,以按、压为主要手法,在手太阴中府、手少阴极泉各取左右双穴,以按、压、拉为主,并配合手少阴心经、手厥阴心包经自胸而手,以取少冲、少府、通里、少海、极泉,手厥阴少冲、劳宫、内关、曲泽、天泉、天海,每日主取手少阴、手厥阴之经筋、经穴,每日1次,每次15 min,1周为1个疗程。

两个疗程后症状明显减轻。

十四、咳嗽

咳嗽是肺脏疾患的主要症状之一。咳指肺气上逆作声,嗽指咯吐痰液。有声有痰为咳嗽,有声无痰为咳逆。本症有急性和慢性之分,前者为外感,后者属内伤。外感咳嗽调治失当,可转为慢性咳嗽。内伤咳嗽感受外邪,亦可急性发作。慢性咳嗽迁延日久,或年老体弱,脏气大伤,则可并发喘息,成为"咳喘"。

急慢性气管炎、支气管扩张、上呼吸道感染,均可参考本节论治。

【病因病机】

外感咳嗽,多因气候冷热急剧变化,人体卫外功能不强,风寒、风热之邪乘虚侵袭肺卫,以致肺气不宣,清肃失常而成咳嗽。内伤咳嗽,多因咳嗽反复发作,肺气久伤,肺虚及脾,脾虚生湿,湿盛生痰,湿痰上渍于肺,肺气不降。或因情志刺激,肝失条达,气郁化火,上逆于肺,肺受火灼,均能导致咳嗽反复发作。

咳嗽,凡外感新病多属实证,内伤久病多属虚证,但亦有虚实夹杂者,施治当分标本缓急。

【辨证分型】

（1）外感咳嗽：

1）风寒证：风寒袭肺，肺气失宣。症见咳嗽有力，喉痒，痰液稀白，咯吐不畅，伴有恶寒发热，无汗，肢体酸楚，头痛，鼻塞流涕，舌苔薄白，脉浮或紧。

2）风热证：风热犯肺，肺失清肃。症见咳嗽频剧，气粗，咽痛口干，咯痰不爽，痰黄质黏，头痛，身热恶风，有汗不畅，口渴，舌苔薄黄，脉象浮数。

（2）内伤咳嗽：

1）湿痰证：脾失健运，湿痰侵肺。症见晨起咳嗽较著，咳声重浊，痰多黏稠，痰色稀白或灰暗，初发时痰不易出，缓解时咯吐滑利，伴有胸闷、痞满、食少、疲倦，舌苔白腻，脉濡或滑。

2）肝火证：肝失条达，气郁化火，上逆灼肺。症见咳嗽阵作，痰少质黏，气逆作咳，咳时胸胁引痛，面颊略红，咽喉干痒，口苦，舌尖偏红，舌苔薄黄，脉象弦数。

【治疗】

治则：

外感咳嗽：疏风散寒，宣肺化痰；疏风清热，肃肺化痰。

内伤咳嗽：健脾化湿，调补肺气；平肝降火，清肺化痰。

操作：

第一步，宣导径路，沿手太阴肺经之有穴和无穴通路，自中焦穴开始以砭石磁疗器向腹部之大肠运行，然后返回上口，经胸部至肺尖部，出于腋系，经中府穴、云门穴，沿上臂内侧天府穴，至肘外侧尺泽穴，下沿前臂内侧列缺穴，经鱼际穴，至于拇指外侧少商穴，经手法为边推边按，两侧各两次。

第二步，调益经筋。手太阴之经筋，起于拇指，结于鱼际，经肘，上臂之内侧，入腋下，经肩前之锁骨上窝，以混合法，术者用砭石磁疗器从手太阴之经筋自手拇指至肩及锁骨上窝，边振边按，也可以单一使用振法，沿经筋边按边推，两边各两次。

第三步，疏通穴位。应用砭石磁疗器在肺俞、天突、列缺、尺泽穴按振。每穴可行1~2次。

第四步，宣肺定喘。以砭石磁疗器沿脊背胸椎段，自12胸椎向上推止第一胸椎，边推边按，推行3~4次，或有潮红充血，然后沿脊椎向两侧用磁滚边推边按，沿肺脏两侧运行时力量应均匀推按。

随证选穴：

（1）外感咳嗽：

1）风寒证：取手太阴、阳明经筋

列缺是手太阴络穴，配肺俞宣通肺气，合谷是手阳明原穴，配外关发汗解表，四穴合用，可收疏风散寒，宁肺镇咳之效；头痛加风池、上星；肢体痛楚加昆仑、温溜。

2）风热证：取手太阴、阳明经筋及督脉。

尺泽是五腧穴中的水穴，配肺俞泻肺化痰；大椎是督脉要穴，通阳解表，配曲池疏风清热，使风热外解，痰火得降，则肺气平顺而咳嗽可止；咽喉干痛，加少商；汗出不畅加合谷以助发汗；多汗而热不退，加陷谷、复溜滋阴清热。

（2）内伤咳嗽：

1）湿痰侵肺：取手足太阴、阳明经筋。

脾为生痰之源,肺为贮痰之器。原穴为本脏真气所注,故取肺原太渊,配肺俞、脾俞,以健脾化湿,补益肺气,乃标本同治之意;又取足阳明络穴丰隆和手阳明原穴合谷,以和胃气,使气行津布,则痰浊自化,而肺脏自安;咳嗽兼喘加定喘穴;胸脘痞闷加足三里、内关。

2）肝火灼肺：取手太阴、足厥阴经筋。

太冲为肝之原穴,配肝俞平肝降火;经渠为肺之经穴,配肺俞清肺化痰。无火不生痰,无痰不作咳,痰火既清,则咳嗽可平;咽喉干痒加照海;咳逆咯血加孔最。

【注意事项】

急、慢性咳嗽与气候、饮食、情志有关。故宜注意保暖,忌食辛辣厚味,远烦戒怒。戒烟或少吸烟,对本病有一定的预防意义。

【案例选】

王某,女,29 岁。

初诊·2008 年 5 月 13 日。咳嗽 1 月余,喉痒即咳,已服各种止咳药水近 2 瓶,未见减轻。近日来工作压力较大,又受外邪,略有鼻塞,寒热已退,剧咳时引起呕吐,痰少,胃纳甚差。脉小滑数,舌苔薄腻。咳嗽已久,外邪未清,肺失清宣。治以疏风宣肺,化痰止咳之法。

具体治疗：以砭石磁疗器沿手太阴经筋自少商、鱼际、列缺至中府、云门,每日 1 次,每次 15 min。同时以砭石磁疗器自足太阳膀胱经以上焦段为主,即风门—膈俞,每日 1 次,每次 15 min。

治疗 1 周后症状消失,恢复如常。

十五、哮喘

哮喘俗称"吼病"。哮指喉中有痰鸣音,喘指呼吸困难而急促,两者相兼,名为"哮喘"。此外还有盐哮、糖哮、鱼虾哮、寒哮、热哮等名称。

哮喘的基本原因是痰饮内伏。凡有"伏饮体质"的人,遇到气候、饮食失宜,或情志、劳累过度,均可发生哮喘。

本病具有反复发作的特点,一年四季都可发作,尤以寒冷季节气候急剧变化时发病较多。

【病因病机】

凡感受风寒风热,嗅吸花粉、烟尘、漆气、异味,影响肺气宣肃,津液凝聚,酿为痰饮,阻遏气道,而成哮喘。或饮食不当,贪食生冷、酸寒、鱼虾、甘肥等食物,以致脾失健运,痰浊内生,上干于肺,壅遏肺气,气道不畅,而发生哮喘。此外,久病体弱,情绪激动,劳累过度,亦能引起哮喘。

哮喘初病多属实证,如反复发作,则转为虚证。肺虚则呼吸少气,自汗形寒;脾虚则中气不足,胸痞便溏;肾虚则摄纳无权,动则喘甚;累及心脏,则心阳不振,出现神昏、烦躁、发绀、肢冷等危象。虚证在急性发作时,可出现气郁痰涌,阻塞气道,本虚标实证候。

【辨证分型】

（1）实证：感受风寒,寒饮伏肺,阻遏气道。症见呼吸困难,喉中有痰鸣音,咳逆痰少,质稀色白,或带泡沫,咯吐不易,形寒无汗,或兼头痛身痛,多在冬季或受寒发作,舌苔白滑,脉紧或浮紧。

感受风热,热饮伏肺,肺失清肃。症见咳喘气粗,面红,发热有汗,痰黄质黏,咯痰不爽,口渴,烦躁,咳引胸痛,舌苔黄腻,脉象浮洪或滑数。

（2）虚证:肺虚则兼见面色㿠白,自汗恶风,息短少气,语言无力,鼻塞,喷嚏,疲乏,舌质淡红,脉细数无力。脾虚则兼见面色少华,食少脘痞,痰多倦怠,大便溏薄,或腹泻,舌胖嫩,苔厚腻,脉缓滑或濡缓。肾虚则兼见面色黧黑,气急息促,动则更剧,心慌头晕,耳鸣腰酸,下肢清冷,舌淡,有裂纹齿痕,脉沉细无力。若心气虚弱,心阳不振,则兼见心悸,多汗,神昏,口唇指甲青紫,四肢欠温,舌有紫点,脉象微细或有歇止。

【治疗】

治则:

实证:散寒宣肺平喘、清热肃肺平喘。

虚证:扶正培本、化痰平喘

操作:具体手法参考咳嗽章节。

随证选穴:

（1）实证。

1）寒饮伏肺:取手太阴、足太阳经筋。

列缺、尺泽宣肃手太阴经气,肺俞、风门宣发足太阳经气,数穴同用,有解表散寒、宣肺平喘的作用,使寒饮得化,则哮喘可平;鼻塞流涕加巨髎;头痛、肩背酸痛加温溜;寒热加支正。

2）痰热遏肺:取太阴、阳明为主。

本方用合谷、大椎疏表散热,中府、孔最肃肺平喘,丰隆化痰,膻中降气。喘甚者加肺俞、云门等。

（2）虚证:取手太阴经筋及背俞为主。

定喘是止喘的经验穴,能缓解症状。膏肓主治虚劳咳嗽气喘,多用于慢性哮喘,太渊是手太阴经的土穴,配肺俞补土生金。本方适用于慢性哮喘反复发作者;肺脾交虚加脾俞、足三里,健脾和胃,以扶后天之本;肺肾两虚加肾俞、太溪,补肾纳气,以培先天之本;若肺气心阳交虚,出现虚脱倾向,加内关、神门强心,气海、关元、命门以防脱;虚喘兼外感者,参考实喘证治。

【注意事项】

哮喘患者,要注意保暖,防止感冒,忌食常会引起发作的食物,避免接触诱发因素。戒烟是减少发作和防止病情加重的条件之一。

【案例选】

于某,女,76岁,于2010年2月16日"因咳喘反复发作30余年,复发并加重半月"就诊。患者既往有慢性支气管炎病史30余年,半月前受凉后复发,高热、胸痛、咳嗽、喘憋,在某医院诊为"慢性支气管炎并双下肺感染",住院2周,经用抗生素及支持疗法输液治疗后,热退咳轻,唯喘息不减,遂来就诊。自述喘憋胸闷,呼吸气塞,倚物布息,不能平卧,喉中喘鸣,咳唾白色泡沫,烦躁,心下有水浸泡感,心窝部时贮少许汗水,气短懒言,心悸痛,夜不能卧,咳轻痰少,口苦喜饮,食欲不振,耳鸣耳聋,夜间四肢肌肉抽动,疲乏无力,大便干,3日未行,小便短少,舌干红无苔,脉沉涩结代。患者面色晦暗无光泽,喘息不止,张口抬肩。颈静脉怒张,桶状胸,听诊双肺均可闻及喘鸣音,肺底细湿啰音。心音强弱不一,心律不齐。双下肢轻度浮肿。心电图示:房颤,心率129次/分,T波改变。辨证为肺肾阴虚,痰涎壅盛,拟养阴清肺,定喘化痰。

治疗过程:以手太阴经筋、手少阴经筋及足少阴之经筋,并开足太阳膀胱经之背部俞穴。具体手法为开手太阴经筋,并疏通其鱼际、列缺、孔最、尺泽止于中府,以砭石磁疗器,点、压、按为主,同时对手少阴,自极泉至少海,神门至少海,以砭石磁疗器边按边推,重点经穴力量加重,并开足太阳膀胱经,背俞穴以上焦区、中焦区、下焦区,自上而下变按、边推、边压,每日1次,1周为1个疗程,经治疗两个月后诸症减轻。

十六、胸痹

胸痹指胸膺疼痛而言。轻者仅感胸闷如塞,重者胸痛如绞,并有短气、喘息等症。

本病多见于患有慢性心肺疾病的老年人,如冠状动脉粥样硬化性心脏病、慢性气管炎、肺气肿等,均可发生胸痛。

【病因病机】

胸痹的成因,多由老年心肺气虚,恣食甘肥生冷,或思虑过度,以致脾虚生湿,湿痰内蕴,胸阳不展,气机阻滞而发生胸痛,其痛比较轻缓。若暴受寒邪,寒性收引,夹痰浊阻遏络脉,则胸痛势重而急。

胸痹日久,痰浊与寒邪不化,脉络日益痹阻,由气滞导致血瘀,则胸阳愈衰,阴浊愈盛,酿成胸痛如绞如刺的重症。

胸为上焦,内藏心肺。若胸痛伴有咳嗽、气喘、咯痰等症,多属肺脏疾病。若胸痛偏于左侧,伴有心慌、短气等症,多属心脏疾患。

【辨证】

虚寒证:胸痛彻背,心悸,胸闷短气,恶寒,肢冷,受寒则甚,舌苔白滑或腻,脉沉迟。

痰浊证:胸闷如窒而痛,或痛引背部,气短喘促,咳嗽,痰多黏腻色白,舌苔白腻,脉象濡缓。

瘀血证:胸痛如刺,或绞痛阵发,痛彻肩背,胸闷短气,心悸,唇紫,舌质暗,脉细涩或结代。

【治疗】

治则:助阳散寒,通阳化浊,活血化瘀。

操作:具体手法参考惊悸、怔忡等章节。

随证选穴:

(1)虚寒证:取背俞和手少阴、厥阴经筋。

本方取心俞、厥阴俞助心阳而散寒邪,内关、通里是心经和心包经的络穴,能活血通络而止痛;恶寒加灸肺俞、风门;肢冷加气海或关元。

(2)痰浊证:取任脉及手厥阴、太阴和足阳明经筋。

巨阙是心经募穴,郄门是心包经郄穴,二穴合用可振奋心阳,配气会膻中调气止痛,配太渊、丰隆蠲化痰浊;背痛加肺俞、心俞;气短加气海俞、肾俞。

(3)瘀血证:取俞募穴及任脉、手少阴经筋。

阴郄是心经的郄穴,配心募巨阙和心俞,能缓解心绞痛,膻中、膈俞行气活血。气行则血行,血行则瘀化,瘀化则经脉通畅,通则不痛;唇舌发绀可取少商、少冲。

痰饮呕吐:多见于脾胃虚弱的患者,面色少华,胸脘痞闷,呕吐痰涎多于食物,吐后喜得热饮,饮后肠鸣辘辘有声,伴有心悸、头晕等症,舌淡苔白,脉滑或濡。

肝气呕吐:呕吐多在食后精神受刺激时发作,往往以吐尽为快,轻症吐后无任何不适,但易于发作。病情典型者,平时性情多烦善怒,易于激惹,脘胁胀痛无定处,恶心、干呕、泛酸,舌苔薄白,脉弦。

外感呕吐:多见于伤寒、温病。偏寒则呕吐暴急,吐出多为清水稀涎,胸脘懊恼,伴有恶寒发热、头痛、苔白、脉浮等症。偏热则呕吐频繁,饮水进食即吐,吐出酸苦胆汁,口渴欲得冷饮,伴有头痛发热,舌红,脉数等。

【治疗】

治则:行气导滞,蠲饮化痰,疏肝和胃,解表和中。

操作:具体手法参考胃痛等章节。

随证选穴:

(1)伤食呕吐:取任脉、足阳明经筋。

下脘、璇玑行气导滞而清宿食,足三里和胃止呕,腹结除脘腹膨胀,亦治便秘;腹胀加气海。

(2)痰饮呕吐:取足太阴、足阳明经筋。

脾募章门,配公孙健脾蠲饮,胃募中脘,配丰隆和胃化痰。痰饮既除,则胃气和降,呕吐可止;肠鸣加脾俞、大肠俞。

(3)肝气呕吐:取足厥阴、少阳、阳明经筋为主。

上脘宽胸膈,配梁丘平胃止呕,太冲降肝火,配阳陵疏肝解郁;本病发作与情志有关,故取神门宁心定志;泛酸干呕加内关、公孙。

(4)外感呕吐:偏热取少阳、阳明;偏寒取太阴、厥阴。

外感病初期发生呕吐多属实热,故取大椎和解少阳,合谷、内庭清泄阳明;外感病后期发生呕吐多属虚寒,故取中脘以安胃,三阴交以补脾,太冲以平肝,共收扶土抑木、安胃止呕之效;干呕取间使;眩晕加风池;呕吐黄水加丘墟。

【注意事项】

磁疗治疗呕吐有一定的疗效,但上消化道严重梗阻、癌肿引起的呕吐以及脑源性呕吐,有时只能做对症处理,应重视原发病的治疗。

【案例选】

赵某,男,40岁。

初诊:2004年2月14日

主诉:食后呕吐近6年。

外院检查无明显器质性病变,但经多方治疗未效。近两月来发作加剧,食入即吐,势如喷射,倾筐倒箧,吐出而安。

诊查:貌弱形瘦,舌苔薄黄,脉细弦。

辨证:胃失通降,气机上逆。

治法:和胃镇逆。

具体治疗:首先此病例按六腑治则以通为顺,开足阳明之经筋,沿髀关至阴市、梁丘、伏兔、条口、巨虚、跗阳至内庭,以砭石磁疗器疏通经筋,调益气血,平补平泻。足阳明之经筋诸结及重点穴位,以按、压、揉为主。结合足太阳膀胱经中焦区为主,及肝俞、脾俞、胆俞、胃俞至三焦经,以砭石磁疗器自上焦区至中焦区、下焦区,边按边拉,重取中焦区,每日 1 次,每次 20 min,经两周后病情好转,1 个月后基本治愈。

十九、噎膈

噎膈,噎指进食吞咽困难,膈指饮食梗阻胸膈。噎证既可单独发生,又可为膈证的前兆,因此并称噎膈。

本症近似贲门痉挛、食道炎、食道憩室、食道癌、贲门癌以及食道功能性疾患。中年以上的患者,应考虑有癌症的可能性。

【病因病机】

本症多因忧思伤脾,脾气郁结则津液不能输布,凝聚成痰;或因抑郁伤肝,肝气郁结则血运不畅,停而为瘀;或因偏嗜烟酒辛热,积热伤阴,等等,以致痰气、瘀滞、积热浸淫胃脘食道,形成噎膈。由于饮食日渐减少,导致气血生化之源亏乏,津液枯涸,元气亏耗,出现严重的衰竭证候。

【辨证】

噎膈初起,先有不同程度的吞咽困难和胸闷胸痛,进流质和半流质的食物尚能通过,进固体食物则梗阻难下,旋食旋吐,带有痰涎、呃逆、嗳气,舌苔薄白或腻,脉象弦缓。

随着病变的发展,梗阻逐渐加重,虽进流质,亦难咽下,食入呛咳,吐出蟹沫样或豆汁样痰涎,胸膈疼痛,形体消瘦,面容枯槁,舌质干老,尖红,剥苔,脉象细涩。由于饮食极少,津液告乏,以致大便少而秘结,状如羊屎,小便短黄,舌色光绛或微紫,无苔,脉细数。久之阴竭阳微,亦可出现气短、畏寒、肢面浮肿、腹胀、大便溏薄如酱、肢冷、脉微等。

【治疗】

治则:取任脉、足阳明经筋为主,以背俞穴及手厥阴经筋为辅。

操作:具体手法参考胃痛、呃逆等章节。

随证选穴:气会膻中配天突,舒展胸中气机,散结利咽;阴维内关配上脘,宽贲门而降痰浊,调气止痛;膈俞利膈活血化瘀;足三里、胃俞、脾俞调补本脏的气血,以希扶正祛邪;便秘加照海;短气加气海;肢冷脉微加命门、肾俞。

【注意事项】

磁疗治疗食道炎、贲门痉挛等食道功能性疾患,疗效较好。对食道癌、贲门癌能改善胸闷、胸痛和咽下困难等症状。临床时对于噎膈患者,应注意除外癌症,以防延误手术时机。

【案例选】

刘某,女, 58 岁。初诊日期:1978 年 2 月 18 日。因进食噎痛而就诊。该患者 20 多天前曾患感冒,经治疗后好转。但饮食日渐减少,口淡无味,少进食物则感食物通过处不适,有堵闷感,后背处亦不适。1 周前复因不思食曾吃一小片酸菜,吃后胸部堵闷加重,继则进食食道如刀割样疼痛。四肢无力,不欲动。2 月 1 日做食管钡餐造影,有 2 处食管憩室,诊断为食管憩室引起憩室炎。

现症:已 1 周多不能进食。少进流食一二匙则感到食物通过处热痛如刀割。旋即吐出。近 3 天水米未进,卧床不起。但有咳嗽,已3天未大便,身重,四肢无力。检查:精神萎靡,面目虚浮,脉沉弦细稍数,舌苔黄厚腻而垢。

诊断:噎膈

辨证:湿热秽浊郁阻胸膺,气结于上,湿郁于中,下焦不通,以致关格。

治法:清化湿热,通关化浊。

具体治疗:以砭石磁疗器中取太阳背俞,以胸椎第七棘突下旁开1.5寸为主穴,点、压、按为中心向此部位为主穴,上下推、拉、按。取内关、三阴交、足三里、昆仑、照海穴位按、挫、点、压,共治疗30 min,每日1次,1周为1个疗程,3周后病人诸症好转。

二十、胃痛

胃痛,又称"胃脘痛"。疼痛在上腹心窝处及其附近部位,所以古代统称"心痛",但与"真心痛"有显著区别。

胃痛常见于急、慢性胃炎,胃或十二指肠溃疡及胃神经官能症等。急性胃炎起病较急,疼痛剧烈。慢性胃炎起病较慢,疼痛隐隐。溃疡病疼痛有节律性。胃溃疡疼痛多在食后0.5~1 h出现,痛位多在剑突下或稍偏左处。十二指肠溃疡疼痛多在食后3 h发作,痛位多在上腹部偏右处,进食后可获暂时缓解。胃神经官能症多在精神受刺激时发病,痛连膺胁,无固定痛点。慢性胃炎和溃疡病有出血倾向。

【病因病机】

外受寒邪,邪犯于胃,或过食生冷,寒积于中,或偏嗜辛辣甘肥,湿热内郁;或忧思恼怒,气郁伤肝,气机阻滞,横逆犯胃;或劳倦过度,脾胃虚弱,中焦虚寒,皆可导致胃痛。

胃痛初起,多因气机阻滞,不通则痛,气滞日久,由气滞导致血瘀,如络脉受损,亦可出现吐血便血。

【辨证分型】

寒邪犯胃者,胃脘疼痛暴作,畏寒喜暖,温熨脘部可使痛减,口不渴,或渴喜热饮,苔白,脉弦紧。湿热内郁者,胃脘胀满,疼痛,嗳腐吞酸,苔厚腻,脉滑。肝气犯胃者,胃脘作痛,痛连膺胁,嗳气频繁,大便不爽,每因情志因素而作痛,苔多薄白,脉弦。脾胃虚寒者,胃痛隐隐,泛吐清水,喜暖喜按,纳食减少,神疲乏力,甚至手足欠温,大便溏薄,舌质淡,脉软弱。

胃痛日久,郁热伤阴,胃阴不足,则胃痛有灼热感,口苦干,渴不多饮,舌红少苔,舌质多皱纹。气滞血瘀,胃络受损,则疼痛固定不移,痛如针刺,甚则吐血如咖啡,便血如柏油,舌有紫点或瘀斑,脉细涩。

【治疗】

治则:温中散寒,解郁泄热,疏肝理气,补脾健胃,温中散寒,益胃养阴。

操作:

第一步,疏通足阳明胃经络,自缺盆穴开始向胸部至膈,以砭石磁疗器自上而下边推边按。行3~4次,经胃脘自左侧向右下方,沿胃经腹部沿股部经小腿,至足第二趾(厉兑)。在胃脘边推边按力量适中。可在局部推振5~6次。

第二步,活益经筋,调益气血。以砭石磁疗器自足2、3、4趾,沿足阳明经筋行至脊背。以混合法边振边按。

第三步,以砭石磁疗器取内关、外关、阳陵泉、阴陵泉等穴。并在上脘、中脘、下脘等穴用振动磁梳边振边按。每穴1~2 min。

第四步,以砭石磁疗器沿足太阳膀胱经自三焦俞穴至膈俞穴,边推边按3~5次。然后自下而上在胃俞、肝俞、胆俞等穴,边振边按3~5次。

对消化功能紊乱、消化不良症,在治疗过程中手法宜轻软柔和,尤其腹部操作不可过重。对于消化性溃疡病造成胃痛,治疗可参阅以上治法。同时需配合远端取穴和足阳明经筋之手法治疗。以下治上结合经筋、经穴的整体治疗,也会取得较好的临床效果。

随证选穴:

(1)实证:取胃之募穴、合穴、手足厥阴和足太阴经筋。

中脘是胃的募穴,配胃的合穴足三里,可疏通胃气,导滞止痛;内关、公孙是八脉交会配穴法,能宽胸解郁,善治胸胃疼痛;太冲疏肝理气。本方适用于寒邪、郁热、肝气上逆的胃痛者,每收速效;痛甚加梁丘;胁痛加阳陵泉。

(2)虚证:取俞募穴及足太阴、阳明经筋为主。

本方用脾胃的俞募穴配足三里、内关、三阴交,灸之可温中散寒,补脾和胃;口苦舌红加少府;胃中有灼热感加太溪;便血加血海;吐血加膈俞。

【注意事项】

磁疗治疗胃痛,具有明显的镇痛效果。如坚持治疗,亦能取得较好的远期疗效,并可促进溃疡的愈合。

胃痛患者应注意饮食调养,保持精神乐观,如远劳怒、戒烟酒、饮食定时、少量多餐等,对减少复发促进康复有重要的意义。

【案例选】

张某,男,58岁。胃脘痛反复发作12年。半个月前受寒复发,痛势剧烈,发作频繁,冷汗淋漓,饥时痛甚,夜半可痛醒,口苦泛酸,嗳气,腹胀。大便秘结,时伴黑便,舌黯红、苔黄腻。服用甲氰咪唑、普鲁本辛数天,其效不彰。胃镜检查示十二指肠球部溃疡活动期,潜血试验呈强阳性。证属瘀阻胃络,浊邪中踞;治以化瘀通络,涤浊肠腑。

具体治疗:以砭石磁疗器开足太阳膀胱经之背俞,并于脾俞、胃俞及三焦区为重点部位,以按、拉、压,并配合上焦区及下焦区同时按、压,在重点足阳明胃经足三里、上巨虚、下巨虚、丰隆(以胫前肌腱),足阳明经筋结处,用力按、推、挫,每日1次,每次15 min,注意配合饮食疗法、精神情志,经3个疗程诸症好转。

二十一、腹痛

腹痛,泛指腹部疼痛而言,是临床极为常见的证候,可伴发于多种脏腑疾病。

本节仅就急慢性肠炎、肠痉挛、肠神经官能症等所引起的腹痛,叙述如下。

【病因病机】

寒邪内积:平时过食生冷,寒凝气滞,或脐腹暴受外寒,寒性收引,以致气机闭阻,不通则痛。

饮食停滞:暴饮暴食,食进厚味辛辣或不洁之物,食积化热,壅滞肠间,腑气通降不利,遂成腹痛。

肝郁气滞:情志不遂,肝气郁结,机枢失于条达,以致气滞腹痛。

脏腑阳虚:脾肾阳虚,脾阳虚则运化无权,气血生化之源不足,肾阳虚则命门火衰,不能温煦脏腑经脉,而成虚性腹痛。

【辨证分型】

寒邪腹痛:痛势急迫,腹部喜温怕冷,大便溏薄或泄泻,腹中雷鸣,小便清白,口不渴,四肢欠温,舌苔白腻,脉沉紧。寒凝气滞者,则便秘,腹胀拒按。表寒甚者,则兼恶寒发热。

食滞腹痛:脘腹胀满,痛处拒按,痛则欲泻,泻后痛减,恶食,时时嗳腐吞酸,苔腻,脉滑。

食积化热则便泻不爽,口渴,舌苔黄腻,脉滑数。

肝郁腹痛:腹痛连胁,痛无定处,嗳气频频,常在情志弗郁时发病,多烦善怒,口苦,舌苔薄白,脉弦。

阳虚腹痛:腹痛隐隐,时作时止,痛时腹部喜按,大便溏泄,面色少华,精神疲乏,腰膝酸沉怯寒,舌质淡胖,边缘有齿印,苔白,脉沉细而迟。

【治疗】

治则:散寒理气,化食导滞,疏肝理气,补脾温肾。

操作:

第一步,疏通经络。以砭石磁疗器在任脉自下脘穴至关元穴,边推边振5~6次,然后以同样方法在督脉自命门穴至长强穴边推边拉,5~6次,然后在同样经络和经穴上,同时配合振动磁头和振动磁梳以混合法,自上而下边振边按2~3次。

第二步,调益大肠经。沿手阳明大肠经之经络从膈肌向下腹部至腹股沟,用砭石磁疗器以弹筋法轻轻揉搓,自上而下,每侧5~6次。

第三步,沿足阳明经筋分布以小腿之外侧,结于胫外侧,直上至股外侧之髂前上棘,双侧以砭石磁疗器边推边拉,各行3~4次。

第四步,沿手阳明大肠经自曲池穴至合谷穴,另一支由手太阴肺经之尺泽穴至鱼际穴,以砭石磁疗器和振动磁梳混合法,边推边按,做到透经透穴,表里并治,两侧各行2~3次。经络运行时以推法,在经穴上并用按法。

以上方法操作宜轻柔和,腹部操作尤不宜过重,并须结合临床辨证交换操作,注意经络、经筋走向。运用手法在经筋、经络边推边按时,凡经穴位应力量增加,特别在重点穴位,如上巨虚、足三里、关元、气海等穴。应用上述手法得当,患者腹部会出现灼热、舒适之感,症状也会得到很快的改善。

随证选穴:

(1)寒邪腹痛:取手足阳明、太阴经筋。

本方用中脘、足三里温中理气,大横、公孙健脾导滞,佐以手阳明经的原穴合谷,既可发汗解表,又可调整传导功能,磁疗、针灸兼施,可收散寒止痛之效;泄泻、肢冷加神阙。

（2）食滞腹痛：取任脉、手足阳明经筋。

下脘、梁门健胃化食，善治脘腹胀痛；天枢、曲池清泄阳明，功能导滞止泻；口渴加内庭；吞酸加阳陵泉。

（3）肝郁腹痛：取手足厥阴、任脉经筋为主。

气会膻中，配太冲可疏肝理气，阴维内关，配阳陵能解郁除烦，使肝气和畅，情志怡悦，则腹痛自可缓解；胁痛加期门；上腹痛加中脘；脐腹痛加气海、下脘。

（4）阳虚腹痛：取俞募及任脉经穴为主。

脾俞、章门健脾补气以生血，肾俞、关元益肾壮阳以祛寒。血主濡之，气主煦之，经脉通利，脏腑得以温养，则虚痛可除。

随证选穴：便溏加足三里、三阴交。

【注意事项】

磁疗腹痛不仅有明显的止痛效果，而且能治疗原发病，如急慢性肠炎、急性阑尾炎、溃疡病等。但对癥瘤、结石等病，有时只能起缓解疼痛的作用，需要配合其他疗法。

【案例选】

于某，男，26岁，职员。

2001年5月16日初诊。20岁时因患急性阑尾炎而行手术切除。术后虽伤口愈合，腹痛时发，西医诊为肠粘连，多次请中西医治疗而罔效，近日又发，下牵阴股，遇寒或阴雨天加重。下腹隐痛时作，上窜胁，畏寒。纳便尚可。舌黯，有齿痕，苔薄白，脉沉弦。证属血瘀气滞寒凝，治当活血化瘀，行气散寒止痛。

具体治疗：阑尾炎导致肠粘连，致胃肠功能紊乱，六腑以通为顺，其肠管粘连导致腹痛，气血瘀滞，治疗以疏通大肠之经筋，活益气血，以砭石磁疗器疏通手太阳小肠经，以肩贞、秉风、肩髎、天井、外关至养老，先以疏通经筋，平补平泻，以按、压、挫为主，同时配合手阳明大肠经曲池、手少阴心经少海、足阳明胃经三里、条口、上巨虚、脾俞、胃俞、三焦俞、大肠俞、小肠俞及上髎、中髎、下髎为重点穴位，每日点、压，治疗15 min，每日1次，1周为1个疗程，配合饮食疗法，两个月后基本治愈。

二十二、泄泻

泄泻又称腹泻，主要症状为大便次数增多，粪质稀薄如糜，甚至如浆水样。

本证概分急性和慢性两类，前者因感受外邪或饮食所伤，实证居多；后者因脾胃虚弱，或肝木侮土，或肾阳式微，虚证居多。

急性泄泻迁延失治，亦可能转为慢性。慢性泄泻每因感染而急性发作，成为虚实夹杂的证候。

凡急慢性肠炎、肠结核、肠功能紊乱、结肠过敏等病均可参照本节论治。

【病因病机】

急性泄泻：多由饮食生冷不洁之物，或兼受寒湿暑热之邪，外邪食滞扰于肠胃，以致运化、受盛和传导功能失常，水谷相混，清浊不分而成泄泻。

慢性泄泻：多由思虑伤脾，脾胃素虚，或由肝气横侮脾土，或由肾阳不振，命门火衰。脾气虚不能消磨水谷，宿食内停，则"水反为湿，谷反为滞"；肾阳虚不能助脾腐熟水谷，完谷不化，则水湿积滞泛溢肠间,均能导致泄泻。

【辨证分型】

急性泄泻发病紧急,大便次数显著增多,小便减少。感受寒湿则粪便清稀,水谷相杂,肠鸣腹痛拒按,口不渴或渴喜热饮,身寒喜温,舌苔白腻,脉濡缓。甚则腹泻无度,四肢逆冷,脉象沉细或沉伏。感受湿热则便泻稀黄夹有黏液,肛门灼热,小便短赤,身热,口渴喜冷饮,烦躁,舌苔黄腻或黄燥,脉濡数。小儿热泻可出现惊厥、露睛等症。

慢性泄泻多由急性泄泻演变而来,便泻次数较少,病程较长。脾虚则大便溏薄,粪内夹有不消化食物,腹满肠鸣,面色萎黄,食减,神疲,舌苔白腻,脉象濡缓。由肝郁侮脾者,发病常与精神抑郁有关,泄泻不爽,常带有青汁,腹痛连胁,脉弦。肾虚则泄泻在黎明之时,腹部隐隐胀痛,肠鸣,腹泻如注,完谷不化,腰膝酸软怕冷,面色消瘦黧黑,舌淡苔白,脉沉细。

【治疗】

治则:散寒理气,疏肝理气,补脾温肾。

操作:参考腹痛等章节。

随证选穴:

(1)急性泄泻:调整肠胃气机。取手足阳明经筋为主。

《灵枢·百病始生》说,外邪"传舍于肠胃,在肠胃之时,贲响腹胀,多寒则肠鸣飧泄,食不化,多热则溏出糜"。又说"肠中热则出黄如糜""肠中寒则肠鸣飧泄"。阐明急性腹泻是外邪侵入肠胃所致。故本病取手足阳明经穴为主。天枢是大肠之募,合谷是大肠之原,上巨虚是大肠的下合穴,下巨虚是小肠的下合穴,阴陵泉健脾利湿,数穴同用,能调整胃肠功能,可达止泻止痛的目的;热甚加内庭、商阳、少泽;肢冷脉伏加神阙。

(2)慢性泄泻:健脾、疏肝、温肾。取任脉、足阳明经筋及背部俞穴。

本方中脘、天枢、足三里调整肠胃功能,制泻止痛消胀。脾俞、关元俞健脾益气,肝俞、行间疏肝解郁,肾俞、命门温肾壮阳。均属标本兼顾之法。脘痞加公孙;胁痛加阳陵泉;短气如喘加气海。

【注意事项】

磁疗治疗急慢性腹泻均有较好的疗效,但对于严重失水患者或由恶性病变所引起的腹泻,则当采用综合疗法。

【案例选】

男,41岁,技术工人。

初为水泄,2006年1月以来,每日腹泻,有时失禁遗一天20多次。便前肠鸣连连,无腹疼感近变为鹜泄。一天4~7次不等,纳食尚佳。脉细带弦,舌质苔黄白厚腻。诊断为脾阳不运而湿不化,直趋大肠为泄,泻久伤阴,阴虚生热,且现水不涵木现象,治法仍宜以温养中焦为主。

治疗原则:腹泻之症多为小肠吸收功能失调,治疗以疏通手太阳经为主,以少泽、阳谷、养老、小海处,以砭石磁疗器按、压、捏,以疏通经筋,并与任脉神阙、水分、下脘、中脘、上脘以砭石磁疗器按、压、揉、扣,每日1次,每次15 min,1周为1个疗程,两个月后病人症状基本得到控制。

二十三、便秘

便秘是指大便秘结不通而言。患者粪质干燥、坚硬,排便艰涩难下,常数日一行,甚至非用泻药、栓剂或灌肠不能排出。

本节论述范围以热秘、气秘、虚秘、寒秘为限。单纯性便秘(习惯性便秘)亦可参照本节论治。

【病因病机】

素来体质阳盛,嗜食辛辣香燥,少食蔬菜,阳明积热,津液受灼,大便干燥而腑气不通,遂成"热秘"。

情志不畅,肝胆气机郁滞,疏泄失职,以致肠腑传导不利而成"气秘"。

病后、产后气血未复,气虚则转运无力,血虚则肠失润下而为"虚秘"。

老年下焦阳气虚惫,温煦无权,阴寒凝结,不能化气布津,排便艰难,是为"冷秘"。

【辨证分型】

热秘:大便干结不通,腹部痞满,按之有块作痛,矢气频转,终难排出,烦热口渴,面赤,或伴有头痛,小便短黄,口臭,舌苔黄燥,脉滑实。

气秘:大便秘而不甚干结,腹部胀痛连及两胁,口苦,目眩,嗳气,舌质偏红或微紫,舌苔薄白,脉弦。

虚秘:腹无胀痛,但觉小腹不舒,有便意而努责乏力,多汗,短气,疲惫,面色少华,心悸,头晕眼花,无力排出大便,粪质松散如糟粕,舌淡白,脉细弱无力。

冷秘:大便难涩不易排出,甚则脱肛,腹中或有冷痛,面色㿠白,小便清白频数,四肢欠温,腰冷酸软,舌淡苔白,脉沉迟。

【治疗】

治则:清热保津,疏肝理气,补气养血,补肾助阳。

操作:参考腹痛等章节。

随证选穴:

(1)热秘:取阳明经筋为主。

合谷、曲池泻阳明之热,清热即所以保津。上巨虚是大肠的合穴,配腹结行津液以疏通大肠腑气,此是增水行舟之法。烦热口渴加少府、廉泉;头痛加印堂;口臭加承浆。

(2)气秘:取任脉、足厥阴经穴为主。

腑会中脘,配气海以疏通腑气。足厥阴与足少阳为表里,行间配阳陵泉疏肝理气,解郁利胆,使疏泄有常,腑气通降,则便秘可通。胁痛甚者加期门、日月;腹胀甚者加大横。

(3)虚秘:取足阳明、太阴经筋为主,任脉及背俞为辅。

脾俞、三阴交配胃俞、足三里,为脏腑经络表里配穴法,目的在于鼓舞中气,培生化之源,中焦健旺,自能生气化血。再取关元补下焦元气,配大肠俞,以助排便传送之力。多汗加阴郄;心悸加内关。

(4)冷秘:取任脉、足少阴经筋为主,背俞穴为辅。

气海、关元俞助阳逐冷,温煦下焦以散凝结。照海、石关、肾俞补益肾气,使肾气复振,能司二便之权,则尿频可止,便秘可通。脱肛加长强、百会;腰痛加委中。

【注意事项】

磁疗治疗单纯性便秘效果较好。患者应注意改变偏食习惯,多吃蔬菜水果,进行适当的体育锻炼,养成定时排便习惯。

【案例选】

常某,女,36 岁。1992 年 9 月 1 日初诊。主诉:长期便秘,数日一行。粪燥如粟,经常服用通便药物,如麻仁丸、上清丸、果导片、番泻叶等,结甚之时必用开塞露方能解,但用药则便,停药又复秘,如此反复,至今未愈。

诊查:面色欠华,有时潮红,五心烦热,大便秘结,数日在药物作用之下方能解 1 次,解时艰难,但腹部无胀满感,舌红口干,但不欲饮,脉细微数。

辨证:患者见一派阴虚之象,系肠液不足,肠道失于濡润所致。肠中津枯而致便秘,只宜濡养,切忌攻伐。

治疗原则:便秘原则以疏通经筋,以手阳明经筋商阳、合谷、阳溪、手三里、肩髃自上而下平补平泻,并在经节处用力按压,足阳明胃经之气冲、髀关、冲阳、三里穴,任脉关元、石门、气海穴,并开足太阳膀胱经中焦区、下焦区以平补平泻重按大肠穴、小肠穴,每日 1 次,每次 15 min,1 周为 1 个疗程,1 个月后病人症状消失。

二十四、脱肛

脱肛又名直肠脱垂,是指直肠下端脱出肛门之外而言。本病常见于老人和多产妇女。

【病因病机】

脱肛的成因,多由久痢、久泻,以及妇女生育过多,体质虚弱,中气下陷,收摄无权所致。亦有因便秘、痔疮等病,湿热郁于直肠,局部肿胀,里急后重,排便时过度努责,约束受损而致脱肛者。

【辨证分型】

虚证:发病缓慢,初起仅在大便时感觉肛门坠胀,肠端轻度脱垂,便后能自行回纳。迁延失治则稍有劳累即发,直肠脱垂程度日趋严重,不能自行回缩,必须推托方能复位。面色萎黄,神疲乏力,心悸,头晕,舌苔薄白,脉象濡细。

实证:多见于痢疾急性期和痔疮发炎时,便前自觉肛门坠胀,便意频急,以求通便为快,于是努责不遗余力,迫使直肠脱垂,伴有局部红肿、灼热、痛痒等症。

【治疗】

治则:虚证益气升提,实证清泄湿热。取督脉、足太阳经筋。

足太阳经脉循尾骶,取承山配大肠俞可促进直肠回收;长强为督脉之别络,位近肛门,针刺可调节肛肌的约束;百会是督脉与三阳经气的交会穴,气为阳,统于督脉,故灸之阳气旺盛,有升提收摄之功。数穴同用,则陷者能举,脱肛自收。虚证加气海、足三里、脾俞;实证加曲池、阴陵泉。

【注意事项】

脱肛反复发作,局部感染溃疡者,当配合洗药敷药治疗。

【案例选】

银某,男,41 岁。前年曾患痢疾,因之脱肛,迄今已有 2 年。大便经常每日 2 次,溏泻兼有黏液脓样物,每便必脱肛,疼痛,时常出血。腹胀闷,不思食,舌苔黄垢,脉象沉数。

辨证立法:积热于肠,久痢未愈,苔黄脉数湿热之证。清阳不升,浊阴不降,中气日虚,脱肛症现。宜分清浊,除肠热。配以补中益气丸。

治疗原则:脱肛之症,诸气下陷,以开督脉为主,以砭石磁疗器自督脉百会至长强,自上而下。以按、压、挫为主,并开足太阳膀胱经大肠俞、小肠俞,并配以上、中、下髎,每日 1 次,每次 15 min, 1 周为 1 个疗程,2 个月后病人症状消失。

按:直肠脱出,李之珍,以百会磁粉末敷之,临床上可在患者帽内中央配置钕铁磁片贴敷,疗效甚佳。

二十五、癃闭

癃闭,又称小便不通。癃,指尿液潴留膀胱,小腹充盈隆起;闭,指膀胱气机闭塞,难尿。

本节以各种原因引起的尿潴留为范围。至于因肾脏实质性病变而引起的无尿症,是水液不能下输膀胱,水泉枯涸,与有尿不能排出的癃闭截然不同,自当分别论治。

【病因病机】

本病多由老年肾气虚惫,命门火衰,不能鼓舞膀胱气化;或因中气不足,膀胱传送无力,均能导致小便潴留而成癃闭,此属虚证。若因中焦湿热移注膀胱,阻遏膀胱气化;或因跌仆损伤,以及下腹部手术引起的筋脉郁滞,均能影响膀胱气化而致小便不通,则属实证。

【辨证分型】

虚证:小便淋沥不爽,排出无力,甚则点滴不通,小腹膨隆,面色㿠白,神气怯弱,腰膝酸软,少气,语言乏力,大便不坚,时觉肛坠,舌淡,苔微腻,脉细无力或细缓。

实证:小便阻塞不通,努责无效,少腹胀急而痛,烦躁口渴,舌质红,苔黄腻,脉数。若因湿毒上犯,可见喘息、心烦、神昏等症。因外伤或手术引起者,有病史可查。

【治疗】

治则:平肝潜阳,化痰降浊,宁心安神,调益气血。

虚证:温补脾肾,益气启闭。实证:清热利湿,行气活血

操作:

第一步,疏通经络。以砭石磁疗器自督脉长强穴至命门穴,自下而上以反弹法边推边按,用力均匀,然后以足太阳膀胱经之上髎、次髎、中髎、下髎穴以磁滚自上而下、边推边拉 3~5 次。并与督脉同步行混合法 2~3 次。

第二步,调益经穴。以砭石磁疗器自沿任脉之气海穴至会阴穴,边推边按 3~4 次,同时在督脉之长强、命门穴以振动磁梳边按边振,与上述治疗同步透穴治疗。

第三步,调益经筋。取足少阴之经筋,自足小趾经足内踝,沿小腿内侧,经膝内侧,上行大腿内侧至会阴,以振动磁头与振动磁梳混合法,边振边按,3~4 次。

第四步,配合足三里、三阴交、委中穴。应用砭石磁疗器每日进行 1~2 次,振按每次 1~2 min。

随证选穴:

(1)虚证:取足少阴、太阳经筋、背俞和任脉经穴。

命门火衰,中气不足,治疗当以温补脾肾为主,所以取肾经合穴阴谷,配肾俞、脾俞以振奋脾肾气机。又因脾肾不足导致三焦决渎无力,故取三焦俞及其下合穴委阳以通调三焦气机。任脉经穴气海温补下焦元气,以希鼓舞膀胱气化而达启闭通尿的功效。肛门作坠加次髎,心烦加内关。

(2)实证:取足太阴、太阳经筋及任脉为主。

本证由湿热下注或因外伤气血阻滞所致,所以取三阴交、阴陵泉疏通足三阴的气血,清利脾经湿热。又取膀胱俞、中极为俞募相配,疏通膀胱的气化而通小便。湿毒上犯喘息加尺泽、少商;心烦加内关;神昏加人中、中冲刺血。

【注意事项】

尿潴留膀胱过度充盈时,刺激下腹部穴位宜轻缓柔和,"转胞"患者,可参考本节论治。

【案例选】

2001年治疗一老年患者,患者前列腺肥大、脑动脉硬化、震颤麻痹,尿线变细有分叉,排尿困难,溺色清,无尿路刺激症状,脉稍数无力,辨证属相火已衰,肾阳已虚,气化不行,下焦排泄功能减退。肾虚则子盗母气,合肺气不足,气血流行不畅,造成筋肉失养,故又有小腿无力、行步不正等脑卒中先期症状。拟予补阴配阳,化气行水之剂为主。

配合中华经筋磁以足少阴经筋,以砭石磁疗器自足心至足跟,腿内侧,结于阴器,推至尾骶部,自下焦区、中焦区、上焦区到枕骨。以砭石磁疗器以太溪、涌泉、照海穴,足太阳膀胱经背俞方以下焦为主,关元、气海、上髎、次髎、下髎至承扶,以重刺激,点、压、按,每日1次,每次20 min,1周为1个疗程,3个月后病人症状消失。

二十六、淋证

凡小便频数短涩淋漓,小腹尿道刺痛胀痛,称为淋证。根据病机和症状的不同,临床上一般分为热淋、石淋、血淋、气淋、膏淋5种类型。

急慢性尿路感染、结石、结核、急慢性前列腺炎,以及乳糜尿等病,有类似淋证候者,均可参考本节论治。

【病因病机】

外感湿热,或脾湿郁热下注,膀胱气化不利,小便频数热痛者为热淋。

湿热蕴结,酿而成石,尿中带有砂石,堵塞尿路,刺痛难忍者为石淋。

湿热伤及血分,或棱石刺激,或久病阴虚火旺,而致络脉损伤,尿中带血者为血淋。

老年肾气衰惫,气化不及州都(膀胱),出尿艰涩,余沥淋漓不尽者为气淋。

久病脾肾两虚,脾虚则水谷精微不能输布,肾虚则固摄无权,以致清浊不分,尿如米泔脂膏为膏淋。

【辨证】

热淋:小便频急不爽,量少,色黄混浊,尿路灼热刺痛,小腹坠胀,或有恶寒发热,口苦,便秘,舌质红,苔黄腻。

石淋:小腹及茎中胀急刺痛,排尿常因有砂石而中断,变换体位常能畅通。尿色多无变化,如因感染或砂石刺伤络脉,则尿色黄或带血。苔白或黄腻,脉弦数。如结石位于尿路中上段,则腰部、腹部可发生剧烈疼痛,甚则面色苍白、恶心呕吐、出冷汗等。

血淋:小便频急,热涩刺痛,尿中带血,夹有血丝血块,小腹微有胀痛,苔黄腻,或舌红少苔,脉细数。

气淋:少腹及会阴部痛胀不适,排尿乏力,小便断续,甚则点滴而下,尿意频仍,少气,腰痛,神疲,舌质淡,脉细弱。

膏淋:小便混浊如米汤,上有浮油,沉淀有絮状物,或夹凝块,或混有血色、血丝、血块,排尿不畅,口干,苔白微腻,脉象濡数。

【治疗】

治则:疏利膀胱气机,清热利尿定痛。取三阴经穴与俞募为主。

操作:参照癃闭章节。

随证选穴:淋证以膀胱病变为主,故取膀胱俞和中极以疏利膀胱气机,配脾经合穴阴陵泉以利小便,使气化复常,小便通利,取通则不痛之意。因肝脉络阴器,故取肝经荥穴行间,以泻本经气火而定痛。太溪为肾经原穴,取之益肾水而清其源。发热加合谷、外关;结石加委阳、然谷;尿血加血海、三阴交;气虚排尿乏力加灸气海、水道;小便混浊如膏加气海俞、百会。

【注意事项】

肾结石绞痛发作时可针刺以镇痛,并可催结石下移。若并发严重感染,肾功能受损,或查知结石体积较大,磁疗难以奏效,则可采用手术治疗。

【案例选】

王某,女,57 岁,住天津和平路。

初诊:2009 年 11 月 2 日。

腰痛,尿频,尿急,尿道痛 3 日,起因于劳累及受凉,服左氧氟沙星胶囊无显效。实验室检查:尿常规:每视野白细胞 20+ 个,余(-)。西医诊断:急性泌尿系感染。舌黯红苔薄黄腻,脉沉细弦无力。证属肾虚膀胱湿热下注,治以益肾清利湿热。

治疗原则:以足太阳经筋,足少阴经筋为主,以砭石磁疗器自足太阳经筋足小指,经外踝、腘窝至承扶,沿着夹脊穴自下而上,同时配合足少阴经筋,以点、按为主。选足少阴肾经、足太阳膀胱经,穴取太溪、照海、横骨、肾俞、气海、膀胱俞,以点、压、按、揉手法,每日 1 次,每次 15 min,1 周为 1 个疗程,3 个月后病人症状消失。

二十七、水肿

水肿,又名"水气",指人体水液潴留,泛溢肌肤,引起头面、目窠、四肢、腹部甚至全身水肿。

本症可见于多种疾病,如心性水肿、肾性水肿、营养性水肿等,均可参考本节诊治。

【病因病机】

阳水:多因冒雨涉水,浴后当风;或肌肤疮疖,热毒内陷,以致肺失通调,脾失输布,水湿内停,泛溢肌肤,而成水肿。

阴水:多因饥饱失宜,脾气虚弱;或劳倦纵欲,伤及肾气。脾虚则运化无权,水湿内潴,肾虚则气化失职,开阖不利,导致水邪泛滥,而成水肿。

阳水多属实证,阴水多属虚证。阳水迁延不愈,正气渐伤,则可转为阴水。阴水复感外邪,肿势增剧,亦可出现阳水证候。

【临床表现】

本证可根据临床表现概分为"阳水""阴水"两类。阳水发病较急,多从头面部先肿,肿势以腰部以上为著。阴水发病较缓,多从足跗先肿,肿势以腰部以下为剧。

【辨证分型】

阳水:头面先肿,渐及全身,腰部以上肿甚,按之凹陷恢复较快,皮肤光泽,小便短少,伴有恶寒发热,肢体疼痛,咳嗽气粗。偏于风寒者,形寒无汗,舌苔白滑,脉象浮紧。偏于风热者,咽喉肿痛,舌苔薄黄,脉象浮数。

阴水:足跗先肿,渐及周身,腰部以下肿甚,按之凹陷恢复较慢,皮肤晦暗,小便短少。兼脘痞,便溏,四肢倦怠,舌苔白腻,脉象濡缓,属脾虚。兼腰痛腿疼,肢冷,神疲,舌淡苔白,脉沉细弱,属肾虚。

水肿晚期,可出现小便极少,腹大胸满,喘咳,心慌,甚至尿闭,恶心,呕吐,口有秽味,齿鼻衄血,神昏,谵语,瘛疭等症。此属水毒凌心犯肺的危候。

【治疗】

随证选穴:

(1)阳水:疏风利水,清热散寒。取手足太阴、手阳明经筋为主,背俞为辅。

上部肿甚,治宜发散。本方取肺俞配偏历宣肺散寒,外关配合谷发汗清热,使在表的风湿得从汗解。佐以三焦俞通调水道,阴陵泉健脾利水,使在里的水邪下输膀胱。表里分消,可收疏风消肿之效。咽痛加少商(点刺出血);面部肿甚加水沟。

(2)阴水:健脾温肾,助阳利水。取任脉、足阳明、少阴经筋及背俞。

下部肿甚,治宜分利。故本方取脾俞配足三里健脾化湿,肾俞配太溪温补肾阳,配合重灸气海助阳化气,分利水邪,气行则水行,水行则肿消。便溏加天枢。

【注意事项】

水肿病后期,出现水毒凌心犯肺证候,可取砭石磁疗器重手法刺激内关、神门、尺泽、中脘、气海、十宣、人中、血海、太冲等穴急救,并须立即采取综合治疗措施。

【案例选】

袁某,男,50岁,原河北区化工厂工人,2006年6月28日初诊。

患者2005年4月中旬患水肿,在宝鸡市某医院住院治疗,诊断为肾病综合征。给予环磷酰胺、泼尼松及中药治疗,共住院224天,病情减轻,带药出院。2006年6月初病复加重,当地医院再用上药而乏效,故来求治。查患者面部及下肢浮肿,按之有轻度凹陷,自感头晕乏力,腰酸痛,小便黄少,脉细弦,舌红苔黄厚,面部有少数痤疮,面色发红。化验:尿蛋白(-),颗粒管型,脓球(+),红细胞少许,上皮细胞少许。

中医辨证:久病水肿,病情起伏,肾阴亏虚,水湿留滞,夹有瘀热。治拟滋肾利水,清热化痰。

治疗过程:以砭石磁疗器,以足太阳经筋三焦区,自上而下以搓、揉、开背俞穴为主,并配合重点穴位内关、神门、尺泽、气海,并配合足磁疗鞋垫,以改善足少阴之涌泉之功能,有助于诸症改善,病人经2个月治疗诸症好转。

二十八、消渴

消渴以多饮、多食、多尿为主症。因患者小便甘甜,故又称糖尿病。本病应与尿崩症、神经性多尿相鉴别。

【病因病机】

五志过极,精神烦劳,心火偏亢,消烁肺阴,以致口渴多饮,发为上消。或因偏嗜甘肥酒辛,脾胃积热,化燥伤津,遂致消渴善饥,发为中消。或因恣情纵欲,房事不节,肾精亏耗,封藏失职,以致尿多而混,发为下消。

消渴虽有上消属肺、中消属胃、下消属肾之分,但其病机主要是阴虚燥热所致。阴虚为本,燥热为标。两者往往互为因果,燥热甚则阴愈虚,阴愈虚则燥热愈甚。

消渴日久,阴津极度损耗,阴虚阳浮,可出现烦渴、头痛、恶心、呕吐、腹痛、唇红、舌干和呼吸深快证候,甚至出现昏厥、虚脱等危象。

本病常可并发白内障、雀目、疮疖、痈疽、水肿等病症。

【辨证】

上消:以烦渴多饮、口干舌燥为主,兼见尿多,食多,舌尖红,苔薄黄,脉象洪数。

中消:食量倍增,消谷善饥,嘈杂,烦热,多汗,形体消瘦,或大便干结。兼见多饮,多尿。舌苔黄燥,脉象滑数。

下消:小便频数,量多而略稠,口干舌燥,渴而多饮,头晕,目糊,颧红,虚烦,善饥而食不甚多,腰膝酸软,舌质红,脉象细。久病阴虚及阳,可兼见面色黧黑,畏寒肢冷,尿量特多,男子阳痿,女子经闭,舌质淡,苔白,脉沉细无力。

【治疗】

治则:上消取手太阴、少阴经筋为主;中消取足阳明、太阴经筋为主;下消取足少阴、厥阴经筋为主,辅以背俞及经外奇穴。

处方:

上消:少府、心俞、太渊、肺俞、胰俞。

中消:内庭、三阴交、脾俞、胃俞、胰俞。

下消:太溪、太冲、肝俞、肾俞、胰俞。

方义:胰俞为治疗上中下三消的经验穴。上消宜清心肺,故取少府、心俞泻心火,太渊补肺阴。中消宜调脾胃,故取三阴交、脾俞补脾以布津液,内庭、胃俞以清胃热。下消宜治肝肾,故取太溪、肾俞补肾纳气,太冲、肝俞平肝降火。

随证选穴:口干舌燥加廉泉、承浆;嘈杂善饥加中脘、内关;目糊加光明;头晕加上星;阳虚加命门。

【注意事项】

糖尿病患者正气虚弱,极易并发感染,手法磁疗时必须注意严格消毒。

如发现病人有恶心、呕吐、腹痛、呼吸困难、嗜睡,甚则昏迷,呼吸深大而快,呼气中有酮味(如烂苹果味)者,甚至可见血压下降,循环衰竭,是糖尿病引起酸中毒,病情危险,宜中西医结合及时抢救。

【案例选】

吴某,女,44岁。

初诊:2009年7月10日。

主诉:患者病起年余,口渴欲饮,饮不解渴,日饮量达3000 mL以上;消谷善饥,小溲频数量多,形体日渐消瘦。

诊查:形体消瘦,舌苔黄燥,脉象弦数。查尿糖(++),空腹血糖为15 mmol/L。

辨证:肺肾阴伤,胃火内炽。

治法:清胃润肺,养阴增液。

治疗原则:糖尿病以磁疗方法为辅助治疗,足太阳经筋上焦、中焦、下焦区以提高心肺、肝、脾、肾、膀胱为主,每日以砭石磁疗器自足太阳背俞自上而下,按、压、挫、拉至充血,每日1~2次,并配以足少阴肾经涌泉磁疗鞋垫,一般经常治疗有助于改善血糖状况,减少并发症的发生。

二十九、遗精

遗精有梦遗、滑精之分。因梦而泄称遗精,无梦而泄称滑精。青壮年偶有遗精,过后无其他症状者,多属精满自溢现象,不需治疗。

本病以遗精频繁,排精量较多为主症,并伴有头痛、失眠、疲乏、腰痛等兼症。

神经衰弱、精囊炎及睾丸炎等引起的遗精,可参考本节施治。

【病因病机】

劳神太过,思慕不已,心火亢盛,肾阴暗耗,引动相火,扰动精室;或因嗜食甘肥辛辣,蕴湿生热,湿热下移,淫邪发梦,精室不宁,均可导致遗精。

如因恣情纵欲,房室无度,或梦遗日久,或频犯手淫,以致肾气虚惫。阴虚则虚火妄动,精室受扰,阳虚则封藏失职,精关不固,均可发生滑精。

【辨证分型】

梦遗:梦境纷纭,阳事易举,遗精有一夜数次,或数夜一次,或兼早泄。头晕,心烦少寐,腰疼耳鸣,小便黄,舌质偏红,脉细数。

滑精:无梦而遗,甚则见色流精,滑泄频仍,腰部疼冷,面色㿠白,神倦乏力,或兼阳痿,自汗,短气,舌淡苔白,脉细或细数。

1. 实证

(1)肝阳上亢:眩晕兼耳鸣、头目胀痛,烦躁易怒,失眠多梦,面红目赤,口苦咽干,舌红苔黄,脉弦数等症。

(2)痰湿中阻:眩晕兼头重如裹,视物旋转,胸闷恶心,呕吐痰涎,口黏纳差,舌淡,苔白腻,脉弦滑等。

(3)瘀血阻窍:眩晕兼见头痛、耳鸣耳聋,失眠,心悸,精神不振,面唇紫暗,舌暗有瘀斑,脉细或涩等。

2. 虚证

(1)气血亏虚:头晕目眩,兼见面色淡白或萎黄、神倦乏力,心悸少寐,腹胀纳呆,舌淡,苔薄白,脉弱。

(2)肾精不足:眩晕久发不已,视力减退,少寐健忘,心烦口干,耳鸣,神疲乏力,腰膝酸软,舌红,苔薄,脉弦细。

【治疗】

随证选穴：

（1）梦遗。

治法：清心降火，滋阴涩精。取背俞、任脉、足厥阴经筋。

心为君火，肾为相火。心有所感则君火动于上，夜有所梦则相火应于下，遂致精室动摇，精液自泄。本方取心俞清心宁志，肾俞补肾滋阴；关元为足三阴与任脉之会，用以补摄下焦元气，配足厥阴经穴中封，降肝火而止梦遗。失眠加神门、厉兑；头昏加百会。

（2）滑精。

治法：补益肾气，固涩精关。取任脉、背俞、足太阴经筋。

三阴交是贯通肝脾肾三经的要穴，用它来主治滑精，可以补益三阴的虚损，清泄虚火。配用气海、志室、肾俞三穴，尤能益气固精，治下元的虚衰，而有相得益彰的妙用，但滑精多为无梦而遗，动念即泄，或经年不愈者，可配合药物疗法。自汗加阴郄、足三里；少气加肺俞。

【注意事项】

遗精一证有虚实之分。实证多属君火亢盛，相火妄动，或湿热浸淫下焦，动摇精室。虚证多属肾气虚惫，虚火时萌，封藏失职，精关不固。在治疗的同时，应指导患者消除疑虑心理，克服诱发遗精的因素，讲究精神卫生；建立良好的生活习惯，坚持适当的体育锻炼，以利于提高疗效。

【案例选】

刘某，男，21岁，在校大学生。1999年夏初诊。

异地求学期间，因生活环境突变，情绪时有波动。夜间频发梦遗，听信社会传言，自购六味地黄丸、金匮肾气丸等补肾药物服用无效，平素体健，好运动，诉中学期间曾有手淫习惯，时因性欲萌动而阴茎勃起。

治疗原则：青年体壮，情欲兴旺，心火下移，扰动肾水，非水火既济不能五脏安定，以砭石磁疗器在足少阴经筋，自足小趾经内踝照海穴，沿三阴交，上至阴谷，行股内侧，结于阴器，循按气冲、气海、关元，上配百会安神定志，每次15 min，治疗两日后即告痊愈。

三十、阳痿

【病因病机】

本病多由纵欲过度，久犯手淫，或因思虑过度所致。亦有因湿热下注宗筋弛纵者，但为数较少。

【辨证】

本病以阳事痿弱不举，不能进行正常的性生活为主症。

虚证：阴茎勃起困难，时时滑精，精薄清冷，头晕、耳鸣，心悸短气，面色㿠白，精神不振，腰膝酸软，畏寒肢冷，舌淡白，脉细弱。

实证：阴茎虽能勃起，但时间短暂，每多早泄，阴囊潮湿，臊臭，下肢痠重，小便黄赤，舌苔黄腻，脉象濡数。

【治疗】

本病以温补肾阳为主，兼清湿热为辅。常用穴：肾俞、关元、阴陵泉、足三里、八髎、百会等。手法操作参照遗精、癃闭等章节。

【案例选】

路某,男,39岁,干部。1999年夏初诊。

病阳痿年余,抑郁焦虑,胸闷胁胀,口苦咽干,面色青黄而晦。平素性欲萌动时,偶可举阳,而每临房事却从未兴举。

叠进温肾壮阳之品弗效,而反增烦躁之症。今予磁疗配合心理疏导,即觉阳事兴举。嘱暂忌房事,疗程结束后诸症皆愈,同房成功。

治疗原则:以砭石磁疗器在足少阴经筋,自足小趾经内踝,上结阴谷,行股内侧,结于阴器,循脊,推至后项止于枕骨,并配合足少阴肾经涌泉磁疗鞋垫,每日1次,每次15 min,两个月后功能恢复。

第二节　妇儿科病症

一、月经不调

凡月经周期出现异常者,统称"月经不调"。临床上称月经先期为"经早",月经后期为"经迟",月经先后不定为"经乱"。

本病常伴有经量、经质、经色的变异,临证时应进行全面的综合分析,以希明辨虚实寒热。

【病因病机】

经早:素体阳盛,嗜食辛辣之品,助阳生热;或情志抑郁,肝郁化火,热蕴胞宫,血热妄行;或久病之后损气伤阴,阴虚内热,冲任不固,均可导致月经先期。

经迟:素体阳虚,寒邪内生;或行经之际,淋雨涉水,贪食生冷,寒邪搏于冲任,血为寒凝,经行受阻;或肝气不疏,气滞血瘀,胞脉血运不畅;或病后失调,产孕过多,营血亏损;或饮食劳倦,脾胃两虚,生化之源不足,气衰血少,均可引起月经后期而至。

经乱:多因肝郁、肾虚所致。肝藏血而主疏泄,若郁怒伤肝,肝气疏泄太过则月经偏于先期,疏泄不及则月经偏于后期。肾主封藏而司生育,若素体肾气不足,或房事不节,或孕育过多,肾失封藏,损伤冲任,血海溢蓄失调,致使月经周期错乱。

【辨证分型】

经早:月经周期提前7天以上,甚至1个月两次。月经量多,色深红或紫红,经质黏稠,兼见心胸烦热,面赤口干,小便黄,大便干,舌红苔黄,脉滑数者,为实热证。月经量少色红,经质黏稠,潮热盗汗,手足心热,腰膝酸软,舌红苔少,脉细数者为虚热证。经量或多或少,经色紫红,或夹有瘀块,经行不畅,或胸胁及乳房作胀,小腹胀痛,心烦易怒,口苦咽干,舌苔薄白,脉弦数者为郁热证。月经量多色淡,质地清稀,神倦肢疲,心悸气短,纳少便溏,小腹下坠,舌淡苔薄,脉弱无力者为气虚证。

经迟:月经周期推迟7天以上,甚至四五十天一潮。经期延后,月经色黯而量少,小腹冷痛,得热则减,或畏寒肢冷,面色苍白,舌苔薄白,脉沉紧者为寒实证。月经色淡而量少,经质清稀,小腹隐隐作痛,喜热喜按,小便清长,大便溏薄,舌质淡,苔薄白,脉沉迟者为虚寒证。月经量少色淡,经质清稀,面色苍白,头晕目眩,心悸少寐,舌淡苔少,脉细弱者为血虚证。月经错后,经量少,经色黯红,夹有瘀块,小腹胀痛,胸胁乳房作胀,舌苔薄白,脉弦者为气滞证。

经乱:月经不能按周期来潮,或提前或延后,经量或多或少,经色紫黯,经行不畅,胸胁乳房胀痛,嗳气不舒,喜叹息,苔薄白,脉弦者为肝郁证。经来先后不定,量少色淡,腰膝酸软,头晕耳鸣,舌淡苔白,脉象沉弱者为肾虚证。

【治疗】

随证选穴:

(1)经早:清热调经。取任脉和足三阴经筋为主。实证用泻法,虚证用补法。

配穴的主要作用是清热和血,调理冲任。关元属任脉经穴,又是足三阴经的交会穴,"冲脉起于关元",故关元是调理冲任的要穴;合血海以调血。冲任调和,经血则按时而行。实热者配曲池、太冲以清解血分之热。虚热者,配三阴交、然谷以益阴清热。郁热者配行间、地机以疏肝解郁,清泻血分之热。气虚者配足三里、脾俞益气摄血。心烦加间使;盗汗加阴郄、后溪;腰疼加肾俞、腰眼;胸胁胀痛加内关、期门;小腹胀痛加气海、气穴;瘀血加中极、四满;月经过多加隐白。

(2)经迟:温经和血。取任脉和足三阴经筋为主。

肾气旺盛,月经才能应时来潮。气海是任脉经穴,气穴是肾经和冲脉之会,二穴相配有调和冲任的作用;三阴交为足三阴经之会,功能益肾调血,补养冲任。寒实者加阳明经穴天枢、归来以温通胞脉,活血通经;虚寒者加灸命门、太溪,温肾壮阳以消阴翳;血虚者加足三里、脾俞,调补脾胃以益生血之源;气滞者取蠡沟疏肝解郁,理气行血。小腹冷痛加关元;心悸失眠加神门;小腹胀痛,经血有块加中极、四满。

(3)经乱:调补肝肾。取任脉和足三阴经筋为主。酌情补泻。

关元与三阴交相配可和肝补肾,调理冲任。冲任调和经血才能应时来潮。配太冲、肝俞、期门以疏肝解郁;肾俞、太溪、水泉调补肾气,以益封藏,则血海蓄溢有时,经血可调。经行不畅加蠡沟;胸胁胀痛加支沟、太冲;腰脊酸软加肾俞、曲泉。

【注意事项】

月经病患者,日常应注意生活调养和经期卫生,如精神舒畅,调节温寒,适当休息,戒食生冷及辛辣食物等。

【案例选】

先期:

刘某,女,30岁,教师,家住津南区。

就诊时间:1994年4月23日。

症状:教学任务烦劳,饮食渐差,腹胀胸闷,月经先期,量多期长,色淡带下,腥臭如脓,少腹长期疼痛。每次行经往往超前在10日以上。肢体倦怠,面色㿠白,舌质淡红,脉迟缓,心动辄悸动。

诊断:月经先期,量多带下。

辨证:心脾气虚,湿热蕴结下焦,冲任失固。

治则:益气清湿,佐以调冲。

治法:以砭石磁疗器在任脉和足三阴经筋下焦区推按为主,自足底经内踝,上至血海,主要行于股内侧,腰骶部以四髎为中心,调理骨盆区,配合足少阴肾经涌泉磁疗鞋垫,每日 1 次,每次 20 min, 3 个月后经期逐渐正常。

后期:

苏某,女,某医院内科主任,体颇丰健。自近年患经事逾期以来,常 3 个月来经血一次,头脑晕闷,心脯微痛感,上下肢时或麻痹,不安寐,自我治疗后一切状况均好,唯经事仍不准期。遂来我门诊部诊查。诊脉动数中带有涩象,动则阴伤,数则为热(前此经色过赤,即是血热象征),滞涩为热塞气滞,经隧痹阻(此即血分有热,经事不提前而反趋后的原因)。唯其血热,所以有头晕、胸痹、腹胀、不安寐等现象;唯其热壅,所以有肢节麻痹、颜面烘热等现象。

治法:以砭石磁疗器在任脉和足三阴经筋下焦区推按为主,自足底经内踝,上至血海,主要行于股内侧,腰骶部以四髎为中心,调理骨盆区,配合足少阴肾经涌泉磁疗鞋垫,每日 1 次,每次 20 min。

治疗 1 月余,经迟现象逐渐消失,头晕、胸痛、肢麻诸症均得到缓解。

不定期:

武某,有两次堕胎史,每在三月少阴养胎之时,皆心气不足,心火内灼营阴,逼动胎元所致也。近来肝气悖郁,胃气不和,营卫失调,经汛先后无序,色紫,腰痛,胸痞脘闷,两脉弦数,久延不但难以养育,且有损法之虞。姑拟养阴疏肝、理气调经法。

治法:以砭石磁疗器在任脉和足三阴经筋下焦区推按为主,自足底经内踝,上至血海,主要行于股内侧,腰骶部以四髎为中心,调理骨盆区,配合足少阴肾经涌泉磁疗鞋垫,每日 1 次,每次 20 min。

治疗 3 月余,经期渐准,后配合滋补肝肾膏方,以培元固本。

二、痛经

妇女在行经前后,或行经期间,小腹及腰部疼痛,甚则剧痛难忍,并随着月经周期而发作,称为"痛经"。

子宫过度前倾和后倾,子宫颈管狭窄,子宫内膜增厚,盆腔炎,子宫内膜异位等病所引起的痛经,均可参照本节辨证论治。

【病因病机】

本病的主要机制是气血运行不畅。常由于经期受寒饮冷,坐卧湿地,寒湿伤于下焦,客于胞宫,经血为寒湿所凝,运行不畅而作痛;或肝郁气滞,血行受阻,冲任运行不畅,经血滞于胞宫,不通则痛;或禀赋虚弱,肝肾不足,孕育过多,精血亏损,行经之后血海空虚,胞脉失于滋养,故经后作痛。

【辨证分型】

寒湿凝滞:经前或行经期间小腹冷痛,按之痛甚,重则连及腰脊,得热痛减,经水量少,色黯,常伴有血块,苔薄白,脉沉紧。

肝郁气滞:经前或经期小腹胀痛,涨甚于痛,经行不畅,月经量少,常伴有血块,兼见胸胁乳房胀痛,舌质黯或有瘀斑,苔薄红,脉沉弦。

肝肾亏损:经期或经后小腹绵绵作痛,按之痛减,经色淡,质清稀,腰脊疼痛,头晕耳鸣,面色苍白,精神倦息,舌质淡,脉沉细。

【治疗】

治则:温寒利湿,通经止痛,疏肝解郁,补益肝肾。

操作:

第一步,疏通经络。常以任脉自三阴交穴至会阴穴,以振动磁头自上而下边振边按,同时配以督脉自哑门穴,至长强穴,任督二脉可以用混合法同步治疗3~4次。

第二步,在局部压痛点部位以振动磁头,自痛区放射状边振边按,力量均匀,以病人有舒适感为宜。

第三步,配合局部穴位,痛经配三阴交、足三里穴。月经过多配隐白、百会穴。带下配五枢、隐白、三阴交穴。

随证选穴:

(1)寒湿凝滞:调补冲任,理气调经。取任脉、足太阴经筋为主。

中极属任脉经穴,通于胞宫,灸之可调理冲任,温通胞脉;水道属足阳明经穴,冲脉又隶于阳明经,故中极和水道相配,功在温经止痛;地机是脾经的郄穴,既可健脾利湿,又可调血通经止痛。剧痛加次髎、归来;腹痛连腰加命门、肾俞。

(2)肝郁气滞:取任脉、足厥阴经筋为主。

气海为任脉经穴,通于胞宫,可理气活血,调理冲任;太冲为足厥阴原穴,有疏肝解郁、调理气血的作用;气海合以三阴交,调气行血,气调血行,痛经可止。腹胀满加天枢、气穴、地机;胁痛加阳陵泉、光明;胸闷加内关。

(3)肝肾亏损:取任脉、背俞、足少阴经筋为主。

肝俞、肾俞、照海补养肝肾,调理冲任;关元有益精血、补肝肾、养冲任的作用;足三里补脾胃、益气血,气血充足,胞脉得养,则冲任自调。头晕耳鸣加悬钟、太溪;腹痛加大赫、气穴。

【注意事项】

经期应避免精神刺激和过度劳累,并注意防止受凉或过食生冷。

【案例选】

虞某,女,26岁,已婚,公安人员。

初诊2007年7月5日。诉15岁癸水初潮,第二次经转即每行腹痛,甚至昏厥,下瘀块后较舒,经前两天腰酸乏力。2005年右侧卵巢囊肿扭转,曾施手术,自后右少腹时感吊痛。昨又值期,量少不畅,近且外感寒热,急诊后方退;余邪未清,腹部剧痛,几致昏厥,纳呆泛恶,心悸便溏,脉细数,苔薄白,舌质微红。乃寒凝瘀滞,法当温通。

治法:以砭石磁疗器在任脉和足太阴经筋下焦区推按循摩,自足底经内踝后,上三阴交,过阴陵泉,揉按血海,腰骶部以四髎为中心,每日1次,每次20 min,3个月后经期疼痛渐缓。

三、经闭

凡女子年龄超过18岁,仍不见月经来潮,或已形成月经周期,但又连续中断3个月以上者,称为“经闭”。在妊娠期、哺乳期和绝经期以后的停经,均属生理现象,不属经闭范畴。

经闭因卵巢、内分泌障碍等原因引起的,可参照本节辨证论治。

【病因病机】

虚证:先天不足,肾气未充,或早婚多产,耗损精血;或饮食劳倦,损及脾胃,化源不足;或大病久病,耗损气血;或失血过多等,均可造成血海空虚,冲任失养,无血以行,导致经闭。

实证:肝气郁结,气机不畅,血滞不行;或饮冷受寒,邪气客于胞宫,血脉凝滞;或脾失健运,痰湿内盛,阻于冲任等,均能使冲任不通,胞脉闭阻而致经闭。

【辨证分型】

血枯经闭:超龄月经未至,或先见经期错后,经量逐渐减少,终至闭止。如兼见头晕耳鸣,腰膝酸软,口干咽燥,五心烦热,潮热汗出,舌质红,脉弦细者为肝肾不足。如兼见心悸怔忡,气短懒言,神倦肢软,纳少便溏,舌质淡,脉细弱者为脾胃虚弱。如兼见面色㿠白,皮肤干燥,形体消瘦,舌淡脉细者为血亏。

血滞经闭:经闭不行,精神抑郁,烦躁易怒,胸胁胀满,小腹胀痛拒按,舌质紫黯或有瘀点,脉沉弦者为气滞血瘀。形寒肢冷,小腹冷痛,喜得温暖,苔白脉沉迟者为寒凝血滞;形体肥胖,胸胁满闷,神疲倦怠,白带量多,苔腻脉滑者为痰湿阻滞。

【治疗】

随证选穴:

(1)血枯经闭:补气养血。取任脉和背俞穴为主。

本方的主要作用为调理脾胃,补益肾气,充养冲任。女子以血为本,血枯者宜补宜养。脾胃是后天之本,故取脾俞、足三里、三阴交健脾补胃以调生化之源。肾为先天之本,肾气旺则精血自充,故取肾俞、关元以补肾气。肝藏血,脾统血,故取肝俞、脾俞和血会、膈俞以调血。本方益其源,调其流,血海充盈,月事自能趋于常态。腰膝酸痛加命门、腰眼、阴谷;潮热盗汗加膏肓、然谷;纳少泄泻加天枢、阴陵泉、中脘;心悸怔忡加内关。

(2)血滞经闭:疏肝理气,健脾化痰,温经散寒。取任脉、足太阴经筋为主。

血滞宜通宜行,中极属任脉能调冲任以通经血;地机是足太阴郄穴,为血中之气穴,能行血去瘀,合谷是手阳明原穴,功善行气;三阴交为足三阴经的交会穴,与合谷相配既可行气调血,又可健脾利湿,理气化痰;太冲疏肝理气;丰隆健脾化痰。气调血行,冲任条达,经闭可通。小腹胀满加气海、四满;胸胁胀满加期门、支沟;小腹痛加关元、中极;白带多加次髎。

【注意事项】

引起闭经的原因很多,如贫血、结核病、肾炎、心脏病均可造成闭经,因此针灸治疗闭经时要进行必要的检查,明确发病原因,以便采取相应的治疗措施,其中尤其要注意早期妊娠的鉴别诊断。

【案例选】

赵某,30岁。正值月经来潮时与单位同事发生矛盾,之后逐渐出现月经血量减少和经期后错,头晕,头痛,胸胁疼痛,舌质红有瘀斑,苔薄白,脉弦滑。证系气滞血瘀,治当疏肝解郁、行气活血。

治法:以砭石磁疗器在任脉和足太阴、足厥阴经筋下焦区推按为主,足部主取太冲、三阴交、绝骨等穴,上至血海,主要行于股内侧,腰骶部以次髎为主,配合足少阴肾经涌泉磁疗鞋垫,每日1次,每次20 min,3个月后月经逐渐正常。

四、崩漏

崩是指子宫出血量多,来势急骤;漏是指出血量少,淋漓不绝。在发病过程中,两者常互相转化,如崩血渐少,可能致漏,漏势发展又可能变为崩,故多以崩漏并称。

功能性子宫出血或其他原因引起的子宫出血,可参照本节诊治。

【病因病机】

崩漏发生的主要机理,是由于冲任损伤,不能固摄所致。导致冲任损伤的原因有虚实之分。虚者多为素体脾虚,或饮食劳倦,损伤脾气,中气不足,统摄无权,冲任不固;或肾阳虚惫,失于封藏,冲任失于固摄;或肾阴不足,虚火妄动,精血失守。实者多为素体阳盛,或外感邪热,或食辛辣助阳之品,热伤冲任,迫血妄行;或肝气郁结,气郁化火,木火炽盛,藏血失职;或湿热蕴结下焦,伤及脉络等均可导致崩漏。

【辨证分型】

虚证:血崩下血,或淋漓不绝。若血色淡红,面色㿠白,身体倦怠,气短懒言,不思饮食,舌质淡,苔薄白,脉细弱者为气虚;若血色淡红,小腹冷痛,四肢不温,喜热畏寒,大便溏薄,舌淡苔白,脉沉细者为阳虚;出血量少,血色鲜红,头晕耳鸣,五心烦热,失眠盗汗,腰膝酸软,舌红苔少,脉细数者为阴虚。

实证:血崩,其色深红,气味臭秽,血质浓稠,口干喜饮,心烦易怒,舌红苔黄,脉滑数者为血热;若血色黯红,兼见带下如注,色如米泔或黄绿如脓,气味臭秽,阴部痒痛,舌苔黄腻,脉濡数者为湿热;如胸胁胀痛,心烦易怒,时欲叹息,脉弦数者,为郁热;如血中挟有瘀块,腹痛拒按,瘀块排出后则痛减,舌质黯红,脉沉涩者,为血瘀。

【治疗】

随证选穴:

(1)实证:血热者,清热凉血;湿热者,清热利湿;气郁者,疏肝理气;血瘀者,调血祛瘀。取任脉、足太阴经筋为主。

配穴的主要作用是调理冲任以止血。取任脉经穴气海和足三阴经交会穴三阴交,局部和远端相结合,调理冲任,以制约经血妄行;隐白为脾经井穴,是治疗崩漏的常用穴。血热者加血海、水泉,清泄血中之热以止血。湿热者,配中极、阴陵泉清利下焦湿热。气郁者,配太冲、支沟以疏肝理气;大敦为足厥阴肝经井穴,有藏血止崩漏的作用。血瘀者,配地机、气冲、冲门调经祛瘀,使血有所归。热重加大椎、曲池;心中烦躁加间使;阴部痒痛加血海;胸胁胀痛加膻中、期门、阳陵泉;腹痛拒按加合谷、中极、四满。

(2)虚证:气虚者,补益中州;阳虚者,温补肾阳;阴虚者,调补肾阴。取任脉、足太阴、少阴经筋为主。

本方配穴的主要作用是补益脾肾,固摄经血。关元与三阴交相配,可益肾之收藏、脾之统血、肝之藏血,以补养冲任。肾俞为肾的背俞穴,交信为足少阴经穴,可增强肾脏固摄的作用,为治疗崩漏的效穴。气虚者配气海、脾俞、膏肓俞、足三里调补中气,使统血有权。阴虚者配然谷、阴谷,益阴清热,以制约经血之妄行。阳虚者艾灸气海、关元、复溜,培本固元,收摄经血。大便溏泄加天枢;失眠加神门;盗汗加阴郄;腰膝酸软加腰眼。

【注意事项】

患者要注意饮食调摄,忌食生冷,防止过度劳累。绝经期妇女,如反复多次出血,应做妇科检查,警惕肿瘤所致。

【案例选】

某女,19岁,学生,初潮13岁,月经先期量多,行经期延长。妇科肛检:未发现明显异常。拟诊:功能失调性子宫出血。经用雌激素、孕激素、安络血、止血敏及中药归脾汤等治疗无效。这次经行25天,量多色紫红,时有血块,至今未净。诊脉弦数,舌尖红苔薄黄。头晕腰酸少腹隐痛,神疲,心烦悸。证属热郁冲任,迫血妄行。治宜清热化瘀,凉血止血。

治法:以砭石磁疗器在任脉和足太阴、足厥阴经筋下焦区推按为主,足部主取太冲、三阴交、大敦、蠡沟等穴,胸胁部以期门为中心离心性揉按,腰骶部以双侧次髎至任脉中级由后向前摩擦,每日1次,每次20 min,嘱于每次经期前1周前来治疗,4个疗程后经期疼痛渐缓。

五、绝经前后诸症

妇女在49岁左右,月经开始终止,称为"绝经"。有些妇女在绝经期前后,往往出现一些症状,如经行紊乱、头晕、心悸、烦躁、出汗、情志异常等,名为"绝经前后诸症"。更年期综合征类似本病,可参照本节诊治。

【病因病机】

妇女绝经前后,天癸将竭,肾气渐衰,精血不足,冲任亏虚。或肾阴不足,阳失潜藏,肝阳上亢;或因劳心过度,营血暗伤,心血亏损;或因肾阳虚衰,失于温养,导致脾胃虚弱;或因脾失健运,痰湿阻滞,造成痰气郁结。总之,肾虚不能濡养和温煦其他脏器,诸症蜂起。

【辨证】

肝阳上亢:头晕目眩,心烦易怒,烘热汗出,腰膝酸软,经来量多,或淋漓漏下,舌质红,脉弦细而数。

心血亏损:心悸怔忡,失眠多梦,五心烦热,甚或情志失常,舌红少苔,脉细数。

脾胃虚弱:面色㿠白,神倦肢怠,纳少腹胀,大便溏泄,面浮肢肿,舌淡苔薄,脉沉细无力。

痰气郁结:形体肥胖,胸闷吐痰,脘腹胀满,嗳气吞酸,呕恶食少,浮肿便溏,苔腻,脉滑。

【治疗】

随证选穴:

(1)肝阳上亢:平肝潜阳,益水涵木。取足厥阴、少阴经筋为主。

本方配穴的主要作用是益阴潜阳。太溪是足少阴肾经原穴,太冲是足厥阴肝经原穴,二穴相配,前者益阴,后者平肝,功在增水涵木,合百会、风池,可治头目之眩晕。心烦加大陵;烘热加涌泉、照海;腰疼痛加肾俞、腰眼。

(2)心血亏损:补益心血,交通心肾。取背俞穴为主。

取心俞以宁心安神,配脾俞、三阴交,用补法或灸法,健脾养血,以益生化之源;取肾俞与心俞相配,既能补养精血,又能交通心肾,使水火相济。失眠加神门、四神聪;心悸加通里;五心烦热加劳宫;神志失常加人中、大陵。

（3）脾胃虚弱：补脾养胃。取俞募穴、足阳明经筋。

取脾俞、胃俞配胃募中脘、脾募章门，补益脾胃；合强壮要穴足三里，补益中州以助运化；合肾俞补益命火，温煦中焦，以益后天。腹胀加下脘、气海；便溏加天枢、阴陵泉；浮肿加关元、水分、足三里。

（4）痰气郁结：理气化痰。取任脉、足阳明、太阴经筋为主。

脾为生痰之源，脾胃气滞，失于运化，则痰湿内阻，故取膻中、中脘、气海，理气导滞；合手少阳三焦经穴支沟，调理气机，气机通畅，脾胃健运，则痰湿可除；更合于丰隆、三阴交健脾化痰以治其本。

【案例选】

李某，女，53岁，因腰部酸软、潮热、烦躁半年，加重1个月就诊。半年前出现不明原因腰酸、乏力、心烦易怒、潮热，周身汗出。近一年来，月经开始无规律，时断时续，经量时多时少，纳差，便溏，肛门烧灼，舌淡红，苔薄黄，脉沉弦细。西医诊断为"更年期综合征"，中医辨为肝肾阴虚。

治法：以砭石磁疗器在任脉和足太阴、足厥阴经筋下焦区推按为主，足部主取太冲、三阴交、大敦、蠡沟等穴，胸胁部以期门为中心离心性揉按，腰骶部以双侧次髎至任脉中级由后向前摩擦，每日1次，每次20 min，嘱于每次经期前1周前来治疗，4个疗程后经期疼痛渐缓。

六、带下病

带下，是指妇女阴道内流出的一种黏稠液体，如涕如脓。因与带脉有关，故称带下。临床以带下色白者较为多见，所以又通称为白带。

阴道炎、宫颈炎、盆腔炎等均可引起带下，可参照本病进行辨证论治。

【病因病机】

带下多由脾虚运化失常，水湿内停，郁久而化热，湿热下注；或肾气不足，下元亏损，任带失于固约；或经行产后，胞脉空虚，湿毒秽浊之气乘虚而入，损伤冲任而致。临床上以脾虚、肾虚和湿毒下注引起的较多。

【辨证分型】

脾虚：带下色白或淡黄，无臭味，质黏稠，连绵不绝，面色萎黄，纳少便溏，精神疲倦，四肢倦怠，舌质淡苔白腻，脉缓而弱。

肾虚：带下色白，量多，质清稀，连绵不断，小腹发凉，腰部酸痛，小便频数而清长，夜间尤甚，大便溏薄，舌质淡苔薄白，脉沉迟。

湿毒：带下状如米泔，或黄绿如脓，或夹有血液，量多而臭，阴中瘙痒，口苦咽干，小腹作痛，小便短赤，舌红苔黄，脉滑数。

【治疗】

随证选穴：

（1）脾虚：健脾益气，利湿止带。取任脉、带脉、足太阴经筋为主。

本方有健脾利湿，调理任带的作用。取带脉以固摄本经经气；气海调理任脉，理气化湿；取白环俞助膀胱之气化，利下焦之湿邪；足三里、三阴交，健脾利湿。脾健湿除，带脉固摄，则带下自除。带下连绵不绝加冲门、气冲、中极；纳少便溏加中脘、天枢。

（2）肾虚：温补肾阳，固摄任带。取任脉、带脉、足少阴经穴为主。

本方取关元、肾俞、照海,重用灸法,有补益肾气,温暖下焦,固摄带脉的作用。带脉、次髎施以艾灸,为治疗带下病的有效穴位。带下量多加大赫、气穴;腰部酸痛加腰眼、小肠俞。

（3）湿毒:清热解毒,利湿祛邪。取任脉、带脉和足太阴经筋为主。

取带脉、中极清泻下焦湿热,调理任带以行约束之权;下髎为治疗湿热的有效穴位;阴陵泉可清热解毒、利湿止带。阴中痒痛加蠡沟、太冲;带下色红加间使。

【按语】

磁疗治疗带下有一定的疗效,但应查明原因,明确诊断,再予治疗。

如病人年龄在40岁以上,带下赤黄,应除外癌症。平时应节制房事,注意经期卫生,保持外阴清洁。

【案例选】

患者秦某,女,43岁,家庭主妇。带下3月余,带色黄绿如脓,其气臭秽难闻,阴痒肿痛。拒绝妇科检查,要求服药治疗。诊舌红苔黄、脉滑数,且伴口苦咽干,溲赤,小腹胀痛。予清热利湿解毒法。

治法:以砭石磁疗器在任脉和带脉、足太阴、足阳明经筋下焦区推按为主,足部主取太冲、三阴交、蠡沟等穴,胸胁部以章门为中心离心性揉按,腰骶部以双侧肾俞至任脉中级、气冲由后向前摩擦,每日1次,每次20 min,并于日常配合磁片腰带。

七、产后腹痛

产妇分娩之后,小腹疼痛,称为"产后腹痛",亦名"儿枕痛"。

【病因病机】

由于产时伤血过多,冲任空虚,胞脉失养;或血少气衰,运行无力,以致血行不畅,而为血虚腹痛。产后胞脉空虚,寒邪乘虚侵入,气血为寒邪凝滞,阻于胞脉而成寒凝腹痛。产后恶露未尽,肝气郁结,气滞血瘀,郁阻脉络,发为血瘀腹痛。

【辨证】

血虚腹痛:小腹隐痛,腹软喜按,恶露量少色淡,头晕耳鸣,大便燥结,舌淡苔薄,脉虚细。

寒凝腹痛:小腹冷痛拒按,得热稍减,面色青白,四肢不温,舌质黯淡,苔白滑,脉沉紧。

血瘀腹痛:小腹胀痛,痛连胸胁,或小腹可摸到硬块,恶露量少,涩滞不畅,其色紫黯夹有瘀块,舌质微紫,脉弦涩。

【治疗】

随证选穴:

（1）血虚腹痛:补血益气,调理冲任。取任脉、足阳明、太阴经筋。

关元、气海属任脉,通于三阴,配血会膈俞有补养气血、调理冲任的作用;三阴交、足三里可调补脾胃,以益生化之源。头晕加百会、四神聪;大便燥结加照海、支沟。

（2）寒凝腹痛:助阳散寒,温通胞脉。取任脉、足太阴经筋为主。

关元、肾俞可助阳散寒,针气海、三阴交可调气活血。诸穴相配有温通胞脉之功。四肢厥冷重灸神阙、阴交;腹痛剧烈加命门、次髎。

（3）气滞血瘀:行气化瘀,通络止痛。取任脉、足阳明、厥阴经筋为主。

中极、归来功能行气化瘀;太冲为肝经原穴,有疏肝理气的作用;膈俞、血海活血通滞。胸胁胀痛加期门、膻中;恶露不下加气海、阴交。

【注意事项】

产后腹痛患者应注意生活调理,忌食生冷,防止感受风寒,避免忧思郁怒。

【案例选】

杨某,女,28岁,某银行出纳员,2002年11月24日就诊。

主诉:新产后1个月,小腹阵阵隐痛不绝。

病史:1个月前足月剖宫产一子,产后小腹时发隐痛,尚能忍受,自以为是剖腹伤口疼痛,但手术伤口渐愈后,小腹疼痛不减反剧,严重时疼痛拒按,有别于痛经,抚之似有包块,夜间尤甚,口干渴不欲饮,面色黯淡,舌下瘀斑,脉沉涩。

妇科检查:宫底在脐耻之间,恶露量少色淡。

中医诊断:产后腹痛(血瘀证)。

西医诊断:子宫复旧不良伴宫内积血。

治法:以砭石磁疗器在任脉和足太阴、足厥阴经筋下焦区推按为主,足部主取太冲、三阴交、大敦、蠡沟等穴,胸胁部以期门为中心离心性揉按,腰骶部以双侧次髎至任脉中级由后向前摩擦,每日1次,每次20 min,治疗5次后阴道于经期下出瘀血团块。自感疼痛顿减,精力仍待恢复,又治5次后告愈。

八、恶露不下

胎儿娩出后,胞宫内遗留的余血和浊液,名谓"恶露"。产后恶露应自然排出体外,如果传留不下,或下亦很少,称为"恶露不下"。

【病因病机】

恶露为血所化,而血运又赖于气行,所以情志不畅,肝气郁结,气机不利,则血行受阻;或因感受风寒,饮食生冷,以致恶露为寒邪所凝,皆可导致恶露不下。

【辨证】

本病主症是恶露不下,或流下甚少。因于气滞者,小腹胀满而痛,胸胁作胀,苔薄白脉象弦;因于寒凝血瘀者,恶露流下甚少,色紫黯,小腹疼痛拒按,痛处有块,舌质紫,脉象涩。

【治疗】

随证选穴:

(1)气滞证:理气解郁,调和气血。取厥阴经筋、任脉经穴为主。

本方旨在疏肝解郁,故取肝原太冲,配气海以疏肝理气,配关元以治胁腹胀痛,配间使以治恶露不下。小腹胀满加气冲;胸胁作胀加期门、膻中。

(2)血瘀证:活血行瘀。取任脉、足太阴经筋为主。

中极是任脉经穴,通于胞宫,泻之,可调理冲任;气冲是足阳明和冲脉的交会穴;地机是足太阴经的郄穴,为血中之气穴,诸穴相配,可达活血行瘀的目的。小腹痛重加四满、阴交、石关;四肢厥冷加关元。

【注意事项】

恶露属于瘀浊败血之物,如果停蓄体内,可引起产后血晕、产后发热、儿枕痛,甚至形成癥瘕、血鼓,故应及时治疗。

【案例选】

杨某,女,28岁,产后5日恶露不行,行亦腹中少有阵痛,伴有形寒恶风,项背强急。此为营卫不和,气血瘀滞。法当调和营卫,行气活血。

治法:以砭石磁疗器在任脉和足太阴、足厥阴经筋下焦区推按为主,足部主取太冲、三阴交,胸胁部以期门、膻中为主,腰骶部以双侧次髎至任脉中极由后向前摩擦,每日1次,每次20 min,1个月后恶露绝迹。

九、乳少

产后乳汁分泌甚少,不能满足婴儿需要者称为"乳少",亦称"缺乳"。本症不仅出现于产后,在哺乳期亦可出现。

【病因病机】

乳汁为气血所化,如脾胃虚弱,化源不足,或临产失血过多,气血耗损,均能影响乳汁的生成;或产后情志不调,肝失条达,气机不畅,经脉壅滞,气血不能化为乳汁,或化而不能运行等,均能导致乳少。

【辨证分型】

气血虚弱:乳汁不行,或行亦甚少,乳房无胀感,面色苍白,唇爪无华,或精神倦怠,食少便溏,舌淡无苔,脉虚细。

肝郁气滞:产后乳汁不行,乳房胀满而痛,或见精神抑郁,胸闷胁胀,胃脘胀满,食欲减退,苔薄,脉弦。

【治疗】

随证选穴:

(1)气血虚弱:益气补血,佐以通乳。取足阳明经筋为主。

脾俞、足三里,可健运脾胃,益气补血;乳房为阳明经所过,取乳根可疏通阳明经气而催乳;膻中调气,以助催乳之效。食少便溏加中脘、天枢;失血过多加肝俞、膈俞。

(2)肝郁气滞:疏肝解郁,佐以通络。取手足厥阴经筋为主。

胞中、乳根调气通络催乳;少泽为通乳效穴;内关、太冲均属厥阴经,有疏肝解郁、宽胸理气的作用,诸穴合用可收理气通乳之功。胸胁胀满加期门;胃脘胀满加中脘、足三里。

【注意事项】

磁疗治疗乳少效果较好,在治疗的同时应增进营养,可多食猪蹄、鲤鱼汤等食品,气血虚弱者尤应注意。另外还要注意哺乳方法是否妥当,不当时,应及时纠正。

【案例选】

患者祁某,女,28岁,已婚。1999年1月10日初诊。

产后失血过多,乳汁过少。喜悲伤欲哭,突然引起乳汁不行,10日后其母病故,精神刺激,乳房胀痛,胸闷不适,食欲减退,食后即吐,面色苍白,舌淡苔白,脉弦细。产后血虚气郁所致缺乳。治宜补益气血而弱。辨证为理气通乳。

治法:以砭石磁疗器在足厥阴、足阳明经筋中焦、下焦区推按为主,下肢部主取太冲、三阴交、足三里等穴,胸部以乳房为中心给予向心性揉按,腰骶部以肾俞、命门、关元来回搓擦,以温补脾肾,使乳汁生化有源,每日 1 次,每次 20 min。

十、阴挺

阴道中有肿物脱出,形如鸡冠、鹅卵,色淡红,称为"阴挺"。

阴挺,包括子宫脱垂、阴道壁膨出、阴痔等疾病。

【病因病机】

本病的发生,主要由于分娩时用力太过,或产后过早体力劳动,均可损伤中气,致气虚下陷,胞系无力,以致脱垂;或因孕育过多,房劳伤肾,以致带脉失约,冲任不固,不能系胞,而致脱垂。

【辨证分型】

脾虚:阴道中有鹅卵样物脱出,自觉小腹下坠,遇劳则甚,精神疲惫,四肢乏力,白带量多,舌淡苔薄,脉虚弱。

肾虚:阴道中有鹅卵样物突出,小腹下坠,腰腿酸软,小便频数,无白带,阴道干涩,头晕耳鸣,舌淡红,脉沉弱。

【治疗】

随证选穴:

(1)脾虚:益气升阳,固摄胞宫。取督脉、足太阴、阳明经筋为主。

百会为督脉经穴,位于巅顶,是下病上取、陷者举之的意思;维道为足少阳、带脉之会,能维系带脉、收摄胞宫;气海属任脉,通于胞宫,可调补冲任、益气固胞;足三里、三阴交健脾益胃、升补中气。诸穴相合,具有益气升阳、固摄胞宫的作用。小腹下坠加中脘、脾俞。

(2)肾虚:调补肾气,固摄胞宫。取任脉、足少阴经筋为主。

关元合大赫、照海,可补益肾气,固摄胞宫;子宫穴为经外奇穴,是治疗阴挺的有效穴位。腰膝酸软加肾俞、曲泉;头晕耳鸣加百会、肾俞。

【按语】

磁疗对本病疗效较好,但在治疗期间,患者应避免负重,坚持做提肛肌锻炼,每日 1 次,每次 10~15 min,以利于本病的恢复。

【案例选】

康某,女,46 岁,工人。

初诊 2008 年 3 月 24 日。小腹坠胀疼痛多年。近日来加剧,动则疼甚,痛苦异常,经妇科检查为子宫脱垂Ⅱ度,建议手术治疗,患者畏惧手术而来中医科求治。询问病史,患者素体虚弱,加之产后劳动过重,而致脉络损伤,出现"阴脱"。伴有头晕,食欲差,面色萎黄,全身软弱无力,证属脾气虚弱之候;动则气喘,脉象沉细,又兼肾虚之象。综上脉证,乃属脾肾两虚之阴脱。治宜补益脾肾,补气升提。

治疗原则:以开督脉为主,以砭石磁疗器自督脉腰骶段至百会,自下而上,以按、压、挫为主,并开足太阴、阳明经筋下焦段,并配以上、中、下髎,每日 1 次,每次 15 min,1 周为 1 个疗程,两个月后病人症状显著减轻。

十一、小儿泄泻

泄泻,是以大便次数增多、便下稀薄或水样便为特征的一种病症。小儿脾胃薄弱,起居不慎,饮食失调均易引起泄泻。

本病是小儿常见病,四季皆可发生,夏秋两季多见。

【病因病机】

小儿脏腑娇嫩,外感暑湿,饮食不洁,困扰脾胃,以致运化失常,清浊不分,形成泄泻;或饮食不节,乳食停滞,损伤肠胃,消化不良,水谷不分,并走肠间,形成泄泻;或久病脾胃虚弱,肾阳不足,命门火衰,不能温运水谷,下注于肠,遂成泄泻。

【辨证】

湿热泻:泻下稀薄,色黄而秽臭,腹部疼痛,身热口渴,肛门灼热,小便短赤,舌苔黄腻,脉滑数。

伤食泻:腹部胀痛,痛则欲泻,泻后痛减,大便腐臭,状如败卵,嗳气酸腐,或呕吐不消化食物,舌苔垢腻,脉滑而实。

阳虚泻:时泻时止或久泻不愈,大便溏或完谷不化,每于食后作泻,纳呆,神疲肢倦,面色萎黄,甚则四肢厥冷,睡后露睛,舌淡苔白,脉细缓。

【治疗】

手法操作参照泄泻、腹痛章节,小儿须手法轻柔。

随证选穴:

(1)湿热泻:清热利湿。取手足阳明经筋为主。

急性泄泻由湿热之邪侵袭胃肠所致。天枢、中脘为大肠和胃的募穴,是腑气募集之所;曲池、足三里是手足阳明的合穴,“合治内腑”;内庭是足阳明的荥穴,“荥主身热”。本方集中使用特定俞穴,对于清热利湿、和中止泻,有相得益彰之效。热重加合谷、大椎;湿重加阴陵泉。

(2)伤食泻:消食导滞。取足阳明经筋为主。

中脘、天枢、足三里调节胃肠以助消化;建里、气海理气导滞;里内庭为经外奇穴;善治伤食。食滞得化,则泻可止。呕吐加内关、上脘;腹胀痛加下脘、合谷。

(3)阳虚泻:健脾温肾。取背俞、足阳明经筋为主。

处方:脾俞,肾俞,足三里,章门

方义:肾俞、脾俞健脾温肾;章门与足三里相配,健脾补胃,以助运化。肾能温煦,脾得运化,则泄泻可止。腹胀加气海、公孙;腹痛配合灸神阙;手足清冷配合灸关元。

【注意事项】

泄泻时,对病儿要控制饮食,给予少量容易消化的食品。平时应注意饮食调摄和食品卫生。

本病最易耗气伤液,重者可出现伤阴伤阳或亡阴亡阳之危证。如迁延失治,常导致小儿营养不良、生长发育迟缓等慢性疾患。

【案例选】

女,10岁,1999年11月11日就诊。不明原因腹泻6天,初起两天伴有发热,经抗生素治疗,热退,但腹泻未见减轻。就诊时,患儿大便色黄呈水样,夹有不消化的食物,日行7~8次,舌淡苔薄白,双手指纹淡紫至气关,脉数弱。诊为脾胃虚弱。

治疗原则：小儿肝常有余，脾常不足，恣意进食，脾伤失于约束，易致腹泻，治疗以疏通手阳明、太阳经为主，以商阳、二间、三间、前谷、后溪等处为主，以砭石磁疗器轻手法按、压、揉，以疏通经筋，并取神阙、水分、下脘以砭石磁疗器按、压、揉、叩，每日 1 次，每次 15 min，3 天后病儿症状基本消失。

十二、小儿遗尿

遗尿，是指 3 周岁以上的小儿，睡眠中小便经常自遗，醒后方觉的一种病症，又称"尿床"。

【病因病机】

肾主闭藏，司气化，膀胱有贮藏和排泄小便的功能，若肾气不足，下元不固，每致膀胱约束无权，而发生遗尿。肺主一身之气，有通调水道，下输膀胱的功能；脾主中气，有运化水谷而制水的作用，若脾肺气虚，上虚不能制下，膀胱约束无力，亦可发生遗尿。

【辨证分型】

肾阳不足：睡中遗尿，醒后方觉，一夜可发生 1~2 次或更多，兼见面色㿠白，小便清长而频数，甚则肢冷恶寒，舌质淡，脉沉迟无力。

肺脾气虚：多发生于病后或身体虚弱者，睡中遗尿，但尿频而量少，兼见面色㿠白，精神倦怠，四肢乏力，食欲不振，大便稀溏，舌质淡，脉缓或沉细。

【治疗】

随证选穴：

（1）肾阳不足

治法：温补肾阳。取背俞、任脉经筋为主。

处方：关元、中极、肾俞、膀胱俞、太溪。

方义：关元、肾俞、太溪补益肾气；肾与膀胱相表里，故又取膀胱俞和中极俞募相配。肾气充实，则膀胱约束有权。睡眠深沉加百会、神门；小便数遗配合灸大敦。

（2）脾肺气虚：补益脾肺。取任脉、手足太阴、足阳明经筋为主。

处方：气海、太渊、足三里、三阴交。

方义：本方用足三里、三阴交补益中气；太渊补益肺气；气海属任脉，能调补下焦。诸穴相配，使脾气能升，肺气能降，膀胱得以制约，则遗尿可止。便溏加脾俞、肾俞；尿频数加百会、次髎。

【注意事项】

3 周岁以下的婴幼儿，由于智力发育未臻完善，排尿的正常习惯尚未养成，或贪玩儿疲劳所引起的遗尿，不属病态。若 3 周岁以后，小儿仍不能自控排尿，睡眠中经常自遗者应视为病态。本病经久不愈，可对小儿在精神上造成极大压力，应及早治疗。

治疗期间，家属与患者应密切配合，如控制饮水，督促小便。家属应积极鼓励患儿消除自卑感和怕羞心理，树立战胜疾病的信心。

【案例选】

杨某，男性，12 岁。

初诊：1998 年 9 月 11 日。

主诉：9 岁开始遗尿，起初遗尿即醒，后则虽尿不醒，控制饮水或叫醒则不遗尿，纳可，大便干燥。

诊查:舌尖红,舌苔薄白,脉沉缓。

辨证:此为肾气不足,膀胱虚冷,不能约束水液,以致遗尿,但病人还有内热的表现。因为心肾不交,水火不济,则必为心火亢盛,而使舌质红,大便干燥,故应滋阴清热,以泻心火,引火归原。

立法:补肾固涩,滋阴清热。

治疗原则:以砭石磁疗器在任脉、足少阴及太阳经筋下焦段,自足小趾经内踝上太溪,行股内侧,结于关元、中极、肾俞、膀胱俞,手法须轻柔缓慢,每日 1 次,每次 15 min, 10 次为 1 个疗程,两个疗程后功能恢复。

十三、小儿惊风

惊风,是以四肢抽搐,口噤不开,角弓反张和意识不清为特征的一种病症,又称"惊厥"。其中发病迅速,症情急暴者称为急惊风。

本症在很多疾病中均可引起,常见于 5 岁以下的婴幼儿,年龄越小发病率越高, 7 岁以后逐渐减少。

【病因病机】

外感时邪:小儿肌肤薄弱,腠理不密,极易感受时邪,化火生风,内陷厥阴,而致神昏抽搐之症。

痰火积滞:乳食不节,积滞胃肠,痰浊内生,气机壅阻,郁而化热,热极生风,亦可酿成本病。

暴受惊恐:小儿神气怯弱,元气未充,如乍见异物,乍闻怪声,或不慎跌仆等,暴受惊恐,恐则气下,惊则气乱,神无所依,亦可引起惊厥。

【辨证分型】

本病来势急骤,发作前常有壮热面赤,烦躁不宁,摇头弄舌,咬牙切齿,睡中易惊,或昏沉嗜睡等先兆。但为时短暂,很快即出现急惊风的症状,神志昏迷,两目上视,牙关紧急,颈项强直,角弓反张,四肢抽搐,关纹青紫。

外感惊风:兼见发热,头痛,咳嗽,咽红,或恶心呕吐,或口渴烦躁。

痰热惊风:兼见发热,腹胀腹痛,呕吐,喉间痰鸣,便秘或大便腥臭,挟有脓血。

惊恐惊风:不发热,四肢欠温,夜卧不宁,或昏睡不醒,醒后哭啼易惊。

【治疗】

随证选穴:

(1)外感惊风

治法:清热祛邪,开窍熄风。取督脉、十二井穴为主。

处方:大椎、合谷、太冲、阳陵泉、十二井穴。

方义:本方取大椎清泻热邪,可配合刺十二井穴出血,既可泄热,又有开窍醒神之效;取太冲配合谷以平肝息风;取筋会阳陵泉以舒筋止痉。热重加曲池;呕吐加中脘、内关。

(2)痰热惊风:清热豁痰,开窍息风。取任督、足阳明、厥阴经筋为主。

处方:水沟、中脘、丰隆、神门、太冲。

方义:水沟属督脉通于脑,有醒神开窍的功效;颅息泄三焦之火以止痉;中脘、丰隆导滞化痰;神门属心经原穴,太冲属肝经原穴,二穴相配可清心泻脱镇惊息风。目上视加神庭、囟会、筋缩;牙关紧急加颊车、合谷;腹胀加天枢、气海。

（3）惊恐惊风:镇惊安神。取督脉、手足少阴经筋为主。

处方:前顶、印堂、神门、涌泉。

方义:前顶属督脉,印堂为奇穴,二穴有镇惊作用,善治惊风;神门为心经原穴,有宁心安神的作用;肾经井穴涌泉可息风止痉。惊风不止加百会;昏睡不醒加人中。

【注意事项】

磁疗治疗急惊风可镇惊止痉以救其急,痉止之后,必须查明原因,采用相应的治疗措施。

【案例选】

患者,女,3岁,1980年4月6日初诊。

发热20多天,院外经青霉素、四环素治疗不效,因高热不退以发热待查入院。入院第2天即见嗜睡,神志模糊,两眼凝视,继而出现四肢抽搐,时作时止,神志昏迷。腰穿脑脊液检查:细胞总数142×10⁶/L,淋巴0.88,血糖1.83 mmol/L,24 h后有薄膜形成,脑脊液找结核杆菌(－)。血常规:白细胞总数10×10⁹/L,淋巴细胞0.30,中性粒细胞0.70。X线胸片提示肺门淋巴结核。经抗结核治疗7天,症状未能完全控制,邀余会诊,患儿伏邪不达,引动肝风,神志不清。两日左人右小,右边手足抽搐,左手略有强直,抽搐无力,睡时露睛,喉间痰鸣,汗出较多,苔薄白,脉弦细。当以宣窍达邪、息风豁痰。

具体治疗:以砭石磁疗器沿督脉、足厥阴经筋上焦段推按,重取涌泉、太溪、太冲等穴,并配合头五经以砭石磁疗器小幅度、高频率揉按,局部以点、压、挫为主。

第三节 皮外科病症

一、风疹

风疹,即荨麻疹,又有"隐疹""风疹块"等名称,是一种常见的皮肤病。其特征是皮肤上出现鲜红色或苍白色的瘙痒性风团。急性者短期发作后多可痊愈,慢性者常反复发作,可历数月或经久难愈。

【病因病机】

本病多由腠理不固,为风邪侵袭,遏于肌肤而成;或因体质因素,不耐鱼虾荤腥等食物,或患肠道寄生虫病,导致胃肠积热,郁于肌表而发风疹。

【辨证分型】

皮肤突然出现疹块,此起彼伏,疏密不一。颜色或红或白,瘙痒异常。其发病颇为迅速,但消退亦快,也可一天发作数次。风疹发于咽喉部者,可引起呼吸困难,甚至造成窒息。

若病起急骤,身热,口渴,或兼咳嗽,肢体酸楚,苔薄白,脉濡数,系为风邪外袭;若发疹时伴有脘腹疼痛,神疲纳呆,大便秘结或泄泻,苔黄腻,脉滑数,证属肠胃积热。

【治疗】

治则:疏风清热和营。

操作：

第一步,疏通经络。对于荨麻疹多以手太阳肺经与手阳明大肠经为主,配合足太阳膀胱经,以振动磁头沿手太阴肺经自中府穴,经尺泽、列缺穴至少商穴,同时对无穴通过自中焦,下经大肠,过膈经肺出于中府,同时边振2~3次。对手阳明大肠经之肩髃、臂臑、曲池穴至商阳穴,边振边按3~4次。

第二步,以磁滚自足太阳膀胱经自胃俞穴推至天柱穴。

第三步,取血海、三阴交、曲池、合谷、风池、风府诸穴,以振动磁头边振边按,对于局部有风团样病变皮肤,可以振动磁梳边振边按,治疗时注意皮肤不能有渗出液,以防感染。

随证选穴：

（1）外感风邪：取督脉、手阳明经筋为主。

肩髃、阳溪,消瘾风之热极,配大椎以增强疏散风热的作用。又取鱼际清宣肺于卫,三阴交调脾和营,使风热得解,营卫调和,则风疹可消。咽痛加少商。

（2）胃肠积热：取阳明、太阴经筋。

本证总属胃肠积热不得疏泄透达,怫郁于皮毛腠理之间所致。故取曲池、足三里清泄阳明积热,列缺宣肺透表,血海理血和营。腹痛加建里;腹泻加天枢;喘息加尺泽、膻中。

【注意事项】

部分女性患者在月经前几天出现风疹,并随着月经的干净而消失,但在下次月经来潮时又发作,可伴有痛经或月经不调,可参照相关章节施治。

【案例选】

周某,男,50岁,2009年4月24日初诊。

周身发风疹块已3月有余,皮肤痒甚,用镇静剂及抗过敏药效果不显著。脉弦缓、舌红、后根部黄腻苔。属血燥兼风湿,治宜养血、祛风、利湿。

治疗：以手太阴、阳明经筋为主,砭石磁疗器沿鱼际、合谷、列缺至曲池,背部配合大椎、风门、大杼、膈俞,每日1次,每次15 min。治疗1周后症状消失,恢复如常。

二、疔疮

疔疮为好发于颜面和手足部的外科疾患,因其初起形小根深,底脚坚硬如钉,故名疔疮。又因发病部位和形状各异,而有"人中疔""蛇头疔""红丝疔""虎口疔""下唇疔"及"鼻疔"等名称。

【病因病机】

本病为外科中一种险症,总由火热之毒为病。多因喜食膏粱厚味及酗酒等,以致脏腑蕴热,毒从内发;或由肌肤不洁,邪毒外侵,流窜经络,气血阻滞而成。若热毒亢盛,内攻脏腑,则成危候。

【辨证分型】

本病初起状如粟粒,其色或黄或紫,或起水疱、脓疱,根结坚硬如钉,自觉麻痒而微痛,继则红肿灼热,肿势蔓延,疼痛增剧,多有寒热。如见壮热烦躁、眩晕、呕吐、神志昏愦者,为疔毒内攻之象,称为"疔疮走黄"。

【治疗】

随证选穴：

治法：清热解毒。取督脉、手阳明经筋为主。

处方：身柱、灵台、合谷、委中。

方义：本方有疏通诸阳经气的作用。督脉统率诸阳，灵台为治疗的经验穴，配身柱有疏泄阳经邪火郁热之功效；合谷为手阳明经原穴，阳明经多气多血，泻之以泄阳明火毒，对面唇疔疮尤为适宜。疔疮由于热毒流窜，气血凝滞，故取血之郄穴委中，以清泄血中蕴热。本病还应根据患部所属的经脉取穴。例如生于面部手阳明经的，加取商阳、曲池；生于示指端的，则取曲池、迎香；生于面部足少阳经的，加取阳陵泉、足窍阴；生于足小趾次趾的，则取阳陵泉、听会。如系红丝疔，可沿红丝从终点依次点刺到起点，以泄其恶血。

【注意事项】

疔疮初起，患部切勿挤压、针挑。红肿发硬时忌手术切开，以免引起感染性扩散。如已成脓，应予外科处理。

疔疮走黄，证情凶险，必须及时抢救。

【案例选】

病者：柳某，男，60岁。家住狮子林大街。

病因：禀赋较弱，染受暑毒，发为疔疮，以寒凉攻伐太过。致毒邪内陷。

证候：病起5日，时值酷暑，前医以疔为火毒，投以苦寒峻下之剂，致左颧部疮疡根脚散漫，红而不泽，腐不化脓，坚硬紫黯，麻木隐痛；且而色少华，身无大热，恶寒肢冷，精神萎靡，神志恍惚，心慌欲吐，口干喜热饮，大便稀溏，溲长微黄，步履蹒跚。

诊断：舌苔白有津，质淡红而胖。脉症合参，诊为虚寒疔疮，系阳衰阴盛、气血亏虚所致，故疔疮腐而不溃，逼毒内攻，势成"走黄"矣。

治法：温阳托毒。

治疗：以砭石磁疗器沿督脉、手足阳明经筋推按为主，每日1次，每次15 min。同时以砭石磁疗器自足太阳膀胱经筋中焦、下焦段，每日1次，每次15 min。治疗1周后症状消失，恢复如常。

三、痄腮

痄腮，又名"蛤蟆瘟"，是以发病急，耳下腮部肿胀疼痛为特征的一种急性传染性疾病。亦称"流行性腮腺炎"。

本病一年四季均可发生，而以冬春两季较为多见，多见于5~9岁的小儿。

【病因病机】

痄腮主要由风热疫毒所引起。病邪从口鼻而入，挟痰火壅阻少阳经络，郁而不散，结于腮颊所致。络脉壅滞，气血流通受阻，故表现于两侧或一侧耳下腮颊部漫肿，坚硬作痛。少阳与厥阴相表里，足厥阴之脉绕阴器，若受邪较重内传厥阴，则可伴有睾丸红肿疼痛，若温毒内窜心肝，则可发生惊厥昏迷。

【辨证分型】

轻证：耳下腮部酸痛肿胀，咀嚼不便，伴有恶寒发热，全身轻度不适等症，舌苔微黄，脉浮数。

重证:腮部焮热肿痛,咀嚼困难,高热头痛,烦躁口渴,大便干结,小便短赤,或伴有呕吐,睾丸肿痛,甚则神昏惊厥,舌苔黄,脉滑数。

【治疗】

随证选穴:

(1)轻证:疏风解表,清热解毒。取手少阳、阳明经筋为主。

本病主要是由外感风热疫毒,壅阻少阳经脉所引起。取手足少阳之会翳风,合以阳明经穴颊车,能宣散局部气血之壅滞;外关为手少阳经穴,又为阳维脉的交会穴,配以阳明经穴合谷,既能散风解表,又能清热解毒。热甚加大椎、商阳,点刺放血。

(2)重证:清热解毒,通络消肿。取手少阳、阳明经筋为主。

阳池属手少阳经穴,配外关、关冲,能疏解少阳邪热,通经活络,消除局部之肿痛;合谷、曲池属手阳明经穴,配少商可清热解毒;丰隆为足阳明经的络穴,能清降痰火,消肿定痛。高热加大椎;睾丸肿痛加太冲、曲泉;头痛加侠溪、风池;惊厥神昏加人中。

【注意事项】

本病属呼吸道传染病,在治疗期间,应注意隔离,一般至腮腺肿大完全消退为止。

【案例选】

张某,男,6岁。1999年12月23日初诊。

初诊:高热10天,现体温39.6℃,两腮肿痛,略有咳嗽,西医诊断腮腺炎。纳少,唇红,便结溲黄,脉数,舌绛有刺而燥。此温毒痄腮,急需清热泄毒。

治疗:以手三阳经筋为主,砭石磁疗器沿鱼际、合谷、外关、后溪至曲池,背部配合大椎、风门,每日1次,每次15 min,配合汤药。

复诊:热已退,肿渐平,两颊不痛,胃纳亦动,二便通调,舌苔转薄。

四、乳痈

乳痈是乳部急性化脓性疾患,发于妊娠期的,称为内吹乳痈;发于哺乳期的,称为外吹乳痈,余者统称乳痈。本病往往发生在产后尚未满月的哺乳妇女,尤以初产妇为多见。急性化脓性乳腺炎可参考本节论治。

【病因病机】

本病多由恣食厚味,胃经积热;或忧思恼怒,肝气郁结;或因乳头破裂,外邪火毒侵入乳房,致使脉络阻塞,排乳不畅,火毒与积乳互凝,而结肿成痈。

【辨证分型】

本病以乳房红肿疼痛为主症。初起乳房结块,肿胀疼痛,排乳不畅,同时全身不适,寒热往来。如果乳部肿胀加剧,焮红疼痛,常为化脓之征象。如硬块中央渐软者则示脓已成熟。如果排脓通畅,一般溃后肿消痛减,则将渐愈。如口渴欲饮,或恶心呕吐,口臭便秘,苔黄腻,脉弦数,属胃热蕴滞。如见胸闷胁痛,呕逆,纳呆,脉弦苔薄,系肝气郁结。

【治疗】

随证选穴：

（1）胃热：清热散结。取手足阳明经筋为主。

乳房位当足阳明分野，乳痈多由阳明热毒壅滞，气血阻遏所致。取膺窗可通阳明经气，配下巨虚以泻胃火，佐足阳明之络穴丰隆以降痰化浊；温溜为手阳明之郄穴，性主清邪热、理肠胃，刺之可以消肿散结。乳汁塞胀加膻中、少泽；头痛发热加合谷、风池。

（2）气郁：疏肝解郁。取手足厥阴经筋为主。

肝之募穴期门，为足厥阴、太阴、阴维之会，性善疏肝调气，化痰消瘀，佐以行间、内关，可宣泄厥阴壅滞，宽胸理气；天池位近乳房，能疏通厥阴之经气，消患部气血之阻遏；肩井为治疗乳痈的经验穴，系足少阳、手少阳、足阳明和阳维的交会穴，故针之可通调诸经之气，以发挥其清热散结、消肿止痛之功能。尚可选用乳根、天溪、梁丘、大陵、足临泣等穴。

【注意事项】

磁疗对乳痈早期出现肿块尚未化脓者有效。在磁疗的同时，可做热敷，配合针灸、按摩等，以提高疗效。

【案例选】

于某，女，32岁，2001年4月1日初诊。

产后半月，右侧乳房红肿、疼痛两天，头晕，不欲活动，食欲不振，大便干。此系产后气血虚弱、阳明蕴热与肝经之气互结，经络阻塞，而发乳痈。以益气血、通经络、清热解毒为法。

治疗：以足厥阴、阳明经筋为主，砭石磁疗器沿主穴丰隆、肩井施治，背部配合上段俞穴，每日1次，每次15 min。治疗1周后症状已减轻，配合外用硫酸镁局部湿热敷，口服仙方活命饮化裁，两周恢复如常。

五、乳癖

本病是妇女乳房部常见的慢性肿块，多见于中老年妇女。

乳腺小叶增生和慢性囊性增生可参考本节诊治。

【病因病机】

本病多由忧郁思虑，以致肝失条达，心脾郁结，气血失调，痰湿阻滞乳络而成。若久病或房劳不节，损及肝肾，阴虚血少，则经络失养而成痼疾。

【辨证分型】

乳癖初起时在乳房发生一个或数个大小不等的肿块，表面光滑，可以移动，一般不觉疼痛，少数病例亦有轻微胀痛者。肿块与皮肤不相粘连，皮色不变，亦不发热，不溃破，并有随喜怒波动而消长的现象。

肝郁气滞：兼见头晕胸闷，嗳噫不舒，少腹胀痛，行经不畅，苔薄，脉弦。

痰浊凝结：兼见眩晕，恶心，胸闷脘痞，食少便溏，咳吐痰涎，苔腻，脉滑。

肝肾阴虚：兼见午后潮热，面色晦暗，颧红，头晕耳鸣，腰背酸痛，疲倦，月经量少色淡，舌淡，脉细数。

【治疗】

乳房系女性第二性征,女性未婚前即具有丰满乳房,其感应带自乳房根部以6—9—12—3点钟方向的顺序依次边按边推,最后提起乳头。乳房具有丰富的脂肪组织和结缔组织,分隔为15~20个乳房小叶,通过乳腺管开口于乳头。乳房接受下丘脑的支配,和内分泌激素的影响。乳房也分成肾上腺区、胰岛素区和内分泌区。在女性不同的生理周期,女性乳房的内分泌发挥特殊的生理功能。通过经筋手法磁疗运用磁场的生物效应,能平衡乳房内分泌,促进乳房正常的生长和发育,防止乳房的小叶增生和异常的病理变化。

随证选穴:

(1)肝郁气滞:疏肝理气。取足厥阴、阳明经筋为主。

行间是足厥阴的荥穴,泻之可疏肝解郁,兼清肝火。气会膻中配内关可宽中理气。足阳明经循行于乳房,取屋翳可解乳络之壅滞。月经不畅加三阴交、关元。

(2)痰浊凝结:化痰通络。取足阳明、任脉经筋为主。

足阳明经脉"从缺盆下乳内廉",故本方取本经的络穴丰隆,配膻中、膺窗行气化痰,配脾俞、中脘健脾和中。脾健则痰浊可除,气行则血行,血行则络通,而凝结之肿块方可消散。头晕加印堂、四神聪。

(3)肝肾阴虚:补益肝肾。取足厥阴、少阴经筋为主。

水泉是肾经之郄,蠡沟是肝经之络,取其补肝肾兼调摄冲任。乳根位近乳房,刺之可调和局部气血。配以疗虚劳羸弱之肾俞,故本方适用于乳癖的虚证。潮热加百劳、膏肓。

【注意事项】

本病与内分泌紊乱,黄体素分泌减少,雌激素分泌相对增高有关。少数病例有恶变的可能,必要时应当及时进行手术治疗。

【案例选】

崔某某,女,31岁,天津市人,职员。

发现两乳房多发性结节,每于经期感局部胀痛不适,已半年余,经西医诊断为乳房小叶增生。

经砭石磁疗器疏肝理气,调足厥阴之肝经,配合膻中、内关、三阴交、关元、乳房处肾上腺区、内分泌区及乳晕。

经3个月治疗,临床治愈。

六、痔疮

凡肛门内外有小肉突出的都叫痔,如生于肛门内的为内痔,生于肛门外的为外痔,内外兼有的为混合痔。一般以内痔为多见。因痔核而出现肿痛、瘙痒、流水、出血等症,所以通称痔疮。

【病因病机】

本病多因久坐久立,负重远行;或饮食失调,嗜食辛辣甘肥;或泻痢日久,长期便秘;或劳倦、胎产等,均可导致肛肠气血不调,络脉瘀滞,蕴生湿热而成痔疮。

【辨证分型】

内痔初起,痔核很小,质柔软,疮面鲜红或青紫色,常因大便时摩擦而出血,或出血如射,或点滴不

【辨证分型】

发病迅速,患处皮肤焮红灼热疼痛,按之更甚,边缘清楚而稍突起,很快向四周蔓延,中间由鲜红转为暗红,经数天后脱屑而愈。或发生水疱,破烂流水,疼痛作痒。

发于头面者,多偏于风热;发于下肢者,多偏于湿热。风热证见发热恶寒,头痛,骨节酸楚,胃纳不香,便秘溲赤,舌质红,苔薄白或薄黄,脉洪数。湿热证见发热,心烦,口渴,胸闷,关节肿痛,小便黄赤,苔黄腻,脉濡数。如见胸闷呕吐,壮热谵语,甚至痉厥神昏等,则为毒邪内攻。

【治疗】

随证选穴:

(1)风热证:疏风散热解毒。取足太阳、手足阳明经筋为主。

处方:曲池、解溪、委中、风门、阿是穴。

方义:本方具有宣散风热、清泄血毒的作用。曲池、解溪清阳明热邪,调营和血;风门为督脉、足太阳之会,疏风解表;委中有"血郄"之称,与阿是穴散刺出血,清泻血分郁热,乃"宛陈则除之"之意。热甚加陶道;心烦加内关。

(2)湿热证:清热化湿。取手足阳明、足太阴经筋为主。

处方:合谷、足三里、血海、阴陵泉、阿是穴。

方义:合谷、足三里清阳明之热;阴陵泉、血海化太阴之湿;阿是穴散刺出血,旨在排出恶血,使热毒外泄。

随证选穴:呕吐加内关、中脘。

【注意事项】

丹毒发于面部或发于其他部位蔓延面积较大,出现高热神昏等毒邪内攻证候时,必须采取综合治疗。

【案例选】

李某某,78岁,天津人,干部。

患者于数日前右足癣抓伤后,右足下肢内侧发红,疼痛,并伴有发烧,四肢无力,日渐加重,验血白细胞增高,经抗生素治疗好转,疼痛未见减轻,患者要求来院治疗。

检查右小腿内侧红,约15 cm×6 cm,边界明显无陷凹性水肿,压痛++。

印象:右小腿丹毒。

治疗:以患肢(右小腿)股首端以砭石磁疗器推按足厥阴及足阳明胃经。喷涂磁化活通灵液,在患肢贴敷 Φ12 mm,0.18 T 铈钴铜永磁片,于昆仑、照海、委中、阴陵泉、三阴交贴敷。

配合抗生素,1周后治愈。

十一、蛇丹(带状疱疹)

本病为在皮肤上出现簇集成群、累累如串珠的疱疹,疼痛剧烈的皮肤病。因为它每多缠腰而发,故又名缠腰火丹、带状疱疹。亦有发生于胸部及颜面部者。

【病因病机】

本病多因风火之邪客于少阳、厥阴经脉,郁于皮肤;或因感染湿毒,留滞手太阴、阳明经络,均可导致肌肤之营卫壅滞,发为疱疹。

【辨证分型】

蛇丹初起皮肤发热灼痛,继则出现密集成簇的绿豆至黄豆大小的丘状疱疹,迅速即变成小水疱,三五成群,集聚一处或数处,排列成带状,疱疹之间皮肤正常。严重时可出现出血点、血疱。患部有带索状刺痛。水疱常发生于身体之一侧,以腰肋部、胸部为多见,面部次之。发于面部者,疼痛更为剧烈。

若发于腰肋部,兼见口苦,头痛,眩晕,心烦易怒,或目赤面红,小溲短赤,苔黄或干腻,脉象弦数者,为风火郁于少阳、厥阴。若发于胸面部,兼见水疱溃破淋漓,疲乏无力,胃纳不佳,中脘痞闷,苔黄而腻,脉象濡数者,为湿毒蕴于太阴、阳明。

【治疗】

随证选穴:

(1)风火证:清泄风火。取少阳、厥阴经筋为主。

期门、曲泉清泄厥阴之郁火,窍阴、中诸疏散少阳之风邪。心烦加郄门、神门;后遗疼痛加内关、阳辅;口苦加阳陵泉、支沟。

(2)湿热证:清热利湿。取足阳明、足太阴、手少阳经筋。

阳明与太阴为表里,内庭是足阳明的荣穴,公孙是足太阴的络穴,泻之以清利湿热,促进水疱吸收愈合。配以外关、侠溪疏利少阳经气,解在表之邪毒。热盛加合谷、大椎。

【注意事项】

带状疱疹为病毒性感染,大部分发生在肋部与肋间神经走行一致的部位,以早期充血、头痛,晚期瘀血状水疱为临床表现,老人在免疫功能低下时,此症具有一定危险。少数病例可发生于耳周、口周和阴囊周围。

手法磁疗治疗蛇丹镇痛效果明显,并可缩短病程,痊愈后多无后遗疼痛。

【案例选】

吴某某,男,78岁,西青区。

患者就诊前1周发现右肋部充血,发痛,呈条状,日渐加重,并起水疱,疼痛难忍。经西药治疗稍好转。1周后配合砭石磁疗法,取足厥阴肝经及手足阳明经,配外关、合谷、大椎,局部喷涂磁化活通灵液,3周后水疱吸收,疼痛消失,告愈。

十二、斑秃

斑秃是指头皮部突然发生斑状脱发。本病又称"油风"。往往于精神过度紧张后发生,严重者头发全部脱落,甚至累及眉毛、胡须、腋毛、阴毛等。

【病因病机】

由于肝肾不足,营血不能荣养皮肤,以致毛孔开张,风邪乘虚袭入,风胜血燥;或因肝气郁结,气机不畅,以致气滞血瘀,发失所养而成。

【辨证分型】

患部头发迅速地成片脱落,呈圆形或不规则形,小如指甲,大如钱币,一至数个不等,皮肤平滑而有光泽。

血虚证:伴有头晕,失眠,舌淡红,苔薄,脉细弱。

血瘀证:病程较长,面色晦暗,舌边有紫色瘀点,脉涩。

【治疗】

治法:养血祛风,活血化瘀。取督脉、足太阳经筋为主。

百会、风池、膈俞疏风养血,足三里、三阴交益气活血。

随证选穴:头晕加上星;失眠加内关、神门。

【注意事项】

手法磁疗,患处皮肤光滑,宜重叩;如见稀疏嫩发,则宜轻叩。

【案例选】

秦某,男,31岁,2001年4月25日来诊。

患者头发易掉年余,轻梳则掉,头发稀疏,医者多说难治,心情忧郁不乐,时有腰膝酸软,舌淡红少苔,脉弦细。

辨证:发与肾气和精血的盛衰关系密切。肾藏精,其华在发。头发的生长与脱落,润泽与枯槁,不仅依赖于肾中精气的充养,而且亦有赖于血液的濡养。临床所见未老先衰,头发枯萎,早脱早白者,与肾之精气不足及血虚风燥有关。该患者发疏易落,腰膝酸软,正合此病机。

砭石磁疗器以头五经治疗为主。

十三、瘰疬

本病好发于颈项及耳之前后,亦可延及颌下、缺盆、胸腋等处。因其结核累累如串珠之状,故名瘰疬。俗称"瘰子颈"或"老鼠疮",即慢性瘰疬。颈部淋巴结结核可参考本节论治。

【病因病机】

瘰疬之为病,多因情志不畅,肝气郁结,气郁化火,炼液为痰,凝阻经络,久则肾水亏耗而肝火愈亢,痰火互结形成结核,渐至血瘀肉腐而溃烂不收。

【辨证】

慢性瘰疬初起一粒或数粒不等,小的如枣核,大的如梅子。皮色不变,按之坚硬,推之能动,不热不痛。病久则瘰疬逐渐增大,与表皮粘连,有的数个相互成串,推之不能活动,微觉疼痛。将溃时皮肤渐转暗红,疼痛亦加剧,溃破之后脓水清稀,夹有败絮样物质。

本病兼见精神抑郁,胸胁胀痛,脘痞纳呆,苔薄,脉弦等症,属肝郁气滞,脾失健运。如溃破日久不愈,兼见骨蒸潮热,盗汗,咳嗽,虚烦不寐,头晕,神疲,舌红少苔,脉细数等症,属肾阴虚亏、劳瘵形成之象。如并发感染,可见发热头痛,骨节酸楚,苔薄黄,脉浮数等外感证。

【治疗】

(1)肝郁气滞:疏肝解郁。取厥阴、少阳经筋为主。

脾募章门,乃足厥阴、少阳之会,功能疏泄肝胆,健脾化湿以除痰。天井是治疗瘰疬的经验穴,且为手少阳的合(土)穴,按实则泻其子的原则,泻之可清三焦之火,配足临泣消颈部之瘰疬。

胸胁胀痛加阳陵泉、内关;脘痞纳少加中脘、足三里。

（2）肾阴亏虚：滋阴降火。取手少阳、少阴经筋为主。

少海为手少阴合穴，降心火而化痰浊，配天井是治瘰疬的成方，《胜玉歌》说："瘰疬少海天井边。"百劳是经外奇穴，主治瘰疬。肾俞滋阴降火，脾俞健运中州，是属扶正固本的治法。盗汗加阴郄、膏肓；咳嗽加列缺、肺俞。

（3）兼感风热：疏风清热。取阳明、少阳经筋为主。

曲池为手阳明的合穴，能发汗清热；支沟是手少阳的经穴，可疏风解表；章门主治马刀肿瘰；肘尖为治瘰疬的经验穴。热重加陶道，头痛加印堂。

【注意事项】

急性瘰疬发病多由外感风热，与痰浊交阻于少阳、阳明经络，以致荣卫不和，气血凝滞而成。初起寒热交作，颈项强痛，结核形如鸡卵，坚硬，皮肤色白或微红，治疗易于消散。若发热4~5日不退，则肿痛增剧而化脓，排脓后容易收口愈合。

【案例选】

王某，瘰疬二载，自颈延胁，部分已溃，部分溃而不敛而他处续生。累累如串珠叠石，溃后色黑而脓稀，外软而内坚，诊脉不甚虚，饮食尚可。细询病由情怀抑郁，郁则肝胆三焦之火循经上走于络，结成病核，小则为疬，大则为痰，嘱患者须放开胸襟，旷达圆通为宜。

砭石磁疗器自足少阴、太阳经筋上焦段，由肩井穴分别向上、下两端推按。

十四、湿疹

本病是一种常见的皮肤病。由于患病部位不同，而有种种名称，如发于面部的为"奶癣"（婴儿湿疹），发于耳部的为"旋耳疮"，发于阴囊部的为"肾囊风"，发于肘弯、腘弯的为"四弯风"，等等。

【病因病机】

本病由于感受风热湿邪，皮肤经络受阻而成。急性以湿热为主。或久延失于治疗，血虚生风化燥，肌肤失却濡养而成慢性湿疹。

【辨证】

湿热证：本病初起时，在局部皮肤上焮红作痒，迅速即出现丘疹与小疱，搔破之后，变成糜烂，滋水淋漓。常伴有腹痛，便秘或腹泻，小溲短赤，身热头痛等，苔白或黄腻，脉浮数或滑数。

血虚证：病情反复，病程较长，皮肤损害处颜色黯褐，粗糙肥厚，瘙痒，并有脱屑等，舌质淡，苔薄白，脉细弦。

【治疗】

（1）湿热证：

治法：清泄湿热。取督脉、手阳明、足太阴经筋为主。

处方：陶道、曲池、肺俞、神门、阴陵泉。

方义：陶道疏表清热，配肺俞可疗皮肤之疮疡，因肺主皮毛之故。曲池泻阳明之火，神门宁神以止痒，阴陵泉健脾而化湿。

随证选穴：滋水多加水分；腹泻加足三里。

（2）血虚证

治法：养血润燥。取足阳明、太阴经筋为主。

处方：足三里、三阴交、大都、郄门。

方义：湿疹缠绵日久，营血亏虚，不能濡润皮肤，故取足三里、三阴交建中养血。大都是足太阴的荥穴，能清热化湿，郄门是手厥阴的要穴，可清营止痒。

【按语】

本病是过敏性炎症性的皮肤病，一般分为急性、亚急性和慢性三类。它具有多形损害、对称分布、自觉瘙痒、反复发作、易演变成慢性等特点。

本病忌食腥味及刺激性食物以减少复发机会。

【案例选】

赵某，男，31岁，2003年5月1日初诊。全身性湿疹痒已4年。初于两下肢发生癣疮，发痒，搔破后流水，多方治疗，中、西药品往往是初有小效，继则无效，再则痒疹蔓延发展，4年来逐渐延及全身，疹痒无度，影响睡眠，食欲二便尚可，脉沉。此为湿邪下受，久则入血，进而血燥生风，肌肤失养。治以养血活血，利湿祛风。

治疗：以足太阴、阳明经筋为主，砭石磁疗器沿大都、三阴交、足三里循按，配合大椎、风门、血海、膈俞，每日1次，每次15 min。

十五、瘿瘤

瘿气以颈部肿大为主症，俗称"大脖子"。古典医书将本病分为气瘿、肉瘿、血瘿、筋瘿和石瘿5类。本节叙述以气瘿为限。

单纯性甲状腺肿、甲状腺肿瘤与甲状腺炎等可参考本节治疗。

【病因病机】

瘿气多由情志抑郁，气结不化，津液凝聚成痰，气滞血瘀，气、痰、瘀三者互结于颈部而成。或由外感六淫之邪，山岚沙水病气侵犯，或水土不宜，均可导致气血郁滞，经络阻塞而成本病。

【辨证】

颈部粗大，漫肿或结块，皮宽而不紧，皮色不变，缠绵难消，且不溃破。初起时一般全身症状并不显著。其后可出现咽干口燥，烦躁易怒，心悸多汗，五心烦热等症。阴虚火旺者兼见形体消瘦，易饥多食，失眠，潮热多汗，舌红少苔，脉象细数。气阴两虚者兼见气短乏力，便溏纳少，面色萎黄，自汗，舌淡少津，脉象细弱。

【治疗】

（1）阴虚火旺

治法：滋阴降火。取手少阳、足厥阴、少阴经筋为主。

臑会为手少阳、阳维之会，能宣通三焦之经气，疏导壅滞，配足阳明之气舍，治瘿气瘤肿。间使是手厥阴经穴，善治心悸、烦热。太冲降肝火，太溪滋肾阴。本方补泻并用，标本兼顾，期达滋阴降火、化滞消瘿之目的。突眼加天柱、风池；失眠加胆俞、心俞；潮热加大椎、劳宫；盗汗加阴郄、后溪；易饥、消瘦加三阴交、足三里。

（2）气阴两虚：益气养阴。取任脉、阳明经筋为主。

处方：合谷、天鼎、水突、关元、照海。

方义：颈部属手足阳明经的分野，故近取水突、天鼎，远取合谷，三穴协同，具有疏通经络、散结消瘿的作用。关元补益元气，照海滋养肾阴。本方消补兼施，常用于气瘿久病者。

随证选穴：心悸加内关、神门；便溏加天枢、公孙、脾俞。

【按语】

甲状腺功能亢进，如出现高热、呕吐、谵妄、脉细数等症状，为甲状腺危象，应迅速进行抢救。

【案例选】

喻某，女，36岁，2011年1月1日初诊。颈部肿大7年余。从1年前开始，颈部肿大、心慌、怕热、乏力，西医诊断为甲亢，服用西药他巴唑等药物1年，症状缓解，自行停药。近1年来，颈部又逐渐肿大，吞咽时感不适，无明显急躁易怒等现象，偶有心慌，纳食一般，月经正常，二便自调。血压正常。眼突（－），手颤（－），甲状腺Ⅱ度肿大，两侧均可扪及大小不等结节，血管杂音（－），心律齐，心率90次/分。两肺未闻及异常，肝脾未触及。脉细数，舌苔薄白。同位素检查：T_4 223.17 nmol/L，T_3 5.42 nmol/L，TSH 2.3 mU/L。甲状腺穿刺显示较多淋巴细胞，少量甲状腺细胞。

西医诊断为桥本病，中医诊断为瘿病，证属痰凝血瘀，兼有气郁。治以疏肝理气、化瘀活血之法。砭石磁疗器自手足阳明、足少阴经筋为主。

第四节　五官科病症

一、目赤肿痛

目赤肿痛，为多种眼疾患中的一个急性症状，俗称"红眼"或"火眼"。根据其临床症状，有"风热眼""天行赤眼"等名称。

【病因病机】

本症多因外感风热之邪，致经气阻滞，火郁不宣；或因肝胆火盛，循经上扰，以致经脉闭阻，血壅气滞而成。

【辨证分型】

目睛红赤、畏光、流泪、目涩难开。初起时仅一目，渐及两侧，如兼头痛、发热、恶风、脉浮数等为外感风热；兼有口苦、烦热、舌边尖红、脉弦数等症，为肝胆火盛。

【治疗】

治法：清泄风热，消肿定痛。取手阳明、足太阳、少阳经筋为主。

处方：合谷、太冲、睛明、太阳。

外感风热配少商、上星；

肝胆火盛配行间、侠溪。

方义：目为肝窍，阳明、太阳、少阳的经脉均循行于目部，故取手阳明经合谷以调阳明经气，疏泄风热;太冲以导厥阴经气而降肝火;睛明为足太阳、阳明之交会穴,能宣泄患部之郁热,有通络明目作用;太阳为经外奇穴,点刺出血以泄热消肿定痛。外感风热配手太阳井穴少商、督脉上星,以疏风清热;肝胆火盛配足厥阴荣穴行间、足少阳荣穴侠溪,以泻肝胆之火。

随证选穴:头痛加印堂;烦热加关冲。

【注意事项】

本病为眼科常见的急性传染病,常可引起流行,好发于春秋季节。患本病后,应注意眼的卫生,睡眠要足,减少视力活动,戒怒戒房劳,勿食辛辣之物。针刺治疗目赤肿痛取眼眶内穴位时,进出针须缓慢,轻捻转不宜提插,以防出血。

【案例选】

张某,男,38岁,公司中层管理人员。2013年3月就诊。

由于工作原因,经常出差。近日赴外地期间出现眼睛干涩、胀痛,似有火烧,自觉欲敷冰块,伴睡眠不佳,加重眼疾,并见咽喉肿痛。

辨证:眼睛干涩胀痛,似有火烧,为肝阳上亢之证。3月正值春季阳气升发之际,内应于肝,且由于异地奔波,导致睡眠不佳,暗耗肝血,更使阴虚火亢、火上浇油。咽喉胀痛为木火刑金所致,主治在肝,其次治肺。

治疗:首先以砭石磁疗器疏通足厥阴、手太阴经筋,从上至下,泻肝火;刮挫背部肝胆俞及下肢太冲、行间、侠溪、足临泣等穴位,重点在行间穴,肝属木,行间乃五腧穴之荣火穴,(木)实则泻其子。刮挫方向沿太冲至行间、侠溪至足临泣,属逆经为泻。其次治肺:刮挫肺经,集中于尺泽、曲池、孔最附近,以泻肺经、大肠经之热,属实则泻其腹,可配肾经照海穴,以使金水相生。

二、迎风流泪

迎风流泪证,可分冷泪、热泪两种。冷泪一般冬季较重,年远日久,则不分冬夏。热泪大多数为外障眼病兼有的症状。若因情志刺激而流泪者,不属病态。

【病因病机】

冷泪多为肝肾之气不足,精血亏耗,泪窍狭窄,风邪外引,泪液外溢所致。悲泣过频者,每易患之。热泪多为内因肝火炽盛,外因风邪侵袭所致。每与外障眼疾并见。

【辨证】

冷泪证:眼睛不红不痛,泪下无时,迎风更甚,泪水清稀,流泪时无热感。如久流失治,令目昏暗。

热泪证:眼睛红肿、焮痛,畏光,泪下黏浊,迎风加剧,泪流时有热感。

【治疗】

(1)冷泪证:

治法:补益肝肾。取足太阳经筋为主。

处方:睛明、攒竹、风池、肝俞、肾俞。

方义:取足太阳经之睛明、攒竹能调局部气血以通泪窍。风池为手少阳、足少阳与阳维之会,为祛风之要穴,兼有调和气血作用。肝俞、肾俞壮肾水、养肝木,灸之有补益精血亏损之功。

随证选穴:目视不明加养老、承泣。

（2）热泪证：

治法：散风清热，疏肝明目。取足太阳、厥阴经筋为主。

处方：睛明、攒竹、合谷、阳白、太冲。

方义：取足太阳经之睛明、攒竹，配手阳明经原穴合谷，能散风清热。足少阳经阳白配足厥阴经原穴太冲，能清泄肝胆之火，有消肿止痛之功。

随证选穴：头痛泪多加神庭、头临泣。

【注意事项】

如患者泪道阻塞，则泪液满眶，用手挤压泪囊区，无分泌物滋出，可做泪道冲洗，以判断阻塞之部位。

【案例选】

章某，女，53岁，无业。2008年4月就诊。

双眼遇风流泪，冬春二季尤甚。眼部无红肿疼痛，视力尚可。高血压病史。

辨证：肝木开窍于目，冬春之交，万物复苏萌动之际，肝阳不潜，上亢于头面诸窍，最易见火眼、流泪。故主治肝经。

治疗：以砭石磁疗器疏通足厥阴，以泻肝火；刮挫背部肝胆俞及下肢太冲、行间、侠溪、足临泣等穴位，重点在行间穴，肝属木，行间乃五输穴之荥火穴，（木）实则泻其子。刮挫方向沿太冲至行间、侠溪至足临泣，属逆经为泻。

三、眼睑下垂

本病又称"上胞下垂""睑废""雎目"，以上眼睑下垂，遮挡瞳孔，影响视物为特征。发病有先天、后天、单侧、双侧之分。

【病因病机】

由于先天禀赋不足，肾气虚弱，以致眼睑松弛。有因风邪外袭，筋脉失和，或因脾虚气弱，肌肉弛纵所致。外伤损及筋脉亦可引起本病。

【辨证】

本病常见上眼睑下垂，遮掩瞳孔，眼肌无力睁开，双侧下垂者影响瞻视，重者眼球转动不灵，视一为二等。如兼有精神疲乏、食欲不振、眩晕、面色少华、眼睑麻木不仁、脉虚无力者为脾虚气弱。如突然发病，多属风邪客于眼睑，可兼有其他肌肉麻痹症状。

【治疗】

治法：益气疏风。取手足阳明、足太阴、少阳经筋为主。实证用泻法，虚证用补法。

处方：风邪伤络：攒竹、丝竹空、阳白、风池、合谷。

中气不足：攒竹、丝竹空、阳白、足三里、三阴交。

方义：本方取眼周的攒竹、丝竹空、阳白等穴以调和局部气血。配足少阳经风池、手阳明经合谷以通经活络、疏风解表；配足阳明经足三里、足太阴经三阴交以健脾胃、补气血。

随证选穴：眩晕加气海、百会。

【按语】

由动眼神经麻痹、重症肌无力、外伤、沙眼等引起的上睑下垂均可参考本节治疗。先天性上睑下垂可用手术矫正。

【案例选】

单某,男,58 岁,两眼上睑抬举无力,外院确诊为眼肌型重症肌无力。

治疗:以砭石磁疗器沿手足阳明、足太阴、足少阳经筋推按,重点在上焦区、中焦区,重点穴位攒竹、丝竹空、承泣、四白、阳白、足三里、三阴交、阴陵泉等反复循、擦、点、按,配合背俞穴补益中气,病人经治 2 个月后症状明显减轻。

四、针眼(麦粒肿)

针眼俗称"偷针",学名睑腺炎。本病主要症状在于眼睑发生硬结,形如麦粒,痒痛并作,又称"麦粒肿"。

【病因病机】

本病有因外感风热客于眼睑者;有因过食辛辣炙煿等物,以致脾胃湿热上攻于目者。二者均致营卫失调,气血凝滞,热毒壅阻于眼睑皮肤经络之间,发为本病。

【辨证分型】

初起眼睑痒痛并作,患部睫毛毛囊根部皮肤红肿、硬结,形如麦粒,推之不移。继则红肿热痛加剧,甚则拒按,垂头时疼痛加剧。轻者数日内可未成脓肿而自行消散。较重者要经 3~4 天后,于睫毛根部附近或相应的睑结膜上出现黄色脓点,不久可自行溃破,排出脓液而愈。

本症有惯发性,多生于一目,但也有两目同时而发,或一目肿后,他目又起。因脾胃湿热者,兼有口臭、心烦、口渴、苔黄腻、脉濡数等症。因外感风热者,则有恶寒、发热、头痛、咳嗽、苔薄、脉浮数等表证。

【治疗】

治法:疏风清热利湿。取手足阳明、足太阳经筋为主。

处方:脾胃湿热,合谷、承泣、四白、阴陵泉;外感风热,睛明、攒竹、行间、太阳。

方义:本方取手阳明经原穴合谷、足阳明经承泣、四白、足太阴经阴陵泉以清脾胃湿热;取足太阳经睛明、攒竹、肝经荥穴行间、经外奇穴太阳以疏风解热。诸穴共奏疏风清热、利湿解毒之功。

随证选穴:恶寒发热加外关;头痛加风池。

【注意事项】

针眼之惯发者,常由气血虚弱,易感风毒所致;亦有余邪未清,热毒蕴伏而再生者。故在肿核消退后,仍应结合全身具体情况进行对症治疗,以免复发。患处切忌挤压,以免炎症扩散而引起眼睑蜂窝织炎,甚至海绵窦栓塞及败血症等。

【案例选】

段某,女,30 岁,左眼睑痒痛 2~3 日,此后睑缘出现硬结,可见脓点,外加工作强度大,心火内扰,起居无常,饥饱失调,致眼干、疼痛加重。

治疗:以砭石磁疗器沿手足阳明、足太阴经筋推按,重点在上焦区、中焦区,重点穴位合谷、承泣、四白、阴陵泉等反复循、擦、点、按,以宣解阴分湿热,病人经治两日后症状即明显减轻,1周后痊愈。

五、目翳

本病属黑睛疾患,多由肝风邪热所致,每易出现星点翳膜、黄液凝脂等症。如垂帘障、花翳白陷、凝脂翳、黄液上冲、混睛障、冰瑕翳等。若失治误治则遗留灰白或瓷白色的瘢痕,妨碍视力。

【病因病机】

本病多由毒邪外侵,肝胆火炽,风热壅盛,蒸灼肝胆之络,上攻于黑睛所致,或平素过食辛辣炙煿,热积脾胃,以致二焦之火上燔,毒邪交攻,黄仁被灼,脓液内聚而为病。亦有因外伤直接穿破黑睛而发生本症。

【辨证】

眼睛红肿,头痛,眉棱骨痛,畏光羞明,流泪多眵,鼻塞流涕,翳障点状或散或聚,苔薄黄,脉浮数者,属风热目翳。若眼睛微红,眼睑无力,常欲垂闭,不敢久视,星翳灰白或散或聚,苔红脉细,病程进展缓慢者属肝肾阴虚,若因风轮星点翳障未能根治或因翳障病势较剧,患者多自觉视物昏蒙,翳痕始终不能完全消退,因而遗留不同程度的视力损害。

【治疗】

治法:疏风清热,滋阴明目。取背俞、足太阳、少阳经筋为主。实证用泻法,虚证用补法。

处方:攒竹、睛明、瞳子髎。风热目翳配风池、足临泣;肝肾阴虚配肝俞、肾俞、大小骨空。

方义:攒竹、睛明、瞳子髎为眼病的近部取穴,清热明目。风池为手足少阳与阳维之会穴,配足临泣疏风消肿。经外奇穴大小骨空配肝俞以养血,配肾俞以滋阴。诸穴共奏明目退翳之效。

随证选穴:头痛加太阳;视物昏花加养老。

【注意事项】

治疗本症应掌握时机,对近期斑翳应及时治疗,可减少斑痕形成,提高视力。

【案例选】

时某,女,47岁。因搞卫生时不慎将垃圾屑掉入右眼内,并以手用力揉搓,随即白睛发红,次日黑睛上生一白点,疼痛流泪,4天后才来诊治。诊见右眼畏光、流泪、磨痛,并右侧偏头痛,口干喜饮,大便干结,舌红,苔薄白,脉浮洪而数。

检查右眼视力 0.1,刺激症状明显,呈严重的睫状充血,角膜上半部有 5 mm×7 mm 大的圆形溃疡,色黄白,表面污秽,边高中凹。诊断为右眼凝脂(进行性角膜溃疡)。证属异物入目,损伤黑睛,毒邪乘虚而侵,风邪热毒相搏,并入内引动肝火,内外合邪,上攻目窍,热腐风轮而生凝脂翳障。治宜泻火通腑,继用祛风清热,退翳明目法。

治疗:以砭石磁疗器沿手足三阳经筋推按,重点在上焦区、中焦区,以泻相火,并沿颌面部眼周经筋循按,重点穴位睛明、球后、翳明、外关、足临泣,以宣散风热,病人经治两周,数月未见复发。

六、暴盲

本病外眼端好,一如常人,突然视力下降,不辨人物,不分明暗,是为暴盲。视网膜中央动脉阻塞、原发性视神经萎缩和视神经乳头炎症、视网膜动脉栓塞、视网膜色素变性、青光眼等眼底病的后期所继发的视神经萎缩,均可参照本节论治。

【病因病机】

本病多属肝肾阴亏,精血耗损,精气不能上荣,目失涵养,或心营亏损,神气虚耗,以致神光耗散,视力下降。

【辨证】

眼外观如常,无翳障气色,唯患者自觉视力逐渐减退。初期自觉视物昏渺,蒙昧不清,或眼前阴影一片,呈现青绿蓝碧或赤黄各色。日久失治,而至不辨人物、不分明暗者,即为青盲,如属肝肾阴亏者,多见眼中干涩,头晕,耳鸣,遗精,腰酸,舌质红,脉细;如为心营亏损者,多见眩晕,心烦,怔忡,健忘,梦扰难寐,舌质红,脉虚弱。

【治疗】

治法:补益气血,通络明目。取背俞穴和眼部经筋所过为主。

处方:承泣、睛明、球后。肝肾阴亏配肝俞、肾俞、光明。心营亏损配心俞、风池、翳明、臂臑。

方义:承泣为足阳明、阳跷与任脉之会穴;睛明为手足太阳、足阳明、阴跷和阳跷之会穴,球后为经外奇穴,均有疏风、通络、明目的作用。肝俞、肾俞滋养肝肾,配足少阳经络穴光明,有调肝目之功。风池为手足少阳与阳维之会穴,配心俞、翳明、臂臑,有调和气血、通络明目的作用。

随证选穴:眩晕加太冲,失眠加神门。

【案例选】

胡某,女,60岁。2天前晨起右眼暴盲。

诊见:右眼视力仅有光感,瞳孔轻度散大;眼底检查乳头色红,动、静脉高度变细,视网膜苍白,黄斑部呈典型樱桃红色;舌淡紫、边有瘀点,脉细涩。诊为右眼视网膜中央动脉栓塞。拟养血通络,益气补肾。

治疗:以砭石磁疗器沿手太阴、足太阳、足少阴经筋推按,并开心俞、肝俞、肾俞等背俞穴,并配合重点穴位承泣、睛明、球后、翳明、外关,以调和气血,通络明目,病人经1个月治疗诸症好转。

二诊:药后视力增至眼前指数。

三诊:视力增至0.07。右眼视力恢复0.1,眼底检查无显著变化。

七、耳鸣、耳聋

耳鸣、耳聋都是听觉异常的症状。耳鸣是指自觉耳内鸣响,耳聋是指听力减退或听觉丧失,耳鸣常常是耳聋的先兆。两者在病因及治疗方面大致相同,故合并论述。

【病因病机】

本证可分虚实两类。如因暴怒惊恐,肝胆火旺,以致少阳经气闭阻,或痰热郁结,壅遏清窍者属实证。如因肾精亏耗,精气不能上达于耳者属虚证。

【辨证分型】

实证:暴病耳聋,或耳中闷胀,鸣声不断,声响如蝉鸣或海潮声,按之不减。肝胆火旺者,多见面赤、口干、烦躁善怒、脉弦。痰热郁结者,多见胸闷痰多、脉滑数等症。

虚证:久病耳聋,或耳鸣时作时止,声细调低,操劳则加剧;继之鸣声减弱,多兼有头晕、腰酸、遗精、带下、脉虚细等症。

【治疗】

治则:清肝泻火,豁痰通窍,补益肾精。

操作:

第一步,疏通经络。以足太阳膀胱经自关元俞至肝俞,自下而上,以磁滚边推边按,于肾俞、小肠俞、胆俞边推边拉10~12次。

第二步,疏通经筋。分别以手少阳经筋及足少阳经筋,以混合法行边振边按,其足少阳以下肢为主,手少阳以上肢部为主。

第三步,调益经穴。以振动磁头,在丝竹空穴、经耳门穴,至翳风穴,边振边按,两侧各3~4次。

第四步,以振动磁头自耳听宫、会听穴,边振边按并入于外耳道,反复进行3~4次。此外以振动磁梳自百会穴至风池穴,边振边梳10~20次。对肝阳上亢配行间穴、足临泣穴,肾虚配太溪穴及三阴交穴。

随证选穴:

(1)实证:取手足少阳、足阳明经筋为主。

处方:翳风、听会、中渚、侠溪。

肝胆火旺配太冲、丘墟;痰热郁结配丰隆、劳宫。

方义:手足少阳经脉均绕行于耳之前后,因此取手少阳之中渚、翳风,足少阳之听会、侠溪,疏导少阳经气。本方由近部与远部取穴组合而成,通上达下。肝胆火盛,配肝经原穴太冲、胆经原穴丘墟,清泄肝胆之火,乃取"病在上,取之下"和"盛则泻之"之意。痰热郁结,取丰隆、劳宫,以泄热豁痰而通清窍。 热病耳聋加偏历。

(2)虚证:取手足少阳、足少阴经筋为主

随证选穴:翳风、听会、肾俞、关元、太溪。

方义:肾开窍于耳,虚证其治在肾,肾虚则精气不能上注于耳,故取肾俞、关元、太溪以培肾固本,调补肾气,配手少阳之翳风,足少阳之听会,以疏导少阳经气,使精气上输于耳窍,共奏止鸣复聪之效。

肾虚耳鸣加足三里、地五会。

【注意事项】

治疗本症还可结合自我按摩疗法。患者以两手掌心紧按外耳道口,同时以四指反复敲击枕部或乳突部,继而手掌起伏,使外耳道口有规律地开合,坚持每天早晚各做数分钟。另外,日常生活中还应做到适劳逸,慎喜怒,避房劳,注意摄生调养。

【案例选】

朴某,男,48岁,韩国人。

患者右耳聋且鸣已两年,左耳聋且鸣1年,曾在北京某医院治疗数月未见效,于2009年7月13日就诊。患者身体健壮,两耳听力减退,右耳有发热感,并常鸣,过劳则加剧。检查右耳鼓膜凹陷,鼓膜前方有瘢痕形成,左耳鼓膜略有光锥缩小,脉寸关弦尺弱,证为肾亏肝旺。砭石磁疗器主取耳门、听会、翳风、风池、天柱、后溪、合谷等穴,并配合手、足少阳经筋,隔日轮流施治。

两周后耳鸣症状减轻。

八、聤耳

聤耳泛指耳窍化脓性疾病。以脓色黄者为聤耳,脓带青色者名囊耳,脓出白色者称缠耳,脓水秽臭者谓之耳疳。

【病因病机】

本证有虚实之分。实证由于胆火上炎,火毒侵耳,或外感风邪,热毒内盛,灼伤肌膜,化腐生脓。虚证多因脾虚失健,湿浊不化,停聚耳窍所致。

【辨证】

实证:耳底痛,流黄色黏脓,听力减退,发热头痛,脘闷便秘,舌质红,苔黄,脉弦数。

虚证:耳中流脓,终年不愈,脓水清稀不断或如黏丝状,眩晕,四欲倦怠,食少,面色萎黄,大便溏,舌质淡,苔白,脉濡弱。

【治疗】

(1)实证:

治法:疏风清热、解毒开窍。取手足少阳经筋为主。

处方:风池、翳风、听宫、合谷、外关、足临泣。

方义:泻肝胆火取足少阳经风池、足临泣,清热解毒取合谷、外关,近部配翳风、听宫,共奏疏风开窍之功。

随证选穴:热甚者加大椎、关冲;头痛加太阳、上星。

(2)虚证:

治法:健脾化湿。取手少阳、足太阴、阳明经筋为主。

处方:翳风、足三里、阴陵泉。

方义:取手少阳经翳风以通络开窍;足三里、阴陵泉以健脾化湿。

随证选穴:眩晕加脾俞、太白。

【按语】

聤耳包括急、慢性化脓性中耳炎。应积极治疗急、慢性上呼吸道疾病,维持咽鼓管正常的通气和排痰功能。有鼓膜穿孔的病人,不宜游泳或入水前应做好防护工作。部分病人发病与饮食有一定关系,如有些人吃鱼、虾、蛋类后耳部流脓增多,遇此情况要适当注意。

【案例选】

张某,女,31岁,因患中耳炎,治疗期间因工作紧张,心情愤郁,每于经行时两耳出脓,双侧太阳穴作痛,伴胸胁乳房胀痛,或寒热往来,或小便频数,或小腹胀闷。辨为肝经血虚风热。

治疗:以砭石磁疗器沿手、足少阳及足厥阴经筋推按,重点在上焦区、中焦区,以清泻少阳相火,并于重点穴位风池、翳风、耳门、听会、合谷、外关、足三里、三阴交、足临泣等反复循、擦、点、按,以宣解阴分血热,病人经治两周后症状明显减轻,发作次数减少。女子以血为先天,日常予配合口服加味逍遥丸以养血润燥,嘱调整心态、控制情绪,可收全功。

九、鼻渊

鼻渊以鼻流腥臭脓涕、鼻塞、嗅觉减退为主症，又名"脑渗""脑漏"。急慢性鼻窦炎可参照本节诊治。

【病因病机】

肺开窍于鼻，鼻渊的发生，与肺经受邪有关。有因风寒袭肺，蕴而化热，肺气失宣，而致鼻塞。风邪解后，郁热未清，酿为浊液，壅于鼻窍，则发为鼻渊。亦有因肝胆火盛，上犯清窍引起鼻渊者。

【辨证分型】

风寒化热证：恶寒发热，头痛鼻塞，多涕色黄，咳嗽痰多，舌质红，苔薄白，脉浮数。

肝胆火旺证：鼻塞流涕，涕多黄稠，腥臭难闻，头痛目眩，口苦咽干，舌质红，苔黄，脉弦张数。

【治疗】

（1）风寒化热证：

治法：祛风散热，宣肺开窍。取手太阴、阳明经筋为主。

处方：列缺、合谷、迎香、印堂。

方义：本方取手太阴络穴列缺，手阳明原穴合谷，属远部表里配穴法。迎香挟于鼻旁，印堂位于鼻根，远近相配，可收疏风清热、宣肺开窍之功。

随证选穴：眉棱痛加攒竹。

（2）肝胆火盛证：

治法：清肝热、泻胆火、通鼻窍。取手阳明、足厥阴、少阳经筋为主。

处方：太冲、风池、印堂、上星、迎香。

方义：太冲是肝经的原穴，风池为胆经与阳维之会，二穴有疏风解热，清泄肝胆的作用。更取督脉的上星、阳明的迎香，活血通络而利鼻窍。

随证选穴：头痛加百会。

按语：磁疗对急慢性鼻窦炎均有一定疗效，久病不愈者应酌情加用针灸及药物疗法。

【案例选】

王某，男，21岁，鼻塞流涕，或黄或白，有时带血，其味腥臭，病已2年，在某医院诊为"慢性鼻炎"，又摄片诊断为"右上额窦腔内囊肿"。平时容易伤风口干，脉舌如常。按风热郁于肺经论治。

治疗：以砭石磁疗器沿手太阴、阳明经筋推按，重点在上焦区，并沿颌面部阳明经筋走向循按，重点穴位迎香、鼻通、印堂，以宣散太阴、阳明内火。

病人经治两周，半年未见复发。

十、牙痛

牙痛为口腔疾患中常见的症状。遇冷、热、酸、甜等刺激时加剧。本症有虚实之分：实痛多因胃火、风火引起，虚痛多由肾阴不足所致。

【病因病机】

手足阳明脉分别入上下齿，大肠、胃腑有热，或风邪外袭经络，郁于阳明而化火，火郁循经上炎而引起牙痛。肾主骨、齿为骨之余,肾阴不足,虚火上炎亦可引起牙痛。亦有多食甘酸、口腔不洁、垢秽蚀齿而作痛的。

【辨证分型】

风火牙痛:牙痛甚而龈肿,兼形寒身热,舌苔薄白,脉浮数。

实火牙痛:牙痛甚剧,兼有口臭、口渴、便秘、舌苔黄、脉弦。

虚火牙痛:牙痛隐隐,时作时止,牙齿浮动,口不臭,舌尖红,脉细。

【治疗】

治法:清热止痛。取手足阳明经筋为主,酌情补泻。

处方:合谷、下关、颊车。

风火牙痛配外关、风池。

实火牙痛配内庭、劳宫。

虚火牙痛配太溪、行间。

方义:手阳明之脉入下齿中,足阳明之脉入上齿中,故本方取合谷、下关、颊车等阳明经穴为主。风池、外关疏风解表,内庭泻胃火,劳宫清心火,太溪滋肾阴,行间降肝火。

随证选穴:龋齿痛加二间、阳谷;龈肿加角孙、小海;头痛加太阳。

【按语】

凡急性牙髓炎、冠周炎、牙周炎、急性根尖周围炎、牙本质过敏等引起的牙痛,均可参照本节诊治。

【案例选】

王某,男,53岁。牙痛反复发作1年,多因受风或吃辛燥热之品后而发。口腔科诊断为牙周炎,服抗生素可减轻,但常复发。

诊见:右侧牙痛,咀嚼加重,硬物难食;伴口干咽痛,尿黄,便秘,舌红,苔黄,脉弦细数,检查咽部充血,右下颌1—3磨牙牙龈充血微肿胀。诊断为牙痛(牙周炎)。辨证为胃肾阴虚,风热夹虚火上冲。治以疏风清热,泻火止痛,兼以养阴。

治疗:以砭石磁疗器沿手、足阳明及足少阴经筋推按,重点在上焦区、中焦区,以泻心、胃相火,并沿颌面部阳明经筋走向循按,重点穴位地仓—夹承浆—颊车—颧髎—四白—下关—上关—太阳—鼻通,以宣散阳明经风热,病人经治两周,数月未见复发。嘱戒辛辣、甜食,心态平和,将息适宜。

十一、咽喉肿痛

咽喉肿痛属于"喉痹""乳蛾"范畴,是咽喉疾患中常见的病症之一。

【病因病机】

咽喉为肺胃所属,咽接食道而通于胃,喉连气管而通于肺。如因风热犯肺,热邪熏灼肺系,或因过食辛辣煎炒,引动胃火上蒸,津液受灼,煎炼成痰,痰火蕴结,皆可导致咽喉肿痛。肾阴亏耗,阴液不能上润咽喉,虚火上炎,灼于咽喉,亦可引起本症。

【辨证分型】

风热证:咽喉红外疼痛,恶寒发热,咳嗽声嘶,痰多稠黏,喉间如有物梗阻,吞咽不利,苔薄,脉浮数。

实热证:咽喉肿痛,高热,口渴引饮,头痛,口臭,痰稠黄,大便结,小便黄,苔黄厚,脉洪数。

虚热证:咽喉稍见红肿,疼痛较轻,口干舌燥,颊赤唇红,手足心热,舌质红,脉细数。

【治疗】

（1）风热证:

治法:疏风清肺利咽。取手大阴、阳明经筋为主。

处方:少商、尺泽、合谷、曲池。

方义:少商系手太阴经的井穴,点刺出血,可清泄肺热,为治喉证的主穴。配手太阴经合穴尺泽,取实则泻其子之意。取手阳明经原穴合谷、合穴、曲池,有疏风解表、清咽喉的功能。

随证选穴:声音嘶哑加列缺、扶突。

（2）实热证:

治法:清胃热,利咽喉。取手足阳明经筋为主。

处方:商阳、内庭、天突、丰隆。

方义:刺激手阳明经井穴商阳,配足阳明经荣穴内庭,可清泄阳明之郁热。天突系阴维、任脉之交会穴,可清利咽喉。丰隆为足阳明经的络穴,有清热、涤痰、利窍之功。

随证选穴:便秘加上巨虚。

（3）虚热证:

治法:滋阴降火。取手太阴、足少阴经筋为主。

处方:太溪、照海、鱼际。

方义:太溪是足少阴经原穴,照海通于阴跷,二穴能滋阴降火,导虚火下行,为治虚热咽痛的效穴。鱼际为手太阴经荣穴,可清肺热、利咽喉。

随证选穴:咽干加廉泉,手足心热加少府。

【注意事项】

急、慢性咽喉炎和急、慢性扁桃体炎均可参照本节治疗。

【案例选】

金某,男，37 岁,韩国人,嗜烟酒。今夏以来,咽喉疼痛,咽干时轻时重,但在大便通畅或轻度腹泻时诸症见轻,有烧灼感、异物感,平素常伴呃逆频作,大便干燥。检查咽壁黏膜弥漫性充血红肿,后腭弓水肿,舌苔薄黄,脉细而实。辨证为热伏阳明。肺胃阴虚火旺。

治疗:以砭石磁疗器沿手太阴、足少阴经筋推按,并开心俞、肺俞、膈俞、胃脘下俞、肾俞等背俞穴,并配合重点穴位太溪、照海、扶突、尺泽、孔最、气海,以促进手太阴、手少阴、足少阴金水相生、水火既济之功,病人经治疗 20 余日诸症好转。

十二、失音

失音,是指讲话声音嘶哑甚至不能发音而言。《内经》称之为"瘖",亦有称为"声嘶""倒嗓"者。本节叙述范围以"喉瘖"为限,并应与中风的"舌瘖"和妊娠的"子瘖"相鉴别。

各种原因引起的急慢性喉炎、喉头结核、声带劳损、声带小结,以及瘖病性失音等,均可参考本节施治。

【病因病机】

临床上常见的失音,大致有下列几种:

声带劳损:多因高音歌唱,演讲过度,声带劳损而发病,并可反复发作,多见于教师和歌唱家。

情志忧患:多因情志郁结,气郁化火,声门不利而突然发病,常见于瘖病发作的患者。

感受外邪:感受风寒风热,壅遏咽喉,气机不利,以致嘶哑或失音,多见于伤风感冒。

肺燥津伤:燥火伤肺,肺失滋润,或久病伤及肾阴,津液不能上承,声道失于润泽,失音由轻渐重,多见于肺癌、喉癌等病的后期。

喉咙连于肺系,为声音之门户,凡外感或郁怒而失音者为"金实不鸣",病程较短,属实证。久病阴虚或声带劳损者,为"金破不鸣",病程较长,属虚证。

【辨证】

实证:猝然声音嘶哑。如兼喉痒咳嗽痰稀、鼻塞流涕、口不渴、舌苔薄白、脉浮紧,为风寒外束,肺气不宣。如兼咽痛鼻干、咳嗽、痰黄、发热口渴、脉浮数、苔薄黄,为痰热遏肺,肺失清肃。

虚证:有慢性病史。肺肾阴虚者,声音嘶哑由轻渐重,面容消瘦,咽干口燥,潮热盗汗,干咳,心悸,耳鸣,舌红苔少,脉细数。因情志郁怒而发病者,常忽然声嘶不语,但又忽然缓解而语言如常。发病时伴有多烦易怒,头晕耳鸣,口干,胸闷嗳气,舌尖微紫,脉弦。

【治疗】

治法:取手太阴、阳明、足少阴经筋。新病多用泻法,久病多用补法。

处方:鱼际、扶突、天鼎、太溪。

方义:天鼎、扶突位近咽喉,经磁刺激直接疏通患处的气血,消肿散结,清热生津,故能恢复声带的发音功能,以治其标。鱼际调肺气而润咽喉,太溪益肾阴而降虚火,以治其本。本方适用于急慢性失音。

随证选穴:咽痛加二间,发热加合谷,虚热加照海,恶寒加支沟,易怒加太冲,暴喑加通里。

【按语】

失音往往是喉癌的信号之一,对病程较长或治疗鲜效的患者,宜进行五官科检查确诊,以免延误治疗时机。

【案例选】

许某,女,48岁,教师。声音嘶哑、语声低微近半年。外院检查发现左侧声带中1/3处,有1菜籽大小息肉。诊见:声音嘶哑,咽部干燥。舌有紫气,苔薄黄,脉细。

治疗:以砭石磁疗器沿手太阴、阳明、足少阴经筋推按,并开肺俞、膈俞等背俞穴,并配合重点穴位天鼎、扶突、中府、尺泽、气海,以改善手太阴宣降之功能,有助症状改善,病人经1个月治疗诸症好转。

随诊:发音正常,咽部无不适,检查息肉消失。

下篇　中华磁石疗法的现代研究

第一章　中华传统磁石疗法的科学研究探索

生物磁学是一门新兴的边缘学科,它以生物体内的磁和磁现象以及磁对生物体的作用和影响(即磁的生物效应)为研究对象。狭义磁生物效应简称磁疗,它是利用磁场对人体相关组织、部位或有关穴位进行作用,从而达到治病和保健目的的一种物理医疗方法。通常所使用的磁源为各种形状和不同材料的永磁体、旋转永磁磁场和低频电磁场。其特点是无痛、无创、操作简便、成本低廉。

人体磁场的研究是生物磁学中一个新兴分支,自 1963 年首次探测出心磁场以来,1968 年又探测出 α 节律脑磁场,1973 年探测出肺磁场,近几年又对诱发脑磁场、视网膜磁场、肝的磁性等进行了一些研究。其中,人体肺磁场是麻省理工学院的 D.Cohen 首先探测出来的,他在探测心脏中直流电流所产生的稳恒磁场时,发现这种场不仅来自心脏,而且来自肺部。

1981 年初,我们开始应用磁通门梯度计在人体肺磁场的测试,对某些尘肺取得了肺磁场信息。为了进一步证实磁通门梯度计对铁尘肺的诊断价值,我们又进行了人工染尘肺磁场测试的动物实验研究。磁通门梯度计可以作为肺内污染的一种较灵敏的指示仪器,磁通门梯度计对肺磁污染的职业性尘肺的诊断具有一定意义。

人体肺磁场强度因肺中含有强磁性物质的多少而有差异,一般为 $10^{-10} \sim 10^{-8}$ T。环境磁噪声比这要大得多,城市环境磁噪声为 $10^{-8} \sim 10^{-6}$ T,因此,人的肺磁场常被环境磁场所淹没,故使用一般磁场强度计不可能测试到肺磁场。

肺磁场测定属于外源性磁测定,当人体肺部有铁磁滞留时,在体外用强磁进行磁化,取消外磁场后,可在体表测得粉尘剩余的磁场强度,肺磁场的强弱是由肺内含有强磁性物质的多少而定。

第一节　磁材料安全实验的初步研究

一、实验目的

测定大鼠及家兔皮下植入磁材料对机体产生的影响。

二、实验材料

(1)受试物:磁片均为圆形平片,直径 3 mm,厚 1 mm,面积 7.07 mm^2。
磁场强度分为 3 种,即每片 0.3 T、0.2 T 和 0.1 T。
(2)大白鼠:SD 品系,雌雄皆用,体重(128 ± 5)g。许可证号:SCxK(京)2002-0001,本次批号为:

NO 0062357。

（3）家兔：大耳白品类，雌雄皆用。

（4）仪器：全自动血液分析仪 MEK-6318k，TBA-40ER 全自动生化分析仪。

三、实验步骤

（1）大鼠实验：大鼠 24 只，雌雄各半，分为 2 组，即对照组和实验组，每组 12 只，雌雄各 6 只，体重（126±2.8）g。实验组每只大鼠在胸、腹、背 3 个区域（相当于膻中、神阙及神道穴）皮下植入 1 枚磁片，每片 0.3 T（相当于人用量的 90 倍）；对照组仅做假手术，动物需单笼饲养，每笼一只，并置于 IVC 屏障系统中，共观察 12 周（3 个月），于整个观察期间观察动物的一般状况，于实验结束前一日将两组大鼠禁食过夜（5PM—8AM），次日从眼眶部取血，分离血清测定各项生化指标，然后将动物称体重，静脉滴注戊巴比妥钠 40 mg/kg 麻醉后，放血处死动物，剖取心、肝、脾、肺、肾、脑、肾上腺、睾丸、前列腺、子宫等脏器称重测定脏器系数，然后连同甲状腺、胃、十二指肠、卵巢、胸骨、骨髓等以 10% 中性福尔马林液固定后，石蜡包理，切片，染色做组织病理学检查。

（2）家兔实验：大耳白家兔 42 只，雌雄兼用，共分 8 组，每组 5~6 只，第一组为正常对照组，不做任何处置，常规饲养；第二组~第四组均于无菌条件下，分别在头顶"百会穴"及右眼下眼睑皮下植入磁片各 1 枚，剂量分别为 0.3 T（第二组）、0.2 T（第三组）和 0.1 T（第四组）（分别相当于人用量的 126 倍、84 倍及 42 倍）；第五组~第七组分别于无菌条件下，在胸、腹、背部皮下植入磁片 1 枚，剂量亦分别为 0.3T（第五组）、0.2 T（第六组）和 0.1 T（第七组）（分别相当于人用量的 188 倍、126 倍及 63 倍）；第八组家兔则在头顶部"百会穴"部位剃去兔毛后，将 1 枚 0.3 T 磁片放置于"百会穴"处（相当于人用量的 63 倍）用黏胶片将其固定住，这是为了考察外置磁对机体的影响，这与实际应用情况更为接近，上述 8 组家兔共观察 6 周（1.5 个月），于实验结束日将家兔称体重，静脉滴注戊巴比妥钠溶液 40 mg/kg 麻醉后，于腹主动脉取血以测定血液学及血液生化指标。血液学指标包括红细胞、白细胞、血小板计数、血红蛋白及白细胞分类。血液生化指标包括 TP、ALB、ALT、AST、ALP、TBIL、TC、GLU、URea、Cr，另外也测定 T_3、T_4 值。正常对照组、胸腹背植磁 0.3T 组以及"百会穴"外盖磁片的三个组还加测了免疫功能指标包括 IgG、IgA 和 IgM：C。最后，处死动物，剖取心、肝、脾、肺、肾、脑、肾上腺、睾丸、前列腺、子宫等脏器称重测定脏器系数，然后连同甲状腺、胃、十二指肠、卵巢、胸骨、骨髓等组织以 10% 中性福尔马林液固定后，石蜡包埋，切片，染色做组织病理学镜检。

四、实验结果

（1）一般状况：无论大白鼠还是家兔在实验观察期间未发现有异常症状，如毛松、毛起伏、少动、精神萎靡、流涎、流泪、稀便、兴奋、步态异常等，体重的实验前后变化见表 2-1-1、表 2-1-2。

由表 2-1-1 可见，大鼠在胸、腹、背三处各植入 0.3 T 磁片，经 12 周后，其体重与对照组相比较，无论雌性或雄性体重均稍高于对照组，但经统计学处理并无显著性差异（P=20.05）。

由表 2-1-2 可见，家兔尽管植入磁片的部位和磁的剂量有所不同，但在植磁 6 周后，各组家兔的体重增加情况相似，与对照组相比并无显著性差异。

表 2-1-1　磁对大鼠体重的影响

组别	性别	动物数(只)		体重(g)$X \pm S$		增减率(%)
		实验始	实验终	实验始	实验终	
对照	♀	6	6	124 ± 5	281 ± 19	127
	♂	6	6	128 ± 9	493 ± 36	285
植磁	♀	6	6	128 ± 4	322 ± 36	151
	♂	6	6	127 ± 6	519 ± 16	309

表 2-1-2　磁对家兔体重的影响

组别	动物数(只)		体重(kg)$X \pm S$		增减率(%)
	实验始	实验终	实验始	实验终	
对照	5(♂3 ♀2)	5	2.50 ± 0.28	2.74 ± 0.25	9.6
头、眼睑植磁 0.3 T	5(♂3 ♀2)	5	2.63 ± 0.28	2.85 ± 0.18	8.4
头、眼睑植磁 0.2 T	6(♂5 ♀1)	6	2.70 ± 0.29	2.72 ± 0.28	0.7
头、眼睑植磁 0.1 T	5(♂3 ♀2)	5	2.24 ± 0.08	2.60 ± 0.14	16.0
胸、腹、背植磁 0.3 T	5(♂4 ♀1)	5	2.67 ± 0.22	2.76 ± 0.20	3.4
胸、腹、背植磁 0.2 T	5(♂3 ♀2)	5	2.72 ± 0.14	2.78 ± 0.13	2.2
胸、腹、背植磁 0.1 T	5(♂2 ♀3)	5	2.82 ± 0.17	2.98 ± 0.19	5.7
"百会穴"外盖 0.3 T	6(♂4 ♀2)	6	2.45 ± 0.22	2.63 ± 0.18	7.3

（2）对血液学指标的影响:各组家兔血液学指标测定的结果见表 2-1-3。各组家兔的各项血液学指标值与对照组相比较并无显著性差异,各组间相比较亦无显著性差异。

表 2-1-3　磁对家兔血液学指标的影响

组别	动物数(只)	WBC(10⁹/L)	RBC(10¹²/L)	HGB(g/L)	PLT(10⁹/L)	%	%	%	%
对照	5	8.0 ± 2.6	4.83 ± 0.65	11.2 ± 1.2	356 ± 68	40.3 ± 14.0	2.5 ± 0.6	57.2 ± 13.6	0
头、眼睑植磁 0.3 T	5	9.8 ± 1.2	5.00 ± 0.48	11.4 ± 0.7	366 ± 56	30.0 ± 6.8	2.1 ± 1.0	67.7 ± 6.0	0.2
头、眼睑植磁 0.2 T	6	8.9 ± 2.4	4.79 ± 1.66	10.9 ± 3.6	263 ± 136	36.7 ± 6.1	2.6 ± 0.4	60.7 ± 6.3	0
头、眼睑植磁 0.1 T	5	7.9 ± 2.8	4.90 ± 3.7	11.3 ± 3.7	259 ± 62	45.4 ± 5.3	2.0 ± 0.4	52.6 ± 6.3	0
胸、腹、背植磁 0.3 T	5	10.4 ± 2.4	5.10 ± 0.75	11.4 ± 1.0	409 ± 120	31.8 ± 11.3	2.4 ± 0.3	65.8 ± 11.6	0
胸、腹、背植磁 0.2 T	5	9.6 ± 3.5	5.19 ± 1.4	11.5 ± 2.5	336 ± 86	29.8 ± 10.5	2.5 ± 0.5	67.7 ± 10.2	0
胸、腹、背植磁 0.1 T	5	7.4 ± 3.3	5.89 ± 0.84	12.8 ± 1.3	286 ± 106	40.2 ± 13.5	1.9 ± 0.3	58.0 ± 13.5	0
"百会穴"外盖 0.3 T	6	10.9 ± 3.5	5.66 ± 1.10	12.3 ± 1.9	315 ± 13	32.3 ± 13.3	2.5 ± 0.7	65.2 ± 13.6	0

（3）对大鼠血液生化指标的影响：大鼠在胸、腹、背 3 处各植入 0.3 T 磁片,经 12 周后对血液生化各项指标测定的结果见表 2-1-4,植磁大鼠经 12 周后,各项血液生化指标值与对照组相比较并无显著性差异。

表 2-1-4　磁对大鼠血液生化指标的影响

组别	动物数（只）	TP（g/L）	ALB（g/L）	ALT（U/L）	AST（U/L）	ALP（U/L）	TBIL（μmol/L）	TC（mmol/L）	CLU（mmol/L）	URea（mmol/L）	Cr（μmol/L）
对照	12	84.2 ± 2.6	52.0 ± 2.9	40.6 ± 9.6	107.7 ± 22.5	79.6 ± 34.1	10.0 ± 3.8	2.21 ± 0.25	4.85 ± 0.98	8.34 ± 0.96	126 ± 19
植磁	12	83.0 ± 3.5	52.0 ± 2.1	40.0 ± 7.4	108.7 ± 18.7	67.5 ± 31.2	8.2 ± 2.7	2.41 ± 0.36	5.30 ± 0.84	8.26 ± 1.73	123 ± 17

表 2-1-5　磁对家兔血液生化指标的影响

组别	动物数（只）	TP（g/L）	ALB（g/L）	ALT（U/L）	AST（U/L）	ALP（U/L）	TBIL（μmol/L）	TC（mmol/L）	GLU（mmol/L）	URea（mmol/L）	Cr（μmol/L）
对照	5	74.4 ± 12.5	44.4 ± 3.2	53.0 ± 9.1	35.8 ± 10.9	58.8 ± 10.8	4.0 ± 0.7	1.78 ± 1.03	5.89 ± 1.42	7.23 ± 1.10	183 ± 18
头、眼睑植磁 0.3 T	5	68.0 ± 6.5	44.8 ± 2.5	54.2 ± 13.8	54.2 ± 13.9	26.6 ± 22.3	6.9 ± 0.9**	1.38 ± 0.35	5.15 ± 0.43	6.60 ± 0.48	164 ± 22
头、眼睑植磁 0.2 T	6	69.5 ± 6.1	45.2 ± 2.2	43.0 ± 13.6	25.0 ± 13.9	55.3 ± 24.4	3.8 ± 0.8	0.92 ± 0.40	6.17 ± 0.68	8.67 ± 1.54	182 ± 9
头、眼睑植磁 0.1 T	5	64.5 ± 2.8	45.2 ± 2.1	56.7 ± 23.1	39.5 ± 9.7	72.2 ± 20.2	3.6 ± 0.8	1.08 ± 0.43	6.97 ± 1.62	8.98 ± 1.20	181 ± 19
胸、腹、背植磁 0.3 T	5	71.4 ± 8.7	44.2 ± 1.4	59.0 ± 22.6	36.8 ± 13.3	52.2 ± 16.4	4.9 ± 2.5	0.84 ± 0.36	6.28 ± 1.23	0.94 ± 0.88**	170 ± 34
胸、腹、背植磁 0.2 T	5	66.4 ± 7.5	44.0 ± 3.1	54.8 ± 37.9	39.2 ± 32.1	46.8 ± 14.2	5.5 ± 3.2	0.83 ± 0.22	5.50 ± 0.27	9.92 ± 0.87***	170 ± 34
胸、腹、背植磁 0.1 T	5	67.1 ± 5.4	45.4 ± 1.6	52.6 ± 22.3	34.0 ± 5.0	69.2 ± 8.3	5.2 ± 2.2	1.35 ± 0.57	6.11 ± 0.63	10.12 ± 1.07***	173 ± 13
"百会穴"外盖磁 0.3 T	6	68.9 ± 7.3	45.4 ± 2.7	67.6 ± 34.3	54.1 ± 16.7	75.1 ± 18.4	4.0 ± 1.6	1.03 ± 0.59	5.35 ± 0.90	8.07 ± 0.46	170 ± 10s

与对照组相比较:**P<0.05　***P<0.01

（4）对家兔血液生化指标的影响：对植磁组家兔和正常对照组家兔血液生化各项指标测定的结果由表 2-1-5 可见,在头顶部及眼睑皮下植入磁片的家兔,磁剂量在 0.1~0.3 T（总量达 0.2~0.6 T）的情况下,各项血液生化测得的指标与对照组相比较并无显著性差异。在头顶部"百会穴"覆盖 0.3T 磁片的家兔,其各项血液生化指标值与对照组相比较亦无显著性差异;而在胸、腹、背三处分别植入磁片的 3 个组（磁单片剂量分别为 0.1~0.3 T,总剂量达 0.3~0.9 T）,虽然总蛋白等 9 项生化指标与对照组相比较亦无显著性差异,但血清尿素氮(URea)的值均明显高于对照组,这说明在这三个部位植入磁片后6周,对肾功能个别指标是有影响的。在大鼠实验中,未发现相同剂量下对尿素氮产生影响,所以究竟植磁对肾功能是否有损害或干扰尿素氮的代谢尚需进一步考察,但应引起临床应用时高度关注。另外,在头顶部及眼睑皮下植入 0.3 T 磁片的家兔,其血清总胆红素水平明显高于对照组,由于该植磁组的血样有溶血现象,故不能排除是操作失误。

（5）对 T_3、T_4 的影响:各植磁组及对照组家兔血清三碘甲腺原氨酸(T_3)和甲状腺素(T_4)测定的结果见表 2-1-6,无论头顶部、眼睑皮下植入磁片的家兔,还是胸、腹、背三处均植入磁片的家兔,还是仅在头顶部"百会穴"覆盖磁片的家兔,其血清 T_3、T_4 值与对照组相比较均无显著性差异($P=20.05$)。

表 2-1-6 磁对植磁家兔血清 T_3、T_4 的影响

组别	动物数（只）	T_3（ng/mL）	T_4（ng/mL）
对照	5	1.380 ± 0.215	20.202 ± 10.756
头、眼睑植磁 0.3 T	5	1.376 ± 0.362	18.523 ± 10.112
头、眼睑植磁 0.2 T	6	1.293 ± 0.255	9.271 ± 5.831
头、眼睑植磁 0.1 T	5	1.147 ± 0.175	12.754 ± 5.263
胸、腹、背植磁 0.3 T	5	1.411 ± 0.152	12.091 ± 6.600
胸、腹、背植磁 0.2 T	5	1.405 ± 0.584	15.084 ± 8.303
胸、腹、背植磁 0.1 T	5	1.293 ± 0.360	26.487 ± 9.143
"百会穴"外盖磁 0.3 T	2	1.771 ± 0.300	16.643 ± 10.553

（6）对免疫功能指标的影响:在此项测定指标的实验中,我们仅做了 3 个组的测定,即对照组,胸、腹、背植磁 0.3 T 组,以及"百会穴"覆盖 0.3T 磁组。具体测定指标为免疫球蛋白 G(IgG),免疫球蛋白 A(IgA)和免疫球蛋白 M(IgM),补体 C_3 及补体 C_4。

由表 2-1-7 可见,植磁组或外盖磁片组的家兔,其 IgG 和 IgA 以及 C_3 和 C_4 值与对照组相比较均无显著性差异。IgM 值虽高于对照组但亦未见显著性差异,故在此实验条件下,磁对家兔的免疫功能未显示有明显的作用,但不排除在扩大样本时对个别指标有可能会产生明显影响(如 IgM)。

（7）对脏器系数的影响:磁对大鼠及家兔脏器系数的影响分别见表 2-1-8 和表 2-1-9。由表 2-1-8可见,植入胸、腹、背各 0.3 T 磁片,经 12 周后,雄性大鼠的肝、脾系数与对照组相比较均有显著性差异,主要是引起肝、脾系数增加,其他脏器系数与对照组相比较均无显著性差异。

表 2-1-7 磁对家兔免疫功能的影响

组别	动物数（只）	IgG（mg/dL）	IgA（mg/dL）	IgM（mg/dL）	C_3（mg/dL）	C_4（mg/dL）
对照	5	<33.3	<6.67	19.8 ± 4.5	<5.83	2.88 ± 0.87
胸、腹、背植磁 0.3 T	5	<33.3	<6.67	23.9 ± 5.3	<5.83	3.02 ± 0.30
"百会穴"外盖磁 0.3 T	5	<33.3	<6.67	30.5 ± 14.9	<5.83	3.08 ± 0.49

表 2-1-8　磁对大鼠脏器系数的影响（ *n*=6 ）

组别	性别	脏器系数									
		心	肝	脾	肺	肾	肾上腺	脑	前列腺	睾丸	子宫
对照	♀	0.40 ± 0.07	2.88 ± 0.28	0.20 ± 0.01	0.52 ± 0.05	0.30 ± 0.03	0.009 ± 0.002	0.55 ± 0.10	—	—	0.19 ± 0.93
植磁	♀	0.36 ± 0.05	3.15 ± 0.29	0.17 ± 0.03	0.47 ± 0.05	0.33 ± 0.04	0.011 ± 0.002	0.60 ± 0.05	—	—	0.19 ± 0.02
对照	♂	0.34 ± 0.03	2.79 ± 0.34	0.13 ± 0.01	0.39 ± 0.02	0.32 ± 0.03	0.005 ± 0.001	0.36 ± 0.01	0.178 ± 0.04	0.40 ± 0.08	
植磁	♂	0.34 ± 0.03	3.36 ± 0.44**	0.16 ± 0.02***	0.41 ± 0.07	0.32 ± 0.04	0.008 ± 0.002	0.36 ± 0.08	0.187 ± 0.05	0.33 ± 0.01	

与对照组相比较：**$P<0.05$，***$P<0.01$

表 2-1-9　磁对家兔脏器系数的影响

组别	动物数（只）	脏器系数									
		心	肝	脾	肺	肾	脑	肾上腺	睾丸	前列腺	子宫
对照	5	0.24 ± 0.02	2.80 ± 0.21	0.06 ± 0.01	0.55 ± 0.10	0.28 ± 0.04	0.31 ± 0.06	0.007 ± 0.003	0.12 ± 0.03	0.07 ± 0.02	0.22 ± 0.13
头、眼睑植磁 0.3 T	5	0.27 ± 0.04	2.85 ± 0.28	0.07 ± 0.02	0.57 ± 0.18	0.28 ± 0.07	0.31 ± 0.03	0.007 ± 0.002	0.11 ± 0.01	0.05 ± 0.02	0.08 ± 0.02
头、眼睑植磁 0.2 T	6	0.28 ± 0.04	2.64 ± 0.22	0.07 ± 0.02	0.55 ± 0.12	0.29 ± 0.07	0.31 ± 0.04	0.008 ± 0.004	0.15 ± 0.04	0.06 ± 0.02	0.35 ± 0.00
头、眼睑植磁 0.1 T	5	0.25 ± 0.03	2.65 ± 0.29	0.04 ± 0.01	0.45 ± 0.08	0.26 ± 0.04	0.31 ± 0.05	0.006 ± 0.002	0.10 ± 0.03	0.06 ± 0.02	0.19 ± 0.00
胸、腹、背植磁 0.3 T	5	0.26 ± 0.02	2.60 ± 0.24	0.08 ± 0.03	0.51 ± 0.06	0.30 ± 0.05	0.32 ± 0.05	0.008 ± 0.001	0.12 ± 0.01	0.06 ± 0.01	0.48 ± 0.00
胸、腹、背植磁 0.2 T	5	0.26 ± 0.02	2.69 ± 0.36	0.08 ± 0.02	0.45 ± 0.01	0.24 ± 0.02	0.39 ± 0.04	0.007 ± 0.003	0.14 ± 0.04	0.05 ± 0.03	0.30 ± 0.05
胸、腹、背植磁 0.1 T	5	0.25 ± 0.04	2.67 ± 0.30	0.06 ± 0.01	0.55 ± 0.07	0.23 ± 0.07	0.30 ± 0.05	0.005 ± 0.001	0.14 ± 0.06	0.07 ± 0.02	0.23 ± 0.16
"百会穴"外盖磁 0.3 T	6	0.26 ± 0.02	2.60 ± 0.44	0.06 ± 0.01	0.58 ± 0.10	0.28 ± 0.04	0.32 ± 0.03	0.007 ± 0.001	0.11 ± 0.03	0.07 ± 0.03	0.21 ± 0.11

　　雌性大鼠植磁后导致肝、脾系数虽有所增大，但各项肝功能指标测定值与对照组相比较均无显著性差异，病理观察结果亦未见显著改变。推测可能与植磁后，激活网状内皮系统功能有关，但尚需进一步研究证实。

　　由表 2-1-9 可见，各植磁组家兔的主要脏器系数与对照组相比较均未显示有显著性差异。

　　（8）病理组织学检查：经 10% 福尔马林液固定的各组标本，常规取材后酒精梯度脱水，Fisher Model 266 MP 自动石蜡包埋机包埋，Leica RM2135 切片机制片，HE 染色，OLYMPUS 显微镜观察及照相。

● 大鼠

1)心脏:心脏内膜光滑,心肌纤维未见变性、坏死、萎缩或肥大,胞浆中未见色素沉着,间质未见炎细胞浸润及纤维组织增生。心外膜亦光滑,未见渗出物,冠状动脉血管系统未见显著改变。植磁组与对照组比较无明显差别。

2)肝脏:被膜光滑。肝小叶结构存在,肝细胞未见变性或坏死,汇管区血管及胆管周围存在少量小圆形细胞浸润,间质未见结缔组织增生,肝中央小静脉,肝小动、静脉及胆管系统均未见病变。植磁组与对照组比较无明显差别。

3)脾脏:被膜光滑,脾红、白髓结构清晰,红髓中红细胞充盈,白髓中脾小结中央小动脉管壁未见增厚或变性,植磁组与对照组比较无明显差别(图 2-1-1、图 2-1-2)。

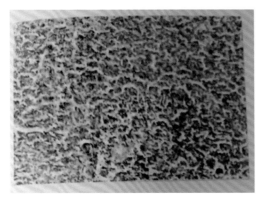 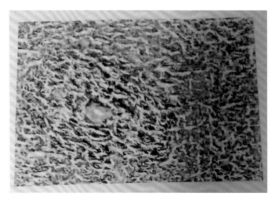

图 2-1-1　对照组大鼠　脾脏　HE×100　　　图 2-1-2　胸、腹、背植磁组大鼠　脾脏　HE×100

4)肺及气管:肺脏被膜光滑,未见渗出物,各叶肺泡充气良好,未见扩张或塌陷,腔内未见分泌物,肺泡间隔未见增厚,各级支气管结构及肺属各血管系统未见显著改变。气管黏膜上皮被覆假复层纤毛柱状细胞未见显著改变,上皮下疏松结缔组织中可见数量不等的淋巴细胞为主的炎细胞浸润,外膜软骨环亦未见退变,植磁组与对照组比较无明显差别(图 2-1-3、图 2-1-4)。

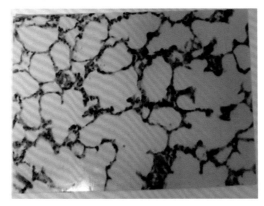 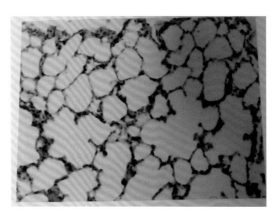

图 2-1-3　对照组大鼠　肺脏　HE×100　　　图 2-1-4　胸、腹、背植磁组大鼠　肺脏　HE×100

5)肾脏、膀胱:肾被膜光滑,皮髓质结构清楚,肾小球体积未见缩小或肥大,数目未见减少,各肾小管上皮细胞未见变性、坏死或脱落,管腔中未见管型及结石,肾间质未见炎细胞浸润及纤维组织增生,肾盂上皮完整。膀胱移行上皮组织完整,未见细胞增生。植磁组与对照组比较无明显差别(图 2-1-5、图 2-1-6)。

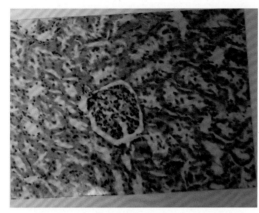
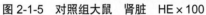
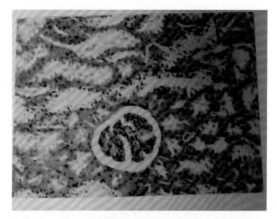

图 2-1-5　对照组大鼠　肾脏　HE×100　　　　图 2-1-6　胸、腹、背植磁组大鼠　肾脏　HE×100

6)脑、脊髓、视神经:各层脑膜光滑,大、小脑组织结构,各神经细胞与胶质细胞均未见显著改变,脊髓灰白质分界清楚,白质神经纤维及灰质中各群神经细胞未见显著改变。视神经由神经纤维构成的多个大小不同的神经纤维束及薄层结缔组织构成的神经膜亦未见异常,植磁组与对照组比较无明显差别。

7)垂体、甲状腺、甲状旁腺及肾上腺:垂体结构及各细胞均未见显著改变,甲状腺各小叶滤泡上皮细胞无增生,部分滤泡腔中充盈粉染均质物,滤泡间见少量小圆形细胞浸润,甲状旁腺实质细胞呈索或团状排列未见显著改变,结缔组织亦未见增多或减少。肾上腺被膜光滑,皮髓质结构清楚,髓质中可见较大体积的嗜酸细胞。植磁组与对照组比较无明显差别。

8)食管、胃、十二指肠、回肠、结肠:各部黏膜上皮均完整,未见糜烂与溃疡,黏膜下均见少量慢性炎细胞浸润,各部腺体均未见增生、化生或萎缩,肌层、浆膜及外膜均未见显著改变。植磁组与对照组相比较无明显差别。

9)胰腺:胰腺各小叶外分泌部的腺泡结构及内分泌的胰岛各细胞均无显著改变,植磁组与对照组相比无明显差别。

10)卵巢、子宫:卵巢可见不同生长发育阶段的卵泡及黄体,白体均未见显著改变,子宫内膜呈分泌期 – 静止期变化,间质见不同程度的嗜酸性粒细胞浸润,肌层未见异常,植磁组与对照组相比较无明显差别(图 2-1-7~ 图 2-1-10)。

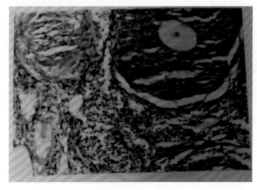
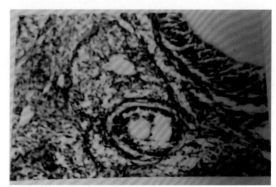

图 2-1-7　对照组大鼠　卵巢　HE×100　　　　图 2-1-8　胸、腹、背植磁组大鼠　卵巢　HE×100

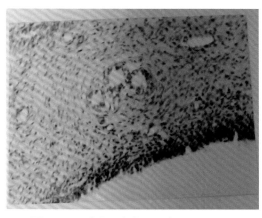
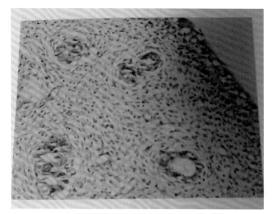

图 2-1-9　对照组大鼠　子宫　HE×100　　　　图 2-1-10　胸、腹、背植磁组大鼠　子宫　HE×100

11）睾丸、附睾、前列腺：睾丸被覆完整，曲精细管各级生精细胞存在，分布正常，腔中可见发育良好的精子细胞，间质未见显著改变。附睾小管未见显著改变，前列腺各部腺体未见增生，部分腺腔内见粉染物充盈，间质未见显著改变，植磁组与对照组相比较无明显差别（图 2-1-11、图 2-1-12）。

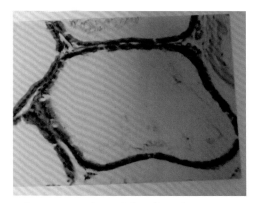
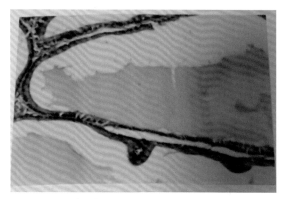

图 2-1-11　对照组大鼠　前列腺　HE×100　　　　图 2-1-12　胸、腹、背植磁组大鼠　前列腺　HE×100

12）胸腺、淋巴结：胸腺包膜完整，皮髓质各细胞未见显著改变。各组动物受检淋巴结未见明显异常。植磁组与对照组相比较均未见明显差别。

13）胸骨及骨髓：各组动物胸骨均未见明显异常，骨髓中各系细胞存在，未见显著改变，植磁组与对照组相比较无明显差别。

14）肌肉：骨骼肌纤维和分离的肌原纤维及其间质结缔组织均未见显著改变，植磁组与对照组相比较均未见明显差别。

15）视网膜：植磁组视网膜色素上皮及各层视细胞与对照组相比较无明显差别。植磁后大鼠主要脏器未发现有显著的病理改变。

● 家兔（胸、腹、背植磁 0.3 T 组与对照组）

1）心脏：心脏内膜光滑、心肌纤维未见变性、坏死、萎缩或肥大，胞浆中未见色素沉着，间质未见炎细胞浸润及纤维组织增生，心外膜亦光滑，未见渗出物。冠脉血管系统未见显著改变。植磁组与对照组比较无明显差别。

2）肝脏：被膜光滑。肝小叶结构存在，肝细胞未见变性或坏死，汇管区血管及胆管周围存在少量小圆形细胞浸润,间质未见结缔组织增生,肝中央小静脉,肝小动、静脉及胆管系统均未见显著改变。植磁组与对照组比较无明显差别。

3)脾脏:被膜光滑。脾红、白髓结构清晰,红髓中红细胞充盈,白髓中脾小结中央小动脉管壁未见增厚或变性,植磁组与对照组比较无明显差别。

4)肺脏:肺脏被膜光滑,未见渗出物,各叶肺泡充气良好,未见扩张或塌陷,腔内未见分泌物,肺泡间隔未见增厚,各级支气管结构及肺属各血管系统未见显著改变,植磁组与对照组比较无明显差别。

5)肾脏、膀胱:肾被膜光滑,皮髓质结构清楚,肾小球体积未见缩小或肥大,数目未见减少,各肾小管上皮细胞未见变性、坏死或脱落,管腔中未见管型及结石,肾间质未见炎细胞浸润及纤维组织增生,肾盂上皮完整,膀胱移行上皮组织完整,未见细胞增生。植磁组与对照组比较无明显差别。

6)脑、脊髓:各层脑膜光滑,大、小脑组织结构,各神经细胞与胶质细胞均未见显著改变,脊髓灰白质分界清楚,白质神经纤维及灰质中各群神经细胞未见显著改变。植磁组与对照组比较无明显差别。

7)垂体、肾上腺:垂体结构及各细胞均未见显著改变,肾上腺被膜光滑,皮髓质结构清楚,髓质中可见较大体积的嗜铬细胞。植磁组与对照组比较无明显差别。

8)胃、十二指肠、回肠、结肠:各部黏膜上皮均完整,未见糜烂与溃疡,黏膜下均见少量慢性炎细胞浸润,各部腺体均未见增生、化生或萎缩,肌层、浆膜及外膜均未见显著改变。植磁组与对照组相比较无明显差别。

9)胰腺:胰腺各小叶外分泌部的腺泡结构及内分泌的胰岛各细胞均无显著改变。植磁组与对照组相比无明显差别。

10)卵巢、子宫:卵巢可见不同生长发育阶段的卵泡,黄体、白体均未见显著改变。子宫内膜呈分泌期 – 静止期变化,间质见不同程度的嗜酸性粒细胞浸润,肌层未见异常,植磁组与对照组相比较无明显差别。

11)睾丸、附睾、前列腺:睾丸被膜完整,曲精细管各级生精细胞存在,分布正常,腔中可见发育良好的精子细胞,间质未见显著改变。附睾小管未见显著改变,前列腺各部腺体未见增生,部分腺腔内见粉染物充盈,间质未见显著改变,植磁组与对照组相比较无明显差别。

12)胸腺、淋巴结:胸腺包膜完整、皮髓质各细胞未见显著改变。各组动物受检淋巴结未见明显异常,植磁组与对照组相比较均未见明显差别。

13)骨及骨髓:各组动物骨均未见明显异常,骨髓中各系细胞存在,未见显著改变。植磁组与对照组相比较无明显差别。

14)肌肉:骨骼肌纤维和分离的肌原纤维及其间质结缔组织均未见显著改变,植磁组与对照组相比较均未见明显差别。

胸、腹、背植磁 0.3 T 组家兔主要脏器未发现显著的病理改变。家兔头、眼植磁 0.3 T 组各层脑膜光滑,大、小脑组织结构,各神经细胞与胶质细胞均未见显著改变。家兔"百会穴"植磁 0.3 T 组各层脑膜光滑,大、小脑组织结构,各神经细胞与胶质细胞均未见显著改变。

五、实验结论

（1）大鼠在胸、腹、背三处各植磁 0.3 T 片一枚,总量达到 0.9 T（相当于人用量的 90 倍）。经观察

12周,结果仅发现雄性大鼠肝、脾指数有明显增加,其他如血液学指标、血液生化及病理学观察均未发现异常。

（2）家兔采用不同植磁方案进行植磁,观察6周发现在胸、腹、背三处各植磁0.3 T、0.2 T和0.1 T（相当于人用量的189倍、126倍及63倍）,进行血液生化检查,除可见血清尿素氮与对照组相比较有明显升高外,其他测定指标均无异常。在头顶、眼睑植磁0.3 T、0.2 T和0.1 T组及"百会穴"外盖0.3 T磁片组,所测各项指标均与对照组无明显差异。

（3）实验结果提示:在本次实验条件下,大鼠植磁剂量在相当于人用量的90倍,长达12周时,未见有异常病变,磁材料是相对安全的。但家兔在植磁量相当于人用量的63倍时,血清尿素氮有明显升高,提示我们在临床长期大剂量磁片敷贴或穴位埋磁时应注意检查此项生化指标,以保证临床应用安全。

六、讨论

本部分实验主要目的是测定大鼠及家兔皮下植入磁材料对机体产生的影响,实验材料主要用直径3 mm、厚1 mm、面积7.07 mm² 的圆形平片磁片,强度分别为0.3 T、0.2 T、0.1 T的SD品系雌雄大白鼠和大耳白品系雌雄皆用的家兔。实验主要仪器为全自动血液分析仪和全自动生化分析仪。

本实验步骤主要分为大鼠实验和家兔实验两部分。第一部分为大鼠实验,主要是把24只大鼠,雌雄各半,分为两组,每组12只,一组为对照组,另一组为实验组。实验组每只大鼠在胸、腹、背3个区域分别在无菌条件下,皮下植入1枚磁片,每片0.3 T,对照组仅做假手术,动物需单笼饲养,每笼一只,并置于IVC屏障系统中,共观察12周,于整个观察期间观察动物的一般状况。于实验结束前一日将两组大鼠禁食过夜,次日从眼眦取血,分离血清,测定各项生化指标,然后将动物称体重,静脉滴注戊巴比妥钠40 mg/kg麻醉后,放血处死动物,剖取心、肝、脾、肺、肾、脑、肾上腺、睾丸、前列腺、子宫等脏器,称重测定脏器系数,然后连同甲状腺、胃、十二指肠、卵巢、胸骨、骨髓等组织以10%中性福尔马林液固定后,石蜡包埋,切片,染色,做组织病理学检查。第二部分为家兔实验,将大耳白家兔42只,雌雄兼用,共分8组,每组5~6只。第一组为正常对照组,不做任何处置,常规饲养;第二至第四组均于无菌条件下,头眼睑植磁,剂量分别为0.3 T、0.2 T和0.1 T（第五至七组胸腹、背植磁,剂量分别为0.3 T、0.2 T、0.1 T）,第八组家兔则在头顶部"百会穴"部位剃去兔毛后,将1枚0.3 T磁片放置于"百会穴"处,用黏胶片将其固定,这是为了考察外置磁对机体的影响,这与实际应用情况更为接近,上述8组家兔共观察6周,于实验结束日将家兔称重,静脉滴注戊巴比妥钠40 mg/kg麻醉后,于腹主动脉取血,以测定血液学（红细胞、白细胞、血小板计数、血红蛋白及白细胞分类）及血液生化指标（包括TP、ALB、ALT、AST、ALP、TBIL、TC、GLU、URea、Cr 10项,另外也测定T_3、T_4值）。正常对照组,胸、腹、背植磁0.3 T组以及"百会穴"外盖磁片的三个组加测了免疫功能指标,包括:IgG、IgA和IgM:C。最后处死动物,剖取心、肝、脾、肺、肾、脑、肾上腺、睾丸、前列腺、子宫等脏器称重,测定脏器系数,然后连同甲状腺、胃、十二指肠、卵巢、胸骨、骨髓等组织以10%中性福尔马林液固定后,石蜡包埋,切片,染色做组织病理学镜检。通过实验结果分析可以得出以下实验结论:①大鼠在胸、腹、背三处各植入0.3 T磁片一枚,总量达到0.9 T,观察12周结果仅发现雄性大鼠肝、脾指数有明显增加,其他血液学指标、血液生化及病理学观察均未发现有异常;②家兔采用不同植磁方案,观察6周后发现,在胸、腹、背三处各植磁 0.3 T、0.2 T 和 0.1 T（相当于人用量的 189 倍、126 倍及 63 倍），除血液生化检查中，可见血清尿素氮与对照组比较有明显升高外，其他测定指标均无差异可见。其他在头项、眼睑植磁 0.3 T、0.2 T 以及"百会穴"外盖 0.3 T 磁片组，所测各项指标均与对照组无明显差异。

第二节　生物磁场的测定

一、人体肺磁场的初步研究

（一）研究背景

肺磁场是由进入肺中的强磁性物质在外部磁场的作用下产生的剩余磁场，属外源性磁场。像电焊工、砂轮磨工等，在他们的作业环境中，强磁性粉尘的含量较高，有可能产生较强的异常肺磁场。另外，石棉及煤中也夹杂一些强磁性物质，因此石棉工人、煤矿工人也有可能产生较强的异常肺磁场。1981 年，我们对人体肺磁场进行了一系列实验研究。受试对象有电焊工、磨工、车工、石棉工等。

（二）研究方法

人体肺磁场强度因肺中含强磁性物质的多少而有所不同，一般为 $10^{-10} \sim 10^{-8}$ T；但环境磁噪声比这要大得多，如地磁场（恒稳场）约为 0.5×10^{-5} T，地磁场起伏为 $10^{-9} \sim 10^{-7}$ T，城市环境磁噪声为 $10^{-8} \sim 10^{-6}$ T。因此，人体肺磁信号常常被环境磁噪声所淹没，仅用一般磁强计是不能直接测量出来的。目前的解决方法是采用磁屏蔽或空间识别技术，以使被测信号从环境磁噪声中分离出来。空间识别技术由于简单、省钱而越来越多地被采用。我们在实验中采用了商用磁通门梯度计。其探头由两个一致性较好的单探头按适当方式联接构成。其基线长度为 20 cm，仪器的分辨率为 0.5 γ/m，噪声水平优于 0.5 γ/mHz，满量程精度为 0.5 γ/m ± 1%。当我们探测位置远距磁噪声源时（一般容易实现），磁噪声在两个单探头上感应的信号大小相等（近似）、方向相反而抵消，从而使梯度计无环境磁躁声输出（或降到足够小）；当人体胸部紧靠磁探头一端，肺磁信号在紧靠胸部的那个单探头上感应出的信号较强，远离胸部的那个单探头感应出的信号很小（在很多情况下可近似视为零），尽管这两个信号方向相反，但大小不等而不能抵消，从而使梯度计有肺磁信号输出。实验表明，在较高磁噪声的环境下不加磁屏蔽也能用具有空间识别能力的磁通门式梯度计有效地探测肺磁场。

为了使测得结果真实可靠，测试前要清除受试者体外的强磁性物质，如手表、钥匙、皮带、领钩、裤钩、子母扣、活动假牙、工作服等。我们的做法是让受试者穿上医用白大衣和拖鞋。测试者首先短时间内对受试者胸部施加 0.03~0.1 T 的人工磁场，对肺中的强磁性物质进行磁化，然后，在其胸前和背后所指定的位置上逐点进行测试，得出肺磁场强度的实验数据阵列，测试点以乳头为中心，取乳头、乳上、乳下、乳左、乳右（分别距离乳头约 3 cm），肺尖和肩胛骨下脚，左、右两侧肺共计 14 个点。测试中，梯度计探头支于三脚架上固定不动，每测一点均采取先使被测点接近探头一端（控制在 2 cm 左右），然后再远离探头（一般大于 15 cm）的方法取得数据。

（三）结果

1981年上半年,我们共测试了受试对象265人,其中磨工、电焊工、车工154人,石棉工81人。非职业性粉尘接触的工作人员30人(作为对照组)。测试结果分类以磁通门式梯度计的分辨率为界限,高于这个数值称为阳性,低于这个数值者称为阴性;阳性者又以肺磁场强度大小分为若干等级,由于肺磁场是梯度场(随着空间位置远离而很快衰减),梯度计探头基线长度较大(20 cm),远离胸部的那个单探头所得的肺磁信号常可忽略不计。因此被测出的肺磁场梯度数值即为肺磁场强度数值。

265名受试对象的测试结果如下,阴性者为178人,阳性者为87人,阳性受试者中,肺磁场强度在1γ以下者44人,1~3γ者28人,1~5γ者4人,5~10γ者5人,10~20γ者5人,20γ以上者1人。

（四）讨论

（1）阳性率与工种、作业环境粉尘的关系:粉尘直径在50 μm以上的尘粒可完全阻留在鼻、鼻咽、气管、大支气管等部位;5~20 μm的尘粒大部分也被阻留在呼吸道部位;0.1~5 μm的尘粒基本上可进入肺泡,但大部分仍可排出,小部分在肺泡周围沉积。经调查,磨工、电焊工(特别是密闭烧焊)、石棉粉碎工(干式作业)的工作环境一般来说尘粒分散度大,空间浓度大。本测试结果也表明,在这样一些环境下作业的工人阳性率就高。如某工具厂12名受试者(磨工),阳性者9人,阳性率为75%。某锅炉厂6名受试者全部为阳性。某金属制品厂一个大车间(长50 m,宽10 m,高6 m)里,粉尘浓度大的精整和检验工种,受试者37人中26名阳性,阳性率为70%;粉尘浓度小的工种,受试者10人中2名阳性,阳性率为20%。基本上无粉尘的冷拔和天车工种,受试者27人中只有1名阳性,阳性率为4%。某石棉厂采取干式作业方式的石棉灰和打棉车间,23名受试者中有14例阳性,阳性率为61%;而采取湿式作业方式的石棉板和石碾房车间,23名受试者中无一例阳性。另外,某农机厂车工车间,粉尘浓度较大,但30名受试者无一例阳性,原因是尘粒较大,进入不了肺泡,但反映吐黑痰和嗓子疼的工人较多。

（2）肺磁场强度与工龄的关系:粉尘在肺部沉积为积累效应。因此,在同一条件下作业的工人,工龄越长肺磁场强度就可能越大。例如,某锅炉厂受试者10年以下工龄者,肺磁场强度不超过5γ,10~20年工龄者不超过15γ,20年以上工龄者28γ以上。某工具厂检查结果也相类似。

（3）个体差异:在同一环境下作业的工人,工龄差不多,但有的肺磁场较强,有的较弱,有的甚至为阴性。还有的人工龄短反而比工龄长者肺磁场强度大。我们认为,这是与肺部清除异物的功能强弱相关联的。肺部清除异物功能差的人肺磁场就强。我们在实验中还发现,有长期吸烟史和患支气管炎史的工人较同等条件下作业的其他工人肺磁场强度大,这可以从一个侧面证明,吸烟和某些肺部疾病损伤了肺部清除异物的功能。

（4）典型病例介绍。

例1 金某某,男,63岁,某工具厂工人,砂轮磨工。粉尘接触史为1951—1974年,连续工龄23年,既往史体健。1974年用X线确诊为Ⅰ期铁尘肺,此后便脱离粉尘作业。目前体征为胸痛、气短、咳嗽,常患感冒。测得磁场强度较大,详见表2-1-10。

表 2-1-10　金某某肺磁场测试结果

肋间隙场强(γ)解剖线	腋前线	锁骨中线	胸骨旁线	胸骨旁线	锁骨中线	腋前线
一		24			6	
二						
三		15			8	
四	10	19	13	14	19	15
五		22			10	

例2　王某某,男,37岁,某锅炉厂工人,电焊工。粉尘接触史为1966—1981年,连续工龄15年,既往史为肋膜炎。目前,体征为胸闷、气短,伴有咳嗽、咳痰,常患感冒。1981年春季 X 线胸大片呈现纹理加重,曾被某医院定为铁尘肺观察对象。测得肺磁场强度较大,详见表 2-1-11。

表 2-1-11　王某某肺磁场测试结果

肋间隙场强(γ)解剖线	腋前线	锁骨中线	胸骨旁线	胸骨旁线	锁骨中线	腋前线
一		12			14	
二						
三		17			20	
四	11	14	16	15	21	15
五		9.5			19	

例3　孙某某,男,29岁,天津市某金属制品厂工人,精整工,粉尘接触史为1979—1981年,连续工龄8年,既往史体健,目前体征无异常,X 线胸大片也正常。但肺部已呈现一定强度的肺磁场了,测试结果详见表 2-1-12。

表 2-1-12　孙某某肺磁场测试结果

肋间隙场强(γ)解剖线	腋前线	锁骨中线	胸骨旁线	胸骨旁线	锁骨中线	腋前线
一		24			6	
二						
三		15			8	
四	10	19	13	14	19	15
五		22			10	

例4　田某某,男,58岁,某石棉厂工人,打棉(粉碎)工。粉尘接触史为1962—1980年,连续工龄18年,既往史体键。1980年用 X 线确诊为 I 期石棉肺,测得肺磁场强度较大,详见表 2-1-13。

表 2-1-13　田某某肺磁场测试结果

肋间隙场强(γ)解剖线	腋前线	锁骨中线	胸骨旁线	胸骨旁线	锁骨中线	腋前线
一		0.5			1	
二						
三		1.5			3.5	
四	2	1.5	2	2.5	2.5	2
五		1			2	

通过技术设备的研究和临床试验,在国内首次获得了肺磁场强度的信息。初步取得的结果表明:在不屏蔽的城市环境下,具有空间识别能力的磁通门式梯度计检测人体肺磁场是有效的。肺磁探测法可以提供肺磁污染较灵敏的指标,某些职业病性尘肺病(如铁尘肺、石棉肺、煤肺)可望取得早期发现的效果;通过肺磁场的研究,将对改善作业环境,预防某些尘肺病的发生与发展提供科学依据。

二、家兔实验性尘肺肺磁场测试的研究

(一)方法与结果

我们将实验组、对照组家兔固定在螺线管和大功率直流稳压电源组成的磁化场内磁化(相距 10 mm、表面磁场强度最高达 2200 A/m)(图 2-1-13)。

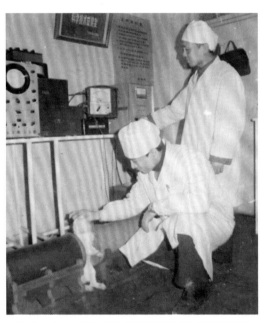

图 2-1-13　实验组人员进行家兔肺磁场的探测

为了减少环境磁噪声的干扰,测试工作全部安排在晚间进行。由专人负责,工作时无任何强磁性物质,从而取得了较准确的数值。

选健康家兔。雌雄皆可,随机分组,体重在 2~2.5 kg 之间。实验粉尘为 Fe_3O_4 及 SiO_2,其 SiO_2 含

量均在 96% 以上,并经玛瑙乳钵研磨,直径 5 μm 以上粒占 90%,染尘量视需要而定。两种粉尘分别混入生理盐水中,灭菌后一次性注入气管内,分别设实验组及空白对照组。

（1）定量染尘观察组:为了观察不同量 Fe_3O_4 和 SiO_2 粉尘对家兔肺磁场的影响。我们利用实验家兔 63 只,每组以不同染尘物染尘,按含量分为 7 组。Fe_3O_4 和 SiO_2 每个浓度各设 3 个对照组。观察不同含量粉尘对家兔肺磁场的影响。（表 2-1-14）

表 2-1-14　不同含量粉尘对家兔肺磁场的影响

组别 r/m 含量	10 mg	20 mg	30 mg	50 mg	100 mg	200 mg	500 mg
Fe_3O_4 组	12	24	42	86	138	244	386
SiO_2 组	<1	<1	<1	<1	<1	<1	<1
对照组	<1	<1	<1	<1	<1	<1	<1

注:测试均为每组 9 只,平均数值,小数舍去,测试数值为六点的总合

从注入不同量的 Fe_3O_4 粉尘动物测试的肺磁场强度来看,注入粉尘量与肺磁场强度呈明显的正比关系。但注入不同量的 SiO_2 粉尘与空白对照组同为阴性,说明肺磁场的测试只能在含有磁性粉尘的前提下进行,非磁性粉尘不能用此法测定。

（2）病理实验观察组:用一定量染尘家兔（每只注入 Fe_3O_4 600 mg）观察 1 年,观察期每周测试肺磁场变化,每月进行 X 线照片,并在染尘前后进行肺脏病理学及组织学观察,家兔肺脏重量和肺组织胶原含量,染尘前后血液溶菌酶及血蓝蛋白的对照。观察期又进行了 3~6 个月抽样,解剖 1~2 只家兔作为中间期观察。（表 2-1-15）

表 2-1-15　实验家兔染尘后各期肺磁场的变化　（r/m）

组别	动物数	磁场强度				显著性检验
		3 个月	4 个月	6 个月	8 个月	
实验组	10	38.4 ± 16.8	47.8 ± 24.8	51.8 ± 14.3	94.9 ± 23.7	$P>0.05$
对照组	10	0	0	0	0	—

说明:为了系统观察染尘家兔肺磁场变化,按两个月平均值计算

从表 2-1-15 可以得出:染尘后家兔肺磁场每期均无显著差异。但从每期看,一次性家兔染尘后外源磁场一般不应有较大改变。实际各期的增减变化,可能与每次测试部位、探头距离、移动方向、速度等因素造成一些误差有关。

本组染尘动物中,肺脏湿重及胶原含量、血蓝蛋白及溶菌酶为染尘 1 年的对照结果,肺脏湿重及胶原含量的 8 只家兔在外地抽样切片,本组只进行 4 只。（表 2-1-16、表 2-1-17）

表 2-1-16 实验家兔肺组织胶原测定及病理结果

组别	只数	平均体重（kg）	平均肺湿重（g）	胶原含量 $\overline{X} \pm S$	显著性检验	病理
实验组	4	2.1	22	32.5 ± 4.8	$P>0.05$	Ⅱ级间道炎
对照组	4	2.4	20	26.4 ± 6.2	$P>0.05$	0 级

表 2-1-17 实验家兔溶菌酶及血蓝蛋白测定结果

种类	例数	时间	$\overline{X} \pm S$	显著性检验
溶菌酶	7	实验前	16.9 ± 0.55	$P<0.01$
溶菌酶	7	实验后	6.54 ± 3.24	$P<0.01$
血蓝蛋白	7	实验前	87.86 ± 21.57	$P<0.01$
血蓝蛋白	7	实验后	300 ± 176.56	$P<0.01$

从表 2-1-15~17 的结果不难看出,染尘的家兔肺部病理进展及生化变化均有一定的差异。

（3）X 线照片变化:本组共观察 20 只家兔。其中 10 只为 500 mg Fe_3O_4 实验组,另 10 只为对照组,每月进行 1 次 X 线照片,共观察 12 个月。其中,染尘至两个月即形成肺部致密阴影和散在斑点,多数 3 个月吸收好转,12 个月形成结节样变化。

对照组经每月拍片,除少数动物患肺炎经 1 个月治疗好转,基余无异常所见。

（4）组织及病理的变化:本组共进行 20 只家兔组织及病理学观察,其中实验组为 500 mg Fe_3O_4,染尘实验组和对照组各为 10 只,染尘后 3 个月沉积充满肺脏,病理切面可于肺脏间质有大量异物性沉积,并有吞噬细胞吞噬尘粒,至 1 年可见肺脏表面结节性变化,病理肺间质中结节样变。

（二）讨论

（1）家兔实验性尘肺气管内注入 Fe_3O_4,其方法所复制的实验性铁尘肺模型能反映磁场的改变,为进一步研究磁场生物学效应的变化提供了实验依据。

（2）从医学发展来看,磁通门梯度计对于尘肺诊断具有一定价值,但尚有一定的局限性。肺磁场最早由物理学界提出来,医学应用研究只是近些年的事,职业性尘肺多因受检查者作业场所不固定,吸入粉尘屡有变动,以现作业接触粉尘磁性参数进行计算,会造成较大偏差,因此,磁通门梯度计作为尘肺定诊的手段,还有相当的距离。

（3）家兔染尘后,肺组织随染尘时间的延长,病变已有明显的进展,在肺组织胶原含量、溶菌酶、血蓝蛋白的增加及 X 线明显病理进展的情况下,肺磁场却无显著变化,因此,肺磁场强弱与当时病变的轻重不成正比例关系。

（4）从生物磁学角度来看,磁通门梯度计应用于生物磁场测试,为我国生物磁学的进展开拓了具有一定前途的路子,引起了生物界、物理界、生物工程界的关注。

第三节　中华传统磁石疗法在颈椎病治疗中的作用研究

"磁石",隶属于祖国医学的药物,在不同历史阶段人们均有不同的认识与理解,自公元2世纪对磁性就有归经、功能、主治的记载。

刘氏家族以磁瓶贮药,分别将磁石配以不同辨证的中药,加以"磁化"。至20世纪50年代,非物质文化遗产第三代传人将原先磁化中药液在处方基础上制成巴布、软膏和液体多种剂型。临床应用于脑供血紊乱、脑萎缩、老年痴呆(阿尔茨海默病)以及颈椎病因椎基底动脉供血不足等导致的颈性眩晕,神经根型颈椎病引发的颈肩疼痛、肢体无力,腰椎管狭窄引发的神经根性疼痛,膝关节滑膜炎,对小儿脑发育不足以及脑瘫患者也曾使用。第三代传人刘道矩主任在医院磁疗科专家门诊对适合活血化瘀、消肿止痛的患者应用,安全、可靠,被患者称为"神水"。20世纪70年代,刘道矩主任团队结合磁疗生物效应,运用祖国医学的经络学说、阴阳五行学说,开创刘氏经筋手法磁疗及磁化活血通灵液,并进行了药理性实验和大鼠应用磁化活血通灵液止痛实验的研究。从20世纪90年代开始,磁化中药液广泛运用于骨伤科,具有抗骨质疏松、防治骨流失以及促进骨折愈合的作用。

磁化药物临床作用归纳为以下五个方面。

(1)止痛作用:磁化中药液对脊神经、自主神经所引发的疼痛有明显的疗效。经实验证明,对小白鼠进行热板法止痛实验,结果疼痛明显减低。磁化中药液促进体内代谢,促进致痛的酸性物质排泄,在小鼠体内注入酸性物质后,致小鼠疼痛、甩尾,但经磁化中药液治疗后疼痛减轻,这说明磁化中药能促进酸性物质排泄。在临床上,人体内酸性物质堆积,也会出现全身或局部酸痛,使用磁化中药液后,促进酸性物质分解,对软组织损伤、活动量过大导致的疲劳疼痛具有治疗作用。

(2)提高免疫功能:现代医学发现,人体的衰老与体内代谢密切相关,人体免疫功能强弱反映人体抗病、驱邪的正能量。实验证明,经磁化中药液作用后,人体免疫功能得到不同程度的提高,经常使用磁化中药液能达到健身、养生的目的。

(3)改善脑供血、防治脑萎缩:人体以脑循环的平衡来保持脑组织新陈代谢,一旦脑供血紊乱、失去平衡,就会诱发脑出血、脑血栓、脑梗死,长期脑供血不足可导致脑萎缩、痴呆。在磁化中药液作用下,能保持脑供血的平衡,从而使脑组织新陈代谢旺盛。特别是脑力劳动者,长期使用磁化中药液能提高脑组织代谢功能,增强智力和认知能力。

(4)提高骨代谢、减少骨流失:随着现代人生活模式的改变,骨质疏松症已成为人类常见病、多发病,特别是中年妇女。磁化中药液对于中老年骨质疏松症防治有明显疗效。实验研究发现,采用磁化中药液治疗的切除卵巢引发骨流失及骨代谢紊乱的大鼠,无论是骨组织结构还是骨代谢都在正常范围内。

(5)消炎、杀菌作用:经试验证明,磁化中药液对真菌、大肠杆菌、金黄色葡萄球菌、溶血性链球菌、绿脓杆菌具有杀菌、消炎功能。磁化中药液使用方便,无毒无害,应用范围广泛,疗效确切。

中医认为,磁化中药液能够平衡阴阳、防病养生。人体阴阳平衡是生命代谢的正能量,阴阳失去平衡,就会导致疾病发生或使人体处于亚健康状态。磁化中药液作用于头、颈、背部,能保持人体阴阳、气血平衡和五脏六腑正常功能。

当前磁石疗法及磁化药物的发展,必须要走中西医结合之路,必须走祖国医学传统磁石疗法非物质文化遗产之路,让中华民族之瑰宝——传统磁石疗法不断继承、研发、提高,发扬光大,造福人民。

一、传统医学磁化药物治疗颈椎病、脑供血紊乱的临床疗效研究

(一)研究背景

颈椎病是当前社会的多发病、常见病,其发病人群已经由以老年人为主逐渐演变为以中老年人为主,青壮年亦不少见,几乎各个年龄组均有发病,严重地影响着人们的学习、工作和生活。目前认为,颈椎病是因椎间盘退行性改变和椎间结构的非特异性损伤,刺激或压迫周围软组织引起的症状和体征。它具有起病缓慢、隐蔽,病程长,迁延难愈的特点。其中患者最为常见的是由于颈椎病导致的脑供血紊乱而表现出的头痛、头晕、恶心、视物不清、耳鸣等诸多的症状。

颈椎病在我国传统医学中没有相应的病名,但中医古籍中关于颈椎病的论述却有很多,主要分散见于眩晕、头痛、项强、颈肩痛、痹证、痿证、痉证、瘫证等。《灵枢·经脉》亦有相关的描述:"不可以顾,肩似拔,臑似折,……颈颔肩臑肘臂外后廉痛。"说明2000多年前,我国医学对颈椎病已有一定的认识。对于颈椎病引起的脑供血紊乱亦有记载,如《灵枢·口问》:"故上气不足,脑为之不满,耳为之苦鸣,头为之苦倾,目为之眩。"《灵枢·大惑论》:"邪中于项,因逢其身之虚,其入深,则随眼系以入于脑,入于脑则脑转,脑转则引目系急,目系急则目眩以转矣。"

颈椎两侧的椎动脉起自前斜角肌内缘,由锁骨下动脉后上方发出,是锁骨下动脉第一个分支。发出后向上斜行,入第六颈椎横突孔,出寰椎横突孔后,绕上关节突后内行,穿寰枕膜入椎管,在枕骨基部,两侧椎动脉相汇合成基底动脉。自出发至入横突孔为第一段,穿各椎体横突孔上行,出寰椎横突孔为第二段,其后穿过寰枕膜入椎管为第三段,之后穿过硬脊膜绕延髓向上,与对侧椎动脉在枕骨基部、延髓脑桥交界处合成基底动脉为第四段。椎动脉供给大脑血流量的10%~15%,供应脊髓、脊神经根及支持组织血流量的90%。颈椎的屈伸对椎动脉的张力影响不大,不会引起供血障碍,但旋转与侧弯则增加椎动脉张力,影响血流量。其主要分支在椎管和颅内。入颅后形成基底动脉。其椎基动脉供应大脑半球后1/3及部分间脑、脑干及小脑,同时基底动脉分支与颈内动脉相吻合,称为脑底动脉环。颈椎发生病变,如骨质增生,颈椎周围组织炎症水肿,影响到椎动脉的供血,可以导致脑供血发生紊乱。临床上可出现脑供血不足、一过性脑缺血发作等病症,长期供血不足还可以导致椎-基底动脉系统血栓的形成。

颈椎病脑供血紊乱包括脑供血不足和脑血管痉挛,多见于椎动脉型颈椎病的患者,但是在临床上经颅多普勒检测,其他类型颈椎病患者同样也可存在脑供血紊乱。对于颈椎病脑供血紊乱成因的认识目前主要学说有两种,分别是机械压迫学说及交感神经受刺激学说。多数学者认为椎-基底动脉系统缺血是引起颈性眩晕症状的重要原因,而其病因可能是椎动脉的直接受压和梗阻,或是椎动脉丛受刺激引起动脉管壁的痉挛。2002年吴连国、杨米雄对此提出新的观点:"颈后软组织原发病变,特别是颈后三角软组织的痉挛和无菌性炎症会对椎动脉产生影响。"

颈椎病的发病机制复杂,并可引发诸多临床症状,比如骨质增生(如钩椎关节侧方增生),目前多

数以颈椎牵引、手法按摩、口服药物、输液等治疗为主,但是疗效并不显著和持久。往往只能缓解病人突然发作的眩晕、呕吐等症状,对于病人平素持续性的头晕、头沉、头昏等症状效果不大。目前尚未有有效的方法可使骨质增生物发生逆转或抑制其继续发展,但对于周围组织反应的变化,则可以采用多种方法综合治疗,使其临床症状得以改善,甚至可以完全治愈。非手术疗法在颈椎病治疗中占极重要的地位,其特点是病人痛苦少、花钱少、不破坏正常解剖结构。绝大多数患者经非手术治疗可以得到康复,非手术治疗是以中医为主的一系列中西医结合综合疗法,包括常用手法、牵引、固定、针灸、中西药物、理疗等方法。

刘道矩教授在脉冲磁感应治疗的基础上加上中药外用,将一定的脉冲磁场与中药相结合,作用于人体特定的部位,有活血化瘀、改善循环、消肿止痛的功效,观察对颈椎病脑供血紊乱的疗效,称之为中磁药物疗法,在国内尚属首创。

从 20 世纪 70 年代开始进行脉冲磁场及人体磁场的研究,通过临床验证,中磁药物疗法(中药、磁场感应及电子脉冲)改善颈椎病椎－基底动脉系统血液供应,缓解颈椎动脉阻力,同时可减轻由颈椎病引起的炎症、水肿,缓解椎间压力,改善颈脑循环和交感神经的紧张,达到治疗颈椎病的目的。临床研究发现,应用中药和脉冲磁场相结合,作用于人体的特定部位比单纯使用脉冲磁场治疗效果要明显、持久,选择人体对磁场敏感的部位,配合中药,对治疗颈椎病有切实疗效。

(二)研究方法

(1)研究对象:所有病例均为 1999 年 8 月至 2003 年 12 月期间,在天津市第一中心医院颈椎病颈源病专科门诊的完整病例,总计 1997 例,其中男性 901 例,女性 1 096 例,年龄最大为 87 岁,年龄最小为 12 岁,平均年龄为 46 岁。1997 例患者中,脑血管痉挛者为 1 050 例,脑供血不足者为 947 例。颈椎病导致脑供血紊乱有一定的年龄和性别差异。患者在 40 岁以下主要表现为血管痉挛,而在 60 岁以上的患者中,脑供血不足的患者则比脑血管痉挛的患者要多出近 1 倍。颈椎病导致脑血管供血紊乱的患者中痉挛的患者女性明显多于男性,而脑供血不足的患者中男性的比例大于女性。患者表现脑供血紊乱的部位也不相同,多数患者集中在椎－基底动脉,也有患者表现在大脑中、前、后动脉。

(2)诊断标准:所有病例均依据中华人民共和国中医药管理局颁布的《中医病症诊断治疗标准·颈椎病的诊断依据》治疗。

1)有慢性劳损或外伤史,或有颈椎先天性畸形,颈椎退行性病变。

2)多发于 40 岁以上的中年人,长期低头工作者,习惯于长时间看电视、录像者往往慢性发病。

3)颈、肩、背疼痛,头晕,头痛,颈部僵硬,上肢麻木。

4)颈部活动功能受限,病变颈椎棘突、患侧肩胛骨内上角常有压痛,可摸到条索状硬结,可有上肢肌力减弱和肌肉萎缩,臂丛牵拉试验阳性,屈颈试验阳性。

5)X 线正位片显示:钩椎关节增生,开口位可有齿状突偏歪,侧位摄片显示颈椎生理曲度变直,椎间隙变窄,有骨质增生或韧带钙化,斜位摄片可见椎间孔变小,CT 及磁共振检查对定位诊断有意义。

6)急性期颈椎活动明显受限,病变处肌肉痉挛伴压痛,椎间孔挤压试验、神经根牵拉试验均正常,急性期后颈肩及上背易感酸痛、疲劳,工作不能持久。

符合颈椎病的诊断标准,经颅多普勒检查存在脑供血紊乱者,即可纳入本组病例。内耳性眩晕、脑动脉硬化、高血压、贫血、神经衰弱,以及某些脑部疾患等常见病排除在本组病例之外。病历资料不全,无法统计者排除在外。

（3）治疗部位及方法:颈部感应带,相当于第七颈椎棘突以下、大椎穴两侧的位置。脉冲电流采用颈脑通治疗仪,其脉冲为尖波,频率为 80 次 /min。治疗用磁场利用医用钕铁硼永磁合金磁片,磁场强度为 0.08 T。治疗以活血化瘀类中药为主,如麝香、冰片、桃仁、红花、鸡血藤、丹参等,将中药共研细末,过 120 目筛,做药带外敷于皮肤表面,药带使用 3 个月需更新。

治疗时病人取坐位,要求肩背部及头部端正,倚靠在平直的靠背上,将脉冲电极和磁片及中药药袋置于病人颈部第七颈椎棘突以下大椎穴两侧的磁场感应带上,要求病人闭目,在治疗时不能交谈。治疗每天 2 次,每次 15 min,3 个月为 1 个疗程,进行疗效统计。

（4）统计方法:参照中华人民共和国中医药管理局颁布的《中医病症诊断治疗标准·颈椎病的疗效评定》及经颅多普勒检查结果进行疗效分析。

临床治愈:临床症状消失,经颅多普勒检测恢复至正常范围。

显效:临床症状基本消失,经颅多普勒检测恢复至正常范围。

有效:临床症状大部分消失,经颅多普勒检测接近正常范围。

无效:临床症状无明显改变者。

1997 例患者治疗前后脑供血情况对照使用一组相同变量前后数据对比卡方检验。

（三）研究结果

传统医学磁化药物(简称"中磁药物")疗法组和单纯脉冲磁感应治疗组,进行对照,两组患者在年龄、性别、病程等方面无显著性差异。

经 3 个月治疗后, 1997 例患者症状均有不同程度的改善:经颅多普勒显示脑供血情况明显好转,痊愈 525 人,占总人数的 26.29%;显效 805 人,占总人数的 40.31%;有效 597 人,占总人数的 29.89%;无效 70 人,占总人数的 3.51%;总有效率达 96.49%。证明中磁药物对颈椎病脑供血紊乱有显著疗效。

（四）讨论

中磁药物治疗法是刘道矩主任创造并提出的,其定义为应用磁场感应及中药应用于临床,作用于一定部位,从而达到活血化瘀、改善循环、消肿止痛的功效。它是我国古代磁疗方法在现代的创新和延伸。从 20 世纪 70 年代起,刘道矩主任就开始从事中磁药物治疗疾病的研究。经过不断地钻研,他有效地将磁疗和中药与现代医学有机地结合起来,使用中药加强了磁场本身的活血作用,取得了良好的疗效。他所研究的中磁药物疗法在国内属首创,具有国内领先的水平,在国内学术会议及杂志上先后发表多篇有关该方法的临床报告。该方法已经得到了国际医学界的广泛认可。2004 年,刘道矩主任在第八届欧盟康复医学大会上发表中磁药物对脊髓型颈椎病 110 例临床观察,得到了与会各国专家的一致好评,被选为优秀论文。十余年来,刘道矩主任带领他的工作小组孜孜不倦地进行中磁药物活血化瘀治疗颈椎病方面的研究,取得了良好的治疗效果。中磁药物治疗颈椎病脑供血紊乱是通过椎 - 基底动脉系统血流动力学的变化,纠正局部供血的情况,缓解颈椎动脉阻力,同时可减轻由颈椎病引起的炎症、水肿,缓解椎间压力,改善颈脑循环和交感神经的紧张,达到对颈椎病的治疗作用。

目前对于颈椎病脑供血紊乱的治疗有颈椎牵引、按摩、药物等多种方法。中磁药物疗法利用中医经络、经筋理论,将脉冲、磁疗、中药三者有机地结合,产生的中药磁场脉冲综合效应作用于颈部感应带,促进颈-脑血液循环,达到对颈椎病的治疗与康复。持续体外治疗,取得了满意的疗效。特别是对于经药物治疗效果不明显的患者,往往可以得到意想不到的效果。

中磁药物治疗颈椎病脑供血紊乱效果显著,容易坚持,疗效较为持久,同时费用相对较低,容易被患者接受,治疗方法简单易行,是治疗颈椎病导致的脑供血紊乱的一种有效、简便、经济、实用的独特的新疗法。

二、磁化活血通络灵对颈椎病脑供血紊乱临床研究

(一)研究背景

颈椎病是当前社会的多发病、常见病,其发病人群已经由 10 年前的以老年人为主逐渐演变为以中老年人为主,青壮年亦不少见,几乎各个年龄组均有发病,严重地影响着人们的学习、工作和生活。目前认为,颈椎病是因椎间盘退行性改变和椎间结构的非特异性损伤,刺激或压迫周围软组织引起的症状和体征。它具有起病缓慢、隐蔽,病程长,迁延难愈的特点。其中患者最为常见的是由于颈椎病椎动脉受压迫或刺激而引起其供血系统紊乱所产生的一系列症状,包括头痛、眩晕和视觉障碍等,严重影响患者的生活质量,在临床上引起了高度的重视。

刘道矩主任对祖传磁化活血通络灵以"保护为主、抢救第一、合理利用、继承发展"的精神,提出"古为今用",运用现代医学科学先进的技术手段,对传统磁石疗法活血通络灵进行整理,利用磁化活血通络灵对 60 例颈椎病病人进行治疗,取得了满意的疗效,这将进一步推动我国传统磁石疗法的发展。

(二)研究方法

(1)研究对象:本次研究所采取的 120 例病例来自颈椎病颈源病专科门诊的日常病例,其中男性50 例,女性 70 例,年龄最大为 72 岁,年龄最小为 12 岁,平均年龄为 48 岁。总计 120 例患者中表现脑血管痉挛的患者为 48 例,脑供血不足的患者为 72 例。120 例患者就诊时均表现为头痛、头晕、眩晕、恶心等脑供血紊乱的临床症状,部分病人伴有耳鸣、视力下降、味觉及嗅觉敏感性降低等由于脑供血不足而导致的颅底神经功能减退的症状。所有病人经经颅多普勒检查均存在脑供血紊乱的情况,经颈椎 X 线、CT 或 MRI 检查确诊颈椎病。120 例病人随机分为治疗组和对照组,每组各 60 例病例,两组病例在年龄、性别等方面无显著性差异。

(2)治疗方法:所有病人均有典型的颈椎病病史,经颅多普勒显示脑供血紊乱。治疗组采用磁化活血通络灵治疗,利用中医经络及经筋理论,将磁场、中药相结合活血化瘀进行治疗。对照组采用脉冲磁感应治疗法进行治疗,两者对比。

采用刘道矩主任最新研究的磁化活血通络灵疗法,利用中医经络、经筋理论,运用磁疗、中药两者有机结合,体外持续治疗,活血化瘀,取得了满意的疗效。治疗所用磁化活血通络灵系刘道矩主任与

天津药物研究院共同研制,治疗选用中药以活血化瘀类中药为主,主要采用麝香、冰片、桃仁、红花、鸡血藤、丹参、葛根等,经提纯后制成酊剂,置入 0.25~0.3 T 磁场中静置 81 天使用。对照组采用脉冲磁感应治疗法于颈部治疗,一次 15 min,每日 2 次。

（3）疗效判定:所有治疗组和对照组患者经过治疗后采用经颅多普勒复查病人脑供血情况,参照中华人民共和国中医药管理局颁布的《中医病症诊断治疗标准·颈椎病的疗效评定》及经颅多普勒检查结果进行疗效分析。

显效:临床症状消失,经颅多普勒检测恢复至正常范围。

有效:临床症状大部分消失,经颅多普勒检测接近正常范围。

无效:临床症状无明显改变者。

（三）研究结果

治疗组 60 例患者中,经 1 个月治疗后,经颅多普勒显示脑供血情况明显好转。60 例患者治疗后显效 24 人,占总人数的 40%;有效 34 人,占总人数的 57%;无效 2 人,占总人数的 3%。对照组显效 6 人,占总人数的 10%,有效 24 人,占总人数的 40%,无效 30 人,占总人数的 50%。治疗组与对照组存在显著性差异。

临床治疗效果显示,磁化活血通络灵具有活血化瘀作用,治疗颈椎病导致的脑供血紊乱具有显著的疗效。脉冲磁感应对照组病人脑供血改善情况不明显。磁化活学通络灵对于颈椎病脑供血紊乱是一种有效、简便、经济、实用的治疗方法。

（四）讨论

所有 120 例患者,临床上都有典型的颈椎病症状并伴有脑供血紊乱,询问病史得知均有长期低头工作及生活姿势不良的历史。由于长期工作和生活姿势不良,使得颈椎及其周围组织总是处于被牵拉的紧张状态,组织间代谢产物堆积,刺激周围组织产生炎症水肿,促使颈椎及其周围组织退变加快,增生的骨骼和水肿刺激、压迫椎动脉,导致椎动脉管腔变细,而出现痉挛或供血不足的情况,进一步影响颅内的供血情况,导致颅内多条血管供血紊乱。临床上患者出现头痛、眩晕等典型症状。此外,不同的人对脑供血紊乱的耐受性相差很大。有的患者,临床上表现典型的头痛、眩晕症状,经临床各科检查均无阳性表现,颈椎检查显示轻度增生,生理曲度异常,经颅多普勒也只显示脑供血轻度紊乱,但是患者的症状却十分严重。而有的患者,颈椎检查有明显的增生,椎间隙变窄,椎间盘病变,经颅多普勒显示脑供血严重不足或痉挛,超过正常值范围一倍或者两倍,但是患者的临床症状却不明显。

颈椎病脑供血紊乱是临床上常见的颈椎疾患,是由各种机械性与动力性因素致椎动脉遭受刺激或压迫,以致血管狭窄、折曲而造成以椎 - 基底动脉供血不全为主要症状的症候群。其临床表现眩晕,以头颅旋转时引起眩晕发作是本病的最大特点。正常情况下,头颅旋转主要在寰枢椎之间。椎动脉在此处受挤压。如头向右旋时,右侧椎动脉血流量减少,左侧椎动脉血流量增加以代偿供血量。若一侧椎动脉受挤压血流量已经减少无代偿能力,当头转向健侧时,可引起脑部供血不足产生眩晕,表现头痛。

椎－基底动脉供血不足,使侧支循环血管扩张引起头痛。头痛部位主要是枕部及顶枕部,也可放射至两侧颞部深处,以跳痛和胀痛多见,常伴有恶心、呕吐、出汗等自主神经紊乱症状。部分病人出现猝倒,是本病的一种特殊症状。发作前并无预兆,多发生于行走或站立时,头颈部过度旋转或伸屈时可诱发,反向活动后症状消失。患者察觉下肢突然无力而倒地,但意识清楚,视力、听力及讲话均无障碍,并能立即站起来继续活动。这种情形多系椎动脉受刺激后血管痉挛,血流量减少所致。少数病人伴有视力障碍,突然弱视或失明,持续数分钟后逐渐恢复视力,此系双侧大脑后动脉缺血所致。此外,还可有复视、眼睛闪光、冒金星、幻视等现象。个别病人出现感觉障碍,表现面部感觉异常,口周或舌部发麻,偶有幻听或幻嗅。多数患者在发病的初期只表现为轻度的一过性眩晕,患者多数不会予以重视,甚至根本不会去医院就医。等到病情逐渐发展,开始影响工作、学习和生活,这时患者才意识到严重性,到医院就医时又由于对医学知识的欠缺,而常常导致治疗过程会走一些弯路,进一步延误病情。人的大脑在不停地进行着思考和信息交换,对血氧的需求是非常大的,每分钟约需要 750 mL 的血液,其中椎动脉供血量约占 1/3,区域主要在脑干和小脑,约 20% 的患者其大脑后动脉供血也依靠椎动脉供应。同时颈髓的血液供应也几乎全部来自由椎动脉分出的脊髓前动脉和脊髓后动脉。因此,椎动脉的供血紊乱,可以导致脑、颈髓等中枢神经系统的供血不正常,长此以往会出现严重的后果。

颈椎病是一种慢性的疾患,目前尚无特效手段控制其发展,由于病程长,治疗效果不明显,反复发作,患者往往不能坚持治疗,由于长期疾病的折磨使患者精神抑郁,神经衰弱,带来很大的痛苦。因此治疗由颈椎病导致的症状不能急于求成,也不能只看到眼前的症状,要从长远的角度考虑,只有这样,经过长期坚持不懈的治疗,才能使症状得到充分的缓解,并得以维持,不易复发。因此,颈椎病脑供血紊乱如果得到了及时有效的治疗是可以控制并治愈的,治疗的关键在于持续性。

颈椎病脑供血紊乱在祖国医学的经典著作中无此病名,但以其临床表现分析,当属祖国医学眩晕、头痛、痹证和颈肩痛等范畴,本病病因、病机复杂,多数认为其发病以虚证居多,其病位在清窍,病机是"气虚血瘀,本虚标实"。中青年人椎动脉型颈椎病以实证为多,虚证较少,即痰浊、瘀血、阻络为主。多数医家通过中医辨证,将椎动脉型颈椎病分为气血亏虚、痰湿内阻、湿热内扰三型进行辨证施治。传统磁疗对于颈椎病脑供血紊乱同样具有活血化瘀的治疗效果,经过临床观察,磁化活血通络灵治疗颈椎病脑供血紊乱具有见效快、疗效显著、方法简单、易于操作,相对于其他体外治疗方法有着对病人生活影响小的优势,同时由于是体外给药,对于病人正常代谢影响也很微小。它既使得病人得到了有效的治疗,同时也不会占用病人太多的精力,容易被患者接受,是治疗颈椎病导致的脑供血紊乱的一种行之有效的方法。磁化活血通络灵系非物质文化遗产传统磁石疗法传承载体,已有百年历史,是我国近代具有代表性传统磁石疗法的宝贵遗产。

三、模拟青少年颈椎病的家兔压颈模型的建立

(一)研究背景

随着人们生活节奏的加快,颈椎病发病年龄不断提前,据天津市门诊统计发现,最小的一例患者仅为 8 岁,青少年型颈椎病已经成为一个值得关注的问题。天津市第一中心医院东院颈椎及颈源病专科门诊进行了统计分析:2000—2005 年 3000 例颈椎病患者中,20 岁以下最高门诊发病率为 11.6%,

其中 2000 年为 8.5%，2003 年为 9.1%，2005 年发病率为 11.6%，平均发病率为 9.73%。青少年颈椎病的突出特点为长期不当的体位所致，如长期伏案、打电脑、错误的坐姿、躺着看书、看电视、背重书包，颈椎过度透支，超负荷的负担。这些都是导致青少年颈椎病的主要原因。

为了进一步了解我国青少年颈椎病发病现状及进一步探讨颈椎病的病因、病机以及结合颈椎病的预防进行大宗的对颈椎病社会统筹学研究，我们调研如下。

本次调查以问卷的形式进行，所选择的对象以各省、自治区、直辖市具有代表性的医院的知名教授、主任医师为主。其中受访人均为第一线主持颈椎病或康复医学的学术带头人或专业人员，教授占 30%，主任医师占 55%，主治医师占 15%，向全国各省、自治区、直辖市的问卷调查除了西藏、青海两省（自治区）外，其余的省、自治区、直辖市，包括香港特别行政区及台湾地区均进行问卷调查。各省市有效回收率为 96%，问卷调查以开放的形式进行，包括下列内容。

（1）我国青少年颈椎病目前处于健康、亚健康、严重不健康及其他状态。

（2）您认为我国青少年颈椎病发病的主要原因是社会教育不够、生活方式影响、学习负担过重及其他方面。

（3）您或您的周围发现的青少年颈椎病患者的年龄在 10 岁以下、10~15 岁、16~20 岁。

（4）请您排列出导致青少年颈椎病的主要原因，以先后次序排列：长期伏案、学习姿势不当、长期操作电脑、不良体位（躺者看书、电视）、书包过重、超负荷学习及其他。

（5）随着医学模式的转变，导致颈椎病发病的主要原因是：不良体位、退行性病变、风湿、慢性劳损、外伤及其他（自选排列次序）。

（6）您认为青少年颈椎 X 线显示生理曲度变直或反张对诊断有什么帮助：有诊断价值、一般、无诊断价值。

（7）关于创立青少年颈椎保健课间操的建议。

（8）制定关于规范不同的年龄组案例标准化的建议。

（9）有关青少年颈椎病其他方面的建议及想法。

上述 9 个问题为此次问卷的重点，并可在其他青少年颈椎病方面有关问题自行发挥。

通过对来自全国 24 个省、自治区、直辖市及香港特别行政区的 40 份答卷进行分析，其结果如下：①认为我国青少年颈椎处于不健康的有 33 份，严重不健康的有 7 份，分别占总数的 82.5% 和 17.5%，香港特别行政区及台湾地区答卷为"青少年颈椎处于严重不健康地区"，所有答卷中处于健康的答卷为零，这说明我国青少年健康处于严重不健康和亚健康的状态，值得我们警惕；②在关于青少年颈椎病发病原因的调查中，学习负担过重的为 23 份，占 57.5%；生活方式不当的 9 份，占 22.5%；健康教育不够的 7 份，占 17.5%；1 份专家答卷为三者共同作用；③关于青少年颈椎病发病年龄的调查答卷中 8 份认为在 10 岁以下，占 20%；10 份认为在 10~15 岁，占 22.5%；19 份认为在 16~20 岁，占 47.5%；4 份认为不好明显区分。

另外，1 160 例中小学生调查结果如下。

A. 临床症状部分：①学习后感头痛、眩晕 496 例；②记忆力减退 185 例；③偶感耳鸣、视力欠佳 90 例；④失眠、多梦 321 例；⑤颈肩疼痛、沉重（背书包后）1020 例；⑥学习后感恶心 621 例；⑦偶感心悸、胸闷 58 例；⑧学习不集中、多动 69 例；⑨不能坚持正常学习 185 例；⑩总体学习成绩退步 320 例；

⑪ 学习成绩优秀 350 例;⑫ 学习成绩一般 870 例;⑬ 到医院接受治疗 38 例;⑭ 其他。

B. 入睡情况:①每晚入睡时间,平均 10 点以后;②深睡诱导时间,平均 20 min;③中间醒次数,平均 2~3 次;④醒后再次入睡时间 2~3 次;⑤平均每日入睡时间,不足 8 h;⑥醒后感觉,轻松 620 例,沉重 380 例。

C. 颈椎生理曲度:①正常生理曲度,平均 120 例;②曲度变直, 9~16 岁 120 例;③曲度后突,生理曲度变直 86 例;④曲度后折,18 例;⑤曲度"S"形及双弧曲线,96 例;⑥曲度梯形变,10 例。

D. 其他情况:①经常去医院 38 例;②每天在家自我治疗 126 例;③睡高枕 130 例;④经常躺着看书或看电视 320 例;⑤学习姿势不当 670 例;⑥其他 946 例(为书包超重)。

调查显示,学习负担过重和学习姿势体位不当为主因的占总调查的 8%,其中书包过重、长期使用电脑等综合因素占 97%。根据天津市一项调查显示,2004 年度新学期来临之际,天津市第五路公共汽车出现了"成年人给学生让坐的倡议"并刊登在 2004 年 3 月 6 日的《今晚报》上面。由于学生背负过重的书包,引起了社会的关注,由此可知超负荷的书包已经成为社会现线之一。调查证明,青少年的颈椎处于发育阶段,超负荷的学习负担导致颈椎的慢性劳损。同时由于长期伏案、打电脑等因素,颈椎病从青少年就已经开始了。在颈椎发育的阶段对颈椎造成了不同程度的损伤,这些颈椎的早期损伤成为诱发颈椎病的直接原因。

颈部处于人体重要的部位,上承头颅,下连躯干,承上启下,是中枢神经自上而下传递的重要通路。青少年在成长发育的时期,如果颈椎处于长期超负荷水平、慢性损伤,包括超负荷学习、体位不当、长期打电脑等因素,导致颈部肌肉周围产生炎性水肿,引起颈肌疼痛疲劳,同时影响脑循环供血。其中青少年发病导致椎－基底动脉血管痉挛占青少年颈椎病的 70% 以上,临床表现为头痛、眩晕、记忆力减退、精神不集中,严重者可导致少儿多动症。颈源性脑供血紊乱经常发作可使颈源性脑病的发病年龄提前 10~15 年,这其中包括颈源性脑缺血和脑血栓的提前发生。青少年脑部处于发育成长的时期,此时埋下颈源性脑病的隐患后患无穷,这对于下一代人的发育与成长有着直接的影响,是绝对不能忽视的问题。

关心青少年颈椎病是为了下一代健康发展的大事,不可等闲视之。为什么 20 世纪五六十年代颈椎病并不被人所认识? 人们认为上了年纪颈部老化了,发生退行性的病变是不可避免的。但是经过了半个多世纪,随着医学的发展和进步,人们对于颈椎病病理病机、生物力学的研究有了新的发展和提高。现代生活模式的转变,加强了对于颈椎病的认识,提高了诊断的水平。意识到颈椎病发生决不能归罪于人体自身的退行性病变,而是慢性的损伤,其中人为的损伤使得颈椎椎体及周围组织发生炎性水肿改变,颈椎排列失去平衡,从而成为早期颈椎病的隐患。

青少年颈椎病是可以防范的。目前为止,关于青少年颈椎病的病理病机尚需进一步研究与探讨,但是大量的临床已经证明,青少年颈椎病是颈椎正常生长和发育过程中的外源性损伤导致颈椎本身的生物力学变化。因此摆在我们面前的任务是从整体上做到预防为主,减少颈椎人为的损伤,特别是对于青少年已经发生颈椎损伤的应给予早期治疗,纠正和改变颈椎生理曲度变直是十分必要的。

目前关于青少年颈椎病的研究已经引起了全国医务工作者特别是康复医学界的重视,天津市第一中心医院东院颈源病专家刘道矩教授介绍,颈源性脑病不是不可防治。大量的临床证明,早期青少年颈椎病只要合理地减少颈椎的负荷,积极地配合正确的治疗,可以取得较好的疗效。我们深信,在不久的将来,我国对青少年颈椎病的研究会有大的突破。

总之,青少年颈椎病的出现是关系到下一代人口素质的大事,我们应当及时警惕起来,积极地治疗与防预,避免将来人口大面积地出现颈源性疾病,给自己和社会带来沉重的负担。让我们爱惜颈椎,保护颈椎,从我做起,关心青少年的成长,使他们在成为社会栋梁的同时,不再受颈椎病、颈源病的困扰。

(二)实验方法

本实验选用 2.5~3 kg 成年家兔共 45 只,雌雄皆有,随机抽样,编 5 组,每组 9 只。其中,第 1 组为对照组,2~5 组为实验组。实验组均将家兔置于颈伏案箱,第 2 组每日 1 h;第 3 组每日 2 h;第 4 组为上午 1 h,下午 1 h;第 5 组为上、下午各 2 h。模拟学生每天背书包,按小学一年级平均 2.5~2.8 kg;三年级 4.2~4.6 kg;六年级 6.5~6.8 kg;初中一年级 9.6~9.8 kg,其平均体重 30 kg,负重书包 5~5.5 kg,小学四年级平均数。

(三)实验结果

见表 2-1-18、表 2-1-19,图 2-1-14、图 2-1-15。

表 2-1-18　家兔异常超负荷的影像学变化

项目	对照组	实验组			
		6 个月		12 个月	
		2 组	3 组	4 组	5 组
颈部 X 线	正常	生理曲度异常	生理曲度异常,C4~5、C5~6 椎间隙偏小	生理曲度异常,椎间孔变形	生理曲度异常,颈椎骨质增生,椎间隙变窄
CT	正常	基本正常	C4~5、C5~6 椎间孔变形	椎管狭窄	椎间盘膨出,椎管狭窄
MR	正常	颈椎骨排列变形	颈椎骨骼排列变形	椎间盘膨出	椎间盘膨出,压迫硬膜束

表 2-1-19　家兔异常超负荷的眼底变化

眼底变化	对照组	实验组			
		2 组	3 组	4 组	5 组
眼底血流	正常	压颈时眼底充血	压颈时眼底充血	压颈时眼底充血	压颈时眼底充血

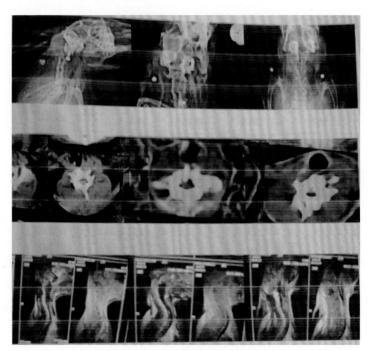

图 2-1-14　家兔异常超负荷影像

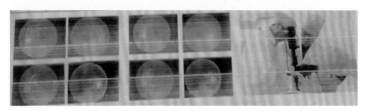

图 2-1-15　家兔异常超负荷颈部病理学变化

（四）讨论

颈椎病的病因、病机国内外尚无完整的动物模拟实验,本实验从颈椎病发病、病因、病机,并以对颈椎病诊断为临床观察指标,结合家兔颈部 X 线、CT、核磁以及病理学整体分析,均出现不同程度近似人体的变化,形成人工颈椎病模型,为今后研究颈椎病的发生、病理、病机具有一定的指导意义。

实验证实,长期伏案、不当体位是造成颈椎病的原因之一。家兔体重以 2.5~3 kg,每日累计为 30 min 为最佳时间,儿童平均体重为 30 kg(9~10 岁儿童),每日累计伏案不超过 5 h 为宜;间歇伏案 45 min,不能持续伏案;成人不应累积超过 8 h。

家兔椎－基底动脉及眼底观察:通过实验证明,2~5 组家兔压颈后, 1 h 或 2 h,均发现椎－基底动脉血流速度增高,同时也会出现一过性眼底充血,但由于时间短,未发现眼球及视网膜损伤,结合临床多数儿童学习后出现一过性视力模糊,这与眼球供血有一定关系。

通过实验证明,家兔颈椎超负荷对颈椎造成直接的损伤,也是颈椎病形成的重要原因,但做到劳逸结合,颈椎病是完全可以预防的。

（八）鉴别诊断

（1）多发性骨髓瘤：临床表现多处骨痛，特别是脊柱、骨盆、头颅和肩部骨痛，并伴有贫血。

X线可有典型的多发性凿缘性骨缺损，尤以头颅、肋骨和骨盆最为明显，但有时也可在长时间内并不出现。

实验室检查是重点：血浆 IgM 阳性；尿本周蛋白阳性；骨髓涂片检查可见骨髓瘤细胞。

（2）转移性癌性骨病变。

1）已知原发性肿瘤，则多处严重骨痛并有骨破坏的 X 线征象，容易诊断。

2）未知原发性肿瘤：X 线征象为骨破坏性改变，碱性磷酸酶增高，则可列为前列腺癌骨转移。

检查可按好发骨转移的腺癌顺序进行：前列腺、甲状腺、肺、膀胱、肾、子宫、胰腺、直肠、胃、卵巢、结肠、食道、舌、子宫颈、喉。

（九）测量方法

（1）Singh（股骨上端机械强度）指数。

（2）拍摄手部平片，测量第二掌骨干中段骨皮质的厚度，正常情况下骨皮质厚度至少应占该处直径的一半。

（3）Nosland-Cameson 单光子吸收仪以 I^{125} 作为单能光子来源，根据骨组织和软组织吸收光子的差别，测定肢体内骨含量。

如桡骨近端干骺处 95% 为皮质骨，5% 为松质骨。

远端干骺处 75% 为皮质骨，25% 为松质骨。

（4）双能定量 CT 扫描，定量 CT 扫描可以区别脂肪软组织和骨组织，双能定量扫描可以将骨组织中软组织成分（骨髓）区别出来。

（5）体内中子活化分析，以高能量中子将体内的钙从 Ca_{48} 激活成为 Ca_{49}，以伽马射线计数器测定衰退 Ca_{48}，因为体内 99% 的钙贮存在骨骼中，因此，用此方法测定骨组织总量是否减少极为正确。

（6）髂骨骨组织活检。此方法为创伤性，不宜作为常规检查。

1）每天口服 750 mg 四环素，共 3 天，进行骨组织标记。

2）3 天后取髂骨骨组织活检。

3）取下骨块，不脱钙，超薄切片后做形态学测量。

（十）预防

（1）一级预防：应从儿童、青少年做起，中医强调不治已病治未病，所以要从生长发育期开始，做到未雨绸缪。

1）合理膳食营养：多食含钙、磷高的食品，如鱼、虾、虾皮、海带、牛奶、乳制品、骨头汤、鸡蛋、豆类、精杂粮、芝麻、瓜子、绿叶蔬菜等。

2）科学的生活方式：坚持体育锻炼，日光浴，不吸烟，不饮酒，少喝咖啡、浓茶及碳酸类饮料，少盐少糖，动物蛋白不宜过多，晚婚少育，哺乳期不宜过长。

尽可能保存体内钙质,丰富钙库,将骨峰值提高到最大值是预防生命后期骨质疏松的最佳措施。

（2）二级预防:人到中年,尤其是妇女绝经后,骨丢失量加速进行,此时应每年进行一次骨密度检查,对快速骨量减少的人群应及早采取预防对策。

1）欧美主张绝经后 3 年内开始长期雌激素替代治疗,同时坚持长期预防性补钙。

2）日本主张用罗盖全及钙预防骨质疏松症,同时积极治疗与骨质疏松症有关的疾病,如糖尿病、类风湿性关节炎、慢性肾炎、甲亢、甲状旁腺功能亢进、慢性肝炎、肝硬化等。

（3）三级预防:对退行性骨质疏松症患者积极进行抑制骨吸收（雌激素、C 肽、Ca）,促进骨形成（维生素 D）。

（4）四级预防:提倡补钙从年轻开始,均衡饮食,多运动。每日保证 15 min 晒太阳。

（十一）治疗

（1）药物治疗:常规的药物有如下 5 类:①钙制剂;②抑制骨吸收的药物,如去氢孕酮、倍美力等;③双磷酸盐类,如福善美、骨磷、邦得林、吉力舒宁等;④成骨治疗药物,如特乐定;⑤促进矿化的维生素类,如法能、罗盖全等。

现代研究的药物有如下 3 类。

● 促进骨形成药物

1）氟化物:主要能抵御骨吸收导致的骨小梁穿孔,增加骨小梁的厚度,因在松质骨含量高,故骨密度在松质骨增加明显,可增加骨量但对骨生物力学性能改善没有帮助,常见的有氟化钠、氟钙定。

2）甲状旁腺素（PTH）多肽片段骨形成促进剂:大剂量持续给药时,骨吸收大于骨形成,间歇小剂量给药则作用相反。主要通过增加尿钙吸收和加强肾 1α 羟化酶活性,增加骨化三醇的合成,促进肠内钙的吸收而升高血钙水平,保持血钙浓度的相对稳定。还可以和成骨细胞上的特异性受体结合,通过环磷酸腺苷系统刺激成骨细胞分化和骨矿化,并可介导破骨细胞溶解骨钙,吸收骨基质。

3）胰岛素样生长因子:是由 3 个二硫键交联的单键多肽,具有胰岛素样生物活性,能促进细胞分泌和增生,能介导生长激素（GH）的促进生长作用。生长激素受体广泛存在于人体成骨细胞、软骨细胞和胰岛细胞内,生长激素作用于受体产生胰岛素样生长因子（IGF）,胰岛素样生长因子的血浓度受生长激素调控。胰岛素样生长因子主要有胰岛素样生长因子 -21 和胰岛素样生长因子 -22 两种,都能促进成骨细胞增生,提高胶原合成和骨矿化的速率,并能抑制内生胶原酶的产生而抑制胶原降解,从而保护骨基质。

4）雄激素及同化激素:雄激素具有促进骨细胞增生,加速骨蛋白质合成和骨矿化,增加骨小梁的体积和骨量的作用。适用于因衰老、卧床及激素代谢紊乱而导致的骨质疏松。常用的有睾酮、双氢睾酮、苯丙酸诺龙、癸酸诺龙。

● 抑制骨吸收类药物

1）雌激素:防治绝经期后骨质疏松的首选药物,对于减少绝经后快速骨丢失,增加骨量,缓解骨质疏松的骨痛,降低骨折发生率具有肯定的疗效,可与孕激素同用。

2）降钙素（CT）:甲状腺 C 细胞分泌,可人工合成。降钙素与受体结合后抑制破骨细胞的活性和增生,降低骨转换率,减少骨吸收,同时调节成骨细胞,促进其增生,有利于骨形成,增加骨密度,提高骨骼的生物力学稳定性,促进骨化三醇的生成,增加肠内钙的吸收。

3)双磷酸盐:最重要的骨吸收抑制药物,能够抑制骨吸收,降低骨转换率,从而增加骨密度,降低骨折发生率。

4)雌激素受体拮抗药(SERM):不引起子宫内膜和乳腺细胞增生,不增加致癌危险,对骨骼和心血管系统表现出雌激素的激动效应,可使骨密度增加。

5)护骨素(OPG):结合或中和破骨细胞分化因子,减少前体破骨细胞的分化及成熟破骨细胞的活性,抑制骨吸收。主要由成骨细胞系的各种细胞产生,并随细胞的分化而增加。

体外试验:OPG抑制前体破骨细胞分化和成熟及破骨细胞形成的骨吸收陷窝,并诱导破骨细胞凋亡,还可以拮抗各种促进骨吸收因子引起的骨吸收。

● 调节骨代谢类药物

1)钙制剂:可改善骨吸收的平衡,促进骨形成。

2)维生素D及其衍生物:防治骨质疏松的一线药物,能增加消化道对钙的吸收,刺激骨骼中成骨和破骨细胞的活性。

(2)运动疗法:运动在防治骨质疏松症中有重要作用。人在运动中会不断地刺激骨组织,骨组织就不容易丢失钙质,骨组织中骨小梁结构会排列得比较合理,这样骨质疏松就不容易发生。对骨质疏松症有意义的锻炼方法有散步、打太极拳,做各种运动操,有条件的可以进行游泳锻炼。

(3)饮食疗法。

1)木瓜汤。

配料:羊肉100 g、苹果5 g、豌豆300 g、木瓜1000 g、粳米500 g,白糖、盐、味精、胡椒粉适量。

准备:羊肉洗净切6 cm见方的块,粳米、苹果、豌豆淘洗干净,木瓜取汁待用。

制作:羊肉、苹果、豌豆、粳米、木瓜汁、清水适量入锅,用武火烧沸,转文火炖至豌豆熟烂、肉熟,放入白糖、盐、味精、胡椒粉即可。

2)桃酥豆泥。

配料:扁豆150 g、黑芝麻25 g、核桃仁5 g、白糖适量。

制作:扁豆入沸水30 min后去皮,再将豆仁蒸烂熟,去水捣成泥。炒香芝麻研末,油热后将扁豆泥翻炒至水分将尽,放入白糖炒匀,再放入芝麻、白糖、核桃仁炒匀即可。

3)茄虾饼。

配料:茄子250 g、虾皮50 g、面粉500 g、鸡蛋2个,黄酒、生姜、酱油、麻油、精盐、白糖、味精适量。
制作:茄子切丝用盐渍15 min后挤去水分,加入酒浸泡的虾皮,并加姜丝、酱油、白糖、麻油和味精,拌成馅。面粉加蛋清、水调成面浆。植物油六成热舀入一勺面浆,转锅摊成饼,放入馅,再盖上半勺面浆,两面煎黄即可。

4)萝卜海带排骨汤。

配料:排骨250 g、白萝卜250 g、水发海带50 g,黄酒、姜、精盐、味精适量。

制作:排骨加水煮沸去掉浮沫,加上姜片、黄酒,小火炖熟。熟后加入萝卜丝,再煮5~10 min,调味后放入海带丝煮沸即可。

5）排骨豆腐虾皮汤

配料：排骨 250 g、豆腐 400 g、鸡蛋 1 个、洋葱 50 g、蒜 1 瓣、虾皮 25 g，黄酒、姜、葱、胡椒粉、精盐、味精适量。

制作：排骨加水煮沸去上沫，加姜、葱段、黄酒，小火煮烂，加豆腐块、虾皮煮熟，再加入洋葱和蒜，煮几分钟后调味即可。

（十二）中医分型和用药

中医学"治未病"的思想已经传承了两千年，在这样的医疗背景下，出现这么多因骨质疏松而导致病理性骨折的患者尤为可惜。病在患者身上，但同时牵扯了患者家人的大量精力，为家庭和社会带来了很大的负担。这一切在多数情况下是可以避免的。假设患者在出现骨质疏松的早期就积极地进行治疗和控制，必然会杜绝绝大多数因骨质疏松导致的病理性骨折的发生。

中医理论认为，骨质疏松的病因、病机主要是肾亏、脾虚和痰瘀阻脉。治则：补肾壮骨、健脾益气、活血通络。用药：紧紧围绕中医肾主骨生髓理论，多用补肾药物，配伍健脾，参以活血。"肾藏精，精生髓，髓生骨，故骨者肾之所主。髓者，肾精所生，精足则髓足，髓足者则骨强。"（《医精经文》）由此可见，中医学认为，骨之强劲与脆弱是肾中精气盛衰的重要标志。肾中精气充盈则骨髓生化有源，骨才能得到骨髓的滋养，骨矿含量正常而骨强健有力。人体衰老则肾气衰，精少，骨髓化源不足，不能营养骨骼而致骨髓空虚，骨矿含量下降，而导致骨质疏松。骨矿含量随年龄呈阶段性变化规律与《素问·上古天真论》中所载肾中精气盛衰的变化相一致。

1. 中医对骨质疏松的分型

（1）肾精不足：表现周身骨痛，骨骼变形，腰膝酸软，筋脉拘挛，消瘦憔悴，步履蹒跚，反应迟钝，成人表现为早衰，出现发落齿摇、阳痿遗精、耳鸣耳聋、健忘等症状，小儿则出现生长发育迟缓，身材矮小，智力低下，五迟五软，易惊盗汗或抽搐，舌体变小光红，脉细弱。

治疗：滋补肝肾、强筋壮骨。

（2）脾肾两虚：病人腰背四肢关节疼痛，四肢无力，肌肉萎缩，昼轻夜重，骨骼变形，活动不利，面色㿠白，口淡、自汗、面目浮肿，夜尿增多，少气懒言，肠鸣腹痛，便溏或五更泄泻，舌淡胖，苔白或水滑，脉沉弦无力或迟细。

治疗：健脾益肾，强筋健骨。

2. 中医用药

（1）单一中药。

1）淫羊藿：味辛、甘，性温，归肝肾经。《本草纲目》称之有"益肾气、强筋骨、补腰膝"之作用。现代研究表明，淫羊藿水提取物可改善骨代谢，调节体内酶和激素水平，促进蛋白质合成、核酸代谢，增强下丘脑－垂体－性腺轴及肾上腺轴、胸腺轴等分泌。此外，淫羊藿还能剂量依赖性地抑制骨髓细胞诱导分化形成破骨细胞样细胞进而抑制骨吸收，还可以通过抑制骨髓基质细胞成脂分化，促进其成骨分化而达到预防和治疗骨质疏松。

2）骨碎补：味苦、甘温，归肾、肝经，有补肾、活血、止血、续伤之功效，作为补肾强筋骨方药在历代伤科处方中常见。现代研究表明，骨碎补分离得单体（如黄烷 -3- 醇类）有促进人乳腺癌 MCF27 及成骨样细胞 ROS17/2.8 增殖的作用，其增殖作用甚至超过了雌二醇和染料木素，推测骨碎补中存在雌激素样作用化合物，从而对绝经后骨质疏松有治疗作用。同时骨碎补提取物还能抑制破骨细胞性骨吸收，具体表现在骨吸收骨陷窝数和面积均呈剂量依赖性减少，其对破骨细胞的作用可能是通过抑制细胞内组织蛋白 K 的成熟而引起的，抑制作用与浓度呈依赖性关系。

3）蛇床子：味辛苦、性温无毒，归肾经，具有补肾壮阳、燥湿驱风杀虫的作用。《神农本草经》："除痹气、利关节。"现代研究表明，蛇床子中含有的香豆素类成分，被认为具有弱的雌激素样生物作用，可对使用糖皮质激素和切除卵巢造成的骨质疏松模型产生明显的治疗作用，促进成骨细胞的增殖和分泌碱性磷酸酶，抑制成骨细胞分泌 NO、IL-1 和 IL-6。蛇床子总香豆素还通过抑制破骨细胞的分化和骨吸收功能进而起到对骨的保护作用，分子水平上研究表明，蛇床子素可以增加大鼠成骨细胞的表达，同时轻微抑制破骨细胞分化因子的表达。

4）杜仲：味甘微辛，入肝肾经，性温，《神农本草经》列为上品，谓其"主治腰膝痛，补中，益精气、坚筋骨"。现代研究表明，杜仲可促进体内培养成骨细胞增殖和代谢作用，同时促进碱性磷酸酶分泌，亦可抑制破骨细胞活性，进而对骨起到保护作用。

（2）已明确的中药活性成分。

1）淫羊藿黄酮：使用淫羊藿黄酮连续灌胃 3 个月，能明显提高大鼠股骨表面密度和骨密度，同时降低大鼠骨小梁吸收表面百分率和形成表面百分率，提高骨小梁体积百分率。在 1~10 mg/L 浓度时，淫羊藿总黄酮具有显著的促进骨细胞增殖及钙化结节形成数量的作用，提示淫羊藿总黄酮具有促进体外成骨细胞增殖及分化成熟的作用。淫羊藿总黄酮还能使维甲酸造成的骨质疏松大鼠血清 E_2、T 和血清降钙素水平提高，尿 DPD 和血清 PTH 水平降低，提高股骨 Ca、P 含量和骨密度。

2）植物雌激素大豆异黄酮：作为一种植物雌激素，主要存在于大豆及其制品当中，目前认为它由染料木黄酮、大豆苷元、大豆黄素 3 种游离苷元和 9 种葡萄糖结合态苷类成分组成。染料木黄酮为 5,7,4- 三羟异黄酮，大豆苷元为 7,4- 二羟异黄酮，均为含芳环的非类固醇化合物，作用与雌激素相似。

（3）蛇床子香豆素：蛇床子香豆素具有弱的雌激素样生物作用，可抑制大鼠多核破骨细胞的形成和分化，抗酒石酸酸性磷酸酶的活性和骨吸收作用，减少骨质丢失。实验室中，蛇床子素通过降低去卵巢大鼠的骨形成和骨吸收，并以抑制骨吸收为主，增加骨量，能有效地防治去卵巢大鼠高转换型骨质疏松，防止骨质丢失，维持骨代谢的平衡。蛇床子素能刺激成骨细胞 ^{3}H- 胸腺嘧啶和 ^{3}H- 脯氨酸渗入量，提示其具有刺激大鼠成骨细胞的增殖和骨胶合成的作用。在成骨细胞碱性磷酸酶活性最高时，蛇床子素显著增加成骨细胞碱性磷酸酶的活性，由此表明蛇床子素增加骨量的基础是促进成骨细胞的成骨作用。

治疗骨质疏松症的中、西医方法很多，之前也已经详细介绍，这里主要介绍的是刘道矩教授利用磁场对骨质疏松的治疗方法。

二、磁化活血通络灵液对骨质疏松的实验性治疗研究

（一）研究背景

骨质疏松症的病因学与发病机制很复杂，精确的发病机制至今尚不清楚。它是由多细胞、多细胞因子、多基因共同参与的网络调节的结果，是以骨量减少为特征的一种全身性骨骼疾病。目前认为激素水平与调控、个体营养状况、免疫功能、物理学因素及遗传因素是促其发病的最重要环节。

骨质疏松最早是 Pornmer 在 1885 年提出来的，随着历史的发展和医学科学技术的进步，人们对骨质疏松的认知逐渐深入和完善。最初认为全身骨量减少即为骨质疏松。直至 1993 年，在第四届国际骨质疏松症学术研讨会上与会专家进行了广泛深入的讨论，达成共识。骨质疏松症定义为：原发性骨质疏松症是以骨量减少、骨的微细结构退化为特征的，致使骨的脆性增加，易于发生骨折的一种全身性骨骼疾病。近年来，对"骨质量"又赋予了新的理念，强调骨质疏松症是一种以骨强度受损、骨折危险性增加为特征性的骨骼疾病，骨强度与骨密度和骨质量相关。目前，临床上把骨质疏松症分为三类：①原发性骨质疏松症，是指随着年龄的增长而发生的一种生理性退行性病变；②继发性骨质疏松症，源于某些基础疾患或其他因素而诱发；③特发性骨质疏松症，多伴有家族遗传背景，女性多于男性。原发性骨质疏松症的诊断与骨矿物含量相关。双能 X 线吸收测量法（DXA）是一种精确的 X 线检测技术，已成为医疗中心骨密度测定的标准方法。定量的计算机 X 线断层扫描（CT）技术，主要用于脊柱测量，由于 CT 特异性的分析小梁骨，可以提供真实的骨密度（每单位体积的骨量）测定值，其测定结果与其他分析方法的结果不同。骨形态计量学方法是采用四环素标记技术，以离体的骨组织标本作为分析对象，病理切片观察、分析骨中骨小梁的数量、形态和分布，计算出骨组织中骨基质、骨小梁等各种参数。临床前小动物 Micro-CT 技术同前法。这四种方法均可为骨质疏松症的诊断治疗提供可靠的依据。后两种属于创伤性检测方法，主要用于骨质疏松症的基础与动物实验研究。骨代谢生化指标检测如 BGP、PINP 和 CTX-1 是通过测定血、尿中其含量，能够间接地了解骨代谢状况，这些特异和敏感的生化指标对于骨质疏松症的早期诊断、鉴别诊断、分型、治疗与预防的作用是不可替代的。骨质疏松症患者的治疗常包括急性骨折的处理和原发病的治疗。不论是哪种类型骨质疏松症的治疗与预防，延缓骨量丢失和预防骨折的发生是基本原则。

应用磁石治疗疾病是中华民族伟大文化遗产孕育的瑰宝，至今已有几千年的历史。汉朝司马迁所著的《史记·扁鹊仓公列传》（公元前 104 年）中记述了"齐王侍医遂病，自炼五石服之……中热不溲者，不可服五"（五石包括磁石等）。说明在中国两千多年前就开始用磁石作为煎剂内服治病。东汉时期（公元 2 世纪），中国第一部药书《神农本草经》中指出："慈（磁）石味辛酸寒，主治风湿周痹，肢体中痛，不可持物、洗洗酸痛，除大热烦满及耳聋。"这是祖国医学史上对颈椎病之症状"肢节中痛，不可持物"最早的记载。南北朝时代的陶弘景（公元 452—536）所著的《名医别录》曾记载磁石"养肾藏，强骨气，益精除烦，通关节……"公元 10 世纪，沈括在《忘怀录》中，用磁石投置水井中制成药井，说"在道院中，择好土地，凿一井……令人采掇可一二石，揭如豆粒，杂投水中，磁石亦好"，这是最早磁化水的记载。从此可以证明，经过磁场处理的水（药）在祖国医药学中很早就开始应用了。磁化可能改变了液态水的结构，影响了它的性质；水中的杂质可能在磁化过程中储能，可能是磁化水效应的重要原因之一；水经过磁化处理后，使得小的水分子更容易进入蛋白质内部，更加活化了蛋白质结构，使蛋白

质内部结构更加趋于整体化。所以磁化水的研究可能为磁化活血通络灵的机理提供一种解答思路，根据已有的磁源定量研究，可以实现磁场强度与药液性状改变的量效学分析。

我们以大鼠摘除卵巢性骨质疏松实验动物模型为研究对象，以"磁化活血通络灵"为基础临床用药，观察磁化活血通络灵药液对该模型骨质疏松的防治作用。选择时间点检测骨密度、骨生物力学三点弯曲试验、骨组织形态学计量、临床前小动物Micro-CT小梁骨分析以及骨代谢生化指标、免疫学和常规生化等多学科的理化指标，客观地进行量化分析，发现其对改善松质骨骨小梁细微结构和提高皮质骨的力学性能等方面作用明显。因此，磁化活血通络灵液对延缓骨量丢失，尤其在骨密度、骨组织形态学、骨生物力学方面对骨质疏松症有一定的治疗效果。

目前，在临床上骨质疏松症的治疗仍以西药为主体。我们以百年传承古方药剂"磁化活血通络灵"为基础临床用药，以去势大鼠后快速骨量减少最重要的病理学特征为靶点，开展该药对本症防治作用的实验研究，其医学意义很重要。近年来，众多实验研究结果表明，生物物理学方法的干预或治疗能够延缓骨量丢失，能够延缓骨质疏松症发生的渐进过程。这种生物物理学的作用与药物治疗对比鲜明，抑制和（或）修复骨丢失而不干扰骨重建细胞间的偶联作用，使骨量增加又不影响骨重建的基本过程，这种从合成代谢角度出发，探讨对骨质疏松症的治疗作用，其临床意义深远。这意味着如果我们能够深入探究和了解生物物理信号对骨重建细胞间的相互作用，探究和认知各信号分子对细胞精确的靶位调节，必将推动生物物理学方法用于该症治疗的进步。

（二）实验材料与方法

将84只SPF级SD磁性大鼠随机分为空白对照组、去势对照组、去势后服用阿伦膦酸钠组（每周7 mg/kg）、去势后涂磁化活血通络灵药液组 [1 mL/（100g·d）]（注：实验中称磁化活血通灵液为中药组）；加磁1组（120 mT）、加磁2组（180 mT）、加磁3组（220 mT），每组12只。除空白对照组外，均采用摘除卵巢的方法复制快速骨流失大鼠模型，造模后第3天，各组分别施加相应的干预因素。中药组去势大鼠每日将该药液涂抹腹部2次，与各实验组平行对照观察。术后5周，第一次心脏取血。每组取血6~8只，用于骨代谢指标检测。术后6周，各实验组分取大鼠6只处死，行骨组织形态计量。术后18周，按前法行第二次心脏取血，同前法检测。处死后分取双下肢股骨，用于骨密度、骨组织形态学、骨生物力学检测。

具体实验步骤简述如下：

（1）检测血液中血总胆固醇（TCHO）、甘油三酯（TG）、低密度脂蛋白胆固醇（LDL-C）、高密度脂蛋白胆固醇（HDL-C）、丙氨酸氨基转移酶（ALT）、总蛋白（TP）、白蛋白（ALB）、尿素氮（BUN）及肌酐（CRE）。

（2）IMMAGE- 全自动特殊蛋白分析仪测定体液免疫指标 IgG、IgA、IgM、CRP。

（3）流式细胞分选仪测定 CD3 阳性、CD4 阳性、CD8 阳性细胞数目。

（4）ELISA 方法检测骨代谢生化指标：骨钙素（BGP）、Ⅰ型前胶原氨基端前肽（PINP）、Ⅰ型胶原交联羧基末端肽（CTX-I）。

（5）抗衰老指标 ELISA 检测超氧化物歧化酶（SOD）。

（6）制备实验大鼠左侧股骨切片并进行骨组织形态计量学观察。

（7）D W– 双能 X 线骨密度仪检测骨密度。

（8）Micro-CT 进行特异性小梁骨分析。

（9）选用万能力学试验机进行三点弯曲试验测定骨生物力学。

磁化活血通络灵系根据天津市非物质文化遗产传统磁石疗法载体，为刘氏家族保留至今百年的古方，并根据刘氏家族"磁瓶贮药"的独特磁化药物的古训，在此基础上整理、提高，以保留原处方和原始制作方法为主。磁化活血通络灵方剂组成以蜈蚣、地龙、三七、杜仲、乌梢蛇等中药药材为主。具体制作要求如下：

蜈蚣：拭净，除去头足，剪断用。

地龙：置温水中捞一次，闷约 8 h，碾劈，洗净泥土，剪段即成。

三七：取原药，除去杂质，洗净，置适宜容器内，蒸至中心润软时，取出，趁热切薄片，干燥。

杜仲：除去粗皮，洗净，润透，切成方块或丝条，晒干。

乌梢蛇：取健康无病的乌梢蛇处死，去掉内脏、脂肪及血污，以蛇头为中心逐渐向外盘成圆饼形，蛇尾盘入紧挨着的蛇腹内侧。用细竹签以"十"字形插入蛇体内加以固定后，日晒自然干燥，密封保存。

取上述药材等量，以每 10 kg 加入 60% 的白酒 1.5 kg，置于玻璃器皿内，进行磁化封存备用（磁化过程略）。

统计方法：所有实验数据均采用 SSPS-17.0 统计软件进行分析，数据表示：$X \pm SD$。两组小样本均数的比较，首先进行 F 检验，如差异不显著，选用 Student' s-t 检验；如差异显著，选用 t 检验，P 值 <0.05 有显著性差异。

（三）结果

（1）各实验组常规生化、免疫学测定结果的比较：生化指标共检测 9 项，包括 TCHO、TG、LDL-C、HDL-C、ALT、TP、ALB、BUN 及 CRE。各组间生化检测结果初步比较，发现差异不显著。细胞免疫 CD 抗原的检测，第一次取血各实验组与去势组比较，在中药组、磁 1、磁 2、磁 3 及阳性药物组中，CD3 差异有显著性，CD4 亦与之相同。CD8 在中药组、磁 1、磁 2 及阳性药物组中有显著性差异。第二次取血各实验组 T 细胞 CD 抗原均无明显的统计学意义。体液免疫包括有 IgG、IgA、IgM、CRP，在第一、二次取血中各实验组与去势组比较基本上差异不显著。但是，在第二次取血中中药组的 IgG 与各实验组比较均有统计学意义。骨代谢指标第一次取血各实验组与去势组比较，差异不显著；第二次取血仅有阳性药物组的 PINP 和 CTX-I 有显著性差异。抗衰老指标 SOD 在第一、二次取血中各实验组与去势组比较基本上差异不显著。

本研究每一份血标本生化指标共检 9 项，发现各组间生化检测结果差异不显著。T 细胞 CD 抗原的检测，第一次取血磁 1、磁 2、磁 3 实验组与去势组比较 CD3、CD4 均有显著性差异，CD8 磁 1 和磁 2 组有统计学意义。第二次取血磁 1、磁 2、磁 3 实验组与去势组比较，T 细胞 CD 抗原均无明显的统计学意义。实验结果的讨论，前已述及。第一、二次取血体液免疫指标检测，磁 1、磁 2、磁 3 实验组与去势组比较差异不明显。对于骨代谢生化指标的结果同中药组。

（2）各实验组骨细微结构检测结果的比较：如前所述，双能 X 吸收测量法、骨形态计量学方法、临床前小动物 Micro-CT 均可为骨质疏松症的诊断治疗提供可靠的依据。本项目研究选用这三种公认可靠的分析方法，并辅以骨生物力学三点弯曲试验，交叉分析，相互验证，其目的是避免单一方法的偏倚性，客观真实地评估大鼠去势后，中药实验组和磁 1、磁 2、磁 3 实验组在静磁场微环境中能否延缓骨量丢失，能否延缓骨质疏松症发生的渐进过程。骨组织形态计量学检测结果显示，本实验骨形态计量学共检测 12 项指标。

（3）临床前小动物 Micro-CT 检测结果：本实验 Micro-CT 共检测 6 项指标，发现与去势组比较，在骨容量 / 总容量、骨表区域 / 骨容量、骨小梁厚度、骨小梁数量、骨小梁间隙及骨小梁模式因子的 6 种检测指标上，磁 1 和阳性药物组有统计学差异，余指标与去势组比较差异不显著。

（4）双能 X 线吸收测量法骨密度检测结果：本实验双能 X 线测量法测定骨密度共检测 3 项指标，以 BMD 作为主要评估指标，发现与去势组比较，只有阳性药物组有统计学差异，余指标与去势组比较差异不显著，但从直方图分析中发现，中药组的 X 值优于去势组和磁 1、磁 2、磁 3 实验组。

（5）骨生物力学三点弯曲试验检测结果：本实验骨生物力学三点弯曲试验共检测 4 项指标，发现与去势组比较，只有中药组的最大载荷有统计学差异，此外，还发现最大应力、最大挠度及直径中药组好于去势组与各实验组。

（6）Micro-CT：本实验骨计量学指标共检 12 项，磁 1、磁 2、磁 3 实验组与去势组比较发现，骨重建、矿化时间、J 矿化及矿化率 4 项指标有统计学意义，其余各项指标磁 3 与去势组比较好于磁 1 和磁 2 组。本实验 Micro-CT 共检测 6 项指标，发现磁 1 组与阳性药物组相平行，与去势组比较差异有显著性。医学意义与骨计量学结果的分析近似，不再赘述。双能 X 线吸收测量法检测骨密度是公认的标准方法。骨密度共检 3 项指标，以 BMD 作为主要评价指标，发现只有阳性药物组与去势组比较有统计学意义，其余各实验组差异不显著。本研究三点弯曲试验共检 4 项指标，发现只有中药组与去势组比较，其中最大载荷有统计学意义，其余各实验组差异不显著。

（四）讨论

本研究以去势大鼠动物实验模型作为骨质疏松症研究对象，以去势大鼠快速骨量减少最重要的病理学特征为靶点，包括常规生化、免疫学指标的检测与分析；重要骨代谢生化指标的检测与分析；对骨细微结构变化的分析与认知。静磁场柔性磁条：强度分别为 120 mT、180 mT、220 mT 三种柔性磁条对 SD 雌性大鼠快速骨丢失影响的基本分析。观察磁化活血通络灵对骨质疏松症防治作用的影响。大鼠去势经磁化活血通络灵液治疗后，从骨计量学结果、骨密度测量、Micro-CT，以及力学三点弯曲试验显示，其对改善松质骨骨小梁细微结构和提高皮质骨的力学性能等方面作用明显。因此，磁化活血通络灵液对延缓骨量丢失，尤其在骨密度、骨组织形态学、骨生物力学方面对骨质疏松症有一定的治疗效果。

（1）磁化活通灵液对常规生化与免疫学指标的影响：本研究每一份血标本生化指标共检 9 项，发现各组间生化检测结果差异不显著。T 淋巴细胞 CD 抗原的检测，本检测方法采用流式细胞术进行分析，该法较其他方法快速、准确、可靠，是公认的标准方法。第一次取血中药组与去势组比较 CD3+、CD4+ 和 CD8+ 细胞有明显差异。第二次取血中药组 T 细胞 CD 抗原作用均不明显。T 淋巴细胞是机体极其重要的一群免疫细胞，在不同的发育阶段，其表面标志的种类与数目亦不同。通过检测了解 T

淋巴细胞总数、亚群及活化程度的判定,也是了解机体细胞免疫功能的一项重要指标,对于疾病发病机制的研究有重要的价值。CD3 分子表达是成熟 T 淋巴细胞标志,是总 T 淋巴细胞的重要标志。CD4 分子是辅助、诱导 T 淋巴细胞的标志,CD8 分子是抑制、杀伤 T 淋巴细胞的标志。实验中发现大鼠去势 5 周后,磁化活血通络灵能够促进 T 淋巴细胞成熟,促进干细胞亚群分化,促进淋巴细胞群和亚群在免疫应答中相互协同、制约,完成对非己物质的识别、应答和清除,维系自身内环境的稳定。18 周后,这种免疫学作用亦不明显。在体液免疫指标检测中第一次取血各实验组均无统计学意义。第二次取血只有中药组 IgG 与各实验组比较均有统计学意义,这一点非常重要,与先前该药相关研究的结论相吻合。IgG 主要由脾脏和淋巴结中的浆细胞合成与分泌,约占血清中总 Ig 的 75%,是血清中主要抗体成分,在机体的免疫防御中起重要作用。在大鼠去势后期,血清中 IgG 水平的增加,说明增强机体的自身免疫防御和维系自身稳定作用明显。在大鼠去势早期,磁化活血通络灵能够增强 T 淋巴细胞免疫功能,在后期能够提高血清中 IgG 水平,这一免疫学现象的发现具有特征性,很值得深入研究。无疑,这些重要的免疫学作用对延缓大鼠去势后快速骨量丢失和延缓该症发生的渐进过程是有益的,作用是明显的。

（2）磁化活血通灵液对骨代谢生化指标的影响:本实验选取 PINP、BGP 和 CTX-I 三种重要的骨代谢指标进行检测。该指标能够特异、敏感地反映骨形成、骨吸收和骨矿化的状况。实验中发现第一次取血各实验组与去势组比较无统计学意义。第二次取血只有阳性药物组 CTX-I 有显著性差异。实验表明,磁化活血通络灵对于 PINP、BGP 和 CTX-I 的影响作用不明显。

（3）磁化活血通灵液对骨细微结构的影响:为了考量大鼠去势后骨微细结构的变化,客观地评估磁化活血通络灵对骨量丢失的影响,我们选用双能 X 吸收测量法、骨形态计量学方法、临床前小动物Micro-CT 以及骨力学三点弯曲试验,进行平行对照比较,从多视角获取数据,相互验证。骨组织形态计量学能够准确地测量骨矿化的动态指标,能够较客观地记录经过治疗后骨组织的变化。本实验骨形态计量学共检测 12 项指标。去势大鼠术后 12 周,去势组组织学观察出现明显的骨质疏松表现,骨计量学结果显示,去势组与中药组比较,骨计量静态指标骨体积、类骨质表面、平均类骨质宽度差异有显著性,其动态指标两组比较也存在显著性差异。骨计量学指标分析显示,去势后骨体积密度显著性下降,经磁化活血通络灵治疗得到改善。我们还发现去势组与中药组比较,骨的四环素标记率、类骨质表面密度、平均类骨质表面厚度及动态指标中的骨矿化沉积率与骨矿化延迟时间等均有显著性差异。提示去势后骨重建出现明显加快、骨吸收率增加,亦显示该中药可能对抑制破骨细胞性骨吸收有作用。实验表明,去势大鼠经磁化活血通络灵治疗后,对改善骨细微结构的作用明显。本实验骨密度检测以 BMD 作为主要评估指标,发现与去势组比较只有阳性药物组有统计学意义,余指标与去势组比较差异不显著,但从直方图分析中发现,中药组的平均值优于去势组和磁1、磁2、磁3实验组。这一结果很重要,因各实验组未给予任何抗骨质疏松药物,要使骨量增加很困难。实验结果表明,磁化活血通络灵是否能够增加去势大鼠的骨量尚待商榷,但是,去势大鼠经磁化活血通络灵治疗后,BMD 检测骨量增加,这很可能是对去势大鼠受损伤微环境的改善,对于维系骨细微结构的完整性以及延缓松质骨丢失的速度可能有作用。骨密度测量还可为预测骨折危险性提供依据,它通过对正常同性别同年龄人群的比较,能够发现或诊断骨量减少。骨密度测量中的 BMD 值与骨强度之间存在很好的正相关性。在以往大量的前瞻性和回顾性研究均发现 BMD 值与骨折发生率密切相关。该药对于维系骨细微结构完整性的有益作用很重要,这种作用在骨力学三点弯曲试验中得到验证。Micro-CT 能够对小骨梁进行特异性分析,可以客观真实地提供每单位体积骨量的测定值,其结果的可靠性与其他方法不同。本实验 Micro-CT 共检测 6 项指标,发现磁 1 和阳性药物组与去势组比较有显著性差异,余各实验组差异不显著。临床意义与本研究骨计量学的结果分析近似,不再赘述。此外,骨小梁模式因子反映骨小梁凸面和凹面的程度,反映骨小梁连接性,数值越小骨小梁连接性越好,发生骨质疏松时数值增加。从直方图分析中看中药组的数值低于去势组,说明骨小梁连接性较好,对防止骨小梁断裂有作用。本研究力学三点弯曲试验共检测 4 项指标,发现与去势组比较中药组最大载荷有统计学意义,最大应力、最大挠度和直径亦好于去势组。骨质疏松症的发病基础十分复杂,由多因素、多环节而诱发的。因此评价基础研究与判定药物疗效时,不仅要考量骨密度、骨形态计量学以及 Micro-CT 测量的参数,还要考量骨折发生实际的测量参数,这样才能更为客观而准确地反映骨强度的变化。基于这种理念与思考,本实验设计选择力学三点弯曲试验作为验证。实验表明,磁化活血通络灵对卵巢摘除大鼠改善其松质骨骨小梁细微结构和提高皮质骨的力学性能作用明显,为骨计量学、骨密度及 Micro-CT 所测量的有意义指标所验证。

Micro-CT 能够对骨小梁进行特异性分析,可以客观真实地提供每单位体积骨量的测定值,可信度高。骨小梁模式因子反映骨小梁凸面和凹面的程度及骨小梁连接性,数值越小骨小梁连接性越好,本实验中药组数值低,提示对防止骨小梁断裂有益。

实验发现,中药组的均值优于去势组和磁 1、磁 2、磁 3 实验组。这一结果很重要,因各实验组未给予任何抗骨质疏松药物,骨量增加很困难。实验结果表明,去势大鼠经磁化活血通络灵治疗后,BMD 检测骨量增加,这很可能是对损伤微环境的改善、对于维系骨细微结构的完整性以及延缓松质骨丢失的速度有益。在以往大量的前瞻性和回顾性研究均发现 BMD 值与骨折发生率密切正相关,可为预测骨折危险性提供依据。该药对于维系骨细微结构完整性的有益作用很重要,并在骨力学三点弯曲试验中得到验证。

骨质疏松症的发病基础十分复杂,因此评价基础研究与判定药物疗效时,不仅要考量骨密度、骨形态计量学以及 Micro-CT 测量的参数,还要考量骨折发生实际的测量参数,这样才能更为客观而准确地反映骨强度的变化。基于这种理念与思考,本实验设计选择力学三点弯曲试验作为验证,为今后的临床实践提供参考依据。

众多骨力学研究资料清楚地显示了骨结构与功能的关系,认为力学刺激引起的形变可能是促进骨基质蛋白的分泌和多种细胞基质黏附分子表达的代谢通路被骨细胞感应和应答。应变能诱导骨间隙中液体的运动,导致细胞活动方式的改变,这种液体的流动无疑会加快物质代谢的转运和营养的供给,这种液体的流动将同时引起骨组织的电动力学改变。一些研究者认为动态应变可引起骨改建或骨重建反应,而静态应变不成为骨刺激的来源。基于这样一种观点,临床上采用复合脉冲电磁场进行骨不连、骨缺血性坏死等疾病的治疗以及相关的基础研究。文献报道不一,争议较大。本研究以静磁场为实验基础,分别选择强度为 120 mT、180 mT、220 mT 3 种柔性磁条,考量对大鼠去势骨微细结构变化的影响,客观地评价三种柔性磁条对骨量丢失的作用。本研究从骨计量学结果、骨密度测量、Micro-CT,以及力学三点弯曲试验所获得的大量实验数据,交叉分析,相互验证,发现其作用磁 1 组最佳,磁 2 组次之。这种生物物理的干预可能是能够保持骨组织的自然状态,低强度相对安全,符合骨重建各种细胞循环合成与分解代谢的基本生理需求。实验表明,经过静磁场柔性磁条干预性治疗,对大鼠去势骨质疏松的防治作用明显,与一些研究观点相悖。

本项目研究证明,大鼠去势经磁化活血通络灵治疗后,与去势组对照比较,发现在促进免疫自身稳定、增强自身免疫防御功能方面作用明显;从骨计量学结果、骨密度测量、Micro-CT,以及力学三点弯曲试验所获得的大量实验数据,交叉分析,互为验证,发现对改善松质骨骨小梁细微结构和提高皮质骨的力学性能等方面作用明显。实验表明,磁化活血通络灵对延缓骨量丢失和延缓该症发生的渐进过程作用明显,对骨质疏松症的防治有效。"磁瓶贮药与活血通络灵"有机地融合为一体,形成古方药剂,已有百年传承。面对这一独有的卫生资源,如何挖掘整理,推陈出新,科学地实现中药二次开发,造福百姓,为百姓提供安全有效、质优价廉的药物,是我们面临的重要课题。

第五节 磁化水对炎症的作用研究

一、磁化棒磁化水对复发性口腔溃疡的治疗研究

(一)研究背景

在 1978 年,刘道矩主任曾应用磁处理水以含漱方法治疗口腔溃疡 160 例。当时采用家用小型磁水器的虹吸原理使普通自来水通过不均匀材料磁场,中间场强为 0.23 T,切割不少于 16 次,流速 0.1 m/s,每 24 h 可处理 3000 mL 水。

治疗方法:患者以磁处理水 200~300 mL 含漱,每日 10 多次。

疗效标准:①近愈,疼痛等自觉症状消失,糜烂面愈合;②显效,疼痛等自觉症状基本消失,溃疡面基本愈合;③好转,症状及炎症明显减轻;④无效,炎症及溃疡无变化或恶化。

治疗效果:62.5% 的患者不用任何药物,1 周内可出现疗效。88.6% 的患者 10 日出现疗效。经治疗后,近期治愈 135 例,占 80%;显效 13 例,占 8%;好转 10 例,占 6%;无效 10 例,占 6%,总有效率 94%,具体见表 2-1-20。

表 2-1-20 不同部位口腔溃疡的治疗效果

溃疡部位	例数	近愈	显效	好转	无效	近愈率(%)	显效率(%)	好转率(%)	无效率(%)
唇裂溃疡	11	6	1	—	4	54.5	9.1	—	36.4
唇颊黏膜	70	60	4	4	2	85.7	5.7	5.7	2.9
口底黏膜	66	56	4	4	2	84.8	6.1	6.1	3.0
舌体	21	13	4	2	2	61.9	19.0	9.5	9.5

1997 年开始采用磁化棒处理水,结果发现,所制磁处理水改变水的物理参数,可提高水中氧饱和度、钙离子含量,并增加通透性,从而使病损部位生物分子新陈代谢加强,提高酶活性,加速自体修复,减轻病变造成的疼痛和促进黏膜早期愈合。

(二)研究方法

磁化棒为长圆形(如图 2-1-16 所示),长 35 cm,中间直径 0.3 cm,末端直径 0.2 cm,两端分别为 N、S 两极。使用时将磁化棒置于容器(杯)中加入水,轻轻摇动,放置 12 小时以上,通过磁化棒的浸泡,制得磁处理水。每个磁化棒一次可处理 500 mL 水,采用国家《生活饮用水标准检验法》(GB 5750—1985)分别测定原始水及磁化棒处理水中的各元素浓度及理化指标。检测结果发现,磁处理水中的钙离子含量平均上升了 63.76%,镁离子则平均下降了 73.2%,其余指标则未见差异。一般处理 12 h 即可达到上述效果,处理 24 h 结果相近。

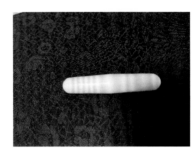

图 2-1-16　磁化棒

(1)受试患者分组:作者将上述磁处理水做了临床观察,共对复发性口腔溃疡 303 例进行随机分组治疗,共分 3 组,其中,腺周口疮每组 2 例,具体见表 2-1-21。

表 2-1-21　303 例患复发性口腔溃疡患者分组情况

组别	例数	男	女	10~20 岁	21~40 岁	41~55 岁	轻型	疱疹样	腺周
治疗 1	99	38	61	6	63	30	56	41	2
治疗 2	108	41	67	9	74	25	58	48	2
对照	96	42	54	8	65	23	55	39	2
合计	303	121	182	23	202	78	169	128	6

治疗①组,给予常规治疗:每日 3 次口服维生素 B_1 20 mg,维生素 C100 mg,维生素 B_6 10 mg,灭滴灵 200 mg,氟美松 0.75 mg,局部涂布冰硼散。

治疗②组,与治疗(1)组相同,给予常规治疗但去除局部用药,而改用磁化棒处理水每日含漱 10 次,每次 25 mL。

对照组:常规治疗但去除局部用药,采用 1∶5000 洗必泰溶液每日含漱 10 次,每次 25 mL。

以上 3 组自治疗后第 3 天开始观察并记录疗效, 6 天为 1 个疗程。若痊愈即停止治疗,随访半年以观察治疗效果。

(2)疗效标准。

1)显效:治疗 3 天内疼痛、发热等症状基本消失,溃疡面积较原记录缩小 1~2 mm,溃疡数目减少,较小的溃疡消退,其表面覆盖物基本消失,周围组织无充血。继续用药 1~2 天溃疡消失。随访半年未出现复发。

显下降;磁化组与对照组比较,磁化组的效果优于对照组:磁化液能使红细胞变形指数(TK)下降,由22.7%下降至4.95%,下降了17.82%;能使红细胞沉降率明显减低,治疗后比治疗前下降了46.54%。磁化液对红细胞压积、血脂、血糖及纤维蛋白原无明显影响。因此,磁化后的治疗效果可能是由于经磁化的溶液增加红细胞表面电荷,红细胞聚焦作用减少。

总之,磁化液可以降低在低切变率下的全血黏度,这对于治疗高黏滞血症,预防血栓性疾病有积极意义。

(二)研究方法

（1）血液流变学检测设备:本研究采用 NCOMETER R80 型黏度计对受试者进行血液流变学检查。

（2）磁化溶液的制备:磁化设备采用由我院磁疗科提供的旋磁磁化器,其磁剂量为 0.12 T,每分钟顺时针旋转 15 周,磁化时间 12 h。

由于本研究是为探索磁化溶液对高黏滞血症的影响,故将受试者中的冠心病及脑梗死合并高黏血症者均采用血塞通溶液治疗,因为血塞通扩张冠状动脉改善冠脉血流,改善脑供血,同时具有降低血黏度的作用,这样使本研究就更具有同一性、可靠性、科学性。血塞通磁化溶液,采用昆明制药有限公司出品的血塞通 0.4 g 溶于 5% 葡萄糖或 0.9% 生理盐水溶液中磁化后应用。磁化后溶液经天津市卫生防病中心动物实验检测,无任何毒副作用。

（3）受试患者分组:对选入冠心病病例均根据临床表现、心电图、心脏多普勒确诊为冠心病;脑梗死患者根据临床表现和脑 CT 确诊。受检病例随机分组,见表 2-1-25。

表 2-1-25　受检病例分组

组别	例数	男性			女性		
		例数	冠心病	脑梗死	例数	冠心病	脑梗死
磁化组	182	101	66	35	81	51	30
对照组	184	98	S8	40	86	5S	31
合计	366	199	124	75	167	106	61

年龄分布见表 2-1-26,病例均做血液流变学检查,高黏滞血症者入选。

表 2-1-26　受检年龄分组

组别	例数	男性			女性		
		例数	磁化组	对照组	例数	磁化组	对照组
50~59	176	89	41	48	87	45	41
60~69	152	91	49	42	61	26	35
70~79	28	12	7	5	16	7	9
80 以上	10	10	4	3	3	2	1
合计	366	199	101	98	167	81	86

将受试患者分为磁化组,该组应用磁化后溶液进行治疗前后疗效比较,另一组为对照组,应用同种未经磁化的溶液治疗并进行治疗前后疗效比较。同时进行磁化组与对照组治疗后的疗效比较。为消除男女血液流变学检测指标正常参考值不同而带来的误差,磁化组、对照组均分为男、女组,见表2-1-27。

表 2-1-27　受试者分组

组别	总例数	男性组	女性组
磁化组	182	101	81
对照组	184	98	86
合计	366	199	167

(4)检测指标及数据:检测指标及正常参考值包括:不同切变率的全血黏度(mPa·s),200(1/s)男4.42~4.97,女3.32~4.08;30(1/s)男5.41~6.33,女4.33~5.26;5(1/s)男8.73~10.27,女6.86~8.52;1(1/s)男18.06~21.67,女14.38~17.86。全血浆黏度(mPa·s),100(1/s)男1.43~1.57,女1.40~1.61。血沉(mm/h)男0~15,女0~20。红细胞压积(L/L),男0.40~0.53,女0.37~0.45。全血高切还原黏度,男6.98~9.93,女5.16~8.32。全血低切还原黏度,男34.82~51.68,女29.73~45.75。红细胞刚性指数,男3.71~6.20,女2.36~5.16。红细胞聚集指数,男3.63~4.90,女3.32~5.38。血沉方程K值,男0~73,女0~80。纤维蛋白原(g/L),2.00~4.00。血胆固醇(mmol/L),2.50~5.80。甘油三脂(mmol/L),0.52~1.82。血糖(mmol/L)4.22~6.10。全血高切还原黏度,男2.82~3.48,女2.06~2.91。全血低切还原黏度,男11.50~15.15,女8.93~12.76。红细胞变形指数,男0.693~0.982,女0.558~0.940。

(5)统计学处理:应用SPSS软件包进行计算机统计学处理,包括率的检验应用卡方(X^2)检验,均值应用t检验进行显著性测定,对全血黏度及全血浆黏度的影响因素应用逐步回归进行分析,找出相关因素。

(三)研究结果

(1)全血黏度的检测:黏度随切变率由高至低其黏度值异常率逐渐增高。治疗前后均为同样规律。但在治疗前后高切变率[200(1/s)]无明显变化,而低切变率(1/s)治疗前后有显著差异。

对照组的男女组其全血黏度亦随切变率由高至低其黏度值异常率逐渐增加,低切变率下治疗前后有显著性差异。

(2)全血浆黏度检测:全血浆黏度切变率为100 mPa·s下的黏度值,磁化组与对照组的全血浆黏度治疗前后无明显影响,男女之间也无差异。

(3)全血还原黏度检测:男性组还原黏度在磁化组与对照组中,治疗前后在高切变率下均无显著差异;而低切变率下治疗后较治疗前磁化组还原黏度下降25.25%,对照组下降了52.04%,两组治疗前后均有显著性差异。

在女性组,磁化组与对照组治疗前后亦表现了低切变率下有显著性差异,磁化组的异常率较对照组下降明显。

(4)红细胞聚集指数检测:磁化组男性在治疗后红细胞聚集指数下降了85.15%,女性组下降了

79.01%。在对照组,男性在治疗后下降了 79.01%,女性下降了 51.16%。磁化组比对照组明显下降。

(5)血沉、血球压积、红细胞变形指数(TK)值测定。

1)血沉:在磁化组中的男性组血沉加快发生率为 59.41%,治疗后降至 12.87%,治疗前后下降了 46.54%。女性组下降了 55.21%。均表现了治疗前后有极明显差异。

2)红细胞压积:不论磁化组和对照组的男性、女性均表现了治疗前后无明显差异。

3)红细胞变形指数(TK)值:在磁化组中男性者红细胞变形指数(TK 值)增高者占 22.77%,治疗后减至 4.95%,有极显著性差异。而对照组 TK 值增高在治疗前占 17.34%,治疗后为 14.29%,治疗前后无明显差异,但磁化组与对照组比较有明显差异($P<0.05$)。女性组亦表现了与男性的同样规律。

(6)胆固醇、甘油三酯、血糖、纤维蛋白原的测定。

1)胆固醇:在男性磁化组中有 18 例高于正常值,占 17.82%;女性 11 例升高,占 13.58%。对照组中男性有 15 例升高,占 15.31%,女性 13 例升高,占 15.12%,在治疗后均表现了无明显差异。

2)甘油三酯:在磁化组中男性有 11 例高于正常,占 10.89%,女性升高者占 9.36%,对照组中男性占 8.24%,女性占 9.47%,治疗前后也表现无明显改善。

3)血糖:在治疗前后亦无显著性变化,磁化组升高者平均占 6.89%,对照组平均占 7.01%。

4)纤维蛋白原:磁化组只有 3.42% 升高,对照组有 2.96% 升高,治疗前后亦无显著性差异。

(四)讨论

本研究以全血黏度为因变量,以血沉、血沉方程 K 值、红细胞聚集指数、红细胞压积、全血还原黏度、全血浆黏度、血脂、血糖、纤维蛋白原、红细胞刚性指数等为自变量,进行逐步回归分析,发现在低切变率下红细胞聚集指数、血沉、还原黏度呈正相关。

(1)本研究共筛选了 50 岁以上的冠心病和缺血性脑血管病患者 1 908 人,发现 364 人有血液流变学异常,全血黏度增高异常率为 19.08%,这意味着在这个年龄段的这类病人约有 1/5 存在高黏滞血症,从一级预防角度出发,应对其采取对策以减少突发事件的发生。

(2)血黏度增高方面本研究显示出随切变率由高至低而全血黏度异常增加率逐渐增高,主要表现在低切变率 [5(1/s)、1(1/s)] 下明显呈现出负相关。作者认为这是由于血液是非牛顿流体的结果。研究表明,牛顿流体的黏度是不随切变率变化而变化的,相反血液是非牛顿流体。当切变率为 0 时,则血黏度增大到血流几乎停止,这就构成了血栓形成的重要条件,在临床上可以引起血管栓塞性疾病的出现。因此解决低切变率下的血黏度增高对预防栓塞性疾病是十分重要的。

(3)本研究发现,红细胞聚集指数显著高于正常,发生率极高,在男性中的磁化组为 97.03%,对照组中为 94.90%;女性中磁化组为 96.29%,对照组为 96.51%。这种现象的出现可能与我们所研究的是 50 岁以上的老年人组,在这个年龄组的患者血液流动趋缓流畅应力下降,使红细胞聚集增加,如果欲使其解聚就需要更大的屈服应力,另一方面红细胞聚集与红细胞压积、血浆黏度、红细胞的表面电荷的排斥等诸多因素有关。

本研究证实,在低切变率下血黏度升高主要受红细胞聚集影响,所以欲解决低切变率下的血黏度升高,应当针对造成红细胞的各种因素加以解决为宜。

（4）本研究经过对磁化组与对照组血液流变学指标比较分析发现。

1）全血黏度：磁化组与对照组治疗前后全血黏度均明显下降，说明血塞通溶液对降低血黏度有作用，磁化组与对照组比较，磁化组效果优于对照组，两组有显著性差异。研究者认为，磁化溶液对治疗高黏滞血症有一定的前景。磁化组产生较好的治疗效果可能是由于经过磁化的溶液红细胞的表面电荷使排斥部分增加，使红细胞聚集作用减小，另外是否磁化改变血浆大分子桥联力有待进一步探讨。总之，磁化后的溶液对降低在低切变率下的全血黏度是肯定的。

2）全血还原黏度：还原不受红细胞比积等因素的影响。结果发现，全血还原黏度异常率的降低不论是磁化组还是对照组，设两组之间其结果是与全血黏度是一致的，说明本组病人血黏度的升高主要受红细胞聚集影响。

3）红细胞变形指数（TK值）：在治疗前后红细胞变形指数增高率由22.77%下降至4.95%，下降了17.82%，有极显著性差异，而对照组治疗前后无差异。这可能是由于磁化后改变了红细胞膜的电磁性，降低红细胞的刚性，从而使红细胞的变形能力增加，这样可以降低血黏度。

4）红细胞沉降率（血沉）：治疗后比治疗前红细胞沉降率下降了46.54%，治疗前后有极显著性差异。本研究发现，血沉在低切变率下影响全血黏度升高，它与红细胞聚集构成了低切变率下的全血黏度升高重要因素。

5）红细胞压积：磁化溶液对血脂、血糖及纤维蛋白原在治疗前后均无明显影响。

总之，磁化溶液可以降低在低切变率下的全血黏度，这对于提高治疗高黏滞血症预防血栓性疾病有积极意义。

此外，我们还利用家兔的动脉粥样硬化模型研究了磁场的溶栓效果（图2-1-17）。

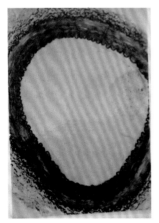 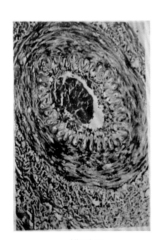 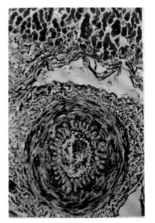

对照组　　　　　　　　模型组　　　　　　　　磁场处理组

图2-1-17　家兔磁场溶栓效果对比图示

第六节　中华传统磁石疗法在抗衰老中的作用研究

一、中磁药物对延缓衰老的临床观察

（一）研究背景

人的生命具有生长、发育的能力，并按自然规律发展变化，依照"生、长、壮、老、衰、死"的过程，这是人类生命的自然规律，是无法抗拒的。随着生活水平和生活环境的不断提高，特别是医疗条件得到改善，人的寿命不断提高，从改革开放初期68岁提高到80岁，2010年天津市户籍人口平均寿命已经达到80.65岁，比2009年增长了0.86岁。但我国老年人口中，不足15%属于基本健康，15%属于非健康，70%属于亚健康。据不完全统计，我国有600万~800万的老年人患阿尔茨海默病。

人的年龄在45~59岁为老年前期或初老期，60~89岁为老年期，90岁以上为长寿期。也就是说，大约从45岁开始，人体各个脏器的功能开始衰退，会出现不同程度的功能障碍，这种功能障碍发展到一定程度就会出现症状，产生一些退行性病变。由于人进入了衰老期，生理性老化，机体免疫功能下降，或因长期劳损或青中年期患病使体质下降，更容易罹患各种疾病，更渴望健康的生活，都在千方百计寻找养生的方法。所以各种养生的保健品和方法，形成了一股又一股养生的热潮。从20世纪70年代开始，先是红茶菌，后是甩手疗法，再后是打鸡血，再后就是气功等，究其原因，是大众在追求长寿心理驱动下的一种盲动。据相关文献记载，延缓衰老过程和对抗衰老因子的药称为抗衰老药。其功能涵盖4个方面：

（1）清除自由基：自由基是人的衰老因子，如在体内过度聚集，会破坏细胞结构和器官功能。因此，抑制自由基的产生并随时清除，可延缓衰老，如维生素E、超氧化物歧化酶（SOD）。

（2）补充单胺类神经递质：普鲁卡因具有抑制单胺氧化酶的作用，使单胺类神经递质（儿茶酚胺）的含量增加，延缓衰老。

（3）调节免疫功能：许多具有滋阴、补气、壮阳的中草药，对免疫功能均有一定的影响，如人参、党参、灵芝、云芝、银耳、猪苓、枸杞子、补骨脂等，可提高人体的免疫功能，究其原因是成分中含有多糖。多糖影响淋巴细胞、白细胞、蛋白质的合成，具有抗炎、抗凝血、抗病毒、抗放射损害、降低血糖或血脂作用。其中，真菌中的多糖常显示出抗肿瘤的活性，植物中多糖常对免疫功能有促进作用，是极好的抗凝血剂。

（4）增强大脑功能：随着年龄增长，老年人血细胞中的二十二碳六烯酸（DHA）、二十碳五烯酸（EPA）含量减少，二者具有抗氧化、抗衰老作用，应多食用含有该类成分的食物，如鱼油、亚麻酸。

究竟导致人体衰老的关键在哪里呢？

人类的机体在生长发育完成之后，便逐渐进入衰老期。探讨衰老的概念、原因和衰老时的生理、病理改变，以至防止衰老的措施，是十分重要的。

衰老是一切生物不可逆转的自然规律，表现为人体各个阶段脏器的功能衰退。人从出生到壮年是人体发育的顶峰,这个阶段称为人体建设期。当人体从壮年进入老年期,出现脏器功能不同程度障碍,脏腑气血功能减退,多种组织退变,导致老年病蜂拥而至,这一阶段我们称为人体破坏期。一个人从发育成长的建设期到老年的破坏期,表现在人体脏腑气血和机体各种功能的变化,最终导致人体的衰退。保持老人健康与长寿关键在延缓脏腑衰老。如《灵枢·天年篇》:"二十岁血气始盛,肌肉方长,故好趋(爱好急行)。三十岁五脏大定,肌肉坚固,血脉盛满,故好步(稳重行走)。四十岁五脏六腑十二经脉皆大盛以平定(以上为建设期)……五十岁肝气始衰……六十岁心气始衰……七十岁脾气虚……八十岁肺气虚……九十岁肾气焦……百岁五脏皆虚(以上为破坏期)。"衰老的表现不只是脏腑气血的盛衰,临床表现也是千差万别。

人体在生命过程中需要不断地进行新陈代谢、推陈出新,人体多数器官在不同的时间内完成自身的代谢,属于正常生理变化。现代医学证明,人类进入老年期,大脑供血紊乱,心脑血管动脉硬化,脑循环阻力减低,脑功能下降,会导致基因控制障碍,自由基损伤,新陈代谢失调,组织细胞变化,生理代谢功能降低,过氧化酶活性降低,免疫功能下降等种种病理变化。老人的早衰是以大脑功能减退为主,脑供血不足诱发脑萎缩。瑞典神经学科学家弗瑞森通过对人体不同组织细胞寿命的信息来测定人体各种组织的更新变化。他通过含量稀少的放射性碳同位素含量不同,以及组织细胞线粒体 DNA 的变化,来测定出人体不同细胞的更新速度。弗瑞森发现,人体不同组织器官更新代谢速度是不相同的。例如人体的皮肤大约两周更新一次,肝细胞需要 300~500 天更新一次,心脏大约 20 年更新一次,骨骼大约 10 年更换一次。这样我们就可以推断,假如一个活到 80 岁的人,那么他曾经有过 2080 张人皮、72 次肝细胞、10 副骨骼和 4 个心脏。瑞典科学家弗瑞森研究发现,人体只有脑细胞不能再生,人体脑细胞大约有 1 000 亿个,从出生时数量已经固定,大部分脑细胞不会随着老化而新生,衰老一个就少一个,直到消耗殆尽,不能自身修复弥补。

人体衰老表现在脏腑的功能减退,大脑神经传导能力衰退,致使神经敏感度下降,人显得越来越不灵活。人类大脑具备一种名为"工作记忆"的能力,这种能力帮助人类在短时间内保持多种记忆,类似于电脑记忆体的多线程功能。但人类的这种能力,会随着年龄的增长而丧失,致使人脑在短时间内无法记忆多种画面,或者一经干扰就失去先前的记忆。老年人的衰老表现是多方向的,以大脑功能神经灵敏度下降最为明显。老年人记忆力易衰退,表现是经不起干扰,往往在被干扰后容易遗忘先前关注的事情。现代医学认为脑部血液循环的正常是保持大脑功能的关键。大脑的供血来自于双侧颈内动脉和椎动脉,因颈椎病导致椎-基底动脉系统供血紊乱则严重影响脑的供血平衡。

成年人大脑重 1250~1500 g,占人体总重量的 2%~3%,但是大脑对氧和葡萄糖的需要量占人体总消耗量的 20%。而且脑组织对氧和葡萄糖的储存几乎为零。所以脑供血一旦出现紊乱,就会出现临床症状。如果脑供血低于正常量的 15%,就会出现机体适应能力减低;脑供血减少 30%,呼吸就会加深,复杂学习的能力减低;低于正常 45%,近期记忆力丧失;脑供血减少 70%,意识丧失、昏迷。人到了老年,大部分脑细胞都会发生退化并不能再生,脑重量减低。所以老年人很容易出现脑萎缩,长期脑供血不足就会诱发大脑功能减退而引发老年痴呆,导致一系列老年性脑病及颈源性脑病。2009 年美国弗吉尼亚大学蒂莫斯教授研究发现,人类大脑细胞在 22 岁处于顶峰,至此脑细胞开始自然衰变。科研人员研究发现,大脑细胞也有例外,那就是脑部嗅球神经后的海马状突起的神经,它具有学习记忆的特殊功能。这部分细胞越是活动,细胞的再生能力就越强,相反则导致脑细胞的退变和萎缩。因此我们提倡老年人要活到老、学到老。长期失眠不仅会导致人体的早衰和老年性颈源性脑病，而且会引发大脑功能低下，诱发老年动作迟缓、记忆力减退、丧失大脑功能，以及老年痴呆。

世界卫生组织对健康标准规定如下：①有充沛的能力，能从容不迫地担负日常生活和繁重的工作，而且不感到过分紧张和疲劳；②乐观积极，乐于承担责任；③善于休息，睡眠好；④应变能力强，能适应外界环境的各种变化，能够抵抗一般性感冒和传染病；⑤体重适当，身体均匀，站立时头、肩、臀体位协调；⑥眼睛明亮，反应敏捷，眼睑不容易发炎，牙齿清洁，无牙垢，不疼痛；⑦头发有光泽；⑧肌肉丰满，皮肤有弹性。

依照世界卫生组织划分的标准，人体从初老期（60~75岁）到老年期（76~90岁），在这一阶段身体结构和大脑功能变化。如果健康老人大脑功能减退，就会出现一系列大脑功能减退或神经灵敏度下降。在实际临床中，反映出一系列症状及表现称为早期衰老变化，其表现为：①失去主动工作和生活的信心，对日常生活或一些繁重的工作，不能从容承担；②悲观失望，对周围发生的事物淡漠，事不关己；③失眠烦躁、多梦、易怒；④应变力差，特别对主观与客观现象不能正确处理，判断力失误，身体疲惫乏力，喜卧少动，动作迟缓；⑤对周围事物、人、环境判断力失误；⑥头发发白、脱落；⑦视力减弱、耳鸣、听力下降、牙齿摇动；⑧面部皱起，出现老年性褐斑；⑨消化功能减弱，便秘，多起，夜间小便困难。

上述表现在大脑功能减退，在初期或老年期即可出现"早衰老人"。

中医对于健康和衰老的诊断标准目前尚不明确，但是历代医家都已经认识到了人类自身衰老的这一课题，并对其进行了相关的阐述。其中比较突出的是《素问·上古天真论》中记载："女子七岁，肾气盛，齿更发长；二七而天癸至，任脉通，太冲脉盛，月事以时下，故有子；三七肾气平均，故真牙生而长极；四七筋骨坚，发长极，身体盛壮；五七阳明脉衰，面始焦，发始堕；六七三阳脉衰于上，面皆焦，发始白；七七任脉虚，太冲脉衰少，天癸竭，地道不通，故形坏而无子也。丈夫八岁，肾气实，发长齿更；二八肾气盛，天癸至，精气溢泻，阴阳和，故能有子；三八肾气平均，筋骨劲强，故真牙生而长极；四八筋骨隆盛，肌肉满壮；五八肾气衰，发堕齿槁；六八阳气衰竭于上，面焦，发鬓颁白；七八肝气衰，筋不能动，天癸竭，精少，肾脏衰，形体皆极；八八则齿发去。"这其中尤其强调"肾气"的重要性。

祖国医学认为，脑组织是人体的重要器官。脑是先天之本，依靠后天气血之荣养，脑功能减退是人体早衰的标志。脑组织早衰是影响老年生活质量一个严重的危害。祖国医学《灵枢·经脉篇》："人始生先成精，精成而脑髓生。"人身在胚胎，精气所生成，进一步发育而生脑髓。脑是由先天之精气而成，依靠后天气血之荣养。古人认为人体复杂的生命活动，都起源于内脏功能，而在十二脏腑中，脑占有重要地位。《素问·灵兰秘典论》："心者，君主之官也，神明出焉……主明则下安，以此养生则寿，殁世不殆，以为天下则大昌；主不明则十二官危，使道闭塞而不通，形乃大伤，以此养生则殃，以为天下者，其宗大危，戒之戒之。"《素问·六节藏象论》："心者生之本，神之变也。"古人所指"心"，是指血肉之心，脑是神明之心，心脑隶属于生命之本，神明变化之根，古人以取类比象，人体在神明之心与十二脏腑相对应联系。1830年，医学家王清任著《医林改错》提到，灵机记性的脑者，因饮食生气血，长肌肉，精汁之清者，化而为髓，由脊骨上行入脑，名曰脑髓。盛脑髓者，名曰髓海。其上之骨，名曰天灵盖。两耳通脑，所听之声归于脑，脑气虚，脑缩小，脑气与耳窍之气不接，故耳虚聋。耳窍通脑之道路中，若有阻滞，故耳实聋。两耳即脑汁所生，两目系如线，长于脑，所见之物归于脑。小儿无记性者，脑髓未满，高年无记性者，脑髓渐空。明朝李时珍曰："脑为元神之府。"明朝医家金正希曰："人之记性皆在脑中。"清朝医家汪讱庵曰："今人每记忆往事,必闭目上瞪而思索之。脑髓中一时无气,不但无灵机,必死一时,一刻无气,必死一刻。"

因此延缓衰老和防治老年的早衰关键在于保护大脑功能健全、代谢的旺盛。防衰老关键在脑,脑衰人自老。祖国医学通过长期实践,人的自然寿命应该为120岁,称为天年,就是天赋之年。《素问·上古天真论》载有："余闻上古之人,春秋皆度百岁,而动作不衰……"几千年祖国医学对延缓衰老和养生与保健方面积累了丰富的经验,运用中药、针灸多种手段取得了可喜的疗效。

磁疗隶属于祖国医学重要的组成部分,它已有几千年的历史,远在公元2世纪,我国第一部药书《神农本草经》就记载:"磁石主风湿周痹,肢节肿痛,不可持物,洗洗酸痟……"历代医家均对磁石治病有不少记载。在延缓衰老方面,祖国医学研究防治、养生、保健,已有几千年的历史。清代《格致镜源》引用《丰宁传》记载:"益眼者,无如磁石,以为盆枕,可老而不昏。"应用磁石,改善大脑供血,起到老而不昏的作用。中磁药物治疗颈椎病脑供血紊乱的1991例临床观察发现,中磁药物对改善脑供血紊乱具有明显的疗效,其有效率达96.49%,该方法对提高中老年的健康状况有一定的意义。为此,在上述课题基础上,进行延伸以"中磁药物对延缓衰老的临床观察",并对人体衰老各阶段的生理、病理功能及脏器的衰竭做了进一步的分析与研究。

(二)研究方法

(1)研究对象:本组观察病例30例,来源于颈椎病专家门诊,以颈椎病隶属于颈性眩晕病人,以中磁药物治疗。观察病例中男性15例,女性15例,男女比例为1:1。年龄最大80岁,年龄最小65岁,平均年龄71.48岁。

(2)诊断标准:本研究设观察老年人衰老的标准,观察两年,其中包括为神志、语言、精神、气质、思维、对周围环境反应、记忆力、饮食、大小便、睡眠、皮肤、头发、步态、听力、牙齿、视力、面色、生活规律、爱好、疾病的免疫力。

人体衰老的过程,包括身体的、心理的、精神的多方位的变化,而不是单一组织的病理变化。大脑衰老是人体早期衰老的主要表现。能正确客观处理日常生活、工作和周围环境,说明大脑功能表现良好。

疗效评价指标:根据上述20项指标,给予每项进行分组判分。其分值为5分、3分、2分(优、良、差),共计20项,满分100。100~81分为优,80~60分为良,60分以下为差。

纳入标准:年龄符合世界卫生组织规定的初老期及以上年龄的老人,身体无严重脏器疾病、肿瘤等重大疾病。

排除标准:年龄不符合世界卫生组织规定的初老期及以上年龄,患有严重脏器疾病、肿瘤及其他慢性消耗性疾病的患者不纳入本研究范围。

(3)统计学方法:使用EpiData3.1进行数据库的构建、数据的录入管理,利用软件转出功能转化为SPSS数据库并进一步对数据进行整理、校对。数据的统计分析均使用SPSS19 for Windows进行。

(三)研究结果

由上述资料可以看出,老年人改善脑供血紊乱、保持脑供血平衡,是延缓衰老的一个简单和切实有效的方法。本组使用中磁药物治疗历时两年观察，取得了良好的效果。本文对延缓衰老，特别是衰老的标准，以祖国医学《素问·上古天真论》为指导，将衰老的表现以精气神望闻的直观方法，提出衰老20项标准。对今后研究延缓衰老具有一定的价值。本文重点以磁医学传承工作室的科研项目，通过对刘道矩主任多年的临床体会加以总结、继承与提高，提出了论点和认识。作为对照组，30例观察情况记述见附件。综合上述分析，对延缓衰老的药物，目前尚不规范，况且患者在两个周期内（3个月为1个周期），30例均无一例单纯使用银杏叶提取滴剂，最少配合3种，最高者当日口服8种药物（不包括保健品），观察对照组困难较大。

典型病例：

宋某，男，87岁，某大学教授，患者自1997年出现头眩晕、下肢无力、颈肩疼痛等症状，经X线检查为椎间隙狭窄、骨质增生，诊断为混合性颈椎病。自1997年开始使用中磁药物颈脑通治疗头眩晕、四肢无力，迄今已近20年，一直坚持治疗。目前病人生活可自理，思维清楚。虽然高寿87岁，但未发现衰老体征，判定为优秀。

冯某，女，83岁，领导干部，患者30年前开始发现颈性眩晕，住院3次，从2000年开始，经介绍来我院颈椎病科门诊治疗，应用颈脑通中磁药物治疗，坚持不懈。目前老人虽已经年迈，但思维灵敏，反应快，生活自理，延缓衰老评级为优秀。

（四）讨论

（1）延缓衰老的关键是保持大脑的健康：《黄帝内经》认为，男女生命的过程是有规律的，男子以8年为1个周期，女子以7年为1个周期，脏腑的生理以及外在的体征大多会按照这个周期的规律发生变化。男子从"五八"也就是40岁开始，女子从"五七"也就是35岁开始，身体就开始走下坡路了。从这个时段开始，就应该格外注意养生保健的问题了。《黄帝内经》是这样说的：女子从"五七"也就是35岁起，阳明经脉开始衰落，面部开始憔悴，比方说笑的时候，眼下有放射状的皱纹了或眼角有小皱纹了，甚至下眼睑浮肿形成眼袋等，头发也开始脱落。从"六七"也就是42岁开始，3条阳经就都衰落了，面部更显得憔悴，开始出现白发。到了"七七"49岁，肾气衰落，任脉、冲脉两条经脉空虚，月经开始闭止，进入了更年期；而男子从"五八"也就是40岁开始，肾气开始衰少，所谓"年四十而阴气自半也，起居衰矣"，头发开始脱落，牙齿也不那么有光泽了。到了48岁，阳经的经气也衰落了，面部开始憔悴，两鬓也出现白发。到了56岁，肝气衰，中医认为"肝主筋"，与人体的运动有关，肝气衰则活动就不那么灵活了。到了64岁，牙齿头发都开始松动脱落。

《灵枢·天年》还提出，人从50岁开始，大约每隔10年，将有一脏的脏气衰老："五十岁，肝气始衰，肝叶始薄，胆汁始灭，目始不明；六十岁，心气始衰，苦忧悲，血气懈惰，故好卧；七十岁，脾气虚，皮肤枯；八十岁，肺气衰，魄离，故言善误；九十岁，肾气焦，四脏经脉空虚；百岁，五脏皆虚，神气皆去，形骸独居而终矣。"到了"五脏皆虚"的时候，人也就临近死亡了。《灵枢·天年》的这些说法，是通过长期的观察得出的，符合大多数人的生命规律。中医将人的自然寿命称为"天年"，所谓天年，就是天赋的年寿。中国古代认为人的自然寿命应该在100岁到120岁之间，国外的一些医学家也认为"如果一个人既未患过疾病，又未遭到外源性因素的不良作用，则单纯性高龄老衰要到120岁才出现生理性死亡"。但人类的寿命值究竟是多少还是一个尚未彻底解决的问题。因为它与先天禀赋的强弱，后天的给养、

居住条件、社会制度、经济状况、医疗卫生条件、环境、气候、体力劳动、个人卫生等多种因素的影响有关。

刘道矩教授提出延缓衰老的关键是保持大脑的健康,这一论据在国内外深受学者的重视(图2-1-18)。随着年龄增加,人显得越来越不灵活,除了身体各部位功能衰老外,美国研究人员发现,大脑神经传导能力衰退致使老年人更难从一项工作迅速转换到另一项工作中,从而给人一种不灵活的感觉。人类大脑具备一种名为"工作记忆"的能力,这种能力帮助人类在短时间内保持多种记忆,类似于电脑记忆力的多线程功能,但人类的这种能力,会随着年龄的增长而丧失,致使人脑在短时间内无法记忆多种画面,或者一经干扰就失去先前记忆。研究团队负责人亚当·加扎类雷说,正因为神经灵敏度下降,老年人记忆力更易衰退,特别表现是经不起干扰,往往在被干扰后容易遗忘先前关注的事情。

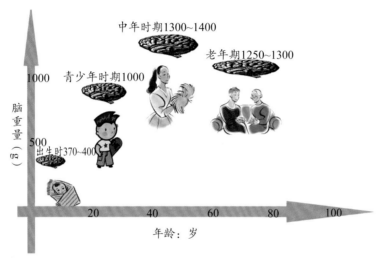

图 2-1-18　脑的老化过程

(2)中磁疗法:刘道矩教授提出磁石可治疗脑血管疾病。从20世纪80年代开始,刘道矩教授开始着手研究"改善脑供血,防治颈椎病",提出治颈源性脑病,治疗颈椎病先通脑,脑通颈自好的理论,并开创中华磁药物疗法和颈脑通。中国是用磁治病较早的国家。提到磁疗,必然会想到磁石。中国是世界上发明和使用磁石最早的国家。被世界列为中国四大发明之一的指南针,就是很好的例证。有关磁石的例证就更早了,早在公元前4世纪,《山海经》中就记载有"慈石"之说,其意为磁石吸铁,犹如慈母抱子。至于应用磁石治病,在中国也有较早的历史。汉朝司马迁在他所著的《史记·扁鹊仓公列传》(公元前119年)中记述了"齐王侍医逐病,自炼五石服之……中热不溲者,不可服五"(五石包括磁石等)。可见,在中国两千多年前就开始用磁石作为煎剂内服治病。东汉时代(公元2世纪),中国第一部药书《神农本草经》中指出:"慈(磁)石味辛酸寒,主治风湿周痹,肢节肿痛,不可持物、洗洗酸痛,除大热烦满及耳聋。"这是在医史对颈椎病之症状"肢节肿痛,不可持物"的最早记载。南北朝时代的陶弘景(452—536年)所著的《名医别录》就记载磁石:"养肾藏,强骨气,益精除烦,通关节。"唐代著名医学家孙思邈(581—682年)所著《备急千金药方》上述载:"磁石末敷之止痛断血。"这是磁石外敷治病的最早记载。南宋朝时代严用和的《济生方》记述:"真磁石一豆大,穿山甲烧存性研三分,新棉裹塞耳中,口含生铁一块,觉耳中如风声,即通。"上述说法也是较早应用磁场感应产生磁力线治疗疾病的方法。明代著名医药学家李时珍(1578年)在《本草纲目》中记录了前人应用磁石治病之经验,磁石主治痹证,颈肩疼痛及明目聪耳。许浚所著《东医宝鉴》记载磁石"养肾脏,强骨气,益津除烦,疗耳聋,通关节治头痛"。清代《格致镜源》引用《丰宁传》记载:"益眼者,无如磁石,以为盆枕,可老而不昏。"这是应用磁石在老年康复方面较早的记载。

大量的中医文献证实磁石治疗脑血管疾病和活血化瘀、消肿止痛的功能。中磁药物疗法是刘道矩教授提出的一种治疗方法,至今已经在临床上应用了近30年。它将磁场、脉冲及活血化瘀类的中药有机地结合起来,增加组织血流量,改善微循环,消除组织间水肿,同时利用中医经络、经筋原理,对一定的穴位进行低频电子脉冲刺激,取得"通其经络、调其气血"的作用。在此基础上,配以活血化瘀类为主体的中药,进行体外治疗,达到疏通经络气血,益肾平肝之功效。治疗选用活血化瘀中药为刘氏颈脑通组方,以中药葛根、当归、赤芍、鸡血藤、伸筋草、川芎、白芷、防风、元胡、细辛、血竭、麝香、西红花为主,根据患者不同情况进行配伍。其中,鸡血藤味苦、微甘,性温,归肝经,具有行血养血、舒筋活络,为治疗经脉不畅、络脉不和病症的常用药。葛根味辛、甘,性凉,功效解肌活血止痛,善治项背强痛,且能生津液,濡养筋脉,舒其拘挛,是治疗颈椎病之要药。方中重用葛根能升阳解肌、宣通督脉经之气,善治项背经脑不利,并引药上行达病所,对改善头痛、眩晕、项强、肢体麻木等症状有效。当归味甘、辛,性温,归肝、心、脾经,善补血活血止痛,并长于活血;赤芍味辛,性温,归肝、胆、心包经,其功效行气活血,祛风止痛,为血中之气药,有通达气血之功;元胡味辛、苦,性温,归心、肝、脾经,活血行气止痛,诸药合用活血祛瘀,加强头、颈、肩部血液循环,保证微循环通畅,进而起到促进头部血液循环的作用。伸筋草味苦、辛,性温,能祛风湿痹痛,入肝尤善通经络,舒筋活络。续断味苦、辛,归肝、肾经,能温阳、散瘀,兼能补益肝肾,强筋壮骨,通利血脉。当归活血养血,温经通脉;元胡止痛,鸡血藤行血补血、舒筋活络;当归、鸡血藤养血通脉;伸筋草,祛风散寒除湿、舒筋活血,可使瘀血得行,痹阻可通。麝香,性辛、温、无毒,味苦,入心、脾、肝经,有开窍、辟秽、通络、散瘀之功能,可通关透窍,上达肌肉,内入骨髓,盖麝香走窜,能通诸窍之不利,开经络之壅遏。西红花,味甘,性平,能活血化瘀,散郁开结,止痛。可增强药物活血化瘀之功效。白芷性温,味辛,气芳香,微苦,可祛风活血,生肌止痛。防风发表,祛风,胜湿,止痛。治外感风寒,头痛,目眩,项强,风寒湿痹,骨节酸痛,四肢挛急。血竭味甘、咸,性平,有小毒,归心经、肝经,可散瘀定痛。诸药配伍,共奏祛风通络,活血化瘀之功效。

根据经络学说的阐述,人体是一个完整的机体,各部组织、脏器之间都有紧密的联系,而经络则是人体内外、左右、上下、表里的主要联系者。它像地面上的交通线一样,有主干、有分支、内部发源于脏腑,外络于支节。经络是人体的组织、器官和内脏的联系径路,从体内脏腑至体外的皮肤、肌肉、筋骨等一切组织,经络无不纵横贯通。这些经脉和络脉,组成了经络系统的主体。十二经筋是经络在体表的连属部分,五脏六腑是经络在体内的连属部分。就这样,经络在人体组成了一个完整的系统。

经络疏通气血、营养人体,从体表、皮肤内、筋、骨到五脏六腑之营养均依靠经络气血运行,一个健康的人,必然经络系统气血充盈,运行正常,阴阳平衡。相反,如果某一经络气血不畅,导致气血瘀滞,则会产生疾病,应用针刺或磁疗法调解人体经络平衡,从而来保持人体的健康。20世纪70年代,刘道矩教授发现人体表与脏腑相近,人体表磁场感应带中的颈部感应带是调解平衡、维持脑供血、防治脑萎缩的重要通路,经上述临床验证,应用颈后人体感应带具有明显作用。这一方法于2009年1月19日通过天津市科学技术委员会正式鉴定,同年被列为天津市卫生局重点推广科研项目。

(3)磁场抗衰老作用机制的研究进展:现代研究结果显示,通过磁场刺激调节神经递质水平,可以达到促进睡眠的目的;脉冲磁场通过改变大鼠不同脑区神经递质的含量来影响其学习能力;在磁场作用后神经系统可释放出具有镇痛效果的一些物质,从而起到镇痛作用。有实验结果显示,无论交变磁场或恒定磁场都能够显著地使大鼠体内β-内啡肽样免疫活性物质(ir-β-Ep)和精氨酸加压素样免疫活性物质(ir-AVP)含量升高。β-Ep和AVP是体内作用广泛的两种神经肽,目前认为两者都参与了体内的镇痛过程。无论是外周,还是中枢给予这两种神经肽都能使基础痛阈升高,出现镇痛效应。两者也都参与心血管功能的调节。磁场作用于松果体,能抑制褪黑激素(MT)的合成与分泌,有效改善睡眠,松果体在帕金森、偏头痛、多发性硬化症的发病机制中具有中枢性作用。有研究表明,磁场低于0.5 T对人类的神经系统有明显的生物效应。磁场还有改善嗜睡、延长睡眠时间、缓解肌肉痉挛、减低肌张力等作用,一定计量的磁场作用下,可使大脑皮层的抑制过程加强,肌张力减低。电磁场可使细胞形态、DNA、RNA、蛋白质合成、跨膜转运、酶活性以及生物遗传等产生显著变化。

恒定磁场和旋转磁场可改变血液流变特性,降低血液黏度、促进血液循环。低频电磁场可促进骨再生的代谢过程,促使纤维母细胞和成骨细胞较早出现,消除疼痛,减少功能障碍,增强抗生素的杀菌效力等。王益民研究磁场具有抗渗出和促进吸收的双重作用,磁场可改善微循环,加速红细胞在血管中的运动,解除毛细血管静脉端的瘀滞、促进出血、渗出的吸收,降低血液黏稠度,减低红细胞的聚集性,增加红细胞之间的排斥力,促使血液流变学性质改变,使微血管内胶体渗透压正常化,有助于消除水肿。磁场作用下血液循环改善,组织通透性提高,促使炎症产物得到及时排出,水肿得以吸收。此外,磁场能增加免疫功能,促进白细胞的吞噬功能。

二、中华磁疗法在保健与养生中的作用

(一)经筋手部养生法

手执行大脑的命令,直接完成我们工作、生活的各项活动。手是人体的缩影,它展现五脏六腑的特定区域。手指和手掌不仅反应人体健康的状况,同时通过手指、手掌的运动,达到调解脏腑气血的作用。应用砭石磁疗器能直接作用于五指和手掌,起到磁场生物效应,达到延缓衰老的目的。

(1)十二经筋、经络手部分布:十二经筋两手共有6条经脉循行,其中包括手部3条阴经和手部3条阳经。

1)手三阴经经络、经穴:包括手太阴肺经、手少阴心经、手厥阴心包经。少商(手太阴肺经),在距拇指桡侧爪甲角0.333 cm(0.1寸)处;少冲(手少阴心经),在距小指桡侧爪甲角0.333 cm(0.1寸)处;中冲(手厥阴心包经),在中指尖端。

手三阴经在手上共9个穴位,分别为手太阴肺经的太渊、鱼际、少商;手少阴心经的神门、少府、少冲;手厥阴心包经的大陵、劳宫、中冲。

2)手三条阳经经络、经穴:包括手阳明大肠经、手太阳小肠经、手少阳三焦经。商阳(手阳明大肠),在距示指桡侧爪甲角0.333 cm(0.1寸)处;少泽(手太阳小肠经),在距小指尺侧爪甲角0.333 cm(0.1寸)处;关冲(手少阳三焦经),在无名指尺侧甲根部。

手三阳经在手上共计14个穴位,分别为手阳明大肠经商阳、二间、三间、合谷、阳溪;手太阳小肠经少泽、前谷、后溪、腕骨、阳谷;手少阳三焦经关冲、液门、中渚、阳池。

手部的 6 条经络在手上共计 23 穴,另外还有十指端的十宣穴,二、三、四、五指关节的四缝穴,这些穴位都与全身脏腑组织、器官密切相关。人体的五脏六腑中的心、肺、脑、大肠、小肠、三焦的生理、病理变化,均可反应在手部,运用中华经筋、经络磁疗法能达到疏通手部经络气血,起到活血化瘀、消肿止痛、调益气血的功效。俗话说:"手部经气一通,身体百病不生。"

(2)中华经筋、经络手疗优点。

1)中华经筋、经络手法磁疗为中华家族百年传承,以中磁药物——磁化活血通灵液与手部经筋、经络的密切结合,开创手法十法,达到治病、防病、养生、保健的目的。具有改善脑循环、防治脑萎缩、提高人体免疫功能的作用。

2)中华经筋、经络手疗既可用于治疗疾病,也可养生保健,是广大群众喜闻乐见的保健养生之法,通过简单的手疗可以达到自疗、养生、防病、治病的目的,简便易学,仅凭术者双手活动,达到良好的目的。操作简便易行,一学就会,一看就懂。通过很短时间培训或自学,就能掌握它、应用它,故很适合城乡家庭互疗或自疗之用。

3)运用祖国医学的整体观,通过中华经筋、经络手法磁疗,以外治内,以局部(手部)治疗整体,而且一途(手部)多法(十法),临床应用,颇具疗效,以结合中医的整体观念,为临床治疗疾病和养生保健开辟了一条外治新途径。有病治病,无病健身。

4)见效快,疗效高。凡适用本疗法的适应证,不管是急性病,还是慢性病,只要使用得法,并坚持使用,都有较好的疗效,有的还会收到意想不到的效果。临床实践证明,只要紧持保健按摩,必日见其功,获益良多。

5)安全可靠,无不良反应。本疗法回归自然,无不良反应、无污染、安全可靠,具有自然疗法之优势。中华经筋、经络磁疗法运用中磁药物磁化活血通灵液,内病外治,可随时观察、随时变换手法,调整施术部位(穴区),稳妥安全,且又可自我诊治,早期诊断,早期治疗(图 2-1-19、图 2-1-20)。

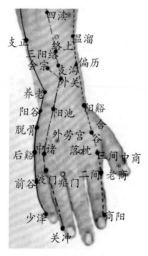

图 2-1-19　经筋手部磁疗穴位图示(手背)

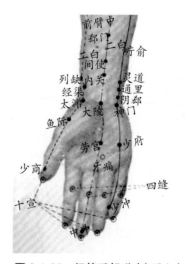

图 2-1-20　经筋手部磁疗(手心)

(3)中华经筋手法磁疗:将磁化活血通灵液均匀喷涂于两手掌(图 2-1-21),磁化活血通灵液系中华家族百年祖传秘方,其作用为活血化瘀、消肿止痛、促进代谢、提高免疫功能。

1)掌中开筋:双手相握,两掌相扣,以右手掌小鱼际推至左手掌之大鱼际处,右手拇指自第一掌手骨推向拇指端(图 2-1-22),反复操作 7~8 次。掌中是全息疗法包括脑、面、食道、胃、肠,大鱼际为心肺;小鱼际为大、小肠,以此操作调动全身脏腑之精气。

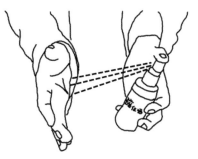

图 2-1-21　喷药

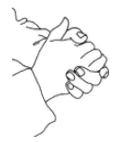

图 2-1-22　掌中开筋

2)掌指开筋:二手掌相对,男士以左手自右手掌指关节,自上推至手指端,两掌相闭,双手指头相对,女士以右手自左手掌指关节,自上推至手指端,两掌相闭。双手指端与指掌关节处,用力相互挤压(图 2-1-23),反复 12 次。经过部位为四肢关节、脊髓及心脑区,此法强筋壮骨、益脑养髓。

3)指端开筋:两手张开,十指交叉,对左右手指掌指关节(图 2-1-24),由下而上,用力提按并在指端着力,左右手交叉进行,反复操作 12 次。此部位相当于作用经外奇穴,四缝可健脾消积。

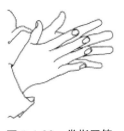

图 2-1-23　掌指开筋

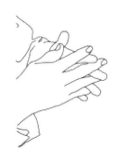

图 2-1-24　指端开筋

4)握掌开筋:左右手相握,手指相互交叉,以右手示指按至左合谷,左手拇指按至右手合谷,其余四指用力按揉(图 2-1-25)。加强四缝消积作用,同时改善面部供血,促进美容。

5)合掌开气:以两手掌相对,自百会、印堂、龈交由上至下到胸部膻中,此时闭目吸气(图 2-1-26)。停至膻中沿任脉向上至龈交、印堂、百会,此时呼气,如此反复。任脉属于奇经八脉,为"阴脉海",任脉起于胞中,止于目,与督脉相接,此动作可调节气、血。

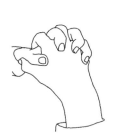

图 2-1-25　握掌开筋

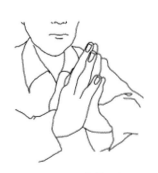

图 2-1-26　合掌开气

6）左顾右盼：双掌相合，自头顶向左外上方划半圆形至膻中，头向右侧，同时肩部提拉，吸气（图 2-1-27）。自膻中向右侧划半圆形，头向左侧，提肩，至头顶，呼气（图 2-1-28）。肩部外展，反复运动。左右施转已达到阴阳天地之气相合。

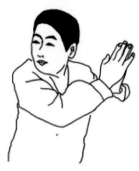
图 2-1-27　左顾

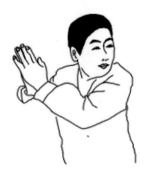
图 2-1-28　右盼

7）顶天立地：两掌相合，以左手拇指按至小指指掌关节，示、中、环、小指按住拇指（图 2-1-29），握拳（图 2-1-30）。抬肩，吸气，举拳过顶，呼气，双手下垂，反复操作（图 2-1-31~2-1-32）。促进人体经血之气平衡，促进颈肩肌肉的活动。

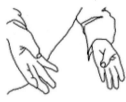
图 2-1-29　按指

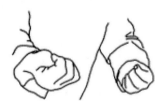
图 2-1-30　握拳

8）扩胸舒筋：双手相握，握拳同时外展胸廓（图 2-1-33）。促进阴阳之气，开阔胸廓，促进心肺功能。

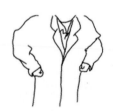
图 2-1-31　顶天

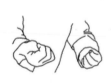
图 2-1-32　立地

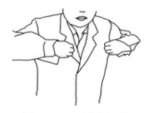
图 2-1-33　扩胸开筋

9）颈后疏筋：伸开双掌，分别在颈后反复揉搓至颈部微热（图 2-1-34）。颈部为人体脑循环之源，促进循环、调益气血。

10）益脑洗面：以双手掌从头部前发际沿头五线（即语言线、视力线、运动线、感觉线、听力线），至后发际（图 2-1-35）。面部自下颌向上推至前额，双手微微用力（图 2-1-36）。平衡阳明经，调节改善面部微循环、提高面部循环，有利于美容、养颜、健身。

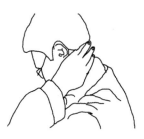
图 2-1-34 颈后疏筋

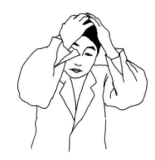
图 2-1-35 益脑

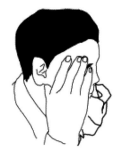
图 2-1-36 三发面

早于百年前,中华磁石疗法创始人刘玉章老先生主张中华磁石疗法,继承者应加强自身修养、敬业,以其外重医德、泛爱众、内修磁功。治疗时应精神内守,操作认真,平时先调其自身内在之磁功,从而提高术者之疗效。

运用中华经筋手法磁疗,历经百年传承,已经形成一整套规范、完整的治疗理法,辨证施治之规律,在经历几代人的努力后不断总结、提高。

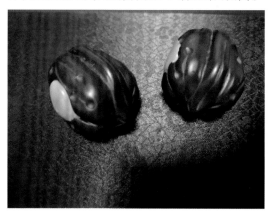
图 2-1-37 磁性健身球

(4)磁性健身球:如图 2-1-37,依照于部活动特点,掌部为五脏总汇,其中大鱼际为心肺,手掌为肝、胃、胰、泌尿系统,肠腑居小鱼际及腕部。手掌、手指运动一方面受大脑指令,同时正常、有规律的运动可直接促进脑功能并平衡全身的阴阳气血。

作用:主要用于中老年人健身、防病,促进气血循环,改善血液动力学,疏通经络、调益气血,健身防病。临床上可用于颈源性脑病、脑供血不足、记忆力减退、早期脑萎缩、老年痴呆等脑动脉硬化的引发脑功能减退的诸多症状。

使用方法:操作以左右手掌,置磁性健身球一对反复滚动,每日 2~3 次,每次 15 min,通过改善人体经络气血运行,达到促进四肢循环、益脑、醒脑、健身、养生之功效。

(二)足部的保健

手足是人体全息整体缩影,是人体健康、衰老的反应点,同时也是调解人体脏腑气血运行的重要部位。足部是足三阳经络、足三阴经络之总汇,特别是少阴肾经,足少阳膀胱经所过,足为人之根、肾气之源。

中医经络学说认为,人体的五脏六腑在脚上都有相应的穴位,脚底是各经络起止的汇聚处,脚背、脚底、脚趾间汇集了很多穴位。其中脚底包括两条重要的经络,足太阳膀胱经和足少阴肾经。足太阳膀胱经是抗御外邪的第一道防线和人体最大的排毒通道。足太阳膀胱经起于内眼角的睛明穴,行于头颈后项背部,至下肢,行下肢后侧正中线,经外踝后至足侧外,在脚底经束骨穴、通谷穴,止于足小趾外侧里脚旁的至阴穴。足少阴肾经在脚底从脚小趾下边开始,斜向脚心涌泉穴,出于舟骨粗隆下经然谷穴、照海穴、水泉穴沿内踝之后的太溪穴,分支进入足跟大钟穴。

有的科学家还认为脚是人体的第二个心脏,脚掌上有无数的神经末梢与人脑相连,是人体保健特区,充分开发这个特区的保健潜能,对预防某种疾病有一定的益处。

随着人们对足底保健越来越重视,市场上出现了各种各样的脚底保健产品。其中按摩鞋就是很流行的一种足底按摩产品,刘道矩主任设计出脚底穴位磁疗按摩鞋垫,不管春夏秋冬,垫到鞋子里就可以使用。

(三)头部的保健

(1)头五线帽衬:如图2-1-38。头部为诸阳之汇,为手足三阳经聚结处。阳气是人体生命的原动力,运用头部三阳经调解,配以刘氏头五线帽,结合中医经络和中药以配麝香、西红花及引经药,太阳经为川芎,少阳经为柴胡,阳明经为白芷,厥阴经为茱萸。其中头痛、身倦属太阴,加薏米、半夏;头痛、身寒属少阴,加细辛。

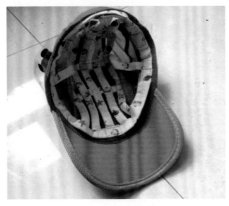

图 2-1-38　头五线帽衬

头五线帽衬为刘氏家族百年传承非物质文化遗产保护项目之一。发明人刘道矩教授在继承祖国医学遗产的基础上,以经络学说、磁场学说为依据,发现作用于头部语音线、视力线、运动线、智慧线、听力线后,可达到诸阳气之提升,起到延缓衰老、养生健身的目的,明显提高十二对脑神经的功能。

(2)醒脑美容器:如图2-1-39所示。《黄帝内经》讲:"头为诸阳之汇,阳气者若天之口。"磁场具有调解经血、平衡阴阳、疏通经络的作用。临床上运用适量磁场达到阳气上升,运用醒脑美容器在头部以经络—头部—感应带达到疏通大脑气血的作用(图2-1-40)。笔者通过头五带磁场作用提高脑供血、保持脑平衡、促进脑健康的保健。通过1997例病例的TCD观察证实,作用10 min后,脑供血均有显著改善。

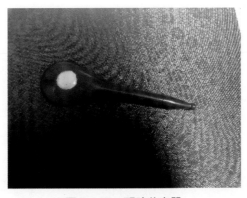

图 2-1-39　醒脑美容器

作用:益脑、美容,对中老年具有益脑的功能;对中青年女性,能改善面部微循环,促进面部营养,调益气血,防皱、除斑、美容,是美容保健、养颜的器材。

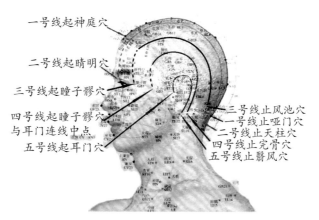

图 2-1-40　醒脑美容器头五线作用部位模式图

一号线起神庭穴
二号线起睛明穴
三号线起瞳子髎穴
四号线起瞳子髎穴与耳门连线中点
五号线起耳门穴
三号线止风池穴
一号线止哑门穴
二号线止天柱穴
四号线止完骨穴
五号线止翳风穴

使用方法：醒脑头五线以头五线自前而后，每日操作 2 次，每次 5~10 min 即可。面部美容方法：于面部以前额、眼周、鼻部及口周中线自内向外边推变按，每日操作 2 次，每次 5 min，是中青年女性美容之佳品（如图 2-1-41）。

（3）降压眼镜：降压眼镜作用丁降压沟产生调节血压的作用（如图 2-1-42），获得天津市优秀科技成果二等奖。

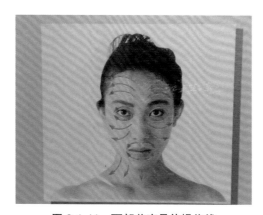

图 2-1-41　面部美容具体操作线

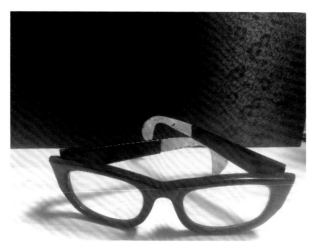

图 2-1-42　降压眼镜

（四）督脉磁疗中药床垫

督脉是人体奇经八脉之一,总汇一身之阳气,调节一身之气血,督脉决定着人的精气神。背部是人体一个极其重要的部位,脊背是督脉循行的部位,人体背部的督脉与生命健康密切相关。

督脉磁疗中药床垫能够和人体近距离接触,中药加以磁片可以产生磁场效应,通过对人体背部督脉穴位影响,能够有效缓解身体压力,增强人体活力,疏通五脏经络,平衡阴阳气血,达到强身健体、促进微循环、提高免疫力、治疗疾病、延缓衰老的作用;同时还能防治骨质疏松,解除四肢乏力等症状。

（五）枯痔丁投药器

祖国医学应用枯痔疗法治疗痔疮已有很久历史。近年来各地学者在药物等方面做了很多研究和改进;国内教科书和文献都有不少报道。福建省中医研究所制的枯痔丁,我们使用以后感到治疗效果很好,适用于一、二、三期各型内痔。但对不能脱出之内痔,插入枯痔丁必须使用器械来帮助治疗。曾有人介绍使用"枯痔枪"进行投药,但今市场无出售,无合适器械协助插药。我们根据这一问题,共同研究,经天津市医疗器械厂制成"枯痔丁投药器",经临床使用,取得良好效果,现介绍如下,以供同道参考指正（图 2-1-43 ）。

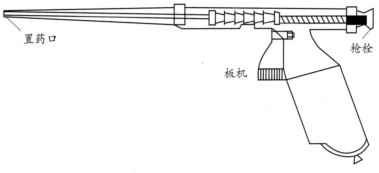

图 2-1-43　枯痔丁投药器

使用方法:患者便后,红汞局部消毒,以左手握肛门检查痔,充分暴露痔核,多发痔可先治疗出血处。右手持着已装药的"枯痔丁投药器",其顶端与腿壁平行,对准内痔中心,示指扣动板机,药物即可射出。投药当日不宜大便,一般一次治疗,不愈者隔日再投。

"枯痔丁投药器"经我们临床使用,有下列优点:使用方便,操作容易掌握,在医院和基层卫生单位均可应用;投药准确,充分发挥药物的作用;对不能脱出的内痔也能治疗。

（六）医用液体磁化装置

医用液体磁化装置是利用磁场进行水处理的装置。位于容器中央的磁罐在限位轴承和减速电机间以芯轴为圆心旋转,容器周壁环绕铁圈,使磁罐与铁圈间形成纵脉冲强磁场。盛放在容器内底托架上待磁化的医用液体等物品在强磁场作用下得到反复磁化处理,供临床使用。本实用新型样机经试用,取得了灭菌封装医用药液磁化的满意效果（图 2-1-44 ）。

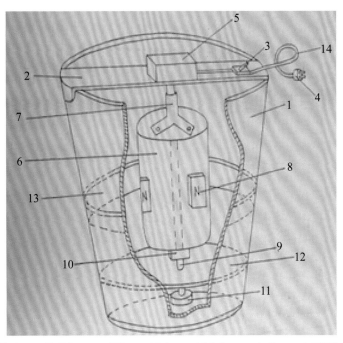

1—外壳;2—扶持架;3—开关;4—插头;5—平衡架;6—内壳;7—中间枢纽架;
8—磁铁;9—中轴;10—中轴架;11—底座;12—下盘;13—上盘;14—电线

图 2-1-44 医用液体磁化装置

(七)低频电子脉冲治疗仪

可产生磁场(图 2-1-45),配合中磁药物使用,治疗颈椎病,治疗方法见上篇第四章"病例举隅"。

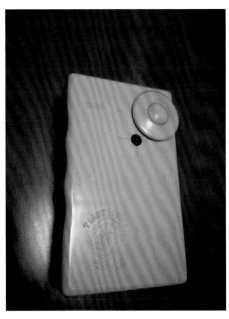

图 2-1-45 低频电子脉冲治疗仪

（八）磁化水、药液处理器

应用磁场处理水、药液,通过内服或外用起到治疗或保健作用的方法,称为磁处理水、药液疗法。磁处理水、药液,就是将水、药液以一定的速度流动,流经具有一定磁场强度的永磁体,称为磁场处理水、药液,简称为磁化水、磁化药液。当然也可以将磁场作用于不流动的静态水、药液,经一定时间后也可得到磁化水、磁化药液。国内也常用磁化水、磁化药液的称谓。严格来说,这个名称值得商榷。因为水是抗磁性物质,在磁场作用并不能被磁化,但"磁化水、磁化药液"这个名称人们应用较多。水存在于自然界,是人们生活中不可缺少的。水除了与人们的日常生活息息相关外,还与健康有关。而药液本身是一种含有生物活性物质的水溶液,这种溶液经过磁场作用后,除了改变了水的某些理化性质外,一些活性物质的作用也可能会发生改变。这种改变有可能使原先药液的治疗或保健作用得到增强。我国从 1975 年开始,上海、北京、广东、徐州等地先后将磁处理水用于治疗尿路结石,并取得了较好效果。1983 年 3 月在江苏常熟市召开了全国运用磁化水防治尿路结石鉴定会,会议交流了 1235 例临床应用观察,有效率达 60%~70%。

第七节　磁医学的基础知识

我国磁疗治病历史悠久,磁疗器械琳琅满目。磁医学在国内外发展很快,许多医院还专门设有磁理疗科或康复磁医疗科。磁疗涉及磁学、医学、生物学、电磁学及多种学科。由于人们需要磁医学,因而从微观和宏观全面破解磁疗科学机理是十分重要的,而深入进行磁疗科学机理的研究必能促进磁疗临床应用的深入发展。

一、磁起源于电

我们知道,物质具有电、磁结构。19 世纪以前人们还不知道电与磁是紧密相连的。直到 1819 年以后,才由丹麦物理学家奥斯特和法国物理学家安培通过实验揭示了电和磁的内在因果联系,即电能生磁、磁能生电,可以相互转化。而且,电与电(库仑力)、磁与磁(同极相斥、异极相吸)、磁与运动的电荷(洛伦兹力——微观、安培力——宏观)之间是存在相互作用的(图 2-1-46)。

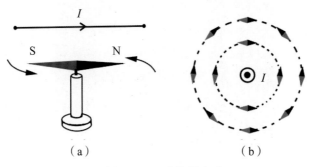

（a）　　　　　　　　（b）

图 2-1-46　奥斯特实验

如图 2-1-46 所示:1812 年丹麦哥本哈根大学教授奥斯特给听众做有关电与磁内在关联的讲座,他把导线与磁针平行放置,并把磁针放在导线下面,如图2-1-46(a)所示。当助手接通直流电源瞬间,磁针发生偏转,而且随着电流的增加,磁针偏转角度变大。此实验虽然看似简单,但在当时却是突破性、划时代的实验,震动了整个欧洲,轰动了全世界。它揭示了磁起源于电流或运动电荷。如果在垂直放置的载流直导线平面内放置许多小磁针,如图2-1-46(b)所示,小磁针在电流磁场作用下会有规律地取向。因此,这确切地说明电流或运动电荷周围存在磁场,磁场来源于流动的电荷。奥斯特的发现传到法国巴黎,安培急速重复了奥斯特的实验,并且把实验扩展到电流与电流的相互作用,进一步发现:两平行放置的通电直导线当电流同向时互相吸引、电流反向时互相排斥,如图2-1-47(a)所示。而且根据实验提出:通电线圈与磁铁等效,如图2-1-47(b)所示。

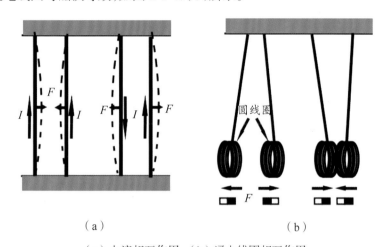

(a) 电流相互作用 (b) 通电线圈相互作用

图2-1-47 安培实验,平行电流之间、通电线圈之间的相互作用力

上述实验确切地说明了电流之间、电流与磁铁之间、磁铁与磁铁之间是通过磁场产生相互作用的。磁场和电场一样,具有能量、质量等物质的基本属性,磁场也是一种物质。

二、磁荷观点和分子电流观点

历史上,研究磁介质磁化理论有两种不同的观点:分子电流观点和磁荷观点。

两种观点假设的微观模型不同,但最后得到的宏观规律表达式及计算结果完全一样。因此,这两种观点是等效的,它们描述磁场所得到的结论相同,殊途同归,但是,在解释一些物理现象时不能同时使用上述两种概念。

静磁学中,把具有强度相等、极性相反的两小磁极构成一个系统,称为磁偶极子。其产生磁场的能力,称为磁偶极矩载。流线圈的磁场分布,很像电偶极子的电场分布,圆电流产生的磁场分布与小磁铁的磁场分布等效。

从微观角度看,磁介质起源于分子电流,也叫安培分子电流。磁介质中的每一个磁性最小单元暂且叫作磁分子,这个磁分子相当于一个小小的环形电流,环形电流所产生的磁场方向符合右手螺旋法则,如图2-1-48所示。

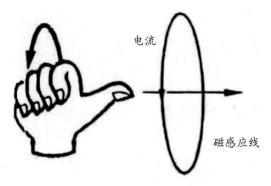

图 2-1-48　分子电流磁场

　　磁介质由众多小小的磁分子组成,在没有外磁场作用的情况下,各个分子环流的取向杂乱无章,它们的磁矩互相抵消,对外不显磁性,这是它们处于没有被磁化状态。从宏观角度看,插在通电线圈中的纯铁棒被磁化时,如图 2-1-49 所示 。

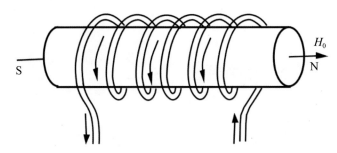

图 2-1-49　磁介质棒在外磁场中被磁化

　　当线圈通电后线圈产生一个外磁场,也叫磁化场。线圈所通电流叫励磁电流。在外磁场力矩作用下各个分子环流的磁矩在一定程度上沿着外磁场方向排列起来。如果磁场足够强,各分子环流(也叫小磁针)全部指向外磁场方向,这时达到了磁饱和,如图 2-1-50 所示。由图可以看出,当磁介质均匀时,由于各个分子电流的廻绕方向一致,介质内部相邻的那一对电流元方向总是彼此相反的,它们的效果相互抵消,宏观来看,铁棒截面内所有分子电流总体效果和沿截面边缘的大环形电流(也叫磁化电流)等效。整体上可把磁化了的软铁棒视为一个由磁化电流形成的螺线管,其产生的磁感应强度 B' 与外磁场 B_0 方向一致,因而,铁棒内的总磁感应强度 $B=B'+B_0$,这时纯铁棒(也叫软铁棒)被磁化了。这就是铁芯能够使磁感应强度增加的道理。

　　磁荷观点认为,磁介质的最小单元是磁偶极子,就是极小(N、S 极不可分离的)的磁铁,在没有被磁化时,这些小小的磁针指向杂乱无章,它们的磁偶极矩作用互相抵消,宏观来看对外不显磁性,处于没磁化状态。当软铁棒置于通电线圈中,产生一个外加磁化场 H_0(注:$B=\mu_0 H$,B:磁感应强度,H :磁场强度, μ_0:磁导率),这个 H_0 对每一个磁偶极子产生力矩,当外加磁场足够强时,这些小小的磁偶极子都沿着外磁场方向排列起来,在磁介质内部,这些小小的磁偶极子首尾相接,相互抵消,从宏观角度来看,整个铁棒两个端面分别出现了 N、S 极(即出现了正、负磁荷)(图 2-1-51)。

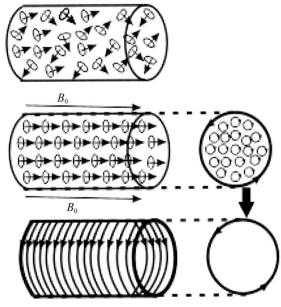

图 2-1 50　磁化的微观机制与宏观效果

分子电流观点

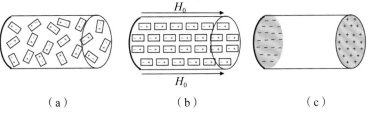

（a）　　　　　　　（b）　　　　　　　（c）

图 2-1-51　磁化的微观机制与宏观效果

磁荷观点

因此,分子电流观点与磁荷观点是等效的。其等效性还可以由图 2-1-52 进一步说明。

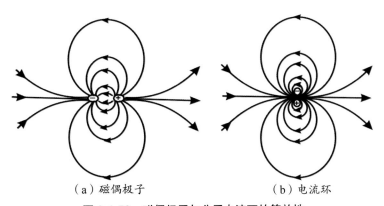

（a）磁偶极子　　　　　　　（b）电流环

图 2-1-52　磁偶极子与分子电流环的等效性

三、顺磁质和抗磁质

简单介绍一下顺磁质和抗磁质的微观机制。首先看分子磁矩 m 来源,如图 2-1-53。

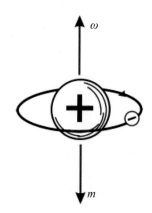

图 2-1-53　电子的磁矩 m 与角速度方向相反

科学实践证明,电子在原子或分子中的运动具有电子轨道运动和电子自旋运动,绕原子核旋转轨道运动的电子相当于一个电流环,其产生的磁矩称为轨道磁矩 m 。电子自旋所产生的磁矩称为自旋磁矩。由于电子带负电,其磁矩 m 与其角速度方向相反。由于原子或分子内不只有一个电子,整个分子的磁矩就是其各个电子轨道磁矩的矢量和(忽略原子核磁矩)。据电介质有关资料介绍,电介质可分为有机分子和无机分子两大类。前者具有固有电偶极矩,后者没有固有电偶极矩。磁介质的分子也分为两大类:一类分子中各电子磁矩不完全抵消,因而整个分子具有一定的固有磁矩;另一类分子中各电子的磁矩互相抵消,因而整个分子不具有固有磁矩。

在顺磁性物质中,分子具有固有磁矩。无外磁场时,由于热运动,各分子磁矩取向杂乱无章,在各个体积元内宏观取向为零。介质处于未磁化状态。当外加磁场时,每个分子磁矩受到一个力矩,力图迫使每个分子磁矩转向外磁场方向,各个分子磁矩在一定程度上沿着外磁场方向排列起来,这就是顺磁效应的来源。这里,热运动会干扰甚至破坏磁矩的整齐排列,温度越高,顺磁效应越弱,因此,控制温度、减少震动是保障磁性的有效措施。

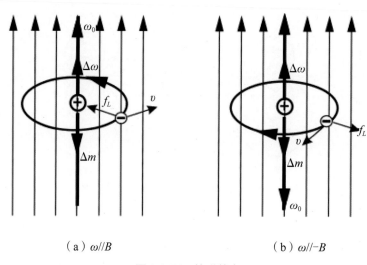

（a）$\omega // B$　　　　　　　　　（b）$\omega // -B$

图 2-1-54　抗磁效应

在抗磁性物质中,设一个角速度为ω的电子绕原子核旋转,做圆周运动,旋转半径为r。Z代表原子序数,则原子核带电Ze,电子带电$-e$,外加磁场B方向向上,电子运动速度为v,电子质量为M,绕原子核旋转运动的电子在磁场中受洛伦兹力,假设电子轨道半径r不变,而且,电子运动不论是顺时针还是逆时针旋转的情况下,其角速度变化量ω都与外磁场方向相同(如图2-1-54),而电子角速度的变化量将引起磁矩的改变,其改变量称为感生磁矩m。可以证明,磁矩的改变总与外磁场方向相反,因而,磁介质内将产生与外磁场方向相反的感生磁矩,这就是抗磁效应的来源。

铁磁质又分为软磁材料、硬磁材料、矩磁材料,它们用处各异,篇幅所限,就不一一赘述。

四、磁电不可分,磁电相生相辅共存

图2-1-55实验说明磁源于电、电流,说明电生磁。进一步说明物质是磁、电共同体。

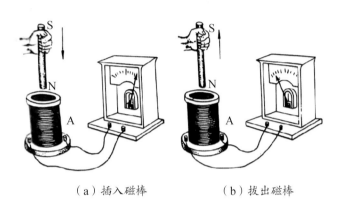

(a)插入磁棒　　　　　(b)拔出磁棒

图2-1-55　电磁感应现象

把线圈A的两端与电流计连接(电路中没有电源),当如图2-1-55(a)永磁铁向下插入线圈过程中,电流计指针发生偏转,说明线圈导线中产生了电流,此电流称为感应电流。在把永磁铁从线圈中抽出过程中如图2-1-55(b),电流计指针又发生偏转,说明此时感应电流方向与前面感应电流方向相反。而且,磁棒插入和抽出速度越快,电流计指针偏转的角度越大,说明感应电流越大。

五、磁医学机理的初步探讨

(1)磁化水:水属于氢氧结构。磁化水是一种被磁化了的水。让普通的水以一定的流速沿具有一定强度的磁场方向流动,普通水就变成磁化水。磁化水具有种种神奇的效能,在工业、农业和医学界等领域都有广泛的应用。

在工业上,磁化水广泛应用于各种高温炉的冷却系统,对提高冷却效率、延长炉子寿命都起到了较好的效果。许多化工厂利用磁化水加快了化学反应速率并提高了产量。建筑业应用磁化水搅拌混凝土,提高了混凝土的强度。纺织厂用磁化水退浆、印染厂用磁化水调色都取得了较好的效果。

在农业领域,用磁化水浸种育苗,能使种子出芽快、发芽率高,幼苗具有株高、茎粗、根长等优点。用磁化水灌田可使土质疏松、加快有机肥分解,促进农作物生长。所产出的大豆、玉米、水稻、小麦、油菜等农作物产量都有所提高。此外,磁化水应用于畜牧业可使禽畜疾病减少、增重快。

在医学界,磁化水不仅可以杀死某些病毒和细菌,还能治疗多种疾病。例如磁化水对治疗各种结石病症（如胆结石、膀胱结石、肾结石等）、胃病、高血压、糖尿病、感冒等均有疗效。磁化水为什么具有这么多的作用还有许多未解之谜。

一些科学家认为，水分子是由两个氢原子、1个氧原子构成，本身就是一个磁、电结构，是一个电、磁体，电、磁本身就具有相吸、相斥机制，在某些条件下可以相吸为大分子团，在某些条件下又可以形成小分子团。通常水是由 13 个以上分子通过氢键结合成为大分子团而存在，如图 2-1-56 所示。大分子团的表面积小，决定了其渗透性、溶解性、乳化性、扩散性、代谢性等都比较弱，所以其活力小、功能差。经过具有一定梯度的强磁场磁化后，水的氢键能发生变化，甚至其结构也可能发生微变化，其理化性能也会发生变化。有研究表明，经过磁化的水，水的黏度降低、pH 值偏向碱性，有利于改善偏酸性体液环境。有研究表明，磁化水对治疗高黏血症取得一定的效果。郭立文大夫应用 H 型梯度磁化杯制作的磁化水治疗高黏血症 35 例，有效 27 例，有效率 77.1%，其中显效 4 例，显效率占 11.4%。对照组 28 例没有饮

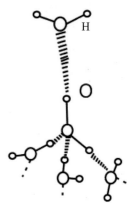

图 2-1-56　水分子氢键结构图

用磁化水，进行常规治疗，有效者 4 例，占 14.28% ，疗效有限者 24 例，占 85.72%。说明饮用磁化水的疗效明显高于未饮用磁化水的对照组。因为大分子团通过梯度磁化转变为 5~7 个分子的小分子团，表面积增大，约束力减小，小分子团容易被组织吸收，水分子也容易通过细胞膜进入细胞，因为降低了液体黏度，就增加了渗透性，增加了含氧量，加强了溶解性、乳化性、扩散性、代谢性等，即水分子的活性增强，所以，小分子团水提高了水质，磁化水可以治疗疾病就不足为奇了。只是应该正确掌控施磁强度、施磁时长、施磁部位、施磁手法等技巧，才能获得满意的效果。

（2）细菌的生物磁性：自然界分布着大量的菌群和病毒。有些细菌具有磁性。近年来有关研究发现，有些细菌在游动时总是朝着一个方向，并能够利用地球磁场定向。有几种细菌有向地磁北极方向游动的现象，将这种现象称为细菌罗盘。经研究发现，在这些细菌体内有些颗粒并连成链状，经分析，这些链状颗粒为 Fe_3O_4，属于强磁性物质，磁性细菌如图 2-1-57 所示。

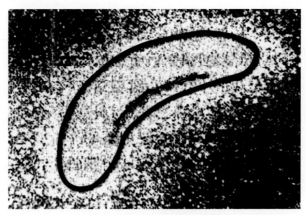

图 2-1-57　磁性细菌显微图

除发现某些细菌具有磁性外，在其他生物体内也具有磁性物质和生物磁场，如蜜蜂、信鸽、海豚、黄鳍鱿等生物体内都有 Fe_3O_4 磁性物质。信鸽就是利用生物磁场和地球磁场的相互关联，途经几千千米，甚至历时几个月居然还能神奇地导航回家。

人体磁场也属于生物磁场。人体磁场有脑磁场、神经磁场、眼磁场、心磁场、肺磁场、肝磁场、肢体磁场、肌磁场、头皮磁场等。其中研究最多的就是心磁场、脑磁场、肺磁场。有关医务工作者曾观察、研究针灸状态下人体脑磁图,发现人体脑磁图有明显的变化,进而认为脑磁图是研究针灸与经络非常有意义的途径。

我国学者刘晓春经研究认为,脑细胞内外的离子移动所引起的脑生物电流产生磁场,所以确认,脑生物电流是产生脑磁场的磁源。脑磁场主要用于癫痫病灶(注:癫痫病人脑磁图异常)的定位,很有医疗实用价值。

再有,医务工作者测量患者心磁图时发现,当器官的一部分受到伤害时,会发出"损伤电流",产生"损伤磁场",因此,只要探测这个损伤磁场,就可判知损伤部位、损伤程度。人体骨骼、肌肉活动时会产生肌电流,肌电流产生肌磁场,同样可以通过肌磁场变化掌握肌肉受损情况。可见,生物磁场是多么珍贵的信息。

(3)磁分离效应与聚焦现象:铁板分离器如图 2-1-58 所示。

在自动化生产自动进给工艺环节得到非常成功的应用。因为在自动化生产线上,堆码齐整宽大厚重的铁板怎么分离是十分令人头疼的技术难题,尤其为了防止生锈,铁板层间还涂有防腐涂料,铁板更加难以分开,生产线上工人只得用折断的锯条,费力地从铁板边缘起动铁板,劳动强度很大,效率也不高,极大地影响了自动化生产。经过奇妙的设计,不耗电(注:自动化生产线不容许外加电源和设备)、无噪音的铁板分离器轻松科学地助力自动化生产。由此可以看出,机械自动化生产中实实在在地体现了物理思想和不可多得的创新作用。

原理很简单,铁板在磁场中被磁化,如果把铁板近磁处宽松地束缚起来,那么,铁板远磁处由于铁板极性相同互相排斥而分离。反之,如果把铁板远磁处宽松的束缚起来,那么,铁板的近磁处被磁化,由于同极相斥而分离。

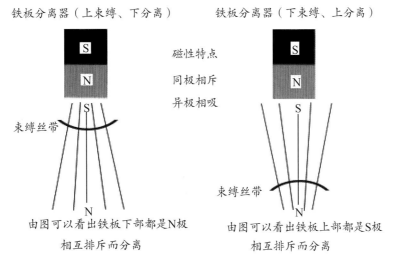

图 2-1-58 磁的分离现象(铁板分离器)

对于具有磁性的菌群和病毒,在磁场强度、间距、方向、手法合适的情况下,菌群和病毒是可以分离或聚集的。这样,就为消灭菌群和病毒提供了方便。分离便于排毒,病毒聚集便于靶向杀灭。另外,磁这种分离效应对人体因某种原因而积聚在一起的有害磁性物质有分解作用。

（4）洛伦兹力在生物磁医学中的作用：以血液中存在的氯化钠水溶液为例,我们来分析洛伦兹力对血流的作用。如图 2-1-59 所示,氯化钠水溶液中带正电荷的钠离子具有向右的速度 v_1,在磁场中受力 f 向上,并具有向上的分速度 u_1,就是这个向上的分速度加强了对血管壁上面的冲击,洛伦兹力的这个偏流作用加速了对上部血管壁的冲刷,加强了血管壁生物膜的通透性,加速了血管壁生物膜内外物质交换,进一步促进了体内酸碱值及营养平衡,达到治疗目的。而且,就是这个分速度的冲击冲刷,客观上减少了血管壁斑块的形成或滞留,并且,也客观上起到了扩张血管的作用,促进了血液循环。我们知道,体内蛋白质分解时产生的激肽、缓激肽、钾离子、组胺、5- 羟色胺、酸代谢产物等达到一定浓度后,就会产生疼痛。而就是这个分速度使血管扩张,恰好促进血液循环加速,血流动而使致痛物质尽快排出或稀释,进而使疼痛缓解或消除。

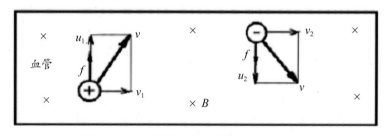

图 2-1-59 洛伦兹力的磁疗机理, $f = qV \times B$

同样,氯化钠水溶液中的氯离子在血管中具有向右的速度 v_2,受力 f 向下,并具有向下的分速度 u_2,同样具有对下面血管壁的冲击冲刷作用,对血流血管的作用同上。

如果施磁位置合适,施磁时长足够,施磁强度适当,施磁手法独到而巧妙（如加些电脉冲、磁脉冲、微震动等手法）,从原理分析可以知道,这样治疗不但可以达到上述效果,还可以扩张血管,降低血压,减少头痛、头晕痛苦。如果在颈动脉（这里颈动脉血管粗大,病变多发,斑块威胁最大,和外界距离最小）附近施磁,如佩戴脖套式磁疗仪,有可能达到立竿见影的治疗效果。

前面研究人体磁、电结构可知,外加磁场肯定对人体磁、电系统产生作用。从物理角度来看,这种磁、电相互作用最直接、最直观的作用就是洛伦兹力的作用。我们研制了洛伦兹力演示仪,如图 2-1-60 所示,在磁场、电场作用下,仪器槽内氯化钠盐水沿着管道槽流动起来,流动速度还较快。

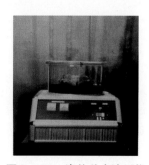

图 2-1-60 洛伦兹力演示仪

图 2-1-61 是我们研制的洛伦兹力演示仪原理图。在浅水槽里加入盐水,成为氧化钠水溶液,其中含有带正电荷的钠离子和带有负电荷的氯离子。D 是接电源正极的极板, C 是接电源负极的极

板。磁场 B 方向,如图 2-1-61。根据如上洛伦兹力矢量式可知,钠离子和氯离子所受力都一致向右,液体在水槽里顺时流动起来。虽然在这里洛伦兹力不做功,但它改变了离子受力的方向从而使液体顺时针流动起来。

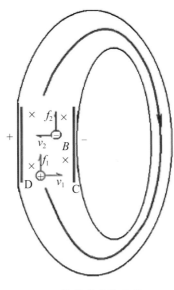

洛伦兹力演示仪

图 2-1-61 洛伦兹力演示仪原理图

人体血液里含有一定量的氯化钠,可在心脏植入微型电极,在磁场作用下使血液更加顺畅的流动起来,促进血液循环。再有,人有心电和脑电,把电疗与磁疗巧妙结合,应该可以促进血液流通,甚至可以治疗血栓病变。当然,这些设想必须在专业医生指导下进行试验才能完成。有一点可以肯定,磁在人体中确实起作用。磁场选择(静磁、旋磁、脉冲磁场)、施磁时长、施磁强度、施磁手法、病体部位、病程长短等因人而异,有待于探索。

大量事实说明,磁能参与人体液体流向、流速、偏流作用,是人体所需要的干预。血液中 90%~91% 是水,蛋白质占 6.5%~8.5%,低分子物质占 2%,低分子物质中有多种电解质和小分子有机化合物。血液中电解质含量与组织液基本相同,血液的一项功能是调节体内酸碱值,就是依靠血液流动输运达到调节目的,否则酸碱失调一定会生病的,这是常识。因此,磁场对人体的作用非常重要、非常实际,科学利用磁场对人体的巧妙治疗势在必行,这是一门不可多得的理疗手段。

如果把浅水槽视为血管,从物理学角度来看,此洛伦兹力的偏流作用,不但能促使血液流动,而且加强了对血管壁的侧面冲刷,不但减少斑块形成,而且能促进血管壁生物膜的通透性,加快了血管细胞膜内外物质交换,而产生疗效。人体血管就是封闭的氯化钠管道槽。在磁场作用下产生洛伦兹力,进而发生一系列的生化、生理作用。

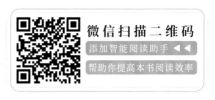

第二章　磁疗研究的发展与现状

生物磁学是一门新兴的边缘学科,它以生物体内的磁和磁现象,以及磁对生物体的作用和影响,即磁的生物效应为研究对象。狭义磁生物效应简称"磁疗",它是利用磁场对人体相关组织部位或有关穴位产生作用,从而达到治病和保健目的的一种物理医疗方法。通常所使用的磁源为各种形状和不同材料的永磁体、旋转永磁磁场和低频电磁场。其特点是无痛、无创、操作简便、成本低廉。磁疗是生物磁学中的一个重要研究内容,近年来受到越来越多的关注。

地磁场是地球上所有生物生存的一种物理环境,据有关文献报道,地磁场的平均强度为 5×10^{-5} T,振荡频率 1~30 Hz,等效能流密度为 1~10W/($m^2 \cdot$ Hz),是人感受阈值的 100 倍。人类在长期的进化过程中已适应于这种磁场环境,或在某种意义上说依赖于这种磁场环境,它已构成人类生存的一种外在条件。同时,现代研究表明,人体内存在着两种磁场:一种是由自然界含有铁性成分及某些磁性物质经呼吸道吸入或消化道食入人体体内而形成的磁场,另一种是组成人体的基本要素——细胞膜内外离子运动形成的生物电流所产生的磁场。这些磁场构成了人体生长的一种内在环境。因此,磁场对人体存在生物效应也就不难理解了。

一、磁疗研究的发展

我国是最早发现和利用物质磁性的国家,早在 2000 多年前就已开始使用天然磁石治疗疾病。据《史记》记载,在西汉初期曾用"自炼五石"治疾,这里的五石包括黑色的磁石。东汉时期的《神农本草经》记有:"慈(磁)石味辛酸寒,主治周痹(麻痹),肢节肿痛,不可持物。"南北朝时期的《名医别录》中讲到磁石能消肿痛,并讲到饮用磁石"炼水"能治病。唐代《备急千金要方》中的磁朱丸,是用磁石、朱砂和六曲做成的蜜丸,"常服益眼力""主明白";同时还提到用磁石粉末外敷能"止痛断血"。明代《本草纲目》中详细记载了磁石的性状、主治病名、药剂治法和多种应用,如说磁石能"明目聪耳,止金疮血",治"诸般肿毒"。清代《验方新编》介绍磁石治疗耳鸣:"真磁石一豆大,穿山甲烧研三分,用棉花裹塞耳,口含生铁一块,耳中如风雨声即通。"《格致镜源》中记述了磁石在保健方面的应用:"益眼者,无如磁石,以为盆枕,可老而不昏。"

到了近代,我国在 1921 年出版的《中国医学大辞典》中记载了用磁石作重要原料的几种中药,如磁石丸、磁石大味丸、磁石羊肾丸、磁石散等。1936 年初版、1956 年修订的《中国药学大辞典》也记述了磁石的种类、制法、用法、主治疾病和历代的记述考证,列举了磁石在医药上的十多种应用。

20 世纪 50 年代末,上海研制出磁性降压带用以治疗高血压。60 年代湖南采用永磁体,贴敷于穴位与病变局部区域,治疗高血压、支气管炎、风湿性关节炎等取得一定疗效。70 年代湖南应用钐钴合金磁片,明显提高了磁疗疗效,扩大了磁疗范围;上海首次将磁场镇痛应用于手术,进行磁场麻醉研究。80 年代以后,随着技术的发展,磁疗研究进入了一个新的时期,各地从多方位、多角度由磁疗的临床应用到磁疗的作用机理,进行了相对广泛的探讨,明确了磁场具有镇静、止痛、消炎、消肿、止泻、降压、促进骨折愈合、软化瘢痕等作用,并在细胞和分子水平上进行了磁作用机理研究。近年来,国内多次举行全国性生物磁学学术会议,并出版论文或论文摘要汇编,对磁疗的研究起到了积极的推动作用。自20世纪70年代中期,刊登磁疗文章的杂志有《中华理疗杂志》《中华物理医学杂志》《中华医学杂志》《中华外科杂志》等近三十种期刊,其中《中华理疗杂志》《中华物理医学杂志》自1979年以来,几乎每期都刊有关于磁疗或生物磁学研究的文章或综述,基本反映了国内外磁生物效应研究的水平。近期新出版的磁学专著有《实用磁疗学》《磁疗法》《新编磁疗学》等。这些都有力地促进了磁生物效应研究的发展,为进一步探索磁作用机理提供了依据。

在国外,有史料记载以磁石治病最早起于公元1世纪,古希腊医生用磁石治疗腹泻。5世纪古罗马医生用磁石治疗手足痛风、痉挛、惊厥, 11世纪阿拉伯医学家曾利用磁石治疗肝病、脾脏病、水肿和秃头, 15世纪前后,德国医学家利用磁石治疗牙痛、疝气、水肿和黄疸等疾病。17世纪,美国科学家富兰克林发现了电,丹麦科学家奥斯特,英国物理学家法拉第、麦克斯韦等相继研究发现电磁相互感应之后,电磁体就逐步发展起来,因而这时期产生了据说能医治各种疾病的金属磁牵引器等器具。与此同时,有关著述也相继问世,如1826年法国科学家贝特朗发表了《法国动物磁学》,1843年艾丹在《电和磁现象及其相互关系》中,描述了磁场对人体的影响及临床应用。

20世纪初,苏联有文献提到低频磁疗机及相关用途的磁疗器械,并在卫国战争时期开始应用磁场治疗伤痛。随后,世界各国相继生产了不同的磁疗器械,其他如磁控药针、磁控导管等治疗手段在一些国家也得到普遍应用。目前,世界上有独联体国家、美国、德国、日本、英国、法国、罗马尼亚、印度、以色列等国家和地区,开展了"生物磁学"或"磁医学""磁疗法"的实验研究工作,并不断取得新进展。截至目前,已举行过十几次国际性的生物磁学会议,其中磁疗在这些会议中愈来愈引起人们的关注。

二、磁疗研究的现状

目前国内磁疗研究大体分为两部分:一是临床磁疗研究,二是磁疗作用机理研究。现分别就其研究现状综述如下。

(一)临床磁疗

临床磁疗是使用磁源直接对人体进行作用,观察磁场对疾病治疗的可能性。磁场作用方式主要为两种:一是把磁源直接作用于相关的组织部位,通过磁场对组织的直接作用达到治疗的目的;二是把磁源放到与疾病对应的经络穴位,通过经穴调整体内平衡,进行疾病治疗。后一种方法是我国研究磁临床效果的特有方法,也是我国磁疗研究经久不衰的重要原因之一。

在磁场止痛效果方面,有研究表明:磁场可使痛阈在较短时间内升高,不仅对损伤性疼痛、神经性疼痛、炎性疼痛有一定的疗效,对减轻晚期癌性疼痛也有一定的效果。在磁场镇静效果方面,有研究报告提出:磁场可对大脑Hess区产生影响,降低神经元的兴奋,使网状激活系统的激活水平下降,改善睡眠、延长睡眠时间。在磁场消炎效果方面,研究人员得出:磁场能够降低毛细血管的通透性,减少炎性物引起的液体和蛋白渗出,加快蛋白质的转移,达到消肿、消炎的目的。在磁场的降压效果研究方面,有研究人员认为磁场刺激了外周感受器,反射性地改变了收缩血管中枢的紧张性,使血管平滑张力减小,或者是磁场对抗"去甲"的升压,从而达到降压目的。在磁场对精神疾病的治疗方面,磁场可调节大脑平衡状态,抑制皮层病理性兴奋,特别适合于情感和功能性症状。在磁场对高黏滞血症作用效果研究中表明,磁场可降低血液黏度,使血脂下降,改善微循环。在磁场对溃疡的疗效观察中,发现加磁组溃疡边缘表皮增生,基层活跃,边缘肉芽组织、毛细血管减少。在磁场对急性虹膜睫状体炎的治疗方面,加磁组病人视力恢复明显超过对照组,加磁组和对照组病人前房炎症渗出物吸收显效率分别为88.9%和50%,显著提高了治疗效果。在磁场对脂肪肝胆囊排空功能的影响研究中,加磁组胆囊排空功能发生明显变化,对于预防胆汁淤积及结石的发生有一定意义。在磁场对颞下颌关节紊乱病疗效研究中,加磁组与咬合板治疗无明显差异,疗效基本一致,效果比较理想。对血管瘤、良性表皮囊肿等,磁场作用后都取得了一定的治疗效果。

(二)磁疗作用机理研究

磁疗作用机理研究是对磁作用于各微观组织结构后所引起的相应变化的研究,其目的是揭示磁场作用效果,即磁疗的基本原理。

有研究结果表明:磁场作用后,红细胞的数量无明显变化,而白细胞数量却有明显下降,并可使红细胞膜脂流动性增加。也有研究报告提出,磁场作用可显著提高E花环形成率和白细胞吞噬率,部分提高补体水平,提示磁场具有提高正常机体细胞免疫和非特异性免疫功能作用。同时磁作用可使血液中参与自由基代谢的超氧化物歧化酶(SOD)含量提高;自由基代谢产生的过氧化脂质(LPO)含量降低,表明自由基含量减少,抗氧化防御能力增强。此外,在磁性液体外加强永磁条件,磁场中心区域的癌细胞全部脱落,癌细胞内含有铁离子,呈空泡状,出现破损及退行性变化;在组织间隙、细胞间质等处,铁离子形成类似屏障,细胞活动范围受限,生长扩张受到影响。还有研究表明,低强度的磁场可促进细胞增殖,提高氨基酸摄取和蛋白质合成,有利于脑组织修复等。

以上研究,从不同角度对磁疗的作用效果进行了探讨,拓宽了人们对磁作用效果的认识,反映了国内磁生物效应研究的水平。

需要指出的是,在近期磁生物效应研究中,国内外研究人员对低频电磁场(频率低于1000 Hz)的作用效果给予了高度重视,并取得了一些新的研究结果。他们从分子生物学角度提出低频电磁场对多种生物分子如DNA、RNA、cAMP、胶原蛋白等合成有促进或抑制作用,可调整细胞内Ca^{2+}浓度,促进细胞增殖与分化,其作用效果与低频电磁场的强度、频率、波形有密切关系。认为低频电磁场对细胞的作用并非是一种线性关系,而是一种窗口效应,其作用原理可能是细胞对特定的低频电磁场有敏感的识别方式,从而引起Ca^{2+}振荡的改变,刺激细胞基因表达、蛋白质合成、细胞导电性和胶原分泌。

三、磁疗研究中存在的问题

磁疗研究取得了一定的成绩,但总的还处于起步阶段,其中的许多问题尚需大量的基础和应用研究来给予解决。根据有关文献我们将要点总结如下。

(一)磁生物效应基础研究

磁生物效应基础研究中最主要的内容是磁源,因为它是磁生物效应研究的基本工具,其物理特性,特别是空间磁场的强度和分布状态,直接影响磁的作用效果,其重要性是显而易见的。如前所述,现有磁生物效应所使用的磁源主要有:各种永磁材料做成的不同形状和不同强度的永磁磁源,把永磁材料固定在旋转体上而形成的旋转磁源,由电流和线圈产生的电磁源。这些磁源的形式虽有很多,但与其具体相关的磁场计算方法却不多见。尽管物理学上有一些基本的计算公式和计算方法,而具体应用到这些磁源上还有一定的差距,需要做进一步的工作。

在现有永磁磁场的磁生物效应研究中,大多数标注的磁场条件只是在某一特定位置测得的磁感强度,有时甚至仅笼统地写出一个磁感强度数值,这显然是不准确的。如:实际测量中发现,圆片磁源即使在极面,其各处的磁感强度也不相同,中心低边缘高,如果没有相应的计算公式,仅标明一个磁感强度,是说明不了什么问题的,因为它很可能不是具体研究区域内的所要求的磁感强度。作为磁生物效应研究,只有完整系统地进行磁源磁场分析,掌握磁源整个空间的磁场情况,实现磁源使用的标准化和规范化,才能使磁生物效应研究更深入地进行,使研究结果具有可比性和准确性。

(二)磁生物效应量效学关系研究

如前所述,利用磁场治疗疾病早已用于临床,然而实践表明,不同的疾病、不同的患者,以及不同的经络穴位需要的磁场有效剂量是不相同的;同时,在相关文献中,有专家也已明确提出磁作用的"阈值"概念,即只有磁场到达一定的数值后,才会具有生物效应即治疗作用。目前对这现象的认识还停留在感性阶段,需要大量的实验研究给予支持。

同样,在磁生物效应的作用机理研究中也应对磁感强度和作用效果之间的关系进行系统的探讨,掌握不同研究内容中的不同磁场剂量范围和最佳数值。需要说明的是,这里的剂量不仅仅是指磁感强度,对于永磁磁场还包括作用时间,只有探讨出不同的磁场剂量与作用效果的关系,也就是量效关系,才能得出磁场的临床作用依据,从而更好地应用磁的生物效应来治疗各种疾病。

(三)磁生物效应安全性研究

磁生物效应的安全性是磁作用效果研究中的一个重要内容,不适当的磁场剂量会引起副作用,在有关的实验报告中已有报道。

如有研究报告说,将小鼠置于 600 mT 磁场中,小鼠肝细胞由浸润瘀血而坏死,出现肝脓肿,脾脏也出现瘀血,仅肾脏无变化;也有研究报告提出,将 150 mT 和 280 mT 磁片埋入肝脏投影部位皮下,可造成肝内炎性细胞浸润,谷丙转氨酶亦见升高。还有研究报告表明,使用 300 mT 磁场对人体新鲜精液作用后,精子畸形率高达 50%,数量也明显降低,寿命平均缩短 10~15 h, 100% 精子活动能力降低。这些内容提示在磁生物效应研究中,应对安全性给予高度关注。

针对以上磁生物效应研究中存在的问题,亟须从理论和实验方面提供系统的科学依据,以促进磁生物效应基础与应用研究的健康发展。

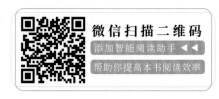

第三章　永磁磁源空间磁场分析与计算

第一节　圆片磁源空间磁场分析与计算

圆片磁源是磁生物效应研究中最常用的一种磁源,其空间磁场的磁物理特性对磁疗研究结果有重要影响。本章采用有限元数值计算方法,对圆片磁源的磁场参数矢量磁位、磁感强度、磁场能量密度、磁力线和磁感强度等值线等进行分析计算和绘图,准确形象地描述了圆片磁源多个磁场参数的空间量值分布,为从多角度全面系统地进行磁疗定量分析和量效关系研究提供计算依据。

一、磁源空间磁场计算方法的建立

有限元数值计算方法是以数学泛函变分原理和物理学最小作用原理为基础,把所要求解的磁场微分方程数学模型与边值问题,转化为相应的变分问题,即寻求使泛函达到极值的极值函数。然后利用剖分插值,把变分离散为普通多元函数的极值问题,最终归结为一组多元代数方程组,通过计算机计算得出待求边值的数值解矢量磁位,进而得出磁源磁感强度、磁场能量密度、磁力线和磁感强度等值线等。

(一)变分公式与有限元方程

1.圆片磁源空间磁场分析坐标系

取圆片磁源极面中心为坐标原点,轴线为 x 轴,径向为 y 轴,按右旋取 z 轴,建立空间直角坐标系,如图 2-3-1 所示。

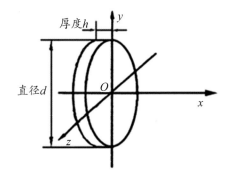

图 2-3-1　圆片磁源形状和坐标系示意图

2. 微分数学模型与变分问题

由于圆片磁源所产生的空间磁场为 x 轴对称磁场,取 xOy 平面为研究对象,其对应的矢量磁位 A 均与 z 轴方向一致,因此有泊松方程:

$$\Delta^2 A = -\mu_0 J_0$$

当取研究区域 D 为 $x=0, x=l_1, y=0, y=l_2$ 的矩形时,边界条件为:

$$A\big|_{L_i} = A\big|_{x=0} \qquad A\big|_{L_i} = A\big|_{x=l_1} \qquad A\big|_{L_i} = A\big|_{y=0} \qquad A\big|_{L_i} = A\big|_{x=l_2}$$

对应的变分问题为:

$$\begin{cases} J[A] = \iint_D \left\{ \dfrac{1}{2\mu_0}\left[\left(\dfrac{\partial A}{\partial y}\right)^2 + \left(\dfrac{\partial A}{\partial y}\right)^2\right] - J_0 A \right\} \mathrm{d}x\mathrm{d}y = \min \\ A\big|_{L_i} = A_i(x,y) \quad (i=1,2,\cdots,n) \end{cases}$$

3. 有限元方程

经离散后得出有限元方程:

$$[K] \quad \{A\} = \{P\}$$

式中 $[K]$ 为系数矩阵,$\{P\}$ 为离散矩阵,其中系数矩阵的每一元素 K_{ij} 为:

$$K_{ij} = \sum_{e=1}^{e_0} K_{ij}^e \quad (i,j=1,2,\cdots,n_0)$$

$$K_{rs}^e = K_{sr}^e = \frac{1}{4\Delta\mu_0}(b_r b_s + c_r c_s) \quad (r,s=i,j \quad m)$$

$$\begin{aligned} b_i &= y_j - y_m & c_i &= x_m - x_j \\ b_j &= y_m - y_i & c_j &= x_i - x_m \\ b_m &= y_i - y_j & c_m &= x_j - x_i \end{aligned}$$

$$\Delta = (b_i c_j - b_j c_i)/2$$

其中 $(x_i, y_i), (x_j, y_j), (x_m, y_m)$ 为三角剖分的三个顶点坐标。离散矩阵的每一个元素 P_i 为:

$$P_i = \sum_{e=1}^{e_0} P_i^e \quad (i=1,2,\cdots,n_0)$$

$$P_l^e = J_0 \Delta / 3 \quad (l=i,j,m)$$

根据有限元方程得出各离散点的矢量磁位 A_i。经进一步计算得出磁源磁感强度、磁场能量密度、磁力线和磁感强度等值线。

(二)磁感强度

当所研究磁场区域内各三角剖分节点的矢量磁位 $A_s (s=i,j,m)$ 确定后,磁感强度 B_e 为:

$$B_{ex} = (b_i A_i + b_j A_j + b_m A_m)/2\Delta$$
$$B_{ey} = (c_i A_i + c_j A_j + c_m A_m)/2\Delta$$

$$B_e = \sqrt{B_{ex}^2 + B_{ey}^2}$$

(三)磁场能量密度

磁场能量密度为磁源磁场空间中单位体积内磁场的能量。磁场能量密度 W_m 的计算公式为：

$$W_m = \frac{1}{2} B \cdot H = \frac{1}{2} \frac{B_2}{\mu_0}$$

式中 H 为磁场强度，空气中近似有 $B = \mu_0 H$。

(四)磁力线

磁场的磁力线即为在该线 l 上任一点的切线方向，与该点磁感强度 B 的方向一致。据此，由共线条件：

$$B \times dl = 0$$

对圆片磁源可导出：

$$\sqrt{x_i^2 + y_i^2} \cdot A_i = 常量$$

即 $\sqrt{x_i^2 + y_i^2} \cdot A_i$ 等于定值的轨迹即为磁力线。为使轴对称平面上 B 线分布的疏密程度符合习惯上定量的需要，相邻磁力线的磁通量满足 $\Delta \Phi = K$（K 为某一指定值）的条件，有：

$$\Delta \Phi \approx \frac{1}{\sqrt{x_i^2 + y_i^2} \cdot A_i} \Delta \left(\sqrt{x_i^2 + y_i^2 \cdot A_i} \right) = K$$

因此，A 的数值解也提供了绘制磁力线的简捷途径。

(五)磁感强度等值线

当计算出磁源空间磁感强度后，利用线性插值关系寻求磁感强度等值点，并采用三次样条插值绘制等值线，它可简洁直观地对磁源空间磁感强度进行描述。

二、圆片磁源实例计算

为了更具体清楚地掌握圆片磁源空间磁场特性，选择下面不同材料或不同尺寸的磁源进行计算，分别简称为：磁源 A、磁源 B、磁源 C。

（1）磁源 A（材料钕铁硼，半径 5 mm，厚度 3 mm，极面中心磁感强度 300 mT）。

（2）磁源 B（材料钕铁硼，半径 5 mm，厚度 2 mm，极面中心磁感强度 200 mT）。

（3）磁源 C（材料钐钴合金，半径 5 mm，厚度 3 mm，极面中心磁感强度 200 mT）。

(一)矢量磁位(A)

矢量磁位是没有实际意义的物理参数，但它的引入可有效地简化磁场分析与计算，在某种意义上讲也从特定方面对磁场的物理特性进行了描述。

1. 磁源 A（ 材料钕铁硼,半径 5 mm,厚度 3 mm,极面中心磁感强度 300 mT ）

在所取坐标系 xOy 平面上,磁源 A 矢量磁位的计算结果见表 2-3-1(由于圆片磁源的对称性,表 2-3-1 中仅给出矢量磁位在 xOy 平面第一象限的计算数值)。

表 2-3-1　磁源 A 在 xOy 平面矢量磁位的计算结果
（ 距离单位 mm,矢量磁位单位 mT·mm,材料钕铁硼 ）

y	0	1	2	3	4	5	6	7	8	9	10
$x=0$	000.0	151.2	310.0	484.6	684.3	909.3	649.2	476.5	362.1	283.8	228.2
$x=1$	000.0	125.1	251.0	375.4	485.0	532.9	478.1	391.2	315.5	256.3	211.0
$x=2$	000.0	97.4	191.5	276.6	340.7	367.1	350.5	309.7	264.5	223.8	189.5
$x=3$	000.0	73.3	142.3	201.7	244.7	265.0	262.3	243.6	217.8	191.2	166.7
$x=4$	000.0	54.5	105.2	148.2	179.6	196.8	200.0	192.3	178.2	161.5	144.6
$x=5$	000.0	40.6	78.3	110.4	134.4	149.3	154.9	153.0	145.8	135.7	124.4
$x=6$	000.0	30.5	59.0	83.5	102.5	115.2	121.7	122.8	119.7	113.9	106.6
$x=7$	000.0	23.2	45.1	64.1	79.4	90.2	96.8	99.4	98.8	95.8	91.3
$x=8$	000.0	18.0	35.0	50.0	62.4	71.7	77.9	81.2	81.9	80.7	78.2
$x=9$	000.0	14.1	27.5	39.6	49.7	57.7	63.4	66.9	68.4	68.4	67.1
$x=10$	000.0	11.3	22.0	331.7	40.1	46.9	52.1	55.5	57.5	58.1	57.7

表 2-3-1 中,在磁源 x 轴上矢量磁位量值均为零,不随距坐标原点(磁源极面中心)距离的变化而变化;在磁源 y 轴上,矢量磁位先增后减,最高值在点(0,5)处(即磁源半径位置)量值 909.3 mT·mm,至点(0, 10)处量值 228.2 mT·mm;在距 x 方向和 y 方向均为最远点(10,10)处矢量磁位量值 57.7 mT·mm;在所研究区域中心点(5,5)处矢量磁位量值 149.3 mT·mm。

磁源 A 的矢量磁位在 xOy 平面上的空间分布如图 2-3-2 所示。

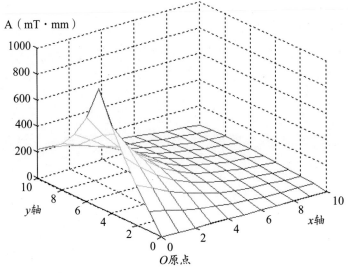

图 2-3-2　磁源 A 在 xOy 平面上的空间分布图(材料为钕铁硼)

2. 磁源 B(材料钕铁硼,半径 5 mm,厚度 2 mm,极面中心磁感强度 200 mT)

磁源 B 矢量磁位的计算结果见表 2-3-2。

表 2-3-2　磁源 B 矢量磁位的计算结果
(距离单位 mm,矢量磁位单位 mT·mm,材料钕铁硼)

y	0	1	2	3	4	5	6	7	8	9	10
x=0	000.0	101.2	209.5	334.4	490.1	687.8	458.3	321.0	237.2	182.8	145.4
x=1	000.0	86.1	174.3	264.5	347.9	384.7	337.6	267.8	210.6	167.9	136.5
x=2	000.0	68.0	134.5	195.6	242.4	260.6	245.6	212.7	178.1	148.2	123.8
x=3	000.0	51.4	100.1	142.3	172.7	186.2	182.4	167.0	147.1	127.3	109.7
x=4	000.0	38.2	73.8	104.0	125.8	137.2	138.2	131.5	120.4	107.8	95.5
x=5	000.0	28.4	54.7	77.0	93.5	103.3	106.5	104.2	98.3	90.7	82.4
x=6	000.0	21.2	41.0	57.9	70.8	79.3	83.2	83.3	80.6	76.1	70.6
x=7	000.0	16.1	31.1	44.2	54.5	61.8	65.9	67.2	66.3	63.9	60.5
x=8	000.0	12.4	24.0	34.3	42.6	48.8	52.8	54.7	54.9	53.8	51.7
x=9	000.0	9.7	18.8	27.0	33.8	39.1	42.7	44.9	45.7	45.4	44.3
x=10	000.0	7.7	14.9	21.5	27.2	31.7	35.0	37.2	38.3	38.5	38.1

表 2-3-2 中,在磁源 x 轴上矢量磁位量值均为零,不随距坐标原点(磁源极面中心)距离的变化而变化;在磁源 y 轴上,矢量磁位先增后减,最高值在点(0,5)处(即磁源半径位置)量值 687.8 mT·mm,至点(0, 10)处量值 145.4 mT·mm;在距 x 方向和 y 方向均为最远点(10, 10)处矢量磁位量值 38.1 mT·mm;在所研究区域中心点(5,5)处矢量磁位量值 103.3 mT·mm。

磁源 B 的矢量磁位分布如图 2-3-3 所示。

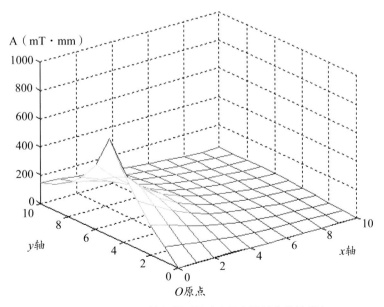

图 2-3-3　磁源 B 的矢量磁位分布图(材料为钕铁硼)

3. 磁源 C (材料钐钴合金,半径 5 mm,厚度 3 mm,极面中心磁感强度 200 mT)

磁源 C 矢量磁位的计算结果见表 2-3-3。

表 2-3-3　磁源 C 矢量磁位的计算结果
(距离单位 mm,矢量磁位单位 mT·mm,材料钐钴合金)

y	0	1	2	3	4	5	6	7	8	9	10
$x=0$	000.0	100.8	206.6	323.1	456.2	606.2	432.8	317.7	241.4	189.2	152.1
$x=1$	000.0	83.3	167.3	250.3	323.3	355.3	318.7	260.8	210.3	170.9	140.7
$x=2$	000.0	64.9	127.7	184.4	227.2	244.7	233.7	206.5	176.4	149.2	126.3
$x=3$	000.0	48.8	94.9	134.5	163.1	176.7	174.9	162.4	145.2	127.5	111.1
$x=4$	000.0	36.3	70.1	98.8	119.8	131.2	133.3	128.2	118.8	107.7	96.4
$x=5$	000.0	27.0	52.2	73.6	89.6	99.5	103.3	102.0	97.0	90.5	83.0
$x=6$	000.0	20.3	39.3	55.6	68.3	76.8	81.1	81.8	79.8	76.0	71.1
$x=7$	000.0	15.5	30.0	42.7	52.9	60.2	64.5	66.3	65.8	63.9	60.9
$x=8$	000.0	12.0	23.3	33.3	41.6	47.8	51.9	54.1	54.6	53.8	52.1
$x=9$	000.0	9.4	18.4	26.4	33.2	38.5	42.2	44.6	45.6	45.6	44.7
$x=10$	000.0	7.5	14.7	21.2	26.8	31.3	34.7	37.0	38.3	38.7	38.5

表 2-3-3 中,在磁源 x 轴上矢量磁位量值均为零,不随距坐标原点 (磁源极面中心) 距离的变化而变化;在磁源 y 轴上,矢量磁位先增后减,最高值在点 (0,5) 处 (即磁源半径位置) 量值 606.2 mT·mm,至点 (0,10) 处量值 152.1 mT·mm;在距 x 方向和 y 方向均为最远点 (10,10) 处矢量磁位量值 38.5 mT·mm;在所研究区域中心点 (5,5) 处矢量磁位量值 99.5 mT·mm。

磁源 C 的矢量磁位分布如图 2-3-4 所示。

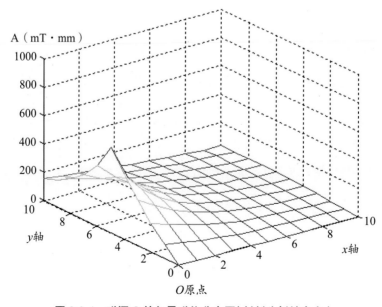

图 2-3-4　磁源 C 的矢量磁位分布图 (材料为钐钴合金)

(二)磁感强度(B)

磁源所产生磁场的大小是以磁感强度来描述的,磁感强度大表示磁场强,磁感强度小表示磁场弱,它是研究磁场性质最主要的物理指标,也是磁疗基础与应用研究中对磁场定量的参数依据。

1. 磁源 A(材料钕铁硼,半径 5 mm,厚度 3 mm,极面中心磁感强度 300 mT)

在所取坐标系 xOy 平面上,磁源磁感强度计算结果见表 2-3-4(同样由于圆片磁源的对称性,表 2-3-4 中仅给出磁感强度在 xOy 平面第一象限的数值)。

表 2-3-4　磁源 A 磁感强度的计算结果

(距离单位 mm,磁感强度单位 mT,材料钕铁硼)

y	0	1	2	3	4	5	6	7	8	9	10
$x=0$	300.0	305.7	324.4	361.7	437.6	883.7	203.7	105.3	62.8	40.7	28.0
$x=1$	249.8	252.2	259.0	269.1	274.9	240.3	152.2	91.3	57.8	38.7	27.1
$x=2$	195.7	195.6	194.7	190.4	177.1	147.9	108.3	74.3	50.8	35.5	25.6
$x=3$	147.9	146.8	143.1	135.4	121.9	102.4	79.9	59.4	43.3	31.8	23.6
$x=4$	110.2	108.9	105.0	98.1	87.8	74.8	60.7	47.5	36.4	27.8	21.3
$x=5$	82.1	81.1	77.9	72.5	65.2	56.4	47.2	38.3	30.5	24.1	19.0
$x=6$	61.7	60.9	58.6	54.6	49.6	43.6	37.2	31.1	25.5	20.8	16.8
$x=7$	47.0	46.4	44.7	42.0	38.4	34.2	29.8	25.5	21.4	17.8	14.7
$x=8$	36.4	35.9	34.7	32.7	30.2	27.3	24.2	21.0	18.0	15.3	12.9
$x=9$	28.5	28.2	27.3	25.9	24.2	22.0	19.8	17.5	15.3	13.2	11.3
$x=10$	22.7	22.5	21.8	20.8	19.5	18.0	16.3	14.6	13.0	11.4	9.9

在表 2-3-4 中,磁源空间磁感强度沿 x 轴方向单调衰减,至点(10,0)处量值 22.7 mT,为极面中心磁感强度(300.0 mT)的 7.57%;沿磁源 y 轴方向磁感强度先增后减,至点(0,10)处量值 28.0 mT,为极面中心磁感强度的 9.34%;在距 x 方向和 y 方向均为最远点(10,10)处磁感强度量值 9.9 mT,为极面中心磁感强度的 3.30%;所研究区域中心点(5,5)处磁感强度 56.4 mT,为极面中心磁感强度的 18.80%。

在磁源极面半径(0,5)点处,表 2-3-4 中的磁感强度数值计算结果为 883.7 mT,明显高于其他位置点的磁感强度量值。根据电磁学理论,这一位置点的磁感强度数值应为无穷大,因此数值计算在这一点为不稳定计算点,其结果只具有参考意义,后面不再对其他磁源这一位置点的磁感强度进行说明和讨论。

磁源 A 的磁感强度空间分布如图 2-3-5 所示。

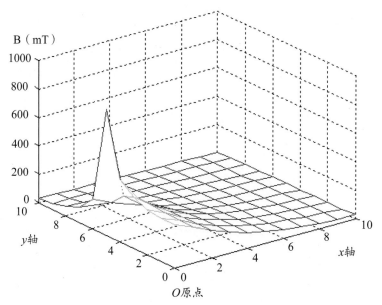

B (mT)

图 2-3-5　磁源 A 的磁感强度空间分布图（材料为钕铁硼）

2. 磁源 B（材料钕铁硼，半径 5 mm，厚度 2 mm，极面中心磁感强度 200 mT）

在所取坐标系 xOy 平面上，磁源 B 磁感强度的计算结果见表 2-3-5。

表 2-3-5　磁源 B 磁感强度的计算结果
（距离单位 mm，磁感强度单位 mT，材料钕铁硼）

y	0	1	2	3	4	5	6	7	8	9	10
$x=0$	200.0	204.9	221.3	255.8	330.1	751.2	154.0	73.7	42.0	26.5	18.0
$x=1$	171.4	173.9	181.0	192.7	203.1	180.2	110.7	63.5	38.8	25.3	17.5
$x=2$	136.4	136.8	137.3	136.0	127.9	106.8	76.9	51.2	34.1	23.4	16.6
$x=3$	103.7	103.1	100.9	96.0	86.7	72.5	55.8	40.7	29.1	21.0	15.4
$x=4$	77.3	76.5	73.8	69.0	61.7	52.3	42.0	32.4	24.5	18.4	14.0
$x=5$	57.4	56.7	54.4	50.5	45.4	39.1	32.4	26.0	20.5	16.0	12.5
$x=6$	43.0	42.4	40.7	37.9	34.3	30.0	25.4	21.0	17.1	13.8	11.0
$x=7$	32.5	32.1	30.9	28.9	26.4	23.4	20.2	17.2	14.3	11.8	9.7
$x=8$	25.0	24.7	23.8	22.4	20.6	18.6	16.3	14.1	12.0	10.1	8.5
$x=9$	19.5	19.3	18.7	17.7	16.4	14.9	13.3	11.7	10.1	8.7	7.4
$x=10$	15.4	15.2	14.8	14.1	13.2	12.1	11.0	9.8	8.6	7.5	6.5

在表 2-3-5 中，磁源空间磁感强度沿 x 轴方向单调衰减，至点（10，0）处量值 15.4 mT，为极面中心磁感强度（200 mT）的 7.70%；沿磁源 y 轴方向磁感强度先增后减，至点（0，10）处量值 18 mT，为极面中心磁感强度的 9.00%；在距 x 方向和 y 方向均为最远点（10，10）处磁感强度量值 6.5 mT，为极面中心磁感强度的 3.25%；所研究区域中心点（5，5）处磁感强度 39.1 mT，为极面中心磁感强度的 19.55%。

磁源 B 的磁感强度空间分布如图 2-3-6 所示。

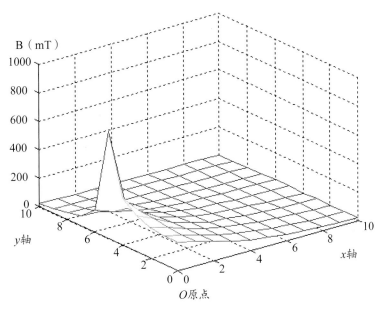

图 2-3-6　磁源 B 的磁感强度分布图（材料为钕铁硼）

3. 磁源 C（材料钐钴合金，半径 5 mm，厚度 3 mm，极面中心磁感强度 200 mT）

磁源 C 磁感强度的计算结果见表 2-3-6。

表 2-3-6　磁源 C 磁感强度的计算结果

（距离单位 mm，磁感强度单位 mT，材料钐钴合金）

y	0	1	2	3	4	5	6	7	8	9	10
$x=0$	200.0	203.8	216.3	241.2	291.7	589.2	135.8	70.2	41.9	27.2	18.6
$x=1$	166.5	168.1	172.7	179.4	183.3	160.2	101.5	60.9	38.6	25.8	18.1
$x=2$	130.4	130.4	139.8	126.9	118.1	98.6	72.2	49.5	33.9	23.7	17.1
$x=3$	98.6	97.9	95.4	90.2	81.3	68.3	53.3	39.6	28.9	21.2	15.7
$x=4$	73.4	72.6	70.0	65.4	58.5	49.9	40.5	31.7	24.3	18.6	14.2
$x=5$	54.7	54.0	51.9	48.3	43.5	37.6	31.4	25.5	20.3	16.1	12.7
$x=6$	41.2	40.6	39.0	36.5	33.0	29.0	24.8	20.7	17.0	13.8	11.2
$x=7$	31.4	30.9	29.8	28.0	25.6	22.8	19.9	17.0	14.3	11.9	9.8
$x=8$	24.2	24.0	23.1	21.8	20.2	18.2	16.1	14.0	12.0	10.2	8.6
$x=9$	19.0	18.8	18.2	17.3	16.1	14.7	13.2	11.7	10.2	8.8	7.5
$x=10$	15.1	15.0	14.6	13.9	13.0	12.0	10.9	9.7	8.6	7.5	6.6

表 2-3-6 中，磁源空间磁感强度沿 x 轴方向单调衰减，至点（10，0）处量值 15.1 mT，为极面中心磁感强度（200 mT）的 7.55%；沿磁源 y 轴方向磁感强度先增后减，至点（0，10）处量值 18.6 mT，为极面中心磁感强度的 9.30%；在距 x 方向和 y 方向均为最远点（10，10）处磁感强度量值 6.6 mT，为极面

中心磁感强度的 3.30%;所研究区域中心点(5，5)处磁感强度 37.6 mT,为极面中心磁感强度的 18.80%。

磁源 C 的磁感强度空间分布如图 2-3-7 所示。

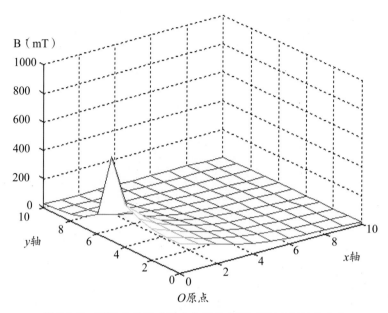

图 2-3-7　磁源 C 的磁感强度空间分布图(材料为钐钴合金)

(三)磁场能量密度(W_n)

磁场能量密度表示了磁源在空间的能量分布情况,这一指标体现了所选定区域的磁场能量,可从能量角度对磁生物效应研究结果进行分析。

1. 磁源 A(材料钕铁硼,半径 5 mm,厚度 3 mm,极面中心磁感强度 300 mT)

在所取坐标系 xOy 平面上,磁源空间磁场能量密度计算结果见表 2-3-7(由于圆片磁源的对称性,表 2-3-7 中仅给出磁场能量密度在 xOy 平面第一象限的数值)。

表 2-3-7　300 mT 圆片磁源的磁场能量密度的计算结果

(距离 mm,磁场能量密度 10^{-3} mJ/mm³,材料钕铁硼)

y	0	1	2	3	4	5	6	7	8	9	10
$x=0$	35.828	37.212	41.902	52.102	76.216	310.932	16.527	4.417	1.571	0.661	0.313
$x=1$	24.848	25.318	26.713	28.819	30.092	22.991	9.226	3.319	1.332	0.596	0.292
$x=2$	15.241	15.231	15.094	14.438	12.487	8.709	4.673	2.196	1.027	0.503	0.261
$x=3$	8.704	8.576	8.146	7.293	5.919	4.174	2.541	1.402	0.747	0.401	0.221
$x=4$	4.831	4.722	4.390	3.827	3.068	2.227	1.467	0.898	0.528	0.308	0.181
$x=5$	2.684	2.615	2.413	2.093	1.692	1.268	0.885	0.583	0.370	0.231	0.144
$x=6$	1.517	1.478	1.364	1.190	0.977	0.755	0.552	0.384	0.259	0.171	0.112

y	0	1	2	3	4	5	6	7	8	9	10
$x=7$	0.880	0.858	0.796	0.701	0.586	0.466	0.353	0.258	0.182	0.126	0.086
$x=8$	0.526	0.514	0.479	0.427	0.363	0.296	0.232	0.175	0.129	0.093	0.066
$x=9$	0.323	0.317	0.297	0.268	0.232	0.193	0.155	0.121	0.092	0.069	0.051
$x=10$	0.204	0.201	0.190	0.173	0.152	0.129	0.106	0.085	0.066	0.051	0.039

在表 2-3-7 中,磁源空间磁场能量密度沿 x 轴方向单调衰减,至点(10,0)处量值 0.204×10^{-3} mJ/mm³,为极面中心磁场能量密度(35.828×10^{-3} mJ/mm³)的 0.57%;沿磁源 y 轴方向磁场能量密度先增后减,至点(0,10)处量值 0.313×10^{-3} mJ/mm³,为极面中心磁场能量密度的 0.88%;在距 x 方向和 y 方向均为最远点(10,10)处磁场能量密度量值 0.039×10^{-3} mJ/mm³,为极面中心磁场能量密度的 0.11%;所研究区域中心点(5,5)处磁场能量密度 1.268×10^{-3} mJ/mm³,为极面中心磁场能量密度的 3.54%。

由于磁场能量密度与磁感强度的平方成正比,在磁源极面半径(0,5)点处,理论上磁场能量密度数值应为无穷大,这一点是不稳定数值计算点,后面也不在对其他磁源这一位置点的磁场能量密度进行说明和讨论。

磁场能量密度的空间分布如图 2-3-8 所示。

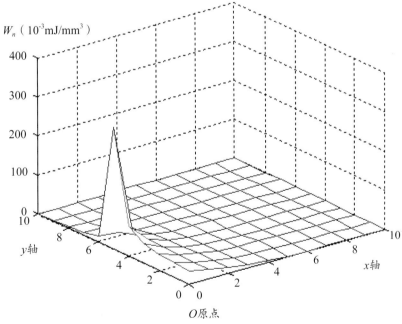

图 2-3-8　300 mT 圆片磁源的磁场能量密度(材料为钕铁硼)

2. 磁源 B(材料钕铁硼,半径 5 mm,厚度 2 mm,极面中心磁感强度 200 mT)

磁源空间磁场能量密度的计算结果见表 2-3-8。

表 2-3-8　200 mT 圆片磁源的磁场能量密度计算结果

（距离 mm，磁场能量密度 10^{-3} mJ/mm³，材料钕铁硼）

y	0	1	2	3	4	5	6	7	8	9	10
$x=0$	15.931	16.717	19.487	26.040	43.371	224.640	9.445	2.160	0.700	0.279	0.128
$x=1$	11.703	12.032	13.057	14.788	16.424	12.932	4.877	1.604	0.599	0.255	0.121
$x=2$	7.405	7.446	7.508	7.365	6.515	4.543	2.352	1.046	0.464	0.217	0.109
$x=3$	4.281	4.232	4.054	3.668	2.992	2.092	1.241	0.660	0.338	0.175	0.094
$x=4$	2.377	2.326	2.169	1.895	1.516	1.088	0.702	0.418	0.238	0.135	0.077
$x=5$	1.312	1.278	1.179	1.021	0.821	0.608	0.417	0.269	0.166	0.101	0.062
$x=6$	0.734	0.715	0.659	0.572	0.467	0.357	0.257	0.176	0.116	0.075	0.048
$x=7$	0.421	0.410	0.380	0.333	0.276	0.217	0.163	0.117	0.081	0.055	0.037
$x=8$	0.248	0.242	0.226	0.200	0.169	0.137	0.106	0.079	0.057	0.041	0.028
$x=9$	0.151	0.148	0.138	0.124	0.107	0.088	0.070	0.054	0.041	0.030	0.022
$x=10$	0.094	0.092	0.087	0.079	0.069	0.058	0.047	0.038	0.029	0.022	0.016

　　在表 2-3-8 中，磁源空间磁场能量密度沿 x 轴方向单调衰减，至点（10，0）处量值 0.094×10^{-3} mJ/mm³，为极面中心磁场能量密度（15.931×10^{-3} mJ/mm³）的 0.59%；沿磁源 y 轴方向磁场能量密度先增后减，至点（0，10）处量值 0.128×10^{-3} mJ/mm³，为极面中心磁场能量密度的 0.81%；在距 x 方向和 y 方向均为最远点（10，10）处磁场能量密度量值 0.016×10^{-3} mJ/mm³，为极面中心磁场能量密度的 0.10%；所研究区域中心点（5，5）处磁场能量密度 0.608×10^{-3} mJ/mm³，为极面中心磁场能量密度的 3.82%。

　　磁场能量密度的空间分布如图 2-3-9 所示。

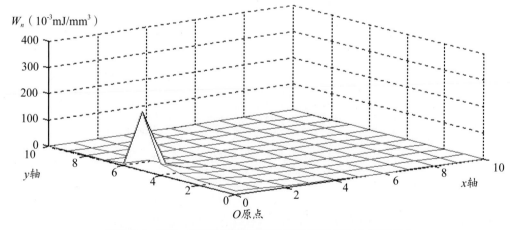

图 2-3-9　200 mT 圆片磁源的磁场能量密度（材料为钕铁硼）

3. 磁源 C（材料钐钴合金，半径 5 mm，厚度 3 mm，极面中心磁感强度 200 mT）

磁源空间磁场能量密度的计算结果见表 2-3-9。

表 2-3-9　200 mT 圆片磁源的磁场能量密度计算结果

（距离 mm，磁场能量密度 10^{-3} mJ/mm³，材料钐钴合金）

y	0	1	2	3	4	5	6	7	8	9	10
$x=0$	15.923	16.539	18.623	23.156	33.873	138.192	7.345	1.963	0.698	0.293	0.139
$x=1$	11.043	11.252	11.872	12.808	13.374	10.218	4.100	1.475	0.592	0.265	0.130
$x=2$	6.774	6.769	6.708	6.417	5.549	3.870	2.077	0.976	0.456	0.223	0.116
$x=3$	3.868	3.811	3.620	3.241	2.630	1.855	1.129	0.623	0.332	0.178	0.098
$x=4$	2.147	2.099	1.951	1.701	1.363	0.990	0.652	0.399	0.235	0.137	0.080
$x=5$	1.192	1.162	1.072	0.930	0.752	0.563	0.393	0.259	0.164	0.102	0.064
$x=6$	0.674	0.657	0.606	0.529	0.434	0.335	0.245	0.171	0.115	0.076	0.050
$x=7$	0.391	0.381	0.354	0.311	0.260	0.207	0.157	0.114	0.081	0.056	0.038
$x=8$	0.233	0.228	0.213	0.190	0.161	0.131	0.103	0.078	0.057	0.041	0.029
$x=9$	0.143	0.140	0.132	0.119	0.103	0.086	0.069	0.054	0.041	0.030	0.022
$x=10$	0.091	0.089	0.084	0.076	0.067	0.057	0.047	0.037	0.029	0.022	0.017

在表 2-3-9 中，磁源空间磁场能量密度沿 x 轴方向单调衰减，至点（10，0）处量值 0.091×10^{-3} mJ/mm³，为极面中心磁场能量密度（15.923×10^{-3} mJ/mm³）的 0.58%；沿磁源 y 轴方向磁场能量密度先增后减，至点（0，10）处量值 0.139×10^{-3} mJ/mm³，为极面中心磁场能量密度的 0.88%；在距 x 方向和 y 方向均为最远点（10，10）处磁场能量密度量值 0.017×10^{-3} mJ/mm³，为极面中心磁场能量密度的 0.11%；所研究区域中心点（5，5）处磁场能量密度 0.563×10^{-3} mJ/mm³，为极面中心磁场能量密度的 3.54%。

磁场能量密度的空间分布如图 2-3-10 所示。

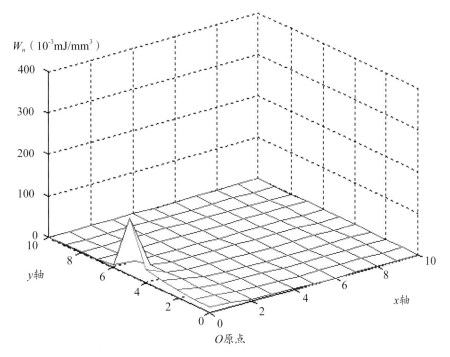

图 2-3-10　200 mT 圆片磁源的磁场能量密度（材料钐钴合金）

(四)磁力线

磁感强度是既有大小又有方向的矢量,磁力线上某一点切线方向与该点磁感强度方向一致,即磁力线上某一点的切线方向代表了该点的磁感强度方向。

1. 磁源 A(材料钕铁硼,半径 5 mm,厚度 3 mm,极面中心磁感强度 300 mT)

磁源 A 的磁力线如图 2-3-11 所示。其中图 2-3-11(a)中的磁力线为 50 条,图 2-3-11(b)中的磁力线为 100 条。

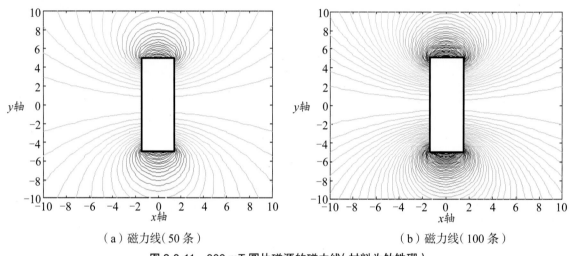

（a）磁力线（50 条）　　　　　　　　　　（b）磁力线（100 条）

图 2-3-11　300 mT 圆片磁源的磁力线(材料为钕铁硼)

2. 磁源 B(材料钕铁硼,半径 5 mm,厚度 2 mm,极面中心磁感强度 200 mT)

磁源 B 的磁力线如图 2-3-12 所示。其中图 2-3-12(a)中的磁力线为 50 条,图 2-3-12(b)中的磁力线为 100 条。

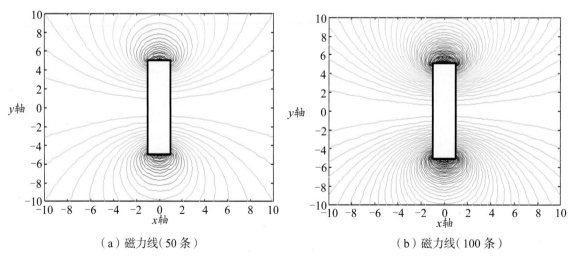

（a）磁力线（50 条）　　　　　　　　　　（b）磁力线（100 条）

图 2-3-12　200 mT 圆片磁源的磁力线(材料为钕铁硼)

3. 磁源 C(材料钐钴合金,半径 5 mm,厚度 3 mm,极面中心磁感强度 200 mT)

磁源 B 的磁力线如图 2-3-13 所示。其中图 2-3-13(a)中的磁力线为 50 条,图 2-3-13(b)中的磁力线为 100 条。

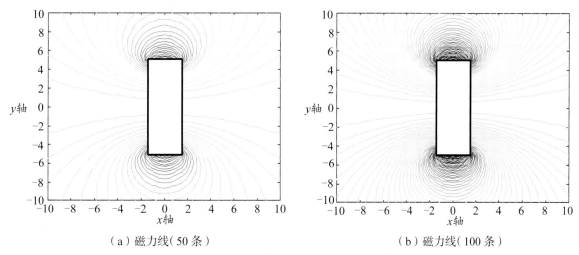

（a）磁力线（50 条）　　　　　　　　（b）磁力线（100 条）

图 2-3-13　200 mT 圆片磁源的磁力线(材料为钐钴合金)

（五）磁感强度等值线

磁感强度等值线是磁感强度从另一个角度对磁场的描述,其重要意义在于每条线上不同位置点的磁感强度量值是相等的,结合对应点的磁力线可以更直观地了解磁源空间磁感强度的量值和分布。

1. 磁源 A(材料钕铁硼,半径 5 mm,厚度 3 mm,极面中心磁感强度 300 mT)

磁源 A 的磁感强度等值线如图 2-3-14 所示。其中图 2-3-14(a)以 30 mT 为间隔计算绘出 10 条磁感强度等值线;图 2-3-14(b)以 15 mT 为间隔计算绘出 20 条磁感强度等值线。

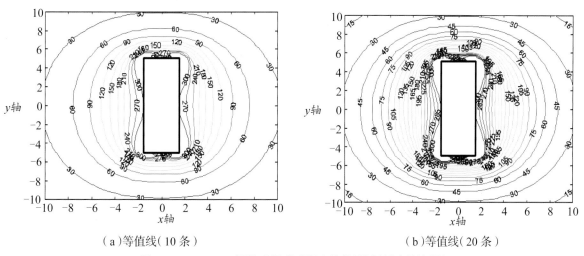

（a）等值线（10 条）　　　　　　　　（b）等值线（20 条）

图 2-3-14　300 mT 圆片磁源磁感强度等值线(材料为钕铁硼)

2. 磁源 B(材料钕铁硼,半径 5 mm,厚度 2 mm,极面中心磁感强度 200 mT)

磁源 B 的磁感强度等值线如图 2-3-15 所示。其中图 2-3-15(a)以 20 mT 为间隔计算绘出 10 条磁感强度等值线;图 2-3-15(b)以 10 mT 为间隔计算绘出 20 条磁感强度等值线。

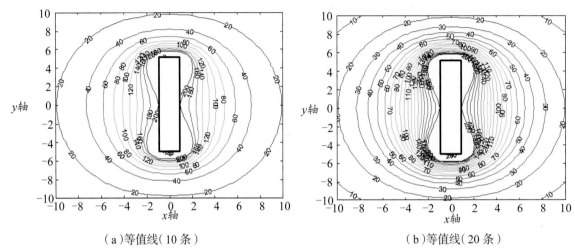

（a）等值线（10 条）　　　　　　　　　（b）等值线（20 条）

图 2-3-15　200mT 圆片磁源磁感强度等值线(材料为钕铁硼)

3. 磁源 C(材料钐钴合金,半径 5 mm,厚度 3 mm,极面中心磁感强度 200 mT)

磁源 C 的磁感强度等值线如图 2-3-16 所示。其中图 2-3-16(a)以 20 mT 为间隔计算绘出 10 条磁感强度等值线;图 2-3-16(b)以 10 mT 为间隔计算绘出 20 条磁感强度等值线。

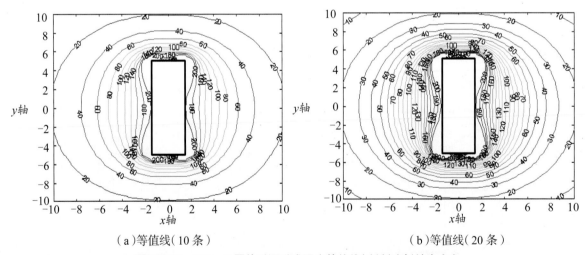

（a）等值线（10 条）　　　　　　　　　（b）等值线（20 条）

图 2-3-16　200 mT 圆片磁源磁感强度等值线(材料为钐钴合金)

三、小结

以上研究内容中,从圆片磁源的矢量磁位、磁感强度、磁场能量密度、磁力线、磁感强度等值线 5 个方面,对 3 种选定圆片永磁磁源空间磁场特性进行了分析,从中可以得出以下结果。

（1）矢量磁位：在磁源对称轴（x轴）上矢量磁位为零，并沿对称轴方向单调下降；在磁源径向（y轴），矢量磁位的数值先升高后下降，在磁源极面上以半径为分界点，其他部位随轴向距离的增加，分界点逐渐向外移动。在相同材料和半径、不同强度的磁源之间，矢量磁位的数值随磁感强度的增加而增加；在相同磁感强度和半径，不同材料磁源之间，矢量磁位随厚度的增加而下降。

（2）磁感强度：在磁源对称轴（x轴）方向磁感强度随距离增加而单调下降；在磁源径向（y轴），磁感强的数值先升高后下降，在距磁源极面一定距离后，在径向也表现为单调下降。在相同材料和半径、不同极面中心磁感强度的磁源之间，极面中心磁感强度越强其空间数值随距离表现出更快的下降趋势；在相同极面中心、磁感强度和半径，不同材料磁源之间，磁感强度随厚度的增加下降趋势更为明显。

（3）磁场能量密度：磁场能量密度与磁感强度的平方成正比关系，它的分布与磁感强度呈相同的趋势，但衰减更快。

（4）磁力线：在相同材料和半径，不同强度的磁源之间，磁力线随磁感强度的增加而表现出更大的曲率；在相同磁感强度和半径，不同材料磁源之间，磁感强度随厚度的增加表现出较小的曲率。这意味着，不同尺寸、相同材料磁源对应磁力线的曲率，随半径和厚度比值的增加而下降。需要指出的是，相同尺寸、不同材料磁源的对应磁力线曲率相同。

（5）磁感强度等值线：在相同材料和半径，不同强度的磁源之间，相同数值的等值线随磁感强度的增加而更靠近磁源；在相同磁感强度和半径，不同材料磁源之间，相同数值的等值线随厚度的增加而远离磁源。

由分析和计算结果可以看出，同一圆片磁源空间各处的磁感强度是不均匀的，随距磁源的距离呈快速衰减趋势。这告诉我们，在磁源的使用中，必须要注意距离对磁感强度的影响。需要指出的是，即使在极面上磁源的磁感强度也不一致，极面磁感强度中心处低，靠近半径处高。从理论上讲，半径处的磁感强度应为无限大，但因极面不可能是理想的平面，一般的检测方法也不可能无限地接近这个位置，所以通常测量不到这一数值。

对于圆片磁源来讲，在同一充磁条件下，磁感强度的大小是通过调整磁源的半径、厚度或选取不同的材料而得到的。也就是说，对同一种材料，当半径一定时，磁源的厚度越厚，其极面中心的磁感强度越高；当厚度一定时，磁源的半径越大，其极面中心的磁感强度越低。对不同材料的同尺寸磁源，磁性能好的极面中心磁感强度高，磁性能低的极面中心磁感强度低。磁力线表明了磁感强度的方向，等值线反映了不同区域的磁感强度的数值，这些可以使我们进一步加深对磁场的了解。

第二节　方片磁源空间磁场分析与计算

方片磁源由于形状的特殊性，不能像圆片磁源空间磁场分析与计算那样，只选取过极面中心线并垂直于极面的一个平面（xOy平面），就能完全反应磁源总体所产生空间磁场的状况。但如对方片磁源选取两个特殊位置平面，即通过方片磁源极面中线并垂直于极面的平面和通过极面对角线并垂直于极面的平面，进行磁源空间磁场分析与计算，也可准确地掌握方片磁源空间磁场各参数的分布状况，因为同一磁源其他位置空间磁场相关参数的分布状况应介于这两个平面对应位置之间。

一、磁源空间磁场计算方法的建立

取方片磁源某一极面中心为坐标原点,建立如图 2-3-17 所示两组坐标系。选取如前所述的两个特殊位置平面 xOy_1 和 xOy_2 为研究对象,并在所取坐标系中,设 $P_1(x, y_1, 0)$ 位于 xOy_1 平面,$P_2(x, y_2, 0)$ 位于 xOy_2 平面。

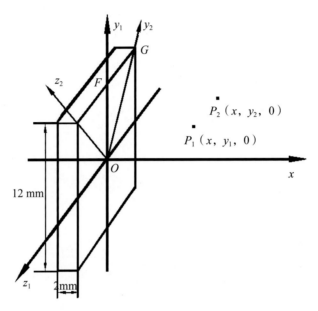

图 2-3-17 方片磁源尺寸及坐标系示意图

(一)xOy_1 平面上的磁场边界条件与变分模型

在 xOy_1 平面,研究区域选为 $x=0$,$x=l_1$,$y_1=0$,$y_1=l_2$ 的矩形,边界处矢量磁位 A_0 为:

$$A_0\big|_{Li} = A_0\big|_{x=0} \qquad A_0\big|_{Li} = A_0\big|_{x=l_1} \qquad A_0\big|_{Li} = A_0\big|_{y_1=0} \qquad A_0\big|_{Li} = A_0\big|_{y_1=l_2}$$

如真空磁导率为 μ_0,磁化电流密度为 J_0,则在圆柱坐标系中,矢量磁位的变分方程为:

$$\begin{cases} J[A] = 2\pi \cdot \iint\limits_{D} \dfrac{1}{2\mu_0}\left(B^2 - J_0 A\right) r \mathrm{d}r \mathrm{d}x = \min \\[2mm] A_0\big|_{L} = A_0\big|_{x=0} \quad A_0\big|_{L} = A_0\big|_{x=l_1} \quad A_0\big|_{L} = A_0\big|_{y_1=0} \quad A_0\big|_{L} = A_0\big|_{y_1=l_2} \end{cases}$$

(二)在 xOy_2 平面上的磁场边界条件与与变分模型

在 xOy_2 平面,当研究区域选为 $x=0$,$x=l_1$,$y_2=0$,$y_2=l_2$ 的矩形时,边界处矢量磁位 A_0 为:

$$A_1\big|_{Li} = A_1\big|_{x=0} \qquad A_1\big|_{Li} = A_1\big|_{x=l_1} \qquad A_1\big|_{Li} = A_1\big|_{y_2=0} \qquad A_1\big|_{Li} = A_1\big|_{y_2=l_2}$$

矢量磁位 A 的变分方程为:

$$\begin{cases} J[A] = 2\pi \cdot \iint\limits_{D} \dfrac{1}{2\mu_0}\left(B^2 - J_0 A\right) r \mathrm{d}r \mathrm{d}x = \min \\[2mm] A_1\big|_{Li} = A_1\big|_{x=0} \quad A_1\big|_{Li} = A_1\big|_{x=l_1} \quad A_1\big|_{Li} = A_1\big|_{y_2=0} \quad A_1\big|_{Li} = A_1\big|_{y_2=l_2} \end{cases}$$

（三）有限元方程的建立

采用三角剖分和线性插值,经离散后得出对应的有限元方程为:

$$[K] \quad \{A\}=\{P\}$$

式中 $[K]$ 为系数矩阵,$\{P\}$ 为离散矩阵,其中系数矩阵的每一元素 K_{ij} 为:

$$K_{ij} = \sum_{e=1}^{e_0} K_{ij}^e \quad \left(i,j=1,2,\cdots,n_0\right)$$

$$K_{rs}^e = K_{sr}^e = \frac{1}{4\Delta\mu_0}\left(b_r b_s + c_r c_s\right) \quad (r,s=i,j \quad m)$$

$$b_i = y_j - y_m \qquad c_i = x_m - x_j$$
$$b_j = y_m - y_i \qquad c_j = x_i - x_m$$
$$b_m = y_i - y_j \qquad c_m = x_j - x_i$$
$$\Delta = (b_i c_i - b_i c_i)/2$$

其中 $(x_i,y_i),(x_j,y_j),(x_m,y_m)$ 为进行三角剖分后的三角形三个顶点坐标。离散矩阵的每一元素 P_i 为:

$$P_i = \sum_{e=1}^{e_0} P_i^e \quad \left(i=1,2,\cdots,n_0\right)$$

$$P_l^e = J_0\Delta/3 \quad (l=i,j,m)$$

根据有限元方程计算出各离散点的矢量磁位 A_i,进而得出磁源磁场的磁感强度、磁场能量密度、磁力线和磁感强度等值线。

二、方片磁源实例计算

在圆片磁源实例计算中,已就不同尺寸和不同材料的磁源对空间磁场分布的影响进行了分析,从物理学意义讲这些规律也适合于方片磁源。因此,对方片磁源进行实例计算时,只取一种材料和尺寸（材料钕铁硼,边长 10 mm,厚度 4 mm,极面中心磁感强度 300 mT）,分别分析 xOy_1 和 xOy_2 平面的磁场及分布情况,简称为方片磁源 A 平面和 B 平面。

（1）方片磁源 A 平面（xOy_1 平面）

（2）方片磁源 B 平面（xOy_2 平面）

（一）矢量磁位

1. 方片磁源 A 平面（xOy_1 平面）

方片磁源 A 平面（xOy_1 平面）矢量磁位的计算结果见表 2-3-10。

表 2-3-10 方片磁源 A 平面(xOy_1 平面)矢量磁位的计算结果
（ 距离单位 mm,矢量磁位单位 mT·mm ）

y_1	0	1	2	3	4	5	6	7	8	9	10
$x=0$	000.0	152.2	315.4	500.9	720.0	979.8	775.2	613.6	490.3	397.0	326.1
$x=1$	000.0	127.1	258.2	394.0	524.2	602.8	576.0	499.5	421.0	353.1	297.2
$x=2$	000.0	101.4	202.2	298.6	379.8	426.8	427.5	395.2	350.3	305.0	264.0
$x=3$	000.0	78.8	155.0	224.6	280.5	314.8	323.6	311.5	287.4	258.9	230.3
$x=4$	000.0	60.6	118.3	169.9	211.1	238.1	249.1	246.9	235.0	217.8	198.6
$x=5$	000.0	46.5	90.7	129.9	161.5	183.5	195.2	197.5	192.5	182.7	170.3
$x=6$	000.0	36.0	70.1	100.5	125.5	143.7	154.9	159.4	158.4	153.3	145.7
$x=7$	000.0	28.1	54.8	78.8	98.8	114.1	124.4	129.9	131.1	129.1	124.6
$x=8$	000.0	22.2	43.4	62.6	78.9	91.8	101.1	106.8	109.2	109.0	106.8
$x=9$	000.0	17.7	34.8	50.3	63.7	74.7	82.9	88.5	91.6	92.6	91.7
$x=10$	000.0	14.4	28.2	40.9	52.1	61.4	68.7	74.0	77.3	78.9	79.1

表 2-3-10 中,在磁源 x 轴上矢量磁位量值均为零,不随距坐标原点(方片磁源极面中心)的距离变化而变化;在磁源 y 轴上,矢量磁位先增后减,最高值在点(0,5)处量值 979.8 mT·mm(即方片磁源极面上某一个边的中点,理论值应为无穷大),至点(0,10)处量值 326.1 mT·mm;在距 x 方向和 y 方向均为最远点(10,10)处矢量磁位量值 79.1 mT·mm;所研究区域中心点(5,5)处矢量磁位量值 183.5 mT·mm。

方片磁源 A 平面(xOy_1 平面)矢量磁位的分布如图 2-3-18 所示。

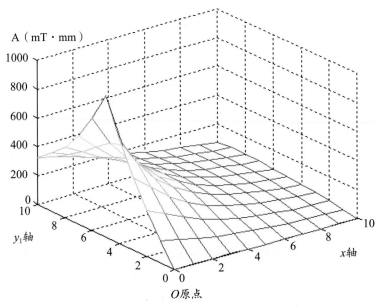

图 2-3-18 A 平面(xOy_1 平面)矢量磁位的分布图

2. 方片磁源 B 平面(xOy_2 平面)

方片磁源 B 平面(xOy_2 平面)矢量磁位的计算结果见表 2-3-11。

表 2-3-11 方片磁源 B 平面(xOy_2 平面)矢量磁位计算结果

(距离单位 mm,矢量磁位单位 mT·mm)

y_2	0	1	2	3	4	5	6	7	8	9	10
$x=0$	000.0	150.2	299.1	444.8	584.6	712.5	814.2	833.0	579.0	442.5	351.4
$x=1$	000.0	125.9	248.3	363.1	464.3	541.7	576.9	544.6	461.3	379.8	314.1
$x=2$	000.0	100.7	197.0	283.9	355.5	404.1	421.8	405.6	365.6	318.3	273.9
$x=3$	000.0	78.4	152.6	218.0	270.1	304.7	318.7	312.9	292.4	264.7	235.5
$x=4$	000.0	60.4	117.2	166.9	206.4	233.2	246.2	246.2	236.3	220.1	201.2
$x=5$	000.0	46.5	90.2	128.5	159.3	181.0	193.2	196.5	192.5	183.5	171.4
$x=6$	000.0	36.0	69.9	100.0	124.4	142.4	153.7	158.6	158.1	153.5	146.1
$x=7$	000.0	28.1	54.7	78.5	98.3	113.5	123.7	129.3	130.8	129.0	124.8
$x=8$	000.0	22.2	43.3	62.4	78.6	91.4	100.7	106.4	109.0	108.1	106.8
$x=9$	000.0	17.8	34.7	50.2	63.6	74.5	82.7	88.3	91.4	92.4	91.7
$x=10$	000.0	14.4	28.2	40.8	52.0	61.3	68.6	73.8	77.2	78.8	79.0

表 2-3-11 中,在磁源 x 轴上矢量磁位量值也均为零,不随距坐标原点(方片磁源极面中心)距离的变化而变化;在磁源 y 轴上,矢量磁位先增后减,最高值在点(0,7)处量值 833.0 mT·mm,至点(0,10)处量值 228.2 mT·mm;在距 x 方向和 y 方向均为最远点(10,10)处矢量磁位量值 57.7 mT·mm;在所研究区域中心点(5,5)处矢量磁位量值 149.3 mT·mm。

从理论上,矢量磁位最高值点应在方片磁源极面两边相交的对角位置,即距磁源极面中心 $\sqrt{5^2+5^2} \approx 7.071$ mm 处,量值为无穷大,但因计算间隔距离为 1 mm,所以跳过了这一位置点。

方片磁源 B 平面(xOy_2 平面)上矢量磁位的分布如图 2-3-19 所示。

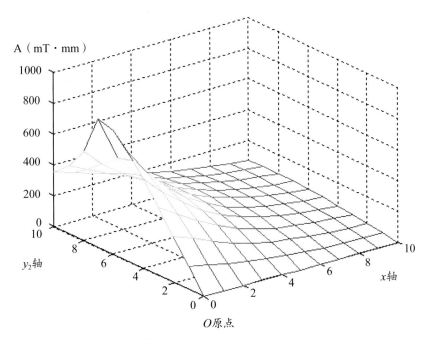

图 2-3-19 方片磁源 B 平面(xOy_2 平面)矢量磁位分布图

(二)磁感强度

1. 方片磁源 A 平面(xOy_1 平面)

方片磁源 A 平面(xOy_1 平面)磁感强度的计算结果见表 2-3-12。

表 2-3-12　方片磁源 A 平面(xOy_1 平面)磁感强度计算结果

(距离单位 mm,磁感强度单位 mT)

y_1	0	1	2	3	4	5	6	7	8	9	10
$x=0$	300.0	304.0	317.4	345.4	408.2	1320.0	231.7	134.2	86.0	58.3	41.2
$x=1$	252.1	253.7	258.8	266.9	274.4	251.9	175.8	115.4	78.1	54.6	39.3
$x=2$	202.3	202.2	201.6	198.6	188.7	164.8	128.7	94.2	68.0	49.5	36.7
$x=3$	157.8	157.0	154.0	147.8	136.5	119.1	97.4	75.9	57.8	43.9	33.5
$x=4$	121.6	120.6	117.3	111.3	102.0	89.7	75.5	61.3	48.6	38.2	30.0
$x=5$	93.6	92.7	89.8	84.9	78.0	69.3	59.5	49.8	40.8	33.0	26.6
$x=6$	72.4	71.7	69.4	65.7	60.6	54.4	47.6	40.7	34.2	28.4	23.4
$x=7$	56.6	56.0	54.3	51.5	47.8	43.4	38.5	33.5	28.8	24.4	20.5
$x=8$	44.7	44.2	43.0	41.0	38.2	35.0	31.5	27.8	24.3	20.9	17.9
$x=9$	35.7	35.4	34.4	32.9	31.0	28.6	26.0	23.3	20.6	18.0	15.7
$x=10$	28.8	28.6	27.9	26.8	25.3	23.6	21.6	19.6	17.6	15.6	13.7

在表 2-3-12 中,方片磁源空间磁感强度沿 x 轴方向单调衰减,至点(10,0)处量值 28.8 mT,为极面中心磁感强度(300.0 mT)的 9.60%;沿磁源 y 轴方向磁感强度先增后减,至点(0,10)处量值 41.2 mT,为极面中心磁感强度的 13.74%;在距 x 方向和 y 方向均为最远点(10,10)处磁感强度量值 13.7 mT,为极面中心磁感强度的 4.57%;所研究区域中心点(5,5)处磁感强度 69.3 mT,为极面中心磁感强度的 23.10%。

方片磁源 A 平面(xOy_1 平面)磁感强度的分布如图 2-3-20 所示。

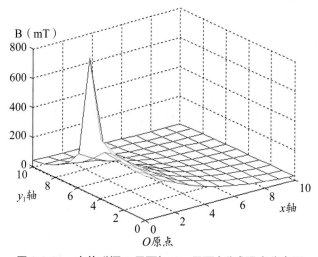

图 2-3-20　方片磁源 A 平面(xOy_1 平面)磁感强度分布图

2. 方片磁源 B 平面(xOy_2 平面)

方片磁源 B 平面(xOy_2 平面)磁感强度的计算结果见表 2-3-13。

表 2-3-13　方片磁源 B 平面(xOy_2 平面)磁感强度计算结果

(距离单位 mm, 磁感强度单位 mT)

y_2	0	1	2	3	4	5	6	7	8	9	10
$x=0$	300.0	303.9	316.0	336.8	367.7	411.8	480.1	732.0	135.3	75.4	48.6
$x=1$	252.1	253.7	258.3	264.8	270.7	270.0	247.9	182.5	109.1	68.0	45.7
$x=2$	202.3	202.2	201.7	199.3	192.8	178.5	152.9	117.8	83.6	58.2	41.3
$x=3$	157.8	157.0	154.2	148.7	139.5	125.5	106.9	85.7	65.5	48.9	36.6
$x=4$	121.6	120.6	117.4	111.8	103.5	92.6	79.5	65.6	52.4	41.1	32.0
$x=5$	93.6	92.7	90.0	85.2	78.6	70.5	61.3	51.8	42.7	34.6	27.8
$x=6$	72.4	71.7	69.5	65.8	60.9	55.0	48.4	41.7	35.2	29.3	24.1
$x=7$	56.6	56.0	54.3	51.6	48.0	43.7	38.9	34.0	29.2	24.9	20.9
$x=8$	44.7	44.2	43.0	41.0	38.3	35.2	31.7	28.1	24.6	21.2	18.2
$x=9$	35.7	35.4	34.4	33.0	31.0	28.7	26.1	23.4	20.7	18.2	15.8
$x=10$	28.8	28.6	28.0	26.8	25.4	23.6	21.7	19.7	17.6	15.7	13.8

在表 2-3-13 中,磁源空间磁感强度沿 x 轴方向单调衰减,至点(10, 0)处量值 28.8 mT,为极面中心磁感强度(300.0 mT)的 9.60%;沿磁源 y 轴方向磁感强度先增后减,至点(0, 10)处量值 48.6 mT,为极面中心磁感强度的 16.20%;在距 x 方向和 y 方向均为最远点(10, 10)处磁感强度量值 13.8 mT,为极面中心磁感强度的 4.60%;所研究区域中心点(5, 5)处磁感强度 70.5 mT,为极面中心磁感强度的 23.50%。

方片磁源 B 平面(xOy_2 平面)磁感强度的分布如图 2-3-21 所示。

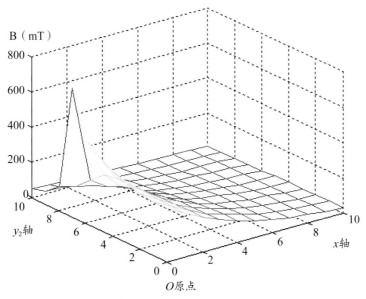

图 2-3-21　方片磁源 B 平面(xOy_2 平面)磁感强度分布图

(三)磁场能量密度

1. 方片磁源 A 平面(xOy_1 平面)

方片磁源 A 平面(xOy_1 平面)磁场能量密度的计算结果见表 2-3-14。

表 2-3-14　方片磁源 A 平面(xOy_1 平面)磁场能量密度计算结果
（ 距离单位 mm，磁感强度单位 mT ）

y_1	0	1	2	3	4	5	6	7	8	9	10
$x=0$	35.809	36.778	40.084	47.478	66.299	693.191	21.353	7.166	2.944	1.352	0.674
$x=1$	25.285	25.618	26.640	28.343	29.969	25.239	12.295	5.301	2.424	1.184	0.615
$x=2$	16.281	16.273	16.173	15.693	14.162	10.803	6.594	3.532	1.840	0.975	0.534
$x=3$	9.912	9.805	9.441	8.695	7.418	5.641	3.773	2.293	1.331	0.765	0.445
$x=4$	5.886	5.786	5.474	4.926	4.142	3.201	2.267	1.494	0.941	0.581	0.358
$x=5$	3.485	3.416	3.209	2.868	2.417	1.908	1.410	0.985	0.661	0.433	0.281
$x=6$	2.086	2.043	1.917	1.717	1.461	1.178	0.901	0.659	0.465	0.320	0.218
$x=7$	1.272	1.247	1.173	1.056	0.910	0.749	0.590	0.447	0.329	0.236	0.167
$x=8$	0.793	0.778	0.735	0.667	0.582	0.488	0.394	0.308	0.234	0.174	0.128
$x=9$	0.506	0.497	0.472	0.431	0.381	0.325	0.268	0.215	0.168	0.129	0.097
$x=19$	0.331	0.325	0.310	0.286	0.255	0.221	0.186	0.153	0.122	0.096	0.074

在表 2-3-14 中，磁源空间磁场能量密度沿 x 轴方向单调衰减，至点(10，0)处量值 0.331×10^{-3} mJ/mm³，为极面中心磁场能量密度(35.809×10^{-3} mJ/mm³)的 0.93%；沿磁源 y 轴方向磁场能量密度先增后减，至点(0，10)处量值 0.674×10^{-3} mJ/mm³，为极面中心磁场能量密度的 1.89%；在距 x 方向和 y 方向均为最远点(10，10)处磁场能量密度量值 0.074×10^{-3} mJ/mm³，为极面中心磁场能量密度的 0.21%；所研究区域中心点(5，5)处磁场能量密度 1.908×10^{-3} mJ/mm³，为极面中心磁场能量密度的 5.33%。

方片磁源 A 平面(xOy_1 平面)磁场能量密度的分布如图 2-3-22 所示。

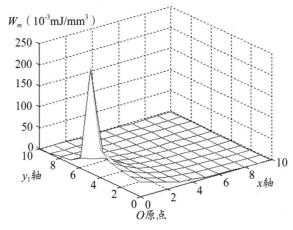

图 2-3-22　方片磁源 A 平面(xOy_1 平面)磁场能量密度分布图

2. 方片磁源 B 平面（xOy_2 平面）

方片磁源 B 平面（xOy_2 平面）磁场能量密度的计算结果见表 2-3-15。

表 2-3-15　方片磁源 B 平面（xOy_2 平面）磁场能量密度计算结果

（距离单位 mm，磁感强度单位 mT）

y_2	0	1	2	3	4	5	6	7	8	9	10
$x=0$	35.809	36.759	39.731	45.133	53.793	67.471	91.710	213.174	7.281	2.263	0.939
$x=1$	25.285	25.613	26.548	27.900	29.152	28.997	24.457	13.246	4.738	1.841	0.829
$x=2$	16.281	16.274	16.185	15.812	14.791	12.676	9.306	5.525	2.778	1.347	0.680
$x=3$	9.912	9.806	9.461	8.801	7.742	6.269	4.546	2.920	1.705	0.953	0.533
$x=4$	5.886	5.786	5.485	4.974	4.264	3.410	2.516	1.713	1.093	0.671	0.407
$x=5$	3.485	3.416	3.213	2.886	2.461	1.979	1.496	1.067	0.724	0.476	0.307
$x=6$	2.086	2.044	1.919	1.723	1.476	1.203	0.933	0.691	0.492	0.340	0.231
$x=7$	1.272	1.247	1.173	1.058	0.915	0.758	0.602	0.460	0.340	0.246	0.174
$x=8$	0.793	0.778	0.735	0.668	0.584	0.491	0.399	0.314	0.239	0.179	0.131
$x=9$	0.506	0.497	0.472	0.432	0.382	0.326	0.270	0.218	0.171	0.131	0.099
$x=10$	0.331	0.325	0.310	0.286	0.255	0.222	0.187	0.154	0.123	0.097	0.075

在表 2-3-15 中，磁源空间磁场能量密度沿 x 轴方向单调衰减，至点（10，0）处量值 0.331×10^{-3} mJ/mm³，为极面中心磁场能量密度（35.809×10^{-3} mJ/mm³）的 0.93%；沿磁源 y 轴方向磁场能量密度先增后减，至点（0，10）处量值 0.939×10^{-3} mJ/mm³，为极面中心磁场能量密度的 2.63%；在距 x 方向和 y 方向均为最远点（10，10）处磁场能量密度量值 0.075×10^{-3} mJ/mm³，为极面中心磁场能量密度的 0.21%；所研究区域中心点（5，5）处磁场能量密度 1.979×10^{-3} mJ/mm³，为极面中心磁场能量密度的 5.53%。

方片磁源 B 平面（xOy_2 平面）上磁场能量密度的分布如图 2-3-23 所示。

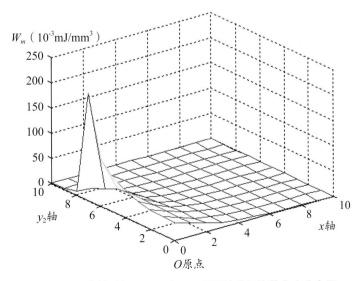

图 2-3-23　方片磁源 B 平面（xOy_2 平面）磁场能量密度分布图

(四)磁力线

1. 方片磁源 A 平面(xOy_1 平面)

方片磁源 A 平面(xOy_1 平面)上磁力线分布如图 2-3-24 所示。其中图 2-3-24(a)磁力线为 50 条,图 2-3-24(b)磁力线为 100 条。

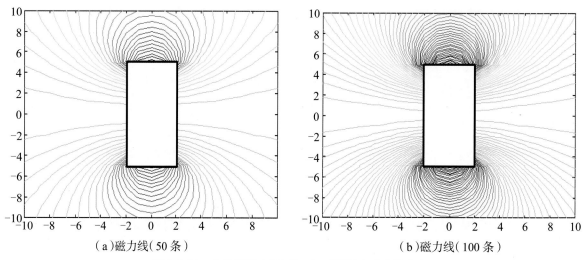

（a）磁力线（50 条）　　　　　　　　（b）磁力线（100 条）

图 2-3-24　方片磁源 A 平面(xOy_1 平面)上磁力线分布

2. 方片磁源 B 平面(xOy_2 平面)

方片磁源 B 平面(xOy_2 平面)上磁力线分布如图 2-3-25 所示。其中图 2-3-25(a)磁力线为 50 条,图 2-3-25(b)磁力线为 100 条。

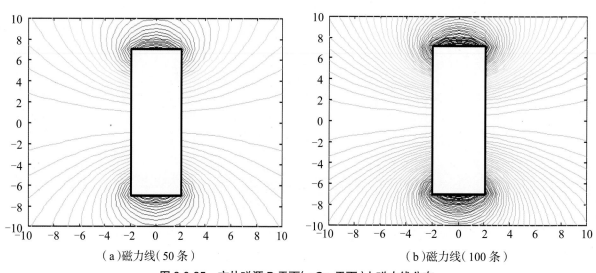

（a）磁力线（50 条）　　　　　　　　（b）磁力线（100 条）

图 2-3-25　方片磁源 B 平面(xOy_2 平面)上磁力线分布

(五)磁感强度等值线

1. 方片磁源 A 平面(xOy_1 平面)

方片磁源 A 平面(xOy_1 平面)上磁感强度等值线分布如图 2-3-26 所示。其中图 2-3-26(a)磁力线为 10 条,各磁感强度等值线量值间隔为 30 mT;图 2-3-26(b)磁力线为 20 条,各磁感强度等值线量值间隔为 15 mT。

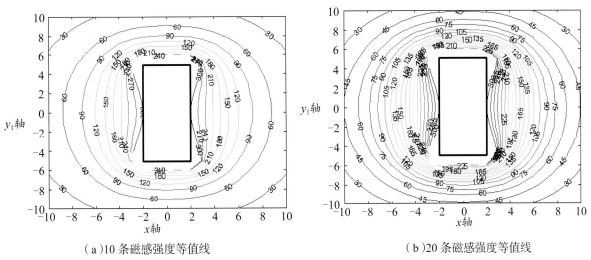

(a)10 条磁感强度等值线　　　　　　　　　　(b)20 条磁感强度等值线

图 2-3-26　方片磁源 A 平面(xOy_1 平面)磁感强度等值线

2. 方片磁源 B 平面(xOy_2 平面)

方片磁源 B 平面(xOy_2 平面)上磁感强度等值线分布如图 2-3-27 所示。其中图 2-3-27(a)磁力线为 10 条,各磁感强度等值线量值间隔为 30 mT;图 2-3-27(b)磁力线为 20 条,各磁感强度等值线量值间隔为 15 mT。

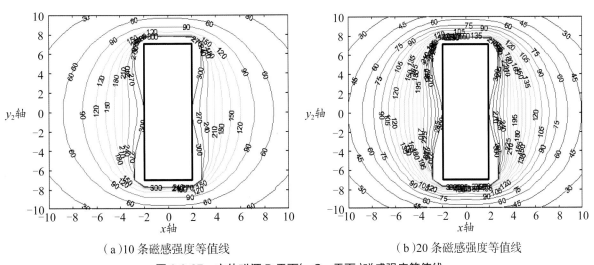

(a)10 条磁感强度等值线　　　　　　　　　　(b)20 条磁感强度等值线

图 2-3-27　方片磁源 B 平面(xOy_1 平面)磁感强度等值线

三、小结

在以上分析和计算中,对方片磁源选取了两个具有代表性平面,即通过方片磁源极面中线并垂直于极面的平面和通过极面对角线并垂直于极面的平面,简称为"A平面"和"B平面"进行了磁场参数计算与分析,可以得出以下结果。

1. 矢量磁位

两个平面上矢量磁位的分布趋势是一致的,即靠近极面边界处高,远离极面边界处低;A平面上最高矢量磁位出现在极面方形边的中点位置,B平面上最高矢量磁位出现在极面两边相交的对角位置,两个平面公共对称轴(x轴)上的矢量磁位均为零。

2. 磁感强度

两个平面上磁感强度的分布趋势也是一致的,即靠近极面边界处高,远离极面边界处低;A平面上最高磁感强度出现在极面方形边的中点位置,B平面上最高磁感强度出现在极面两边相交的对角位置,对称轴(x轴)相同位置处磁感强度相等。由于磁感强度在空间分布的连续性,其他平面上磁感强度的分布应介于这两个平面对应位置之间。

3. 磁场能量密度

随磁源中心距边缘的不同,A平面和B平面的最大磁场能量密度出现的位置也有所不同,但两个平面内的能量密度均呈现快速衰减的趋势。

4. 磁力线

总体来看,A平面上的磁力线曲率半径大、曲率小,B平面上的磁力线曲率半径小、曲率大,这是由于不同平面边界位置不一致引起的。

5. 磁感强度等值线

在磁源轴向,A平面与B平面上相同数值磁感强度等值线起点位置相同;在径向,相同数值磁感强度等值线起点位置,A平面比B平面靠近磁源中心,表示在B平面磁感强度较A平面衰减的程度要稍慢一些。

第三节　球形磁源空间磁场分析与计算

球形磁源也是磁疗基础与应用研究中较常用的一种磁源,但其极面和极面中心点不好直观确定,更需要通过对球形磁源磁场量值和分布规律的理论分析与研究,达到准确定量应用的目的。球形磁源空间磁场是以两极中心连线为对称轴的空间对称磁场,因此可像圆片磁源那样仅对其一个平面(即通过对称轴平面)上的磁场进行分析和计算,得出所要求的参数结果。

一、磁源空间磁场计算方法的建立

（一）圆片磁源空间磁场分析坐标系

取球形磁源中心为坐标原点 O，两极面极点连线为 x 轴，建立直角坐标系如图 2-3-28 所示，并设 $P(x,y,0)$ 点位于 xOy 平面。由于球形磁源对称性，研究 xOy 平面第一象限任意一点 $P(x,y,0)$ 的各磁场参数的量值与分布，即可掌握整个球形磁源空间磁场的总体状况。

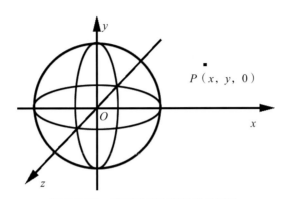

图 2-3-28　球形磁源空间磁场坐标系

（二）球形磁源空间磁场计算的变分模型

对球形磁源，矢量磁位的微分方程为：

$$\begin{cases} \nabla^2 A = \dfrac{\partial^2 A}{\partial x} + \dfrac{\partial^2 A}{\partial t} = -\mu_0 J_0 \\ A\big|_{Li} = A_0(x_0, y_0) \end{cases}$$

当所研究空间磁场的范围 D 为：$0 \leqslant x, y \leqslant 1$ 的正方形时，等价的变分模型如下：

$$\begin{cases} J[A] = \iint\limits_D \left\{ \dfrac{1}{2\mu_0} \left[\left(\dfrac{\partial A}{\partial x} \right)^2 + \left(\dfrac{\partial A}{\partial y} \right)^2 \right] - J_0 A \right\} \mathrm{d}x\mathrm{d}y = \min \\ A_0\big|_{Li} = A_0(x_0, 0) \quad A_0\big|_{Li} = A_0(l, y_0) \quad A_0\big|_{Li} = A_0(x_0, l) \quad A_0\big|_{Li} = A_0(0, y_0) \end{cases}$$

（三）球形磁源的有限元方程

采用三角剖分和线性插值，经离散后得出有限元方程为：

$$[K] \quad \{A\} = \{P\}$$

式中 $[K]$ 为系数矩阵，$\{P\}$ 为离散矩阵，其中系数矩阵的每一元素 K_{ij} 为：

$$K_{ij} = \sum_{e=1}^{e_0} K_{ij}^e \quad (i, j = 1, 2, \cdots, n_0)$$

$$K_{rs}^e = K_{sr}^e = \frac{1}{4\Delta\mu_0} (b_r b_s + c_r c_s) \quad (r, s = i, j \quad m)$$

$$b_i = y_j - y_m \qquad c_i = x_m - x_j$$

$$b_j=y_m-y_i \qquad c_j=x_i-x_m$$
$$b_m=y_i-y_j \qquad c_m=x_j-x_i$$
$$\Delta=(\,b_i c_i-b_i c_i\,)/2$$

其中(x_i,y_i),(x_j,y_j),(x_m,y_m)为进行三角剖分后的三角形三个顶点坐标。离散矩阵的每一元素P_i为:

$$P_i=\sum_{e=1}^{e_0}P_i^e \qquad (i=1,2,\cdots,n_0)$$
$$P_l^e=J_0\Delta/3 \qquad (\,l=i,j,m\,)$$

根据有限元方程计算出各离散点的矢量磁位A_i,进而得出磁源磁场的磁感强度、能量密度、磁力线和磁感强度等值线。

二、球形磁源实例计算

对于球形磁源只取一个尺寸的磁源进行分析,具体磁源参数如下。

磁源直径5 mm,极点中心磁感应强度100 mT,材料钕铁硼,磁场计算区域为10 mm×10 mm。

(一)矢量磁位(A)

在所取坐标系xOy平面上,球形磁源空间矢量磁位的计算结果见表2-3-16(由于球形磁源空间磁场在xOy平面关于x、y轴均对称,因此表2-3-16中也仅给出矢量磁位在第一象限的计算值)。

表2-3-16 永磁球形磁源矢量磁位计算结果
(距离单位 mm,矢量磁位单位 mT·mm)

y	0	1	2	3	4	5	6	7	8	9	10
$x=0$	000.0	50.0	100.0	150.0	200.0	247.1	173.6	127.6	97.7	77.2	62.5
$x=1$	000.0	50.0	100.0	150.0	200.0	235.8	166.6	123.7	95.4	75.8	61.6
$x=2$	000.0	50.0	100.0	150.0	200.0	200.1	148.2	113.4	89.2	71.8	58.9
$x=3$	000.0	50.0	100.0	150.0	200.8	157.6	124.2	99.0	80.1	65.9	54.9
$x=4$	000.0	50.0	100.0	151.2	138.1	119.0	100.0	83.5	69.8	58.9	50.0
$x=5$	000.0	47.1	80.0	94.6	95.2	88.4	78.7	68.7	59.6	51.5	44.7
$x=6$	000.0	27.8	49.4	62.1	66.7	65.6	61.4	55.8	50.0	44.4	39.4
$x=7$	000.0	17.7	32.4	42.4	47.7	49.1	47.8	45.1	41.6	37.9	34.4
$x=8$	000.0	11.9	22.3	30.1	34.9	37.2	37.4	36.4	34.5	32.2	29.8
$x=9$	000.0	8.4	16.0	22.0	26.2	28.6	29.6	29.5	28.6	27.3	25.7
$x=10$	000.0	6.2	11.8	16.4	20.0	22.4	23.6	24.1	23.8	23.1	22.1

表2-3-16中,在磁源x轴上,无论在实体球内部还是在外部,矢量磁位量值均为零,不随距坐标原点(球形磁源中心点)距离的变化而变化;在磁源y轴上,矢量磁位在球体内部线性增加,最高值在点(0,5)处(即磁源表面位置)量值247.1 mT·mm,至点(0,10)处量值62.5 mT·mm;在距x方向和y方

向均为最远点(10，10)处,矢量磁位量值 57.7 mT·mm;在所研究区域中心点(5，5)处矢量磁位量值 88.4 mT·mm。

球形磁源矢量磁位在 xOy 平面上的空间分布如图 2-3-29 所示。

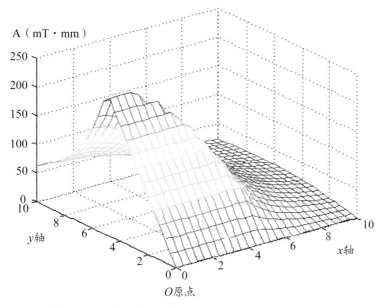

图 2-3-29　球形磁源矢量磁位在 xOy 平面上空间分布图

(二)磁感强度

在所选取坐标系中,球形磁源空间磁感强度计算结果见表 2-3-17。

表 2-3-17　球形磁源磁感应强度计算结果
（距离单位 mm,磁感强度单位 mT）

y	0	1	2	3	4	5	6	7	8	9	10
$x=0$	100.0	100.0	100.0	100.0	100.0	100.0	28.9	18.2	12.2	8.6	6.2
$x=1$	100.0	100.0	100.0	100.0	100.0	49.7	28.9	18.2	12.2	8.6	6.2
$x=2$	100.0	100.0	100.0	100.0	100.0	47.6	28.2	17.9	12.1	8.5	6.2
$x=3$	100.0	100.0	100.0	100.0	65.6	42.2	26.2	17.1	11.7	8.3	6.1
$x=4$	100.0	100.0	100.0	75.0	54.6	35.1	23.1	15.7	11.0	8.0	5.9
$x=5$	100.0	92.9	75.8	56.4	40.0	28.0	19.6	13.9	10.1	7.5	5.7
$x=6$	57.9	55.0	47.5	38.2	29.2	21.8	16.2	12.0	9.0	6.8	5.3
$x=7$	36.4	35.1	31.5	26.6	21.5	17.0	13.2	10.2	7.9	6.2	4.8
$x=8$	24.4	23.7	21.8	19.1	16.1	13.2	10.7	8.5	6.8	5.5	4.4
$x=9$	17.1	16.8	15.7	14.1	12.2	10.4	8.7	7.1	5.9	4.8	3.9
$x=10$	12.5	12.3	11.6	10.6	9.4	8.2	7.1	6.0	5.0	4.2	3.5

表 2-3-17 中,在球体内部磁感强度均为 100 mT。在球体外部,沿 x 轴方向磁感强度单调衰减,在位置点(10,0)处(即距磁源表面 5 mm 位置)磁感强度量值为 12.5 mT,为球形磁源极面中心磁感强度(100 mT)的 1.25%;沿 y 轴方向磁感强度也单调衰减,在位置点(0,10)处(也是距磁源表面 5 mm 位置)磁感强度量值为 6.2 mT,为球形磁源极面中心磁感强度的 0.62%;在距 x 方向和 y 方向均为最远点(10,10)处磁感强度量值 3.5 mT,为球形磁源极面中心磁感强度的 0.35%;在所研究区域中心点(5,5)处磁感强度量值 40.0 mT,为球形磁源极面中心磁感强度的 40.00%。

球形磁源磁感强度在 xOy 平面上的空间分布如图 2-3-30 所示。

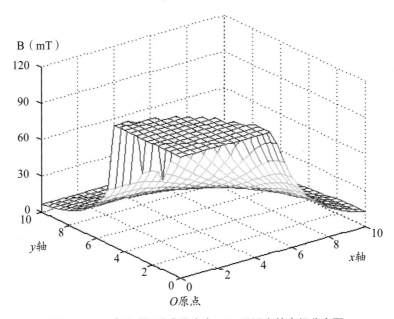

图 2-3-30　球形磁源磁感强度在 xOy 平面上的空间分布图

(三)磁场能量密度(W_n)

在所选取坐标系中,球形磁源磁场能量密度计算结果见表 2-3-18。

表 2-3-18　球形磁源磁场能量密度计算结果

(距离单位 mm,磁场能量密度单位 10^{-1} mJ/mm)

y	0	1	2	3	4	5	6	7	8	9	10
$x=0$	39.78	39.78	39.78	39.78	39.78	2.51	3.33	1.32	0.59	0.29	0.15
$x=1$	39.78	39.78	39.78	39.78	39.78	9.82	3.31	1.31	0.59	0.29	0.15
$x=2$	39.78	39.78	39.78	39.78	39.78	9.00	3.15	1.28	0.58	0.28	0.15
$x=3$	39.78	39.78	39.78	39.78	17.13	7.09	2.72	1.16	0.54	0.27	0.14
$x=4$	39.78	39.78	39.78	22.38	11.85	4.89	2.12	0.98	0.48	0.25	0.14
$x=5$	39.78	34.35	22.85	12.67	6.38	3.10	1.52	0.77	0.40	0.22	0.12
$x=6$	13.32	12.02	8.98	5.79	3.40	1.89	1.04	0.57	0.32	0.18	0.11
$x=7$	5.28	4.89	3.93	2.81	1.84	1.14	0.69	0.41	0.24	0.15	0.09

y	0	1	2	3	4	5	6	7	8	9	10
$x=8$	2.37	2.23	1.89	1.45	1.03	0.69	0.45	0.29	0.18	0.11	0.07
$x=9$	1.16	1.11	0.97	0.78	0.59	0.42	0.29	0.20	0.13	0.09	0.06
$x=10$	0.62	0.59	0.53	0.45	0.35	0.27	0.19	0.14	0.09	0.06	0.04

表 2-3-18 中,在球体内部磁场能量密度均为 39.78×10^{-1} mJ/mm³。在球体外部,沿 x 轴方向磁场能量密度单调衰减,在位置点(10,0)处(即距磁源表面 5 mm 位置)磁场能量密度量值为 0.62×10^{-1} mJ/mm³,为球形磁源极面表面磁场能量密度(100 mT)的 1.56%;沿 y 轴方向磁感强度也单调衰减,在位置点(0,10)处(也是距磁源表面 5 mm 位置)磁场能量密度量值为 0.15×10^{-1} mJ/mm³,为球形磁源极面表面磁场能量密度的 0.38%;在距 x 方向和 y 方向均为最远点(10,10)处磁场能量密度量值 0.04×10^{-1} mJ/mm³,为球形磁源极面表面磁场能量密度的 0.10%;在所研究区域中心点(5,5)处磁场能量密度量值 3.10×10^{1} mJ/mm³,为球形磁源极面表面磁场能量密度的 7.80%。

球形磁源磁场能量密度在 xOy 平面上的空间分布如图 2-3-31 所示。

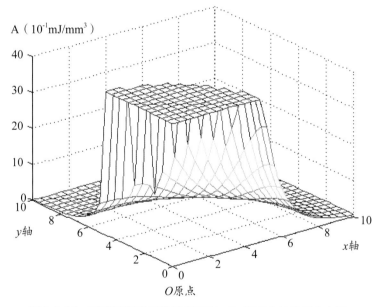

图 2-3-31　球形磁源磁场能量密度在 xOy 平面上的空间分布图

(四)磁力线

球形磁源的磁力线如图 2-3-32 所示。其中图 2-3-32(a)中的磁力线为 50 条,图 2-3-32(b)中的磁力线为 100 条。

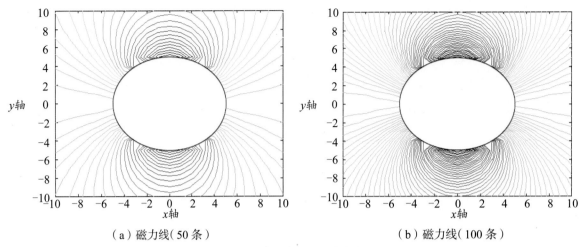

（a）磁力线（50条）　　　　　　　　（b）磁力线（100条）

图 2-3-32　球形磁源磁力线

（五）磁感强度等值线

球形磁源的磁感强度等值线如图 2-3-33 所示。其中图 2-3-33（a）以 10 mT 为间隔计算绘出 10 条磁感强度等值线；图 2-3-33（b）以 5 mT 为间隔计算绘出 20 条磁感强度等值线。

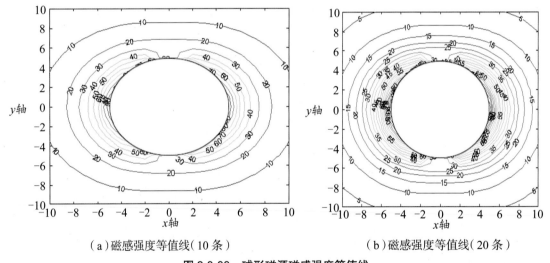

（a）磁感强度等值线（10条）　　　　　　（b）磁感强度等值线（20条）

图 2-3-33　球形磁源磁感强度等值线

三、小结

根据以上对球形磁源各参数的计算结果，可以得出如下结果。

（1）矢量磁位：球形磁源矢量磁位最高值出现在两极连线（轴线）中点垂直平面与球面的交线上，球体内沿轴向数值相等，径向呈线性变化，轴线上矢量磁位为零。

（2）磁感强度：球形磁源内部磁感强度均匀一致，外部随距磁源的距离呈快速下降趋势，其中磁感强度径向下降趋势较轴向要快。

（3）磁场能量密度：球形磁源内部磁场能量密度均匀一致，外部随距磁源的距离呈快速下降，其中磁场能量密度径向下降趋势较轴向要快。

（4）磁力线：球形磁源内部磁力线为平行直线，外部为一组曲线，且球面附近磁力线曲率较大。

（5）磁感强度等值线：球形磁源的磁感强度等值线为一组以磁源中心为中心的近似椭圆形，靠近磁源处椭圆的长短轴接近，远离磁源处长短轴相差较多。

第四节　圆片磁源相关物理特性研究

在前几节中，采用有限元数值计算方法对磁疗常用几种磁源的矢量磁位、磁感强度、磁力线、磁感强度等值线进行了系统的理论分析与计算，并根据研究结果，从磁源的分析计算简单、使用方便等因素考虑，推荐在磁疗研究中尽可能使用圆片磁源。这就需要从实际应用方面，对圆片磁源的其他相关物理特性做进一步研究。本节将从圆片磁源极面中心磁感强度、放置时间等对磁源磁感强度的影响、磁场在机体组织中的衰减、磁源的筛选方法，以及磁源空间磁感强度理论值与实测值之间的关系等方面，对圆片磁源相关物理特性进行探讨。

一、磁源极面中心磁感强度

圆片磁源极面中心磁感强度，是进行磁源空间磁场分析与计算以及给磁源磁场定标的依据，进行磁源极面中心磁感强度实际检测分析，对磁疗基础与应用研究有重要意义。

（一）材料与方法

1.磁场条件

研究用圆片磁源取两组，一组为 A 地产极面中心磁感强度名义值为 350.0 mT 和 250.0 mT 两种钕铁硼圆磁片，尺寸分别为ϕ10 mm × 5 mm 和ϕ10 mm × 3 mm，数量各为 30 个；另一组为 B 地产极面中心磁感强度名义值为 350.0 mT、300.0 mT、250.0 mT、200.0 mT、150.0 mT、100.0 mT 6 种钕铁硼圆磁片，尺寸分别为ϕ12 mm × 11 mm、ϕ12 mm × 7 mm、ϕ12 mm × 4 mm、ϕ12 mm × 3 mm、ϕ12 mm × 2 mm、ϕ12 mm × 1.6 mm，数量各为 30 个，以及 B 地产中心磁感强度名义值为 50.0 mT 铁氧体圆磁片，尺寸为ϕ12 mm × 5 mm，数量为 30 个。以上两组磁源均由厂家直接购进，并在购进时由各自厂家的充磁机充磁。

2.测试仪器

CT-5 数字特斯拉计，检测精度为 0.05 mT，它是为测量而设计的测量定位装置。该装置上下端中心相对，下端固定放置磁源，上端可垂直移动以调整距离并放置特斯拉计测量头。测量头可沿上端中心径向即水平方向移动，以调整测量头测量中心和磁源中心的位置，保证测量的准确性。

3.测试方法

把特斯拉计测量头放入定位测量装置中，经调整后对准磁片几何中心，进行某一极面中心磁感强度测量;然后反转磁片,进行另一极面中心磁感强度测量。如第一片先测量 N 极,第二片也先测量 N 极。依次完成同一磁感强度组 30 个磁源的测量。按上述方法对每组重复测量 7 次,取平均值。

(二)测试结果

圆片磁源极面中心磁感强度具体测试结果见表 2-3-19。

表 2-3-19　圆片磁源极面中心磁感强度测试结果($\bar{x} \pm s$)

(磁感强度单位 mT)

产地	磁源个数	名义值	磁感强度测量值		两极间最大差值	
			N 极	S 极		
沈阳	30	350.0	355.3 ± 6.3	348.2 ± 8.9	34.5(N>S)	40.6(S>N)
	30	250.0	265.2 ± 6.5	262.0 ± 6.9	32.3(N>S)	25.7(S>N)
	30	350.0	366.7 ± 1.1	359.0 ± 28.9	47.2(N>S)	35.7(S>N)
	30	300.0	317.8 ± 18.3	321.7 ± 13.7	36.5(N>S)	40.6(S>N)
	30	250.0	239.8 ± 22.3	238.8 ± 17.1	48.6(N>S)	40.7(S>N)
天津	30	200.0	191.4 ± 9.8	189.6 ± 12.8	48.4(N>S)	38.1(S>N)
	30	150.0	128.2 ± 11.9	125.1 ± 9.5	52.2(N>S)	44.7(S>N)
	30	100.0	117.1 ± 12.0	109.1 ± 11.3	24.6(N>S)	29.9(S>N)
	30	50.0	48.9 ± 3.9	50.7 ± 6.6	12.8(N>S)	34.4(S>N)

注:两极间最大值,为同一磁感强度组磁源在同一次测量时单个磁源两极面中心磁感强度差值最大者, N>S 表示 N 极高于 S 极,S>N 表示 S 极高于 N 极。

表 2-3-19 中,各组磁源极面中心磁感强度的测量平均值与名义值之间均有一定的误差。在 A 地产磁源中, 350.0 mT 的 N 极误差率为 1.52%、S 极误差率为 -0.52%, 250.0 mT 的 N 极误差率为 6.08%、S 极误差率为 4.80%;B 地产磁源中,350.0 mT 的 N 极误差率为 4.78%、S 极误差率为 2.58%,300.0 mT 的 N 极误差率为 5.94%、S 极误差率为 7.42%, 250.0 mT 的 N 极误差率为 -4.08%、S 极误差率为 -4.48%, 200.0 mT 的 N 极误差率为 -4.30%、S 极误差率为 -5.20%, 150.0 mT 的 N 极误差率为 -14.54%、S 极误差率为 -16.14%,100.0 mT 的 N 极误差率为 17.10%、S 极误差率为 9.10%,50.0 mT 的 N 极误差率为 -2.20%、S 极误差率为 1.40%。各组磁源两极面中心磁感强度测量值与磁源名义值之间的误差有高有低,无特定的规律。

同一组磁源中单个磁源两极面中心磁感强度差值最大值与名义值的比率:在 A 地产磁源中, 350.0 mT 为 9.86%(N 极大于 S 极)、11.43%(S 极大于 N 极), 250.0 mT 为 12.92%(N 极大于 S 极)、10.28%(S 极大于 N 极);B 地产磁源中, 350.0 mT 为 13.49%(N 极大于 S 极)、10.20%(S 极大于 N 极), 300.0 mT 为 12.17%(N 极大于 S 极)、13.54%(S 极大于 N 极),250.0 mT 为 19.44%(N 极大于 S 极)、16.28%(S 极大于 N 极), 200.0 mT 为 24.20%(N 极大于 S 极)、19.05%(S 极大于 N 极), 150.0 mT 为 34.80%(N 极大于 S 极)、29.80%(S 极大于 N 极), 100.0 mT 为 24.60%(N 极大于 S 极)、29.90%(S 极大于 N 极), 50.0 mT 为 25.60%(N 极大于 S 极)、68.80%(S 极大于 N 极)。测试结果显

示,磁源两极面中心磁感强度差值有随磁源磁感强度加大的趋势。

各磁感强度组磁源极面中心磁感强度测量结果均值如图2-3-34所示。

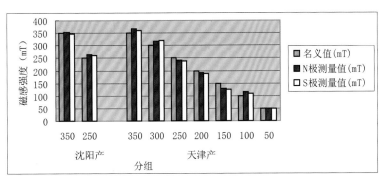

图2-3-34 各磁感强度组磁源极面中心磁感强度测量结果均值图

(三)讨论

根据物理学磁场理论,同一圆片磁源两极面中心处的磁感强度量值应该是相等的。但实际测试结果表明,每个磁源两极面中心的磁感强度都存在着一定的差异,有的N极高,有的S极高,一些磁源相差可到10%,甚至更高;此外,也有个别磁源两极面中心磁感强度测量值与名义值相差也超过10%,甚至更高。这提示在磁疗基础与应用研究中,必须对磁源两极面中心处的磁感强度进行实际测定,剔除各种差别较大的磁源,以免得出不适当的量效结果和研究结论。

二、磁源放置时间对磁感强度的影响

在磁疗基础与应用研究时,常常多次重复使用同一批磁源并需要使用一定的时间,需要对磁源磁感强度随时间的变化进行研究。本节对不同强度两组磁源中心磁感强度随时间的变化进行了测量。

(一)材料与方法

(1)磁场条件:天津产中心磁感应强度名义值为350.0 mT和250.0 mT,两种钕铁硼圆磁片尺寸分别为$\phi12$ mm×11 mm和$\phi12$ mm×4 mm,数量各为30个。同样以上磁源也均由厂家直接购进,并在购进时由厂家充磁机充磁。

(2)测试仪器:测试仪器及装置同前。

(3)测试方法:测试方法也与前相同。购进时做第1次测量,以后每两个月测量一次,直至12个月,共7次。每次测试完成后以同一磁感强度磁源为一组,叠在一起存放。

(二)测试结果

测试结果如表2-3-20所示。

表 2-3-20　不同时间磁源极面中心磁感强度($\bar{x} \pm s$)

（磁感强度单位 mT）

名义值	磁极	间隔时间（月）						
		0	2	4	6	8	10	12
350.0	N	367.0	364.5	367.5	370.4	364.4	366.3	366.1
		± 21.3	± 20.6	± 22.4	± 20.5	± 21.6	± 21.7	± 22.0
	S	358.5	357.6	360.4	364.8	355.1	357.6	357.9
		± 27.4	± 28.9	± 28.3	± 30.1	± 31.2	± 29.1	± 29.9
250.0	N	241.0	238.2	241.0	242.9	237.3	238.6	238.7
		± 22.0	± 22.1	± 22.8	± 22.9	± 22.8	± 23.3	± 23.1
	S	239.1	238.3	239.4	242.4	236.5	237.9	237.3
		± 16.7	± 16.7	± 17.6	± 18.1	± 17.8	± 17.3	± 17.6

表 2-3-20 中，350.0 mT 磁源组在初始测量时间的磁感强度均值 N 极为 367.0 mT、S 极为 358.5 mT，间隔 12 个月时磁感强度均值 N 极为 366.1 mT、S 极为 357.9 mT，两个极面中心磁感强度均没有出现明显的变化。其他各时间段的磁源极面中心磁感强度测量值与初始测量值比较虽有高有低，但结果也没有明显的差异。250.0 mT 磁源组在初始测量时间的磁感强度均值 N 极为 241.0 mT、S 极为 239.1 mT，间隔 12 个月时磁感强度均值 N 极为 238.7 mT、S 极为 237.3 mT；两个极面中心磁感强度也均没有出现明显的变化。同样其他各时间段的磁源极面中心磁感强度测量值与初始测量值比较虽有高有低，结果也没有明显的差别。

不同时间磁源极面中心磁感强度的变化情况见图 2-3-35。

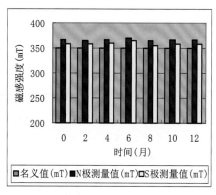
（a）350.0 mT 组

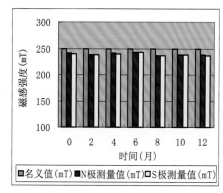
（b）250.0 mT 组

图 2-3-35　不同时间磁源极面中心磁感强度的变化情况

（三）讨论

由测试结果可以看出，在一定时间内磁源极面中心的磁感强度变化不大，意味着磁源空间磁感强度也变化不大，使用时可以不考虑放置时间对磁源磁感强度的影响。在所测得的数据中，虽然两组磁源在间隔 12 个月后的 N、S 两极的测量数值与初始测量数值有所下降，但结合其他几次测量结果，还不能在测量时间段内得出磁感强度一定衰减的结论。此外还可发现,磁源两极间的磁感强度差异也不随时间发生明显改变,初次测量时磁源 N 极面磁感强度高的,在随后的测量中仍保持 N 极高;初次测量时磁源 S 极面磁感强度高的,也保持了 S 极高。磁源两极面中心磁感强度和两极面中心磁感强度的差别都显示出了相对的稳定性。

三、磁场在不同组织中的衰减

磁源实测中的两极磁感强度数值不相等现象,提示有必要对磁场在人体不同组织中的衰减情况进行研究,以了解磁场在组织中的分布状态。

(一)材料与方法

(1)磁场条件:为 A 地产中心磁感强度名义值为 300.0 mT(经对两极中心分别进行 3 次测量,得到 N 极平均值为 307.6 mT,S 极平均值为 305.3 mT)的钕铁硼圆磁片,尺寸为 ϕ18 mm × 8 mm。

(2)测试对象:①活体组织,人体虎口、中指中节、中腹部;②离体组织,猪肌肉、骨骼、脂肪、皮肤。

(3)测试仪器:测试仪器及装置同前。

(4)测试方法:测试方法分两种,一是固定磁源与特斯拉计探头之间的距离,分别放入测试对象,观察特斯拉计数值变化,为非接触测量;二是把被测试对象放到磁源上,与磁源极面接触,再调整特斯拉计探头,与被测试对象轻轻接触,确定探头与磁源之间的距离,记录特斯拉计数值。然后取出被测试对象,把探头调回到原距离,观察两次等距离时的特斯拉计数值变化,为接触测量。

(二)测试结果

1.离体组织

测试结果见表 2-3-21。

表 2-3-21　离体组织磁感强度衰减测试结果
(距离单位 mm,磁感强度单位 mT)

测试对象	非接触测量			接触测量		
	距离	有测试对象	无测试对象	距离	有测试对象	无测试对象
肌肉	20.00	19.2	19.2	12.10	52.7	52.8
骨骼	25.00	11.6	11.6	15.95	32.1	32.0
脂肪	20.00	18.9	18.9	11.28	59.5	59.6
皮肤	12.00	51.3	51.3	2.10	257.4	257.5

表 2-3-21 表明,非接触测量和接触测量两种测试方式下,3 种活体测试对象放入测量区域后,特斯拉计探头所测得的磁感强度数值没有明显变化。如非接触测量,当把肌肉作为测试对象,20.00 mm 测试距离时,有测试对象磁感强度为 19.2 mT,无测试对象磁感强度也为 19.2 mT,表明测试对象对磁场空间磁感强度没有影响。

2.活体组织

测试结果见表 2-3-22。

表 2-3-22　活体组织磁感强度衰减测试结果
（距离单位 mm，磁感强度单位 mT）

测试对象	非接触测量			接触测量		
	距离	有测试对象	无测试对象	距离	有测试对象	无测试对象
虎口	35.00	5.2	5.2	14.64	36.2	36.1
中指中节	20.00	19.0	19.0	12.20	51.1	51.0
中腹部	40.00	3.8	3.8	30.23	7.5	7.5

表 2-3-22 中，非接触测量和接触测量两种测试方式下，在 3 种离体测试对象放入测量区域后，特斯拉计探头所测得的磁感强度数值也没有明显变化，同样表明测试对象对磁场的空间分布影响不大。

（三）讨论

表 2-3-21 和表 2-3-22 中，非接触测量的测试数据在有测试对象和没有测试对象时均没有任何变化，而接触测量数据稍有一些改变，量值有高有低，这一现象可能与测试方法有关。因为非接触测量自始至终测试距离，即探头与磁源的距离保持不变（没有移动）；而接触测量则先把测试对象夹在磁源与探测头之间，在固定位置记录好距离数值后读磁感强度数值，然后把探头与磁源的距离调大，取出测试对象，再将探头和磁源的距离调整到有测试对象时的数值，读取磁感强度数值，这一反复的距离调整及重新读数可能是引起测量数据稍有改变的原因。

在活体组织测试中，选取人体虎口是考虑在这一部位肌肉组织较多，选取中指中节是考虑骨骼组织多，选取中腹部是考虑脂肪组织多，当然对这些不同活体组织的测量均包含了上皮组织。选取这些部位活体组织作为测试对象，也有与离体组织大致对应的考虑因素。

研究内容还表明，磁场作用时受磁组织中某一位置的磁感强度，就是磁源在空气中同一位置的磁感强度，这从另一方面说明了磁源空间磁感强度分析与计算的重要意义。

四、磁源的筛选方法与结果

由于磁源两极面中心磁感强度存在着一定的差别，以及某些磁源与本组磁源名义值（或均值）也存在着差异。因此在磁疗基础与应用研究中，进行磁源筛选就成为一项必不可少的工作。下面就磁源筛选方法及结果进行分析研究。

（一）材料和方法

（1）磁性材料：由厂家购置磁感强度名义值分别为 6 mT（ϕ8 mm×2 mm）、10 mT（ϕ8 mm×2 mm）、20 mT（ϕ8 mm×2 mm）、30 mT（ϕ8 mm×2 mm）、60 mT（ϕ8 mm×2 mm）、100 mT（ϕ8 mm×2 mm）、200 mT（ϕ8 mm×1.5 mm）、350 mT（ϕ8 mm×4 mm）的圆片磁源 8 组，每组 150 片，轴向充磁。前 6 种

材料为钐钴合金,后 2 组为钕铁硼。

（2）检测装置:测试仪器及装置同前节。

（3）测试方法:对磁源极面中心磁感强度进行测量。将待测磁源放入测量定位装置的圆形托盘中固定,托盘中心与磁源中心重合,以保证测量时霍尔片中心与磁源中心一致。对每一个圆片磁源同一极面测量 3 次,每次旋转 120°。可先测 N 极面中心磁感强度,3 次测量按照 N_1、N_2、N_3 顺序记录测量结果;然后翻转磁源,进行 S 极面中心磁感强度检测,得到 S_1、S_2、S_3。

（4）数据处理:将每个磁片的测量数值按照 N_1、N_2、N_3 和 S_1、S_2、S_3 顺序输入到 Excel 数据表,依次完成各不同强度组磁源的测量值输入。分别求出每组 150 个磁源 N_1、N_2、N_3 和 S_1、S_2、S_3 平均值,以及 N_1、N_2、N_3 组间差异和 S_1、S_2、S_3 组间差异,分析测量方法对测量结果的影响。

由于在磁源使用中,通常是以某一极面面对受作用对象,而另一面在一定的允许误差内影响相对较小,因此在磁源筛选中应分别了解作用面中心磁感强度和非作用面中心磁感强度,以及它们之间的均值（该值可作为理论上表明磁源本身所产生磁场能力的量值,即磁源定量值）。

根据实际测量得到的数值,计算得出各组 150 个磁源 3 次 N 面测量平均值（记为 N_j）,3 次 S 面测量平均值（记为 S_j）,及 N、S 两面 6 次测量的总平均值（记为 NS_j）。分别以 N_j、S_j 和 NS_j 为标准值进行磁源筛选,误差分别控制在小于或等于 1%、3%、5%。

如以 N_j 为标准值进行磁源筛选时,同一磁源的 3 次测量值与 N_j 的误差有 1 次超过 1% 即剔除该磁源。依次对 150 个进行筛选,做好标记,统计个数。再分别按小于 3%、小于 5% 筛选出每组磁源的个数,得出各组磁源在不同允许误差下以 N 极为标准值时可选用数量。按照同样方法,统计各组磁源与 S_j 误差分别小于 1%、3%、5% 的磁源个数,以及各组磁源 N 极和 S 极 6 次测量值均与 NS_j 误差分别小于 1%、3%、5% 的磁源个数。

（二）测试结果

1. N、S 极的极面中心磁感强度

各组磁源 N 极极面中心磁感强度测量结果见表 2-3-23。

表 2-3-23　各组磁源 N 极极面中心磁感强度测量结果（$\bar{x} \pm s$）

（磁感强度单位 mT）

名义值	n	测量值					
		N_1	N_2	N_3	N_j	P 组间*	差别率（%）**
6	150	5.58 ± 1.22	5.58 ± 1.23	5.58 ± 1.16	5.58 ± 1.18	0.99	−7.00
10	150	11.71 ± 2.83	11.74 ± 2.65	11.85 ± 2.55	11.77 ± 2.63	0.88	17.70
20	150	18.02 ± 1.99	18.09 ± 2.09	18.10 ± 2.21	18.07 ± 2.01	0.94	−9.65
30	150	27.79 ± 1.49	27.87 ± 1.36	27.80 ± 1.47	27.82 ± 1.26	0.88	−7.27
60	150	52.50 ± 5.46	52.61 ± 5.48	52.58 ± 5.12	52.59 ± 4.90	0.99	−12.35
100	150	93.80 ± 6.48	94.14 ± 6.38	94.28 ± 6.41	94.07 ± 6.27	0.80	−9.89
200	150	179.02 ± 12.64	178.88 ± 12.81	178.66 ± 12.95	178.85 ± 12.54	0.97	−10.58

名义值	n	测量值					
		N_1	N_2	N_3	N_j	P 组间*	差别率（%）**
350	150	384.54 ± 14.45	385.08 ± 10.64	384.84 ± 12.07	384.82 ± 10.44	0.93	9.95

注：*P 组间为 N_1、N_2、N_3 三组测量值之间的差异。

　　** 差别率（%）为 N_j 与名义值的差别，差别率 =（测量值 - 名义值）/ 名义值 ×100%。

　　表 2-3-23 中，8 组磁源的 N 极测量数据显示，各组磁源两极的 3 次测量值组间均无显著差异（P>0.05），表明 3 次测量均值中的每 1 次都可作为有效数值使用。同时在 8 组磁源中，N 极测量值有的高于名义值，有的低于名义值，名义值与测量值之间差别率的绝对值最小为 7.00%，最大为 17.70%，差别率的变化具有随机性，没有特定的内在规律。

　　各组磁源 S 极极面中心磁感强度测量结果见表 2-3-24。

表 2-3-24　各组磁源 S 极极面中心磁感强度测量结果（$\bar{x}$ ±s）

（磁感强度单位 mT）

名义值	n	测量值					
		S_1	S_2	S_3	S_j	P 组间*	差别率（%）**
6	150	5.81 ± 0.97	5.86 ± 0.93	5.82 ± 0.90	5.83 ± 0.89	0.87	-2.84
10	150	12.00 ± 1.85	11.92 ± 1.88	11.87 ± 1.89	11.93 ± 1.82	0.80	19.30
20	150	18.13 ± 2.85	18.09 ± 2.69	18.13 ± 2.74	18.12 ± 2.69	0.99	-9.40
30	150	28.12 ± 1.37	28.08 ± 1.33	28.11 ± 1.38	28.10 ± 1.19	0.97	-6.34
60	150	53.41 ± 4.90	53.31 ± 4.86	53.40 ± 4.91	53.43 ± 4.91	0.98	-10.95
100	150	93.59 ± 6.75	93.68 ± 6.38	93.71 ± 6.18	93.71 ± 6.18	0.98	-6.29
200	150	179.11 ± 13.85	179.29 ± 12.29	178.48 ± 13.67	178.96 ± 12.82	0.85	-10.52
350	150	385.05 ± 12.46	385.05 ± 10.76	384.87 ± 12.45	384.99 ± 11.03	0.99	10.00

注：*P 组间为 S_1、S_2、S_3 三组测量值之间的差异。

　　** 差别率（%）为 S_j 与名义值的差别，差别率 =（测量值 - 名义值）/ 名义值 ×100%。

　　表 2-3-24 中，8 组磁源的 N 极测量数据显示，各组磁源两极的 3 次测量值组间均无显著差异（P>0.05），表明 3 次测量均值中的每 1 次都可作为有效数值使用。同时在 8 组磁源中，N 极测量值有的高于名义值，有的低于名义值，名义值与测量值之间差别率的绝对值最小为 2.84%，最大为 19.30%，差别率的变化也具有随机性，没有特定的内在规律。

2. 磁源筛选结果

　　各组磁源按 N 极极面中心磁感强度筛选结果见表 2-3-25。

x\y	0	1	2	3	4	5	6	7	8	9	10	11	12
x=2	79.2	79.4	79.8	79.1	74.3	59.0	30.5	4.2	-7.2	-9.6	-8.8	-7.4	-6.0
x=3	64.5	64.2	62.8	59.5	52.6	40.7	24.7	10.0	0.8	-3.3	-4.7	-4.7	-4.3
x=4	51.1	50.6	48.6	44.9	38.8	30.3	20.4	11.2	4.4	0.4	-1.6	-2.5	-2.7
x=5	40.0	39.4	37.5	34.3	29.5	23.5	16.9	10.8	5.9	2.4	0.3	-0.8	-1.4
x=6	31.2	30.6	29.1	26.5	23.0	18.7	14.2	9.9	6.2	3.5	1.5	0.3	-0.3
x=7	24.4	24.0	22.8	20.8	18.2	15.1	11.9	8.8	6.1	3.9	2.2	1.1	0.3
x=8	19.2	18.9	18.0	16.5	14.6	12.4	10.0	7.8	5.7	4.0	2.6	1.5	0.8
x=9	15.2	15.0	14.3	13.3	11.9	10.2	8.5	6.8	5.2	3.8	2.7	1.8	1.1
x=10	12.2	12.1	11.6	10.8	9.7	8.5	7.2	5.9	4.7	3.6	2.7	1.9	1.3
x=11	9.9	9.8	9.4	8.8	8.1	7.1	6.2	5.2	4.2	3.4	2.6	1.9	1.4
x=12	8.1	8.0	7.8	7.3	6.7	6.0	5.3	4.5	3.8	3.1	2.5	1.9	1.4

表 2-3-29 中磁感强度沿磁源 x 轴方向单调衰减,至点(12,0)处量值 7.4 mT,为极面中心磁感强度(101.0 mT)的 7.33%;沿磁源 y 轴方向磁感强度先增后减,至点(0,12)处量值 -6.7 mT,为极面中心磁感强度的 -6.63%;在距 x 方向和 y 方向均为最远点(12,12)处磁感强度量值 1.3 mT,为极面中心磁感强度的 1.29%;所研究区域中心点(6,6)处磁感强度 12.6 mT,为极面中心磁感强度的 12.48%。

磁源 A 的 S 极面一侧空间磁场磁感强度测量值见表 2-3-30。

表 2-3-30　磁源 A 的 S 极面一侧空间磁场磁感强度实际测量值
(磁感强度单位 mT)

x\y	0	1	2	3	4	5	6	7	8	9	10	11	12
x=0	102.6	105.9	112.9	124.7	135.7	108.4	-10.5	-33.7	-23.6	-17.1	-11.8	-8.7	-6.4
x=1	90.4	92.2	94.6	96.1	86.9	60.8	21.8	-2.6	-9.5	-9.5	-8.0	-6.4	-5.1
x=2	74.5	74.7	73.8	70.2	59.4	42.2	22.3	7.0	-0.9	-3.9	-4.5	-4.2	-3.6
x=3	58.9	58.6	56.4	51.7	43.1	31.9	19.9	9.9	3.3	0.0	-1.6	-2.2	-2.3
x=4	45.9	45.2	42.9	38.8	32.5	24.9	17.3	10.5	5.3	2.1	0.1	-0.6	-1.1
x=5	35.4	34.7	32.9	29.5	25.3	20.0	14.8	10.0	6.1	3.3	1.4	0.3	0.0
x=6	27.5	26.9	25.5	23.1	20.0	16.3	12.7	9.2	6.1	3.9	2.2	1.1	0.3
x=7	21.5	21.0	19.9	18.1	16.0	13.3	10.7	8.1	5.9	4.1	2.6	1.6	0.8
x=8	16.8	16.7	15.9	14.5	12.9	11.1	9.1	7.3	5.5	4.0	2.8	1.8	1.2
x=9	13.4	13.2	12.6	11.7	10.6	9.2	7.8	6.4	5.1	3.8	2.8	2.1	1.4
x=10	10.9	10.7	10.3	9.6	8.8	7.7	6.6	5.5	4.5	3.6	2.7	2.1	1.5
x=11	8.9	8.7	8.4	7.9	7.3	6.5	5.8	4.9	4.1	3.3	2.6	2.1	1.6
x=12	7.2	7.2	7.0	6.5	6.2	5.6	5.0	4.3	3.6	3.0	2.4	1.9	1.6

表 2-3-30 中磁感强度沿磁源 x 轴方向单调衰减,至点(12, 0)处量值 7.2 mT,为极面中心磁感强度(102.6 mT)的 7.02%;沿磁源 y 轴方向磁感强度先增后减,至点(0, 12)处量值 -6.4 mT,为极面中心磁感强度的 -6.24%;在距 x 方向和 y 方向均为最远点(12, 12)处磁感强度量值 1.6 mT,为极面中心磁感强度的 1.56%;所研究区域中心点(6,6)处磁感强度 12.7 mT,为极面中心磁感强度的 12.38%。

(3)磁源 A 的磁感强度理论计算值和测量值的比较与图形:磁源 A 的 N、S 两极面测量值与理论计算值比较,误差率在两极面中心点均为 ±0.79%,在 x 轴最远点(12, 0)分别为 -8.64% 和 -11.11%,在 y 轴最远点(0, 12)分别为 -22.99% 和 -26.44%,在 x 方向和 y 方向均为最远点(12, 12)分别为 -7.14% 和 14.29%,所研究区域中心点(6,6)分别为 -11.27% 和 -10.56%;在坐标点(0,6)和(6,12)两点连线及附近存在一个误差率较大的区域,最高可达 100% 甚至更高,这应是磁源倒角所对方向。

磁源 A 空间磁感强度的理论计算值、N 极面测量值和 S 极面测量值图形,如图 2-3-36 所示。磁源 N、S 两极面测量值与理论值的变化总体趋势是一致的。

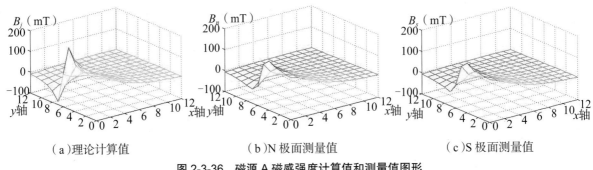

（a）理论计算值　　　　（b）N 极面测量值　　　　（c）S 极面测量值

图 2-3-36　磁源 A 磁感强度计算值和测量值图形

2.180 mT(φ8 mm×1.5 mm)磁源组

(1)磁源理论计算值:所给出磁源的 N 极测量值为 185.9 mT, S 极测量值为 187.3 mT,设为磁源 B,则磁源 B 两极面中心磁感强度的平均值为 186.6 mT,其空间磁感强度的计算值见表 2-3-31。

表 2-3-31　磁源 B 空间磁场磁感强度理论计算值

（磁感强度单位 mT）

x \ y	0	1	2	3	4	5	6	7	8
x=0	186.6	193.6	217.8	270.9	96.3	-85.8	-44.0	-25.1	-15.7
x=1	152.7	154.0	155.1	139.1	59.7	-11.0	-20.1	-16.1	-11.7
x=2	112.2	110.2	101.7	80.2	43.7	11.1	-3.3	-7.0	-6.9
x=3	78.3	75.7	67.4	52.4	33.0	15.3	4.2	-1.0	-2.9
x=4	54.0	52.0	46.0	36.5	25.2	14.7	7.0	2.3	-0.1
x=5	37.6	36.2	32.3	26.4	19.5	12.9	7.6	3.8	1.4
x=6	26.7	25.8	23.3	19.6	15.2	10.9	7.2	4.3	2.3
x=7	19.4	18.8	17.2	14.8	12.0	9.1	6.5	4.3	2.7
x=8	14.4	14.0	13.0	11.4	9.5	7.6	5.7	4.1	2.9

表 2-3-31 中磁感强度沿磁源 x 轴方向单调衰减,至点(8,0)处量值 14.4 mT,为极面中心磁感强度(186.6 mT)的 7.72%;沿磁源 y 轴方向磁感强度先增后减,至点(0,8)处量值 -15.7 mT,为极面中心磁感强度的 -8.4%;在距 x 方向和 y 方向均为最远点(8,8)处磁感强度量值 2.8 mT,为极面中心磁感强度的 1.5%;所研究区域中心点(4,4)处磁感强度 25.2 mT,为极面中心磁感强度的 13.5%。

(2)磁源空间磁感强度实际测量值:磁源 B 的 N 极面一侧空间磁场磁感强度实际测量值见表 2-3-32。

表 2-3-32　磁源 B 的 N 极面一侧空间磁场磁感强度实际测量值

（磁感强度单位 mT）

x ＼ y	0	1	2	3	4	5	6	7	8
$x=0$	185.9	194.9	201.7	177.8	26.7	-28.0	-24.5	-17.4	-12.3
$x=1$	136.6	135.0	124.7	94.7	43.7	6.6	-5.8	-8.1	-7.5
$x=2$	94.5	91.3	80.7	60.8	35.4	14.4	2.9	-1.8	3.4
$x=3$	64.2	61.5	53.9	41.6	27.6	15.1	6.5	1.6	-0.5
$x=4$	43.8	42.1	37.1	29.9	21.4	13.6	7.5	3.5	1.1
$x=5$	30.7	30.3	26.5	21.9	16.7	11.6	7.3	4.2	2.1
$x=6$	21.8	22.0	19.4	16.4	13.0	9.6	6.7	4.3	2.5
$x=7$	15.9	16.4	14.3	12.4	10.2	8.0	5.8	4.1	2.6
$x=8$	11.9	12.5	10.9	9.6	8.1	6.5	5.0	3.6	2.5

表 2-3-32 中,磁感强度沿磁源 x 轴方向单调衰减,至点(8,0)处量值 11.9 mT,为极面中心磁感强度(185.9 mT)的 6.40%;沿磁源 y 轴方向磁感强度先增后减,至点(0,8)处量值 -12.3 mT,为极面中心磁感强度的 -6.62%;在距 x 方向和 y 方向均为最远点(8,8)处磁感强度量值 2.5 mT,为极面中心磁感强度的 1.34%;所研究区域中心点(4,4)处磁感强度 21.4 mT,为极面中心磁感强度的 11.51%。

磁源 B 的 S 极面空间磁场磁感强度实际测量值见表 2-3-33。

表 2-3-33　磁源 A 的 S 极面一侧空间磁场磁感强度实际测量值

（磁感强度单位 mT）

x ＼ y	0	1	2	3	4	5	6	7	8
$x=0$	187.3	193.6	202.7	173.2	21.3	-26.7	-23.1	-16.2	-11.3
$x=1$	134.8	133.3	129.5	96.3	41.9	4.9	-6.7	-8.2	-7.0
$x=2$	93.6	90.3	82.9	61.7	35.3	14.1	2.7	-1.7	-3.0
$x=3$	63.7	61.1	55.5	42.9	28.1	15.4	6.8	2.0	0.0
$x=4$	43.9	42.1	38.5	30.8	22.2	14.2	8.1	4.0	1.7
$x=5$	31.0	30.3	27.6	23.0	17.6	12.4	8.0	4.9	2.7
$x=6$	22.4	22.0	20.5	17.4	13.9	10.5	7.4	5.0	3.2

x \ y	0	1	2	3	4	5	6	7	8
x=7	16.7	16.4	15.4	13.4	11.2	8.8	6.7	4.9	3.4
x=8	12.7	12.5	11.9	10.6	9.1	7.4	5.9	4.4	3.4

表 2-3-33 中，磁感强度沿磁源 x 轴方向单调衰减，至点（8，0）处量值 12.7 mT，为极面中心磁感强度（187.3 mT）的 6.78%；沿磁源 y 轴方向磁感强度先增后减，至点（0，8）处量值 -11.3 mT，为极面中心磁感强度的 -6.03%；在距 x 方向和 y 方向均为最远点（8，8）处磁感强度量值 3.4 mT，为极面中心磁感强度的 1.82%；所研究区域中心点（4，4）处磁感强度 22.2 mT，为极面中心磁感强度的 11.85%。

（3）磁源 B 磁感强度理论计算值和测量值比较与图形：磁源 B 的 N、S 两极面测量值与理论计算值比较，误差率在两极面中心均为 ±0.38%，在 x 轴最远点（8，0）为 -17.36% 和 -11.81%，在 y 轴最远点（0，8）为 -21.66% 和 -28.03%，在 x 方向和 y 方向均为最远点（8，8）为 -13.79% 和 17.24%，所研究区域中心点（4，4）为 -15.08% 和 -11.90%；同样，在坐标点（0，4）和（4，8）两点连线及附近存在一个误差率较大的区域，最高可达 100%，甚至更高，这也是磁源倒角所对方向。

磁源 B 空间磁感强度的理论计算值、N 极面测量值和 S 极面测量值图形，如图 2-3-37 所示。

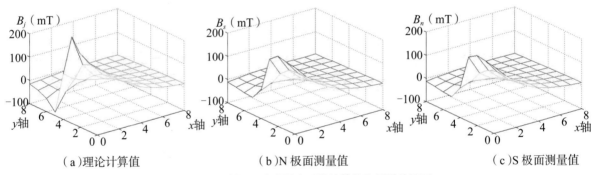

（a）理论计算值　　　　　　（b）N 极面测量值　　　　　　（c）S 极面测量值

图 2-3-37　磁源 B 磁感强度理论计算值和测量值图形

（三）讨论

通过理论计算可得出磁源空间磁感强度的理论值、磁感强度等值线和磁力线等内容，但这些参数数据和图形是在圆片磁源为理想状态时得出的，由于磁性材料的材质、磁源加工工艺等原因，实际磁源所产生的空间磁感强度量值及分布与理想状态磁源肯定存在着差别，这种差别可影响研究结果的准确性和可信性，自然就成为磁疗研究领域关注的问题。

以上研究对两组磁源在选定的 N、S 极面研究区域内，各选择 5 个特殊位置点进行理论值和实测值比较，误差率均低于 30%，但在磁源倒角所对方向存在着误差较大的区域。这表明磁感强度理论值计算值在磁源空间磁场的大部分位置点能够反映实际磁源的主要特征，但要更准确地掌握磁源空间磁场的量值还需要进行实际测量。因此，在磁疗基础与应用研究中，可通过磁源空间磁感强度进行理论计算和分析，初步掌握所用磁源空间磁场主要量值变化和规律，确定研究方案。如对磁定量有更高的要求，则需对磁源的空间磁场进行测量。还可通过对磁源理论值和测量值之间规律的系统研究，通过对理论值进行修正,来满足实际需要。

磁源所产生的空间磁场随距磁源距离的增加而快速衰减,从理论分析和实际测量角度进一步验证了这一结论,而实际磁源表现出了更强一些的衰减趋势,这提示在磁疗研究中要特别注意磁源空间磁场的定量问题,否则实际作用区域的磁感强度量值会与设想的有较大差别,从而影响对实验结果的分析。

六、小结

在本节内容中,通过实际测量研究了圆片磁源极面中心磁感强度、中心磁感强度随放置时间的变化、磁场在不同组织中的衰减、磁源的筛选方法,以及磁源空间磁感强度理论值与实测值的一致性等问题,从而得出如下结论。

(1)从理论上讲,磁源 N、S 两极面中心磁感强度量值应相等,但实际测量中发现每个磁源两极面中心磁感强度均不相等,有的 N 极高,有的 S 极高,差别可超过 10%;同时,磁源两极面的测量值与名义值间也均存在差别,有高有低,差别也可超过 10%。因此,磁源使用前应进行实际测量,剔除两磁极间磁感强度相差较大的磁源,掌握磁源名义值与测量值的差别,保证磁源使用定量的准确性。

(2)实际测量表明,磁源 N、S 两极面中心处的磁感强度随时间无明显变化,两极面间的差别也无明显的变化。单个磁源 N 极高的保持 N 极高,S 极高的保持 S 极高,反之亦然。这意味磁源空间磁场磁感强度也不随时间发生明显改变,如使用和保管得当,磁源可长期使用。

(3)人体主要组织的磁导率与空气的磁导率近似相等,均非常接近于 1,这说明磁源空间磁感强度在人体组织内的分布应与空气中一致。实际测量验证了这一结果,各人体组织对磁场空间磁感强度均无明显影响,同时也进一步表明了影响磁场空间磁感强度的关键因素是距离,具体受磁部位距磁源的距离,决定了受磁部位磁感强度的量值大小。

(4)在磁疗基础与应用研究中,应根据实际需要确定对磁源两极面中心磁感强度以及磁感强度实际值与名义值的允许误差,并按照允许误差对磁源进行筛选,以进一步保证研究过程中磁场磁感强度量值的准确性。在磁源筛选时,要尽可能保证原始磁源数量,以筛选出足够满足要求的磁源数量。

(5)磁源空间磁感强度的理论计算值是在磁源形状为理想状态下得出的结果,实际磁源受加工工艺等因素的影响,会与理想状态存在一定的差别,但这种差别应属于系统误差。实际测量显示,圆片磁源整体测量值要低于理论计算值,但总体变化趋势变化一致,大部分位置点误差率低于 30%,只是在圆边倒角垂直线方向及附近误差率较大,可超过 100%。实际测量结果表明,理论计算值可用于指导磁疗中磁源的定量应用。

上述检测结果为圆片磁源的规范和定量使用提供了具体的实际依据,对磁疗基础与应用研究有重要意义,将有效地提高磁疗研究水平和可信度,促进磁疗这一无痛无创、使用方便的物理治疗和保健方法的健康发展。需要指出的是,以上结论虽然从圆片磁源得出,但不难理解对其他形状磁源也具有重要参考意义。

第四章　静磁场的生物效应

第一节　实验用细胞与磁源

细胞是构成人体的基本结构和功能单位,具备生命所存在的增殖、突变,以及对刺激的反应能力,细胞的增殖(或生长)是人体生长、发育、繁殖和遗传的基础,是生物体的重要生命特征。

细胞中的离子运动会产生微电流和磁场,外加磁场显然可以对这些微电流和磁场产生作用,使细胞的生理和生化过程发生改变,进而影响人体生命活动。在细胞水平上进行不同强度永磁磁场定量作用效果研究,是从生物体最基本组成单位探讨磁场的生物效应和内在作用规律。

一、实验用细胞的选择

选用在人体各组织具有广泛分布的三种最基本细胞,即成纤维细胞、内皮细胞和神经元细胞作为研究对象。

(一)成纤维细胞

成纤维细胞是疏松结缔组织的主要细胞成分,普遍存在于结缔组织中,由胚胎时期的间充质细胞分化而来。

1. 成纤维细胞形态

光镜下观察,成纤维细胞胞体较大,常呈多突起的扁平星状。细胞核较大,扁卵圆形,着色浅,核仁明显。细胞质较丰富,呈弱嗜碱性。胞质内有较多的核糖核酸,碱性磷酸酶的活性很强。电镜下,细胞表面有一些微绒毛和粗短的突起,胞质内富含粗面内质网、游离核糖体和发达的高尔基复合体。成纤维细胞的超微结构表明,细胞合成蛋白质功能旺盛。

2. 成纤维细胞功能

各种创伤均会造成不同程度的细胞变性、坏死和组织缺损,必须通过细胞增生和细胞间基质的形成来进行组织修复。在此修复过程中,成纤维细胞大量有丝分裂增殖,从5~6天开始合成和分泌大量的胶原纤维和基质成分,与新生毛细血管等共同形成肉芽组织,填补伤口组织损伤,为表皮细胞的覆盖创造条件。成纤维细胞既可合成和分泌胶原蛋白、弹性蛋白,生成胶原纤维、网状纤维和弹性纤维,也可合成和分泌糖胺多糖和糖蛋白等基质成分。有研究发现,在婴儿和青年人皮肤中,Ⅰ型胶原蛋白的含量约占 70%，Ⅲ 型胶原蛋白占 30%。在衰老过程中，成纤维细胞合成 Ⅲ 型胶原蛋白增加，Ⅰ 型胶原蛋白减少。成纤维细胞受损，还可以产生大量异常弹性蛋白，导致皮肤弹性下降，皱纹增多，且难以平复。

皮肤中成纤维细胞作为人体最先接受磁场作用的细胞，研究磁场对其作用效果和安全性是非常必要的。

（二）内皮细胞

内皮细胞或血管内皮是一薄层的专门上皮细胞，由一层扁平细胞所组成。它形成血管的内壁，是血管管腔内血液及其他血管壁（单层鳞状上皮）的接口。

1. 内皮细胞形态

内皮细胞大多成梭形，核比较突出，排列和血流的方向一致，在动脉的分支处，内皮细胞可变成圆形。内皮细胞的核居中，淡染，核仁大而且明显，胞质内有发达的高尔基体，粗、滑面内质网，以及丰富的质膜小泡，胞质内还可见成束的微丝和一种外包单位膜的杆状细胞器。

2. 内皮细胞功能

内皮细胞层是血液和组织的屏障，能够减少血管通透性，调节组织与血液物质交换，防止血浆成分和血液细胞无序侵入；可平衡抗血液凝固纤溶系统和抗血小板功能，维持血液流动，抗血栓形成；也可调节血管平滑肌功能，合成和分泌调节血管平滑肌舒张和收缩相关因子；还可抑制血管壁细胞游走和增殖等作用。

内皮细胞也普遍存在于人体的各组织中，其在外加磁场作用时所受到的影响，对人体具有重要的意义。

（三）神经元（神经元细胞）

神经元细胞是一种高度特化的细胞，是神经系统的基本结构和功能单位之一，它具有感受刺激和传导兴奋的功能。

1. 神经元细胞形态

神经元的形态可分为胞体和突起两部分，突起又分树突和轴突两种。胞体中央有一个大而圆的胞核，异染色质少，染色浅，核仁大而明显。胞质内具有两种特征性结构尼氏体和神经元纤维。尼氏体由发达的粗面内质网和游离核糖体构成，具有合成蛋白质的功能。神经元纤维由神经丝和微管构成，具有支持、运输的作用。树突短而粗，分支多，表面有许多树突棘，是形成突触的主要部位。树突内也有尼氏体和神经元纤维。轴突细而长，末端分支较多，表面光滑为轴膜，内含轴质。轴质内无尼氏体，但有大量神经元纤维。

2. 神经元细胞功能

感觉神经元传导感觉冲动,胞体在脑、脊神经节内,多为假单极神经元,其突起构成周围神经的传入神经,神经纤维终末在皮肤和肌肉等部位形成感受器。运动神经元传导运动冲动的神经元,多为多极神经元。胞体位于中枢神经系统的灰质和自主神经节内,其突起构成传出神经纤维。神经纤维终末分布在肌组织和腺体,形成效应器。在神经元与神经元之间起联络作用的神经元,是多极神经元和人类神经系统中最多的神经元,构成中枢神经系统内的复杂网络。神经元的最基本功能是通过接受、整合、传导和输出信息,实现信息交换。

神经元细胞传导电信号,外加磁场对其内部微电流和传导电流的影响,将有可能直接改变神经元细胞的各项功能。

二、实验用磁源与空间磁场分析

根据研究内容,在正常和缺氧条件下不同强度永磁磁场对细胞的影响将从细胞活性、抗氧化损伤、细胞凋亡和细胞形态四个方面进行检测。根据 4 个检测指标所需的细胞用量,需选用的细胞培养孔板为 96 孔板、24 孔板和 6 孔板。

在磁场作用时,将圆片永磁磁源置于细胞培养板底面,每一孔下面放置一个磁源,磁源中心与孔中心对应。磁源固定在已加工好的有机玻璃板内,有机玻璃板面与细胞培养孔板底面具有相同尺寸,上面按所用磁源与细胞培养孔位置、磁源直径和厚度加工圆孔放置磁源。作用在细胞培养区域的磁场强度,可通过改变有机玻璃上的磁源固定孔的深度来实现。

(一)磁源的分组

1. 第一组磁源（A 组磁源）

对应于 96 孔细胞培养板,磁源极面中心磁感强度为:3.4 mT、5.6 mT、13.8 mT、27.8 mT、52.6 mT、107.0 mT、178.9 mT、292.2 mT;尺寸为:ϕ8 mm×2.0 mm、ϕ8 mm×2.0 mm、ϕ8 mm×2.0 mm、ϕ8 mm×2.0 mm、ϕ8 mm×2.0 mm、ϕ8 mm×2.0 mm、ϕ8 mm×1.5 mm、ϕ8 mm×2.5 mm,共 8 个磁感强度量值;前 6 组磁源材料为铁氧体,后 2 组磁源材料为钕铁硼,均轴向充磁。总体简称为 A 组磁源,其中的每个磁感强度磁源组简称为:磁源 A1、磁源 A2、磁源 A3、磁源 A4、磁源 A5、磁源 A6、磁源 A7、磁源 A8。

2. 第二组磁源（B 组磁源）

对应于 24 孔细胞培养板,磁源极面中心磁感强度分别为 8.1 mT、16.5 mT、26.0 mT、62.5 mT、110.7 mT、215.6 mT,共 6 个磁感强度量值;尺寸为 ϕ12 mm×2 mm、ϕ12 mm×2 mm、ϕ12 mm×2 mm、ϕ12 mm×2 mm、ϕ12 mm×1.5 mm、ϕ12 mm×2 mm;前 4 组磁源材料为铁氧体,后两组磁源材料为钕铁硼,均轴向充磁。总体简称为 B 组磁源,其中的每个磁感强度磁源组简称为:磁源 B1、磁源 B2、磁源 B3、磁源 B4、磁源 B5、磁源 B6。

3. 第三组磁源（C 组磁源）

对应于 6 孔细胞培养板,磁源极面中心磁感强度分别为 44.8 mT、90.6 mT、182.1 mT,共 3 个磁感强度量值。尺寸分别为 φ25 mm×7 mm、φ25 mm×2 mm、φ24 mm×4 mm,前 1 组磁源材料为铁氧体,后两组磁源材料为钕铁硼,均轴向充磁。总体简称为 C 组磁源,其中的每个磁感强度磁源组简称为:磁源 C1、磁源 C2、磁源 C3。

（二）A 组磁源空间磁场计算结果

1. 磁源 A1（极面中心磁感强度 3.4 mT,尺寸 φ8 mm×2 mm,材料铁氧体）

磁源 A1 空间磁感强度计算值见表 2-4-1。

表 2-4-1 磁源 A1 空间磁感强度计算值(mT)

距离	$y=0$	$y=1$	$y=2$	$y=3$	$y=4$	$y=5$	$y=6$	$y=7$	$y=8$
$x=0$	3.4	3.5	3.9	4.9	11.1	2.0	0.9	0.5	0.3
$x=1$	2.7	2.8	2.9	2.9	2.5	1.4	0.8	0.5	0.3
$x=2$	2.0	2.0	1.9	1.8	1.4	1.0	0.6	0.4	0.3
$x=3$	1.4	1.4	1.3	1.1	0.9	0.7	0.5	0.3	0.2
$x=4$	0.9	0.9	0.9	0.8	0.6	0.5	0.4	0.3	0.2
$x=5$	0.7	0.7	0.6	0.5	0.5	0.4	0.3	0.2	0.2
$x=6$	0.5	0.5	0.4	0.4	0.3	0.3	0.2	0.2	0.2
$x=7$	0.3	0.3	0.3	0.3	0.3	0.2	0.2	0.2	0.1
$x=8$	0.3	0.3	0.2	0.2	0.2	0.2	0.2	0.1	0.1

磁感强度空间分布见图 2-4-1,磁感强度等值线见图 2-4-2。

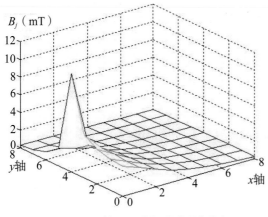

图 2-4-1 磁源 A1 空间磁感强度分布

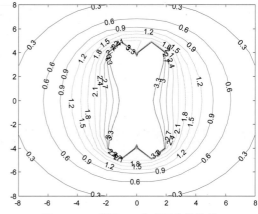

图 2-4-2 磁源 A1 磁感强度等值线

2. 磁源 A2(极面中心磁感强度 5.6 mT,尺寸φ8 mm×2 mm,材料铁氧体)

磁源 A2 空间磁感强度计算值见表 2-4-2。

表 2-4-2 磁源 A2 空间磁感强度计算值(mT)

距离	$y=0$	$y=1$	$y=2$	$y=3$	$y=4$	$y=5$	$y=6$	$y=7$	$y=8$
$x=0$	5.6	5.8	6.5	8.1	18.3	3.3	1.5	0.8	0.5
$x=1$	4.5	4.5	4.7	4.8	4.1	2.4	1.3	0.8	0.5
$x=2$	3.3	3.2	3.2	2.9	2.3	1.6	1.1	0.7	0.5
$x=3$	2.3	2.2	2.1	1.9	1.5	1.2	0.8	0.6	0.4
$x=4$	1.6	1.5	1.4	1.3	1.1	0.8	0.6	0.5	0.4
$x=5$	1.1	1.1	1.0	0.9	0.8	0.6	0.5	0.4	0.3
$x=6$	0.8	0.8	0.7	0.7	0.6	0.5	0.4	0.3	0.3
$x=7$	0.6	0.6	0.5	0.5	0.4	0.4	0.3	0.3	0.2
$x=8$	0.4	0.4	0.4	0.4	0.3	0.3	0.3	0.2	0.2

磁感强度空间分布见图 2-4-3,磁感强度等值线图见图 2-4-4。

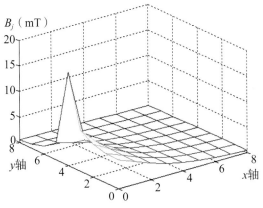
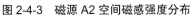

图 2-4-3 磁源 A2 空间磁感强度分布

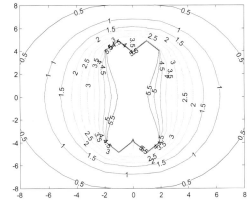

图 2-4-4 磁源 A2 磁感强度等值线

3. 磁源 A3(极面中心磁感强度 13.8 mT,尺寸φ8 mm×2 mm,材料铁氧体)

磁源 A3 空间磁感强度计算值见表 2-4-3。

表 2-4-3 磁源 A3 空间磁感强度计算值(mT)

距离	$y=0$	$y=1$	$y=2$	$y=3$	$y=4$	$y=5$	$y=6$	$y=7$	$y=8$
$x=0$	13.8	14.3	15.9	19.9	45.1	8.2	3.7	2.1	1.3
$x=1$	11.0	11.2	11.6	11.8	10.1	5.9	3.2	1.9	1.2
$x=2$	8.0	8.0	7.8	7.1	5.8	4.0	2.6	1.7	1.1
$x=3$	5.6	5.5	5.2	4.6	3.8	2.8	2.0	1.4	1.0

距离	$y=0$	$y=1$	$y=2$	$y=3$	$y=4$	$y=5$	$y=6$	$y=7$	$y=8$
$x=4$	3.9	3.8	3.5	3.1	2.6	2.1	1.6	1.2	0.9
$x=5$	2.7	2.6	2.5	2.2	1.9	1.6	1.2	1.0	0.7
$x=6$	1.9	1.9	1.8	1.6	1.4	1.2	1.0	0.8	0.6
$x=7$	1.4	1.4	1.3	1.2	1.1	0.9	0.8	0.7	0.5
$x=8$	1.1	1.0	1.0	0.9	0.8	0.7	0.6	0.5	0.5

磁感强度空间分布见图 2-4-5, 磁感强度等值线图见图 2-4-6。

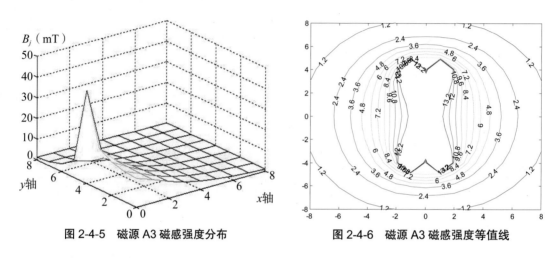

图 2-4-5　磁源 A3 磁感强度分布　　　　　图 2-4-6　磁源 A3 磁感强度等值线

4. 磁源 A4(极面中心磁感强度 27.8 mT, 尺寸 ϕ 8 mm × 2 mm, 材料铁氧体)

磁源 A4 空间磁感强度计算值见表 2-4-4。

表 2-4-4　磁源 A4 空间磁感强度计算值(mT)

距离	$y=0$	$y=1$	$y=2$	$y=3$	$y=4$	$y=5$	$y=6$	$y=7$	$y=8$
$x=0$	27.8	28.8	32.1	40.0	90.9	16.4	7.5	4.1	2.5
$x=1$	22.2	22.5	23.3	23.8	20.3	11.8	6.5	3.8	2.4
$x=2$	16.2	16.1	15.6	14.4	11.6	8.1	5.2	3.4	2.3
$x=3$	11.2	11.1	10.5	9.3	7.6	5.7	4.1	2.8	2.0
$x=4$	7.8	7.6	7.1	6.3	5.3	4.2	3.2	2.4	1.7
$x=5$	5.4	5.3	5.0	4.5	3.8	3.1	2.5	1.9	1.5
$x=6$	3.9	3.8	3.6	3.3	2.8	2.4	2.0	1.6	1.3
$x=7$	2.8	2.8	2.6	2.4	2.2	1.9	1.6	1.3	1.1
$x=8$	2.1	2.1	2.0	1.9	1.7	1.5	1.3	1.1	0.9

磁感强度空间分布见图 2-4-7, 磁感强度等值线见图 2-4-8。

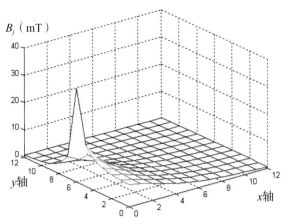

图 2-4-17　磁源 B1 空间磁感强度分布图

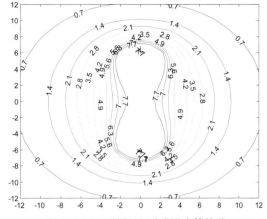

图 2-4-18　磁源 B1 磁感强度等值线

2. 磁源 B2(极面中心磁感强度 16.5 mT,尺寸 ϕ 12 mm×2 mm,材料铁氧体)

磁源 B2 空间磁感强度计算结果见表 2-4-10。

表 2-4-10　磁源 B2 空间磁感强度计算值(mT)

距离	$y=0$	$y=1$	$y=2$	$y=3$	$y=4$	$y=5$	$y=6$	$y=7$	$y=8$	$y=9$	$y=10$	$y=11$	$y=12$
$x=0$	16.5	16.8	17.8	19.7	23.3	30.8	69.9	15.8	7.8	4.6	2.9	2.0	1.5
$x=1$	14.8	14.9	15.5	16.5	17.9	19.4	17.7	11.3	6.7	4.2	2.8	2.0	1.4
$x=2$	12.4	12.5	12.7	12.9	13.0	12.5	10.7	7.9	5.4	3.7	2.6	1.9	1.4
$x=3$	10.1	10.1	10.0	9.9	9.5	8.7	7.4	5.8	4.3	3.2	2.3	1.7	1.3
$x=4$	8.0	7.9	7.8	7.5	7.1	6.4	5.5	4.5	3.5	2.7	2.1	1.6	1.2
$x=5$	6.2	6.2	6.0	5.8	5.4	4.8	4.2	3.5	2.9	2.3	1.8	1.4	1.1
$x=6$	4.8	4.8	4.7	4.5	4.1	3.7	3.3	2.8	2.3	1.9	1.6	1.3	1.0
$x=7$	3.8	3.8	3.7	3.5	3.2	3.0	2.6	2.3	1.9	1.6	1.4	1.1	0.9
$x=8$	3.0	3.0	2.9	2.8	2.6	2.4	2.1	1.9	1.6	1.4	1.2	1.0	0.8
$x=9$	2.4	2.4	2.3	2.2	2.1	1.9	1.7	1.6	1.4	1.2	1.0	0.9	0.7
$x=10$	1.9	1.9	1.9	1.8	1.7	1.6	1.4	1.3	1.2	1.0	0.9	0.8	0.7
$x=11$	1.6	1.6	1.5	1.5	1.4	1.3	1.2	1.1	1.0	0.9	0.8	0.7	0.6
$x=12$	1.3	1.3	1.3	1.2	1.2	1.1	1.0	0.9	0.8	0.8	0.7	0.6	0.5

磁感强度空间分布见图 2-4-19,磁感强度等值线见图 2-4-20。

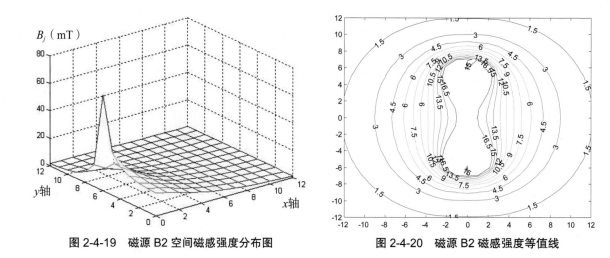

图 2-4-19　磁源 B2 空间磁感强度分布图　　　　　图 2-4-20　磁源 B2 磁感强度等值线

3. 磁源 B3(磁源中心磁感强度为 26.0 mT,尺寸为 ϕ 12 mm×2 mm,材料铁氧体)

磁源 B3 空间磁感强度计算结果见表 2-4-11。

表 2-4-11　磁源 B3 空间磁感强度计算值(mT)

距离	y=0	y=1	y=2	y=3	y=4	y=5	y=6	y=7	y=8	y=9	y=10	y=11	y=12
x=0	26.0	26.5	28.0	31.0	36.7	48.6	110.1	24.9	12.3	7.2	4.6	3.2	2.3
x=1	23.3	23.5	24.4	26.0	28.3	30.5	27.9	17.8	10.5	6.6	4.4	3.1	2.3
x=2	19.6	19.7	20.0	20.4	20.5	19.7	16.9	12.5	8.5	5.8	4.1	2.9	2.2
x=3	15.9	15.9	15.8	15.6	15.0	13.7	11.7	9.2	6.8	5.0	3.7	2.7	2.1
x=4	12.5	12.5	12.3	11.9	11.1	10.1	8.6	7.0	5.5	4.2	3.2	2.5	1.9
x=5	9.8	9.7	9.5	9.1	8.5	7.6	6.6	5.5	4.5	3.6	2.8	2.2	1.8
x=6	7.6	7.6	7.4	7.0	6.5	5.9	5.2	4.4	3.7	3.0	2.5	2.0	1.6
x=7	6.0	5.9	5.8	5.5	5.1	4.7	4.1	3.6	3.1	2.6	2.1	1.8	1.5
x=8	4.7	4.7	4.6	4.3	4.1	3.7	3.3	3.0	2.6	2.2	1.9	1.6	1.3
x=9	3.8	3.7	3.6	3.5	3.3	3.0	2.7	2.4	2.2	1.9	1.6	1.4	1.2
x=10	3.0	3.0	2.9	2.8	2.7	2.5	2.3	2.0	1.8	1.6	1.4	1.2	1.1
x=11	2.5	2.5	2.4	2.3	2.2	2.1	1.9	1.7	1.6	1.4	1.2	1.1	0.9
x=12	2.0	2.0	2.0	1.9	1.8	1.7	1.6	1.5	1.3	1.2	1.1	1.0	0.8

磁感强度空间分布见图 2-4-21,磁感强度等值线见图 2-4-22。

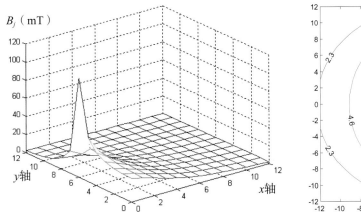

图 2-4-21　磁源 B3 空间磁感强度分布

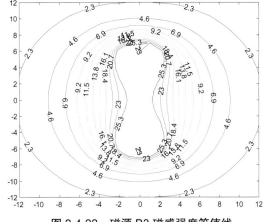

图 2-4-22　磁源 B3 磁感强度等值线

4. 磁源 B4(极面中心磁感强度为 62.5 mT,尺寸为 ϕ 12 mm×2 mm,材料铁氧体)

磁源 B4 空间磁感强度计算结果见表 2-4-12。

表 2-4-12　磁源 B4 空间磁感强度计算值(mT)

距离	$y=0$	$y=1$	$y=2$	$y=3$	$y=4$	$y=5$	$y=6$	$y=7$	$y=8$	$y=9$	$y=10$	$y=11$	$y=12$
$x=0$	62.5	63.6	67.3	74.6	88.3	116.7	264.7	59.8	29.5	17.3	11.1	7.7	5.5
$x=1$	55.9	56.6	58.7	62.5	67.9	73.3	67.1	42.8	25.3	15.9	10.6	7.4	5.4
$x=2$	47.1	47.4	48.1	49.0	49.4	47.4	40.5	30.0	20.5	14.0	9.8	7.1	5.2
$x=3$	38.1	38.1	38.0	37.4	36.0	33.0	28.1	22.1	16.5	12.0	8.8	6.6	5.0
$x=4$	30.1	30.0	29.5	28.5	26.8	24.2	20.8	16.9	13.3	10.2	7.8	6.0	4.6
$x=5$	23.5	23.4	22.8	21.8	20.3	18.3	15.9	13.3	10.8	8.6	6.8	5.4	4.3
$x=6$	18.4	18.2	17.7	16.9	15.7	14.2	12.5	10.7	8.9	7.3	5.9	4.8	3.9
$x=7$	14.4	14.3	13.9	13.2	12.3	11.2	9.9	8.6	7.4	6.2	5.1	4.3	3.5
$x=8$	11.4	11.3	11.0	10.5	9.8	9.0	8.1	7.1	6.2	5.3	4.5	3.8	3.2
$x=9$	9.1	9.0	8.7	8.4	7.9	7.3	6.6	5.9	5.2	4.5	3.9	3.3	2.8
$x=10$	7.3	7.2	7.1	6.8	6.4	6.0	5.5	4.9	4.4	3.9	3.4	2.9	2.5
$x=11$	5.9	5.9	5.8	5.6	5.3	4.9	4.5	4.1	3.7	3.3	2.9	2.6	2.3
$x=12$	4.9	4.9	4.8	4.6	4.4	4.1	3.8	3.5	3.2	2.9	2.6	2.3	2.0

磁感强度空间分布见图 2-4-23,磁感强度等值线见图 2-4-24。

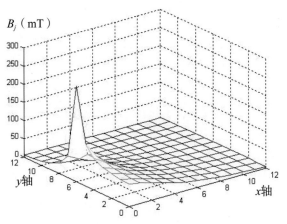

图 2-4-23　磁源 B4 空间磁感强度分布

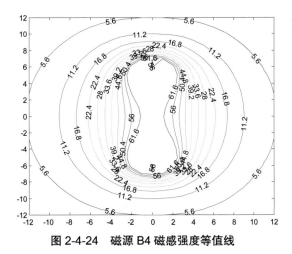

图 2-4-24　磁源 B4 磁感强度等值线

5. 磁源 B5(磁源中心磁感强度为 110.7 mT,尺寸为ϕ 12 mm×1.5 mm,材料钕铁硼)

磁源 B5 空间磁感强度计算结果见表 2-4-13。

表 2-4-13　磁源 B5 空间磁感强度计算值(mT)

距离	$y=0$	$y=1$	$y=2$	$y=3$	$y=4$	$y=5$	$y=6$	$y=7$	$y=8$	$y=9$	$y=10$	$y=11$	$y=12$
$x=0$	110.7	112.9	119.9	134.3	162.6	226.2	570.7	116.3	54.3	30.9	19.7	13.5	9.7
$x=1$	100.5	101.9	106.4	114.4	126.7	140.3	130.4	81.2	46.6	28.6	18.9	13.1	9.5
$x=2$	85.7	86.3	88.0	90.3	92.0	89.2	76.5	56.0	37.7	25.3	17.5	12.5	9.2
$x=3$	69.7	69.8	69.7	69.1	66.8	61.5	52.3	40.9	30.1	21.7	15.8	11.6	8.8
$x=4$	55.2	55.0	54.2	52.5	49.5	44.7	38.3	31.1	24.2	18.4	14.0	10.6	8.2
$x=5$	43.2	42.9	41.9	40.1	37.4	33.7	29.2	24.3	19.6	15.6	12.2	9.6	7.6
$x=6$	33.7	33.4	32.5	31.0	28.8	26.0	22.8	19.4	16.1	13.2	10.6	8.6	6.9
$x=7$	26.3	26.1	25.4	24.2	22.5	20.4	18.1	15.7	13.3	11.1	9.2	7.6	6.3
$x=8$	20.8	20.6	20.0	19.1	17.8	16.3	14.6	12.9	11.1	9.5	8.0	6.7	5.6
$x=9$	16.5	16.4	15.9	15.2	14.3	13.2	11.9	10.6	9.3	8.1	7.0	5.9	5.1
$x=10$	13.3	13.2	12.8	12.3	11.6	10.8	9.9	8.9	7.9	6.9	6.1	5.2	4.5
$x=11$	10.8	10.7	10.5	10.1	9.5	8.9	8.2	7.5	6.7	6.0	5.3	4.6	4.0
$x=12$	8.8	8.8	8.6	8.3	7.9	7.4	6.9	6.3	5.7	5.2	4.6	4.1	3.6

磁感强度空间分布见图 2-4-25,磁感强度等值线见图 2-4-26。

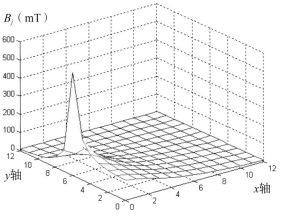

图 2-4-25　磁源 B5 空间磁感强度分布

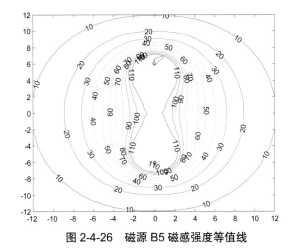

图 2-4-26　磁源 B5 磁感强度等值线

6. 磁源 B6(磁源中心磁感强度为 215.6 mT,尺寸为ϕ 12 mm×2 mm,材料钕铁硼)

磁源 B6 空间磁感强度计算结果见表 2-4-14。

表 2-4-14　磁源 B6 空间磁感强度计算数值(mT)

距离	$y=0$	$y=1$	$y=2$	$y=3$	$y=4$	$y=5$	$y=6$	$y=7$	$y=8$	$y=9$	$y=10$	$y=11$	$y=12$
$x=0$	215.7	219.5	232.2	257.3	304.5	402.6	913.1	206.2	101.9	59.5	38.4	26.5	19.1
$x=1$	192.9	195.2	202.6	215.6	234.3	252.9	231.6	147.6	87.4	54.9	36.6	25.7	18.8
$x=2$	162.6	163.5	165.9	169.1	170.3	163.4	139.8	103.4	70.8	48.3	33.8	24.4	18.1
$x=3$	131.6	131.5	131.0	129.1	124.2	113.9	97.0	76.3	56.8	41.5	30.4	22.6	17.2
$x=4$	103.9	103.4	101.7	98.3	92.4	83.5	71.6	58.4	45.8	35.2	26.9	20.6	16.0
$x=5$	81.2	80.6	78.7	75.2	70.1	63.2	54.9	45.9	37.3	29.7	23.5	18.6	14.7
$x=6$	63.3	62.8	61.1	58.2	54.1	49.0	43.0	36.7	30.7	25.2	20.5	16.6	13.4
$x=7$	49.6	49.2	47.8	45.5	42.4	38.6	34.3	29.8	25.4	21.4	17.8	14.7	12.1
$x=8$	39.2	38.8	37.8	36.1	33.7	30.9	27.8	24.5	21.2	18.2	15.4	13.0	10.9
$x=9$	31.3	31.0	30.2	28.9	27.1	25.1	22.7	20.3	17.9	15.5	13.4	11.5	9.8
$x=10$	25.2	25.0	24.4	23.4	22.1	20.5	18.8	17.0	15.1	13.3	11.7	10.1	8.8
$x=11$	20.5	20.3	19.9	19.2	18.2	17.0	15.7	14.3	12.9	11.5	10.2	9.0	7.8
$x=12$	16.9	16.7	16.4	15.8	15.1	14.2	13.2	12.1	11.0	9.9	8.9	7.9	7.0

磁感强度空间分布见图 2-4-27,磁感强度等值线见图 2-4-28。

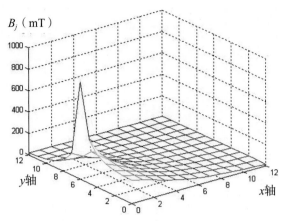

图 2-4-27　磁源 B6 空间磁感强度分布图

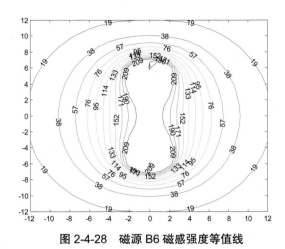

图 2-4-28　磁源 B6 磁感强度等值线

（四）C 组磁源空间磁场计算结果

1. 磁源 C1（极面中心磁感强度 44.8 mT，尺寸 ϕ 25 mm×7 mm，材料铁氧体）

磁源 C1 空间磁感强度计算结果见表 2-4-15。

表 2-4-15　磁源 C1 空间磁感强度计算数值（mT）

距离	y=0.0	y=2.5	y=5.0	y=7.5	y=10	y=12.5	y=15.0	y=17.5	y=20.0	y=22.5	y=25.0
x=0.0	44.8	46.1	50.7	61.1	87.3	107.0	30.1	14.1	7.9	5.0	3.4
x=2.5	38.9	39.6	41.7	45.3	48.3	39.8	22.4	12.4	7.4	4.8	3.3
x=5.0	30.9	31.0	31.3	31.0	28.8	23.1	15.9	10.2	6.7	4.5	3.1
x=7.5	23.3	23.1	22.6	21.4	19.0	15.5	11.6	8.2	5.7	4.1	2.9
x=10.0	17.1	16.9	16.3	15.1	13.3	11.1	8.7	6.6	4.9	3.6	2.7
x=12.5	12.5	12.4	11.8	10.9	9.7	8.2	6.7	5.3	4.1	3.1	2.4
x=15.0	9.2	9.1	8.7	8.1	7.2	6.2	5.2	4.3	3.4	2.7	2.1
x=17.5	6.9	6.8	6.5	6.1	5.5	4.8	4.1	3.5	2.8	2.3	1.9
x=20.0	5.2	5.2	5.0	4.7	4.3	3.8	3.3	2.8	2.4	2.0	1.6
x=22.5	4.0	4.0	3.9	3.6	3.4	3.0	2.7	2.3	2.0	1.7	1.4
x=25.0	3.2	3.1	3.0	2.9	2.7	2.4	2.2	1.9	1.7	1.5	1.2

磁感强度空间分布见图 2-4-29，磁感强度等值线见图 2-4-30。

表 2-4-21　正常培养下细胞的增殖活性

分组	例数	正常培养 OD 值
对照组	12	0.536 ± 0.034
A1（3.4 mT）	12	0.595 ± 0.049
A2（5.6 mT）	12	$0.603 \pm 0.046*$
A3（13.8 mT）	12	$0.632 \pm 0.067**$
A4（27.8 mT）	12	$0.666 \pm 0.074**$
A5（52.6 mT）	12	$0.649 \pm 0.054**$
A6（107.0 mT）	12	$0.629 \pm 0.051**$
A7（178.9 mT）	12	$0.706 \pm 0.054**$
A8（292.2 mT）	12	$0.750 \pm 0.076**$

注：与对照组比较，$*P<0.05$，$**P<0.01$。

（4）讨论。成纤维细胞对组织的各种创伤造成不同程度的细胞变性、坏死和组织缺损的修复起着重要的作用。因为组织创伤必须通过细胞增生和细胞间基质的形成来进行修复。组织的修复包括完全再生和不完全再生两种形式。完全再生是通过缺损的同种细胞分裂补充，形成与缺损组织完全相同的组织。然而，由于受缺损细胞的再生能力和缺损的范围等因素的限制，临床更为常见的是不完全再生，即由肉芽组织增生，最后形成瘢痕来填充缺损组织。而肉芽组织的主要成分即为成纤维细胞。如上所述，成纤维细胞在修复过程中起到重要作用，成纤维细胞的增生能力直接影响到瘢痕修复的质量。

从实验结果可见，实验所选取的不同磁感强度的永磁磁场对成纤维细胞均有不同程度的促增殖作用，验证了磁场能加速伤口愈合，提高伤口愈合质量的临床应用。说明了磁场对生物组织确实有影响作用。从结果可见，外加磁感强度为 178.9 mT 和 292.2 mT 的加磁组，成纤维细胞的增殖活性远远高于对照组与其他加磁组（$P<0.05$）。

由具体数据结果可见，成纤维细胞的增殖活性与磁场强度的大小并非简单的线性关系，有 A4 组细胞增殖活性高于 A1、A2、A3、A5、A6 组。并不是磁感强度越大，细胞增殖活性越高，而是在某一磁感强度范围内，有一定的最大值。对于这种量效的关系还需进一步实验以证明。

2. LDH 法检测磁场对成纤维细胞膜损伤的影响

（1）实验用仪器与材料。人皮肤成纤维细胞株，胰酶、DMEM 高糖培养粉、优级胎牛血清，乳酸脱氢酶（LDH）试剂盒，全自动生化分析仪，CO_2 培养箱，超净化工作台，IX-70 型倒置显微镜。

（2）实验原理与步骤。LDH 是稳定的胞浆酶，存在于所有的细胞中，当细胞膜受到损伤后细胞坏死时快速释放到细胞培养液中。LDH 活性通过两个酶催化反应：LDH 氧化乳酸盐生成丙酮酸盐，然后丙酮酸盐和四唑盐反应生成甲瓒结晶。甲瓒结晶的量在培养液中的增加，与坏死的细胞数增加直接相关。甲瓒结晶染料是水溶的，可以用分光光度计在 500 nm 波长检测。因此，通过检测细胞培养液上清液中 LDH 的含量，可判断细胞受损的程度。

将对数生长期细胞以 5×10^4 个 / 毫升密度每孔 500 μL 将细胞种于 24 孔板，分为对照组（不加磁），加磁组 6 组，每组 12 个复孔，在细胞培养板下放入预先制作好的磁板，正常条件培养于体积分数

5% CO_2、37 ℃的培养箱内,培养 72 h 后(细胞密度达到 70%~80%),取细胞培养液上清液,使用 LDH 试剂盒在全自动生化仪进行检测细胞培养液上清液中的 LDH 含量。

所有数据以($\bar{x} \pm s$)表示,对照组与加磁组采用单因素方差分析,经 SPSS13.00 统计软件包处理,$P<0.05$ 为差异有统计学意义。每组数均采用 12 个样本进行统计学分析($n=12$)。

(3)实验结果。在正常条件下,于不同强度磁场的作用下培养人皮肤成纤维细胞,不同组细胞培养液上清液中 LDH 值见表 2-4-22。由实验结果得到,磁场强度为 8.1 mT 的 B1 组 LDH 值比对照组高,且差异有统计学意义($P<0.05$),说明 8.1 mT 磁场组细胞培养液上清液中的乳酸脱氢酶(LDH)含量较对照组高,而 LDH 是稳定的胞浆酶,只有当细胞膜受损细胞坏死的时候才会释放出来,因此 8.1 mT 磁场组增加了细胞膜的损伤。磁场强度分别为 62.5 mT 和 110.7 mT 的 B4 组和 B5 组的 LDH 值均比对照组低,且差异有统计学意义($P<0.05$ 或 $P<0.01$),这说明磁场降低了细胞膜损伤。磁场组 B2、B3、B6 与对照组相比差异均无统计学意义($P>0.05$),这三个强度的磁场对细胞膜没有影响。

表 2-4-22 正常条件下细胞培养液上清液中 LDH 值($\bar{x} \pm s$)

分组	例数	LDH 值
对照组	12	111.08 ± 5.62
B1 组(8.1 mT)	12	114.75 ± 3.67*
B2 组(16.5 mT)	12	108.08 ± 2.78
B3 组(26.0 mT)	12	113.58 ± 4.36
B4 组(62.5 mT)	12	106.08 ± 3.32**
B5 组(110.7 mT)	12	107.25 ± 2.96*
B6 组(215.6 mT)	12	111.83 ± 2.69

注:与对照组比较,* 代表 $P<0.05$,** 代表 $P<0.01$。

(4)讨论。细胞膜是由脂质双分子层组成的,上面存在各种离子通道,主要分为化学门控型通道和电压门控型通道两种。离子的各项活动都需要在通道的作用下完成,永磁磁场也必然会对其活动产生影响,许多研究以通道结构变化为研究内容进行了探讨。

本实验通过测正常培养条件下,细胞培养液上清液中 LDH 的含量,来研究不同磁感强度的永磁磁场对成纤维细胞膜损伤的影响,实验结果显示,磁感强度不同,得到的作用结果也会完全不同。实验中所选低磁感强度(8.1 mT)增加了细胞的膜损伤,较低磁感强度(16.5 mT、26.0 mT)对细胞膜没有影响,中高磁感强度(62.5 mT、110.7 mT)降低了细胞的膜损伤,高磁感强度(215.6 mT)对细胞膜没有影响。62.5 mT 和 110.7 mT 的永磁磁场对成纤维细胞膜起到了一定的保护作用,尽管这种细胞膜损伤的减少很有限,但根据我们所得到的数据结果做统计学分析后发现,结果是有意义的。但实验中选取的大部分磁感强度的永磁磁源对成纤维细胞无显著影响,或者减少了细胞膜的损伤,表明上述磁感强度磁场对成纤维细胞膜是安全的。

(二)正常培养条件下磁场对成纤维细胞氧化损伤的影响

衰老自由基学说认为,自由基积累损伤是皮肤衰老的重要元凶。随着年龄的增长,皮肤组织内自由基堆积,可攻击生物膜、蛋白质、核酸,造成氧化性损伤。目前,衰老自由基学说已获得广泛认可,抗衰老的机制和药物研究也多从此方面入手。成纤维细胞因其特有的生物学特性,在皮肤老化过程中扮演者重要的角色。有研究显示,成纤维细胞从"年轻"向老化发展的进程中,伴随着 DNA 和蛋白质的氧化损伤,可能反映细胞氧化还原状态的改变和细胞内活性氧水平呈逐渐增高的趋势。本节通过研究成纤维细胞培养液上清液中的超氧化物歧化酶(SOD)和脂质过氧化反应的产物丙二醛(MDA)含量,研究不同磁感强度的永磁磁源对成纤维细胞氧化损伤的影响。

1. 实验仪器与材料

人皮肤成纤维细胞株;胰酶、DMEM 高糖培养粉、优级胎牛血清,超氧化物歧化酶(SOD)试剂盒;丙二醛(MDA)试剂盒。CO_2 培养箱(SANYO);超净化工作台;IX-70 型倒置显微镜;半自动生化分析仪。

2. 实验原理与步骤

SOD 的检测原理是:生物细胞某些生理化反应常见的中间产物是超氧自由基。自由基是本身带有不成对价电子的分子、原子、原子团或离子,化学性质非常活泼,是活性氧的一种。如果细胞中自由基过多,机体就会受到各种损伤。超氧化物歧化酶(SOD)是自由基清除剂,将 O^2 歧化成 O_2 和 H_2O_2,后者在过氧化氢酶的作用下变成 H_2O,从而保护了细胞免受氧自由基的攻击。因此,SOD 活力高低可间接反映机体清除氧自由基的能力。

机体通过酶系统与非酶系统产生氧自由基,自由基攻击生物膜中的不饱和脂肪酸,引发脂质过氧化作用,并因此形成脂质过氧化物,如丙二醛(MDA),脂质过氧化是造成生物体氧化损伤的主要原因。因此,通过测定体内 MDA 含量,可间接反映体内自由基对机体的损伤程度。

将对数生长期细胞以 5×10^4/mL 密度每孔 500 μL 种于 24 孔板,分为对照组(不加磁)和加磁组(使用 B 组磁源,6 个磁场强度),且每组 12 个复孔,在细胞培养板下放入预先制作好的磁板,正常条件培养于 5% CO_2、37℃的培养箱内,培养 72 h 后,取细胞上清液,使用超氧化物歧化酶(SOD)试剂盒与丙二醛(MDA)试剂盒,分别在半自动生化仪进行检测细胞外的 SOD 与 MDA 的 OD 值,然后根据试剂盒说明书分别换算出上清液中 SOD 与 MDA 的含量。

所有数据以($\bar{x} \pm s$)表示,对照组与加磁组采用单因素方差分析,经 SPSS13.00 统计软件包处理,$P<0.05$ 为差异有统计学意义。每组数均采用 12 个样本进行统计学分析($n=12$)。

3. 实验结果

正常培养条件下,不同磁感强度永磁磁源作用于人皮肤成纤维细胞,细胞培养液上清液中 SOD 与 MDA 的含量如表 2-4-23 所示。由实验结果得出,实验中不同磁感应强度的加磁组(8.1 mT、16.5 mT、26.0 mT、62.5 mT、110.7 mT、215.6 mT)中超氧化物歧化酶(SOD)的活性与对照组相比较,均有所提高,且差异有统计学意义($P<0.05$ 或 $P<0.01$),SOD 能有效地清除氧自由基,因此 SOD 含量的提高说明磁场可增加成纤维细胞的抗氧化性;加磁组 MDA 含量与对照组相比,其中磁场强度为 16.5 mT、26.0 mT、215.6 mT 的加磁组与对照组相比较,差异有统计学意义($P<0.05$ 或 $P<0.01$),其他加磁组别与对照组相比没有统计学意义($P>0.05$)。

表 2-4-23　正常条件下细胞培养液上清液中 SOD 与 MDA 的含量($\bar{x} \pm s$)

分组	例数	SOD 含量（U/mL）	MDA 含量（nmol/mL）
对照组	12	14.206 ± 1.362	0.918 ± 0.224
B1 组（8.1 mT）	12	16.099 ± 0.718**	0.976 ± 0.227
B2 组（16.5 mT）	12	15.685 ± 0.282**	2.029 ± 0.746**
B3 组（26.0 mT）	12	15.333 ± 0.670*	0.605 ± 0.193*
B4 组（62.5 mT）	12	15.665 ± 1.082**	0.728 ± 0.155
B5 组（110.7 mT）	12	15.319 ± 0.627**	0.769 ± 0.153
B6 组（215.6 mT）	12	15.061 ± 1.047*	0.525 ± 0.247**

注：与对照组比较，* 代表 $P<0.05$，** 代表 $P<0.01$。

4. 讨论

超氧化物歧化酶（SOD）为一类金属酶，广泛存在于生物体的各种细胞中，能清除细胞中的氧自由基，从而降低活性氧对机体的损伤。

本实验通过测得细胞培养液上清液中 SOD 与 MDA 的含量，研究了不同强度永磁磁场作用于成纤维细胞，对细胞氧化损伤的影响。SOD 各组实验结果显示为，一定强度的磁场作用于成纤维细胞，使其培养液中 SOD 的含量增加，这也说明细胞的抗氧化性经过磁场的作用后被加强了。

在磁感强度为 16.5 mT 永磁磁场的作用下，正常条件的成纤维细胞抗氧化能力（SOD）增强了，但是氧化损伤的产物（MDA）却增加了。SOD 为酶，MDA 为产物。尽管酶的能力被提升了，但是产物未必能减少。这里也考虑磁场对于生物体的作用存在滞后效应：由磁场引起的生物效应，在一般情况下并不是施加磁场后立刻发生的，而是有一段时间上的滞后。同样在去掉磁场后，磁场生物效应也并不是立刻消失的，而是也有一段时间上的滞后。可考虑在现有的研究基础上增加磁场作用时间的参比条件，研究不同强度磁场作用不同时间对细胞产生的生物学效应。

（三）正常培养条件下磁场对成纤维细胞凋亡的影响

细胞凋亡是生物界普遍存在的，是在生物进化过程中形成的细胞死亡方式，是机体维持自身稳定的一种基本生理机制，是由基因控制的细胞自主的有序死亡，具有重要的生物意义。细胞凋亡，是清除损伤、衰老和突变细胞的有效途径，正常条件下有细胞凋亡发生。但是成纤维细胞的过度凋亡会使细胞数量相对减少，在生长和消亡之间失去平衡，加速皮肤老化。本研究利用流式细胞仪研究了不同强度永磁磁场对成纤维细胞凋亡的影响。

1. 实验用仪器与材料

人皮肤成纤维细胞株；胰酶、DMEM 高糖培养粉、优级胎牛血清；CO_2 培养箱；超净化工作台；Ⅸ-70 型倒置显微镜，荧光倒置显微镜；Annexin-Ⅴ-FITC/PI 双染试剂盒；流式细胞仪。

2. 实验原理与步骤

本实验采用 AnnexinV-FITC/PI 双标记流式细胞术检测凋亡细胞，AnnexinV-FITC 是标记有荧光素的钙依赖磷脂结合蛋白,与磷脂酰丝氨酸(phasphatidylserine,PS)有很强的亲和力,可特异性地与PS结合。正常活细胞带负电的PS定位于细胞内侧,细胞凋亡的早期,由于细胞膜失去对称性,PS从胞膜的内侧暴露于胞膜外,因而被Annexin V-FITC结合成为识别凋亡细胞的标志。但坏死细胞PS亦显露于外表,使Annexin V-FITC结合成阳性,必须增加碘化丙啶(PI)参数才能区分坏死细胞。凋亡早期细胞仍保持膜的完整性,PI不能进入细胞内,而坏死的细胞可同时被AnnexinV-FITC/PI着色。AnnexinV单阳性细胞为凋亡细胞,AnnexinV与PI双阳性细胞为坏死细胞,双阴性细胞为活细胞。

将细胞以5×10^4个/mL密度种植于24孔板,分为对照组(不加磁)和加磁组,每组6个复孔,在细胞培养板下放入预先制作好的磁板,正常条件培养于5% CO_2、37 ℃的培养箱内,培养72 h后,用0.25%胰酶消化,将每组6个复孔细胞收集到一起,4 ℃预冷的PBS洗两次,并调整细胞浓度为$(2 \sim 5) \times 10^6$个/mL重悬。根据AnnexinV-FITC/PI双标记试剂盒说明,用1 mL缓冲液加20 μL AnnexinV-FITC和20μL PI配成荧光反应液,取500 μL细胞悬液加入50 μL荧光反应液,室温避光反应10 min,用流式细胞仪进行分析。

3. 实验结果

由流式细胞仪分析得到的各组细胞凋亡值如表2-4-24所示。实验所选取的16.5 mT的磁源作用于成纤维细胞后,增加了细胞的凋亡率。而其他五组加磁组的细胞凋亡率与对照组相比,均减少了。

表2-4-24　正常培养下细胞的凋亡率(%)

分组	正常细胞	凋亡细胞
对照组	82.4	15.7
B1组(8.1 mT)	89.3	9.7
B2组(16.5 mT)	78.0	20.9
B3组(26.0 mT)	87.7	11.2
B4组(62.5 mT)	95.3	3.3
B5组(110.7 mT)	87.3	12.7
B6组(215.6 mT)	90.2	9.8

4. 讨论

正常培养条件下,从不同磁感强度永磁磁场对细胞凋亡的影响结果来看,低强度磁场16.5 mT作用过的细胞,其凋亡率已经远远超过了其他组别,达到了20.9%。而其他五组磁场对细胞凋亡的影响并无规律可循,但都降低了细胞的凋亡率,尤其在磁感强度为62.5 mT磁场的作用下,成纤维细胞的凋亡率仅有3.3%。

(四)正常培养条件下磁场对成纤维细胞形态结构的影响

1. 实验用仪器与材料

人皮肤成纤维细胞株;胰酶、DMEM 高糖培养粉、优级胎牛血清;CO_2 培养箱;超净化工作台;IX-70 型倒置显微镜,荧光倒置显微镜;JEM-1400 型透射电子显微镜;C 组磁源。

2. 实验原理与步骤

透射电子显微镜主要由电子光学系统(镜筒)、真空系统和供电系统(电子学系统)三大部分组成。通过电子束穿透样品而成像。当电子束在真空条件下,由阴极发射的电子,经高压加速、聚光镜控制照明电子束斑的大小并聚焦形成快速电子流,投射到很薄的样品上,并与样品中各种原子的核外电子发生碰撞,形成电子散射。通过物镜获得电子放大像;中间镜将物镜形成的一级放大像投射到透射镜上,而投射镜又将中间镜形成的二级放大像投射到荧光屏上,从而成最后的像。

将对数生长期细胞以 5×10^4 个 / 毫升密度每孔 2 mL 种于 6 孔板,分为对照组(不加磁)和加磁组(3 个磁场强度),且每组 6 个复孔,在细胞培养板下放入预先制作好的磁板,正常条件培养于 5% CO_2、37 ℃的培养箱内,培养 72 h 后,消化并提取细胞,1000 rap/min 离心后,并用 D-Hank's 液洗两次,2000 rap/min,并加入 3% 的戊二醛固定液固定,保存在 -4 ℃。固定至少 2 h 后,进入切片程序。

观测细胞形态时,打开电源,抽真空,待达到设定的真空度时,调节照明系统合轴,然后放入样品,进行加速电压选择、物镜光阑选择、观察区域选择、放大倍数选择、图像聚焦,从而观察细胞内部各结构并拍照记录。

3. 实验结果

实验结果见图 2-4-36~2-4-39。

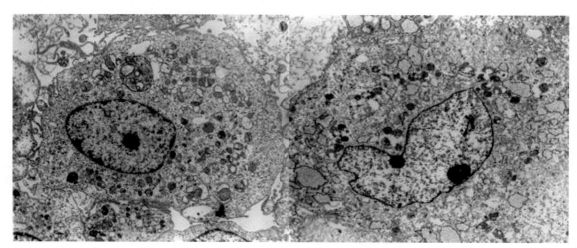

图 2-4-36　正常培养条件下对照组细胞形态

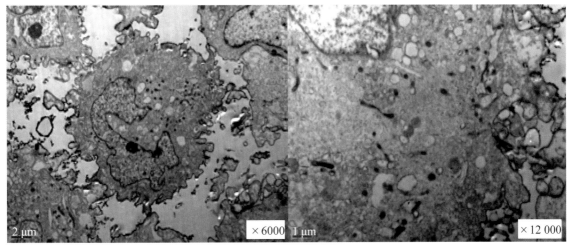

图 2-4-37　正常培养条件下 C1 组（44.8 mT）细胞形态

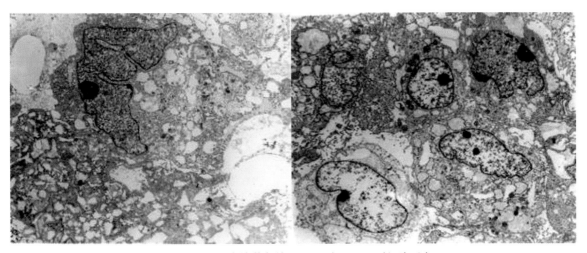

图 2-4-38　正常培养条件下 C2 组（90.6 mT）细胞形态

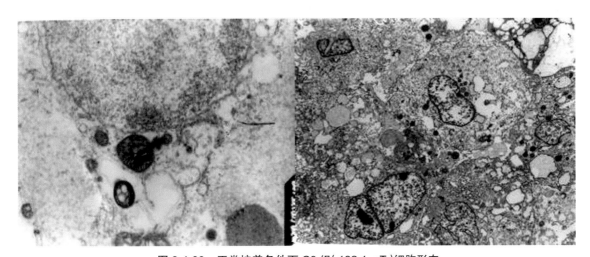

图 2-4-39　正常培养条件下 C3 组（182.1 mT）细胞形态

4. 讨论

以上列出部分磁场作用下成纤维细胞形态电镜观察的结果。由电镜实验中现场观察以及图片显示，正常培养条件下各组细胞形态：

（1）对照组细胞体积大，大部分结构完整，内质网丰富，扩张明显，含分泌物，线粒体结构致密，细胞表面有突起和伪足，偶见包含体或自噬体。

（2）磁场强度为 44.8 mT 的磁场组绝大部分细胞结构完整，死亡或坏死细胞少见。细胞表面突起多见，内质网扩张，内含分泌物，线粒体细小，结构致密，密度较高，少数细胞含空泡。

（3）磁场强度为 90.6 mT 的磁场组大部分细胞结构完整，表面突起多见，内质网扩张，线粒体结构致密，部分细胞空泡化明显，线粒体大小正常，密度较高。

（4）磁场强度为 182.1 mT 的磁场组大部分细胞外形完整，空泡化明显，线粒体结构致密，体积较大，少数细胞溶解、死亡。

三、缺氧培养条件下磁场对成纤维细胞的影响

（一）缺氧培养条件下磁场对成纤维细胞增殖活性的影响

1. MTT 法检测细胞增殖活性

缺氧条件培养细胞选用三气培养箱（日本 ASTEC），缺氧条件为 37 ℃，且氧气含量低于 5%。其他实验用仪器、材料，实验方法、步骤同二中所述。

（1）实验结果。在缺氧条件下，不同组细胞光密度（OD）结果见表 2-4-25。其中磁感强度为 178.9 mT 与 292.2 mT 的两组加磁组与对照组相比，差异有统计学意义（$P<0.01$），且光密度（OD）大于对照组，这说明细胞增殖活性大于非加磁组。磁场强度为 3.4 mT、5.6 mT、13.8 mT、27.8 mT、52.6 mT、107.0 mT 的组与对照组相比较，吸光度差异没有统计学意义（$P>0.05$），可见这几种强度的磁场对缺氧条件下的成纤维细胞增殖活性没有显著影响。

表 2-4-25　缺氧培养下细胞的增殖活性

分组	例数	缺氧培养 OD 值
对照组	12	0.403 ± 0.058
A1（3.4 mT）	12	0.412 ± 0.040
A2（5.6 mT）	12	0.421 ± 0.051
A3（13.8 mT）	12	0.422 ± 0.044
A4（27.8 mT）	12	0.424 ± 0.055
A5（52.6 mT）	12	0.421 ± 0.054
A6（107.0 mT）	12	0.414 ± 0.057
A7（178.9 mT）	12	0.481 ± 0.043
A8（292.2 mT）	12	0.503 ± 0.064

（2）讨论。在有氧条件下，磁场对成纤维细胞起到了促增殖的作用。在缺氧条件下，我们的实验结果可见，实验所选取的不同磁感强度的永磁磁场大部分对成纤维细胞的增殖是没有作用的，只有磁感强度最大的两个磁场明显地使细胞的增殖活性变高了。

从缺氧条件的结果来看，磁场对成纤维细胞的影响可能存在窗口效应的情况，即磁场强度在某一范围内存在生物效应，高于或低于此范围则生物效应消失，磁场强度增强到某一特定值时，甚至给成纤维细胞带来了非正常的活性增殖。提示磁场在一定强度范围内具有促进皮肤伤口愈合的作用，为外科治疗难治性溃疡等组织缺损性疾病提供了新方向。

2. LDH 法检测磁场对成纤维细胞膜损伤的影响

缺氧条件培养细胞选用三气培养箱（日本 ASTEC），缺氧条件为 37 ℃，且氧气含量低于 5%。其他实验用仪器、材料，实验方法、步骤同二中所述。

（1）实验结果。在缺氧条件下，于不同强度磁场的作用下培养人皮肤成纤维细胞，不同组细胞的 LDH 数据见表 2-4-26。磁场强度分别为 8.1 mT、62.5 mT、215.6 mT 组 LDH 含量均高于对照组，且差异有统计学意义（$P<0.05$ 或 $P<0.01$）。LDH 含量高，说明磁场组增加了细胞膜的损伤，更多因细胞膜受损而坏死的细胞中的胞浆酶释放了出来。其他各加磁组与对照组相比差异没有统计学意义（$P>0.05$），说明这些磁场组对细胞膜没有影响。

表 2-4-26　缺氧条件下细胞培养液上清液中 LDH 值（$\bar{x} \pm s$）

分组	例数	LDH 值
对照组	12	113.25 ± 1.48
B1 组（8.1 mT）	12	115.08 ± 2.27*
B2 组（16.5 mT）	12	113.58 ± 1.16
B3 组（26.0 mT）	12	114.33 ± 1.83
B4 组（62.5 mT）	12	115.25 ± 2.53*
B5 组（110.7 mT）	12	114.50 ± 1.78
B6 组（215.6 mT）	12	115.33 ± 2.53**

注：与对照组比较，*$P<0.05$，**$P<0.01$。

（2）讨论。缺氧培养条件下，所有加磁组的 LDH 值均高于对照组。这说明在成纤维细胞缺氧的状态下，磁场不仅没有对细胞膜起到保护的作用，反而在不同程度上增加了细胞膜的受损。但不同磁感强度的永磁磁场对成纤维细胞膜的损伤程度是不一样的，其中有强度为 8.1 mT、62.5 mT 和 215 mT 的永磁磁源对成纤维细胞膜的损伤更显著一些。实验中选取的其他强度的永磁磁场对细胞膜的损伤没有显著影响。

（二）缺氧培养条件下磁场对成纤维细胞氧化损伤的影响

缺氧条件培养细胞选用三气培养箱（日本 ASTEC），缺氧条件为 37 ℃，且氧气含量低于 5%。其他实验用仪器、材料，实验方法、步骤同二中所述。

1. 实验结果

缺氧条件培养下,不同磁感强度永磁磁源作用于人皮肤成纤维细胞,细胞培养液上清液中 SOD 与 MDA 的含量如表 2-4-27 所示。

表 2-4-27　缺氧条件下细胞培养液上清液中 SOD 与 MDA 的含量($\bar{x} \pm s$)

分组	例数	SOD 含量(U/mL)	MDA 含量(nmol/mL)
对照组	12	16.598 ± 1.173	1.508 ± 0.274
B1 组(8.1 mT)	12	16.703 ± 1.252	1.139 ± 0.142**
B2 组(16.5 mT)	12	17.582 ± 0.564**	1.176 ± 0.222**
B3 组(26.0 mT)	12	18.471 ± 0.575**	1.122 ± 0.157**
B4 组(62.5 mT)	12	17.386 ± 0.976*	1.382 ± 0.166
B5 组(110.7 mT)	12	18.379 ± 0.773**	1.465 ± 0.225
B6 组(215.6 mT)	12	17.985 ± 0.594**	1.495 ± 0.432

注:与对照组比较,* 代表 $P<0.05$,** 代表 $P<0.01$ 。

由测试结果得出,其中磁场强度为 16.5 mT、26.0 mT、62.5 mT、110.7 mT、215.6 mT 组的 SOD 含量与对照组相比较,差异有统计学意义($P<0.05$ 或 $P<0.01$),且 SOD 的活性均增强,表明细胞抗氧化能力提高了。磁场强度为 8.1 mT 组与对照组相比较,差异无统计学意义($P>0.05$),这说明 8.1 mT 的磁源对缺氧状态下的成纤维细胞没有影响。

加磁组 MDA 含量与对照组相比,磁场强度较小的三组(8.1 mT、16.5 mT、26.0 mT)与对照组相比较,差异有统计学意义($P<0.01$),细胞培养液上清液中自由基攻击生物膜中的不饱和脂肪酸,引发脂质过氧化作用,并因此形成脂质过氧化物丙二醛(MDA)的含量减少了。说明磁场降低了细胞受到的氧化损伤。强度为 62.5 mT、110.7 mT、215.6 mT 的加磁组 MDA 含量与对照组相比差异无统计学意义($P>0.05$)。

2. 讨论

在缺氧条件下,磁场同样提高了细胞的抗氧化性,各组 MDA 含量进行对比发现,磁感强度较低的 3 组磁源之间相比对成纤维细胞的氧化损伤作用没有显著性的差异,但这 3 组加磁组与对照组以及强度较高的 3 组磁源的作用相比有显著性差异,可见磁场强度低于一定强度时,磁场对细胞氧化损伤的影响是一致的,而高于一定强度时对细胞氧化损伤的影响将减小甚至没有影响。这再一次说明磁场对细胞的作用存在"窗口效应"。

由实验结果以及磁场作用机制的分析可知,磁场不仅能通过生物体内的自由基来改变细胞的氧化损伤,而且也能改变酶的活性实现对细胞的作用。

(三)缺氧条件下磁场对成纤维细胞凋亡的影响

缺氧条件培养细胞选用三气培养箱(日本 ASTEC),缺氧条件为 37℃,且氧气含量低于 5%。其他实验用仪器、材料,实验方法、步骤同二中所述。

中华磁石疗法

1. 实验结果

由流式细胞仪分析得到的缺氧条件下各组细胞凋亡平均值如表 2-4-28 所示。结果显示，实验中所选磁感强度低于 62.5 mT 的加磁组作用细胞后，细胞的凋亡率与对照度相比升高了。实验所选高磁组（110.7 mT 和 215.6 mT）降低了细胞的凋亡率。

表 2-4-28 缺氧培养下细胞的凋亡值（%）

分组	正常细胞	凋亡细胞
对照组	90.4	8.5
B1 组（8.1 mT）	91.3	8.7
B2 组（16.5 mT）	88.1	10.8
B3 组（26.0 mT）	87.9	12.1
B4 组（62.5 mT）	88.8	10.2
B5 组（110.7 mT）	92.3	6.6
B6 组（215.6 mT）	95.6	3.3

2. 讨论

不同磁感强度永磁磁场，对缺氧培养条件下成纤维细胞凋亡的检测结果显示出，磁场对细胞的效用存在一定的阈值作用，一定强度以下的磁场促进细胞凋亡，一定强度以上的磁场阻止细胞凋亡。

对比两种培养条件下的结果，强度为 110.7 mT 与 215.6 mT 的加磁组，对于处于不同状态下的成纤维细胞都降低了凋亡率，这与之前检测细胞活性的结论也相吻合。

（四）缺氧培养条件下磁场对成纤维细胞形态结构的影响

缺氧条件培养细胞选用三气培养箱（日本 ASTEC），缺氧条件为 37℃，且氧气含量低于 5%。其他实验用仪器、材料，实验方法、步骤同二中所述。

1. 实验结果

实验结果见图 2-4-40~2-4-43。

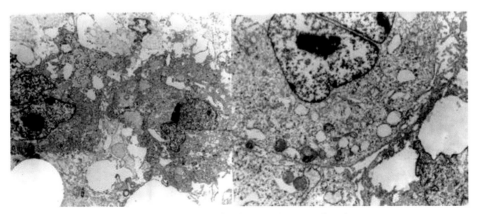

图 2-4-40 缺氧培养条件下对照组细胞形态

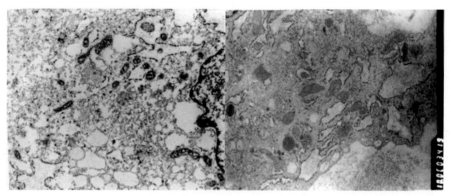

图 2-4-41　缺氧培养条件下 C1 组(44.8 mT)细胞形态

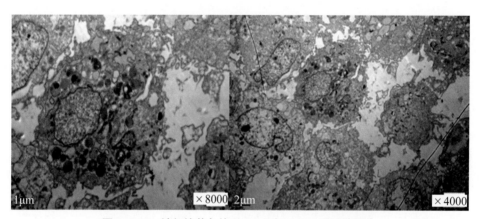

图 2-4-42　缺氧培养条件下 C2 组(90.6 mT)细胞形态

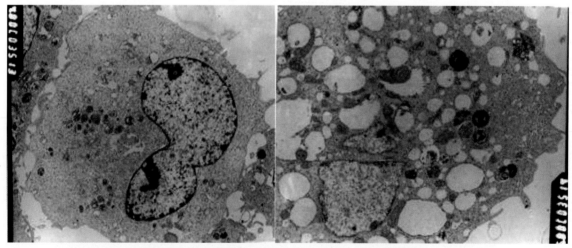

图 2-4-43　缺氧培养条件下 C3 组(182.1 mT)细胞形态

2. 讨论

以上列出部分磁场作用下成纤维细胞形态电镜观察的结果。由电镜实验中现场观察以及图片显示,缺氧培养条件下各组细胞形态:

(1)对照组中 3/4 细胞结构完整, 1/4 细胞溶解破坏显著,细胞核溶解,细胞质局灶性溶解,空泡较多,线粒体小,线粒体嵴清晰。

(2)磁场强度为 44.8 mT 的磁场组大部分细胞外形完整,空泡化明显,体积大,少数细胞溶解,内质网扩张明显,线粒体体积小,电子密度高,线粒体嵴清晰。

(3)磁场强度为 90.6 mT 的磁场组绝大部分细胞外形不规则,有大量突起和伪足,细胞密度正常,内质网扩张明显,内涵低密度物质,少数细胞含空泡化,偶见细胞溶解,线粒体体积小,结构致密。此外,可见大量次级溶酶体或自噬体。

(4)磁场强度为 182.1 mT 的磁场组大部分细胞外形完整,细胞密度较低,部分细胞空泡化明显,空泡较大,少数细胞溶解,线粒体体积较大,嵴紊乱,结构不清晰,次级溶酶体或自噬体多见。

四、小结

本节主要内容如下。

(1)研究了成纤维细胞的生长曲线,发现细胞接种当天进入细胞指数生长期,3~4 天进入平台期,参照细胞生长曲线设定了实验研究的加磁时间。根据细胞活性、氧化损伤、凋亡和电镜形态实验所需不同细胞培养板孔的细胞用量,细胞增殖活性实验使用 A 组磁源,细胞膜损伤实验使用 B 组磁源,细胞氧化损伤和凋亡实验使用 B 组磁源,细胞形态学观察使用 C 组磁源。

(2)在正常培养条件下,细胞活性实验表明:8 组磁源对成纤维细胞均有不同程度的促增殖作用。8.1 mT 磁源增加了细胞膜损伤,16.5 mT 和 26.0 mT 磁源对细胞膜无显著影响,62.5 mT 和 110.7 mT 磁源降低了细胞膜损伤,215.6 mT 磁源对细胞膜无显著影响;细胞氧化损伤实验显示:6 组磁源均可增强细胞的抗氧化性;细胞凋亡实验得出:16.5 mT 磁源增加了细胞的凋亡率,其余 5 组磁源降低了细胞的凋亡率。电镜形态学观察发现:44.8 mT 磁源对细胞形态结构无显著影响,90.6 mT 磁源使部分细胞出现空泡,182.1 mT 磁源使细胞空泡增加,并会导致少数细胞溶解死亡。

(3)在缺氧培养条件下,细胞活性实验表明:178.9 mT 和 292.2 mT 磁源促进了细胞的增殖,其他 6 组磁源对成纤维细胞无显著影响。8.1 mT、62.5 mT 和 215.6 mT 磁源对成纤维细胞膜产生损伤,其他 3 组磁源对细胞膜损伤无显著影响;细胞氧化损伤实验显示:6 组磁源均可增强细胞的抗氧化性。细胞凋亡实验得出:110.7 mT 和 215.6 mT 磁源降低了细胞的凋亡率,其他 4 组磁源增加了细胞的凋亡率;电镜形态学观察发现:缺氧会使对照组少部分细胞溶解破坏,加磁组 44.8 mT 磁源使细胞出现空泡,90.6 mT 磁源使大部分细胞外形不规则、出现大量次级溶酶体或自噬体,182.1 mT 磁源使细胞密度降低、线粒体体积较大、嵴紊乱、结构不清晰、次级溶酶体或自噬体增加。

第三节　磁场对内皮细胞的影响

本节以内皮细胞为研究对象。在正常和缺氧培养条件下,对体外培养的内皮细胞进行加磁作用,通过测定细胞活性、损伤、凋亡和进行形态学观察,探讨不同强度永磁磁场对内皮细胞的影响。

一、内皮细胞的生长曲线

（一）实验材料与方法

1. 实验试剂与仪器

人脑微血管内皮细胞株；胰酶、DMEM 低糖培养粉、优级胎牛血清；四甲基偶氮唑盐、二甲亚砜；酶标仪；CO_2 培养箱；超净化工作台；IX-70 型倒置显微镜。

2. 细胞培养方法

同第二节中细胞培养方法。

（二）内皮细胞生长曲线

取第 2 代 HBMEC，经消化后细胞计数，以 5×10^4 个 /mL 接种于 96 孔板，每孔 10 μL，置于 37℃、5% CO_2 培养箱中培养，在细胞生长的 1 周内，于每天同一时间取其中 20 孔细胞进行 MTT 比色实验，每孔加 20 μL 2.5g/L MTT，继续孵育 4 h 后弃上清液，每孔加入 150 μL DMSO，振荡器上振荡混匀，于 570 nm 波长下测 OD 值，以时间为横坐标，光吸收值为纵坐标绘制内皮生长曲线，如图 2-3-44。

由图 2-3-44 可见，细胞于接种后当天进入细胞指数生长期，3~4 天进入平台期；因此，本研究实验选择以 5×10^4 个 /mL 的密度接种于实验用培养板，于接种加磁 72 h 后检测指标。

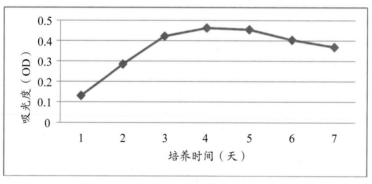

图 2-4-44　人脑微血管内皮细胞生长曲线

二、正常培养条件下磁场对内皮细胞的影响

（一）正常培养条件下磁场对内皮细胞增殖活性的影响

实验以人脑微血管内皮细胞为研究对象。在正常培养条件下，对体外培养内皮细胞进行加磁作用。利用四甲基偶氮唑盐（ methyl thiazolyl tetrazolium salt，MTT ）的方法来检测细胞的增殖活性。从而分析不同磁感强度的永磁磁源对正常培养条件下对内皮细胞增殖活性的影响。

1. MTT 法检测细胞增殖活性

实验用仪器与材料,实验原理、步骤同前章二中所述。

(1)实验结果。正常条件下细胞在不同强度磁场作用下的细胞光密度(OD)值如表 2-4-29 所示。由表 2-4-29 可见,正常条件下,与对照组相比较,磁场 A1 至磁场 A8 组,差异均无统计学意义($P>0.05$),表明磁感强度 3.4 mT、5.6 mT、13.8 mT、27.8 mT、52.6 mT、107.0 mT、178.9 mT、292.2 mT 的磁场对人脑微血管内皮细胞的增殖无影响。

表 2-4-29　正常条件下细胞的增殖活性

分组	例数	OD 值
对照组	16	0.124 ± 0.031
A1(3.4 mT)	16	0.125 ± 0.019
A2(5.6 mT)	16	0.121 ± 0.023
A3(13.8 mT)	16	0.133 ± 0.022
A4(27.8 mT)	16	0.135 ± 0.026
A5(52.6mT)	16	0.146 ± 0.040
A6(107.0 mT)	16	0.136 ± 0.027
A7(178.9 mT)	16	0.146 ± 0.040
A8(292.2 mT)	16	0.154 ± 0.042

(2)讨论。实验结果发现,实验中所选取的不同磁感强度磁场对体外培养的人脑微血管内皮细胞的增殖活性无显著影响。

有文献报道表明,0.05 mT 磁场能够促进人脐静脉内皮细胞及兔主动脉内皮细胞的增殖;0.1 mT 磁场上述细胞增殖无明显作用,磁感应强度大于 0.1 mT 时,磁场可以明显抑制上述细胞的增殖,且随着磁感应强度的增大,抑制作用逐渐增强。本实验中所选取的人脑微血管内皮细胞增殖均未受到磁场影响。

2. LDH 法检测磁场对内皮细胞膜损伤的影响

实验用仪器与材料,实验原理、步骤同第二节所述。

(1)实验结果。正常条件下细胞在不同强度磁场作用下的 LDH 值如表 2-4-30 所示。由表 2-4-30 可见,与对照组相比较,磁场 B1 至 B5 组,差异均无统计学意义($P>0.05$),磁场 B6 组,差异有统计学意义($P<0.05$),表明正常条件下,磁感强度 8.1 mT、16.5 mT、26.0 mT、62.5 mT、110.7 mT 的磁场对人脑微血管内皮细胞的细胞膜无影响,磁感强度 215.6 mT 的磁场对人脑微血管内皮细胞的细胞膜具有一定的损伤作用。

表 2-4-30　正常条件下细胞培养液上清液中 LDH 值($\bar{x} \pm s$)

分组	例数 n	LDH 值
对照组	12	52.92 ± 2.81
B1 组（8.1 mT）	12	58.83 ± 8.58
B2 组（16.5 mT）	12	53.58 ± 6.23
B3 组（26.0 mT）	12	57.25 ± 5.38
B4 组（62.5 mT）	12	53.50 ± 3.94
B5 组（110.7 mT）	12	52.58 ± 3.48
B6 组（215.6 mT）	12	60.67 ± 2.64*

注：与对照组比较

（2）讨论。细胞膜上面存在各种离子通道，离子的各项活动都需要在通道的作用下完成，静磁场也必然会对其活动产生影响，许多研究以通道结构变化为研究内容进行了探讨。有研究显示，125 mT 的静磁场会影响三叉神经的细胞膜上电压门控性钾离子通道的失活特性，从而使膜变形，进一步影响与之相关的各项细胞活动。还有报道，通过记录垂体腺瘤 GH3 细胞暴露于强度为 125 mT 的静磁场 150 s 前、中、后的细胞膜上的电流变化，重点研究了 125 mT 的静磁场对 GH3 细胞的细胞膜上的电压门控性钠通道 Ina 的结构性质的影响。结果发现，在静磁场加载过程中，Ina 的激活常数增大，而失活常数未出现明显变化，同样证明了外加静磁场会改变细胞膜的结构。

本研究显示，与对照组相比较，磁感强度 8.1 mT、16.5 mT、26.0 mT、62.5 mT、110.7 mT 的磁场对正常条件下培养的人脑微血管内皮细胞的细胞膜无显著影响，而磁感强度 215.6 mT 的磁场对细胞膜具有一定的损伤作用，其安全性有待研究。

（二）正常培养条件下磁场对内皮细胞氧化损伤的影响

1. 实验仪器与材料

人脑微血管内皮细胞株；胰酶、DMEM 低糖培养粉、优级胎牛血清；超氧化物歧化酶（SOD）试剂盒；丙二醛（MDA）试剂盒；半自动生化分析仪；CO_2 培养箱；超净化工作台；Ⅸ-70 型倒置显微镜。

2. 实验原理与步骤

同第二节所述。

3. 实验结果

细胞在不同强度磁场作用下的 SOD 值和 MDA 值如表 2-4-31 所示。由表 2-4-31 可见，与对照组相比较，磁场 B1 至 B6 组的 SOD 值的差异无统计学意义（$P>0.05$），与对照组相比较，磁场 B1 至 B6 组的 MDA 值的差异也无统计学意义（$P>0.05$），表明磁感强度 8.1 mT、16.5 mT、26.0 mT、62.5 mT、110.7 mT、215.6 mT 的磁场对正常条件下培养的人脑微血管内皮细胞 SOD、MDA 的含量均无显著影响。

表 2-4-31　正常条件下细胞培养液上清液中 SOD 与 MDA 的含量（$\bar{x} \pm s$）

分组	例数	SOD 含量（U/mL）	MDA 含量（nmol/mL）
对照组	12	24.17 ± 4.92	0.898 ± 0.068
B1 组（8.1 mT）	12	23.15 ± 4.28	0.938 ± 0.062
B2 组（16.5 mT）	12	23.84 ± 4.31	0.914 ± 0.068
B3 组（26.0 mT）	12	22.50 ± 4.56	1.034 ± 0.017
B4 组（62.5 mT）	12	23.37 ± 2.90	0.962 ± 0.011
B5 组（110.7 mT）	12	22.43 ± 3.43	0.994 ± 0.045
B6 组（215.6 mT）	12	23.68 ± 2.19	1.138 ± 0.091

4. 讨论

本研究表明,正常条件下,实验所选取的磁感强度为 8.1 mT、16.5 mT、26.0 mT、62.5 mT、110.7 mT、215.6 mT 的永磁磁源对体外培养的人脑微血管内皮细胞的氧化损伤均无显著影响,这与体外培养 72 h 后,倒置显微镜下观察各组细胞均生长状态正常,无明显损伤的镜下结果也相一致。

（三）正常培养条件下磁场对内皮细胞凋亡的影响

1. 实验仪器与材料

人脑微血管内皮细胞株;胰酶、DMEM 低糖培养粉、优级胎牛血清;CO_2 培养箱;超净化工作台;Ⅸ-70 型倒置显微镜荧光倒置显微镜;Annexin-Ⅴ-FITC/PI 双染试剂盒;流式细胞仪。

2. 实验原理与步骤

同第二节所述。

3. 实验结果

正常条件下内皮细胞在不同强度磁场作用下的凋亡情况由表 2-4-32 所示,可见,与对照组相比较,磁场组内皮细胞的凋亡率略有增加,但增加并无规律性,各磁场组对内皮细胞凋亡率的影响在 0.1% 之内,影响甚微,其中磁感强度 215.6 mT 的磁场对内皮细胞的凋亡的影响较大,细胞凋亡率为 0.44%。

表 2-4-32　正常条件下细胞的凋亡率（%）

分组	正常细胞	凋亡细胞
对照组	99.66	0.34
B1 组（8.1 mT）	99.65	0.35
B2 组（16.5 mT）	99.59	0.41
B3 组（26.0 mT）	99.62	0.38;

分组	正常细胞	凋亡细胞
B4 组（62.5 mT）	99.57	0.43
B5 组（110.7 mT）	99.59	0.41
B6 组（215.6 mT）	99.56	0.44

4. 讨论

本实验结果显示，正常条件下，与对照组相比较，磁场组内皮细胞的凋亡率略有增加，但增加并无规律性，各磁场组对内皮细胞凋亡率的影响在 0.1% 之内，影响甚微，这与在正常条件下，磁场对人脑微血管内皮细胞 MTT、LDH、SOD、MDA 的影响的研究结果基本相一致。

（四）正常培养条件下磁场对内皮细胞形态结构的影响

1. 实验用仪器与材料

人脑微血管内皮细胞株；胰酶、DMEM 低糖培养粉、优级胎牛血清；CO_2 培养箱；超净化工作台；Ⅸ-70 型倒置显微镜，荧光倒置显微镜；JEM-1400 型透射电子显微镜。

2. 实验原理与步骤

同第二节所述。

3. 实验结果

实验结果见图 2-4-45~2-4-48。

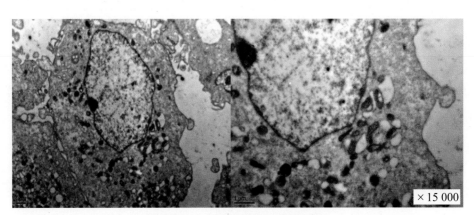

图 2-4-45 正常培养条件下细胞形态

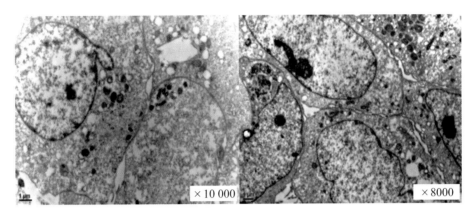

图 2-4-46　正常培养条件下 C1 组(44.8 mT)细胞形态

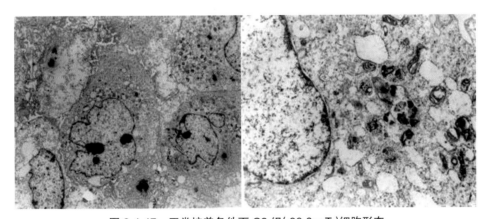

图 2-4-47　正常培养条件下 C2 组(90.6 mT)细胞形态

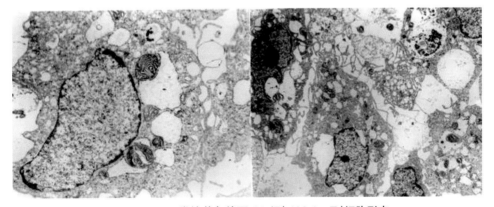

图 2-4-48　正常培养条件下 C3 组(182.1 mT)细胞形态

4. 讨论

以上列出部分磁场作用下内皮细胞形态电镜观察的结果。由电镜实验中现场观察以及图片显示,正常培养条件下各组细胞形态:

（1）对照组大部分细胞结构完整,细胞间结合紧密,线粒体小,偶见空泡,为正常培养的内皮细胞。

（2）磁场强度为 44.8 mT 的磁场组细胞生长和结构与正常接近,细胞结构完整,细胞间结合紧密,线粒体小,少数细胞有空泡,为正常内皮细胞。

（3）磁场强度为 90.6 mT 的磁场组约 1/3 细胞溶解；2/3 细胞结构完整,细胞间结合紧密,内质网扩张,轻度空泡化,线粒体结构致密,电子密度增高,自噬体少见。

（4）磁场强度为 182.1 mT 的磁场组约 1/4 细胞溶解,细胞器散布在细胞外,2/4 细胞结构完整,1/4 细胞肿胀显著,细胞空泡化,自噬体多见大部分线粒体结构致密,线粒体嵴清晰。

三、缺氧条件下磁场对内皮细胞的影响

（一）缺氧培养条件下磁场对内皮细胞增殖活性的影响

1.MTT 法检测细胞增殖活性

缺氧条件培养细胞选用三气培养箱,缺氧条件为 37℃,且氧气含量低于 5%。其他实验用仪器、材料,实验方法、步骤同二中所述。

（1）实验结果。缺氧条件下细胞在不同强度磁场下的细胞光密度（OD）值如表 2-4-33 所示。由表 2-4-33 可见,缺氧条件下,与对照组相比较,磁场 A1 至磁场 A8 组,差异均无统计学意义（$P>0.05$）,表明磁感强度 3.4 mT、5.6 mT、13.8 mT、27.8 mT、52.6 mT、107.0 mT、178.9 mT、292.2 mT 的磁场对缺氧条件下内皮细胞的增殖无影响。

表 2-4-33　缺氧条件下细胞的增殖活性

分组	例数	缺氧培养 OD 值
对照组	16	0.122 ± 0.013
A1（3.4 mT）	16	0.110 ± 0.010
A2（5.6 mT）	16	0.116 ± 0.012
A3（13.8 mT）	16	0.123 ± 0.015
A4（27.8 mT）	16	0.122 ± 0.015
A5（52.6 mT）	16	0.122 ± 0.014
A6（107.0 mT）	16	0.121 ± 0.008
A7（178.9 mT）	16	0.132 ± 0.024
A8（292.2 mT）	16	0.135 ± 0.025

（2）讨论。在正常条件下,磁感强度 3.4 mT、5.6 mT、13.8 mT、27.8 mT、52.6 mT、107.0 mT、178.9 mT、292.2 mT 的磁场对体外培养的人脑微血管内皮细胞的增殖无影响。在缺氧条件下,磁感强度 3.4 mT、5.6 mT、13.8 mT、27.8 mT、52.6 mT、107.0 mT、178.9 mT、292.2 mT 的磁场对体外培养的人脑微血管内皮细胞的增殖亦无影响,从另一个侧面反映了,磁场的作用只是一种间接作用,到达细胞本身时磁场的作用强度已经减弱了,因此对细胞增殖的影响不甚明显。

2. LDH 法检测磁场对内皮细胞膜损伤的影响

缺氧条件培养细胞选用三气培养箱（日本 ASTEC）,缺氧条件为 37 ℃,且氧气含量低于 5%。其

他实验用仪器、材料,实验方法、步骤同二中所述。

(1)实验结果。缺氧条件下细胞在不同强度磁场下的 LDH 值如表 2-4-34 所示。由表 2-4-34 可见,与对照组相比较,磁场 B1 至 B4 组,差异无统计学意义($P>0.05$),磁场 B5、B6 组差异有统计学意义($P<0.05$),表明缺氧条件下,磁感强度 8.1 mT、16.5 mT、26.0 mT、62.5 mT 的磁场对人脑微血管内皮细胞的细胞膜无影响,磁感强度 110.7 mT、215.6 mT 的磁场对人脑微血管内皮细胞的细胞膜具有一定的损伤作用。

表 2-4-34　缺氧条件下细胞培养液上清液中 LDH 值($\bar{x} \pm s$)

分组	例数	LDH 值
对照组	12	162.08 ± 5.00
B1 组(8.1 mT)	12	136.17 ± 4.02
B2 组(16.5 mT)	12	167.00 ± 6.35
B3 组(26.0 mT)	12	166.83 ± 7.09
B4 组(62.5 mT)	12	186.25 ± 8.65
B5 组(110.7 mT)	12	258.17 ± 4.63*
B6 组(215.6 mT)	12	253.83 ± 2.64*

(2)讨论。乳酸脱氢酶(LDH)是稳定的胞浆酶,存在于所有的细胞中,当细胞膜损伤时快速释放到细胞培养液中,通过检测细胞培养上清液中 LDH 的活性,可判断细胞受损的程度。

研究结果显示,在缺氧条件下,与对照组相比较,磁感强度 8.1 mT、16.5 mT、26.0 mT、62.5 mT 的磁场对人脑微血管内皮细胞的细胞膜无影响,磁感强度 110.7 mT 和 215.6 mT 的磁场对细胞膜具有一定的损伤作用,与前面正常条件下磁场对人脑微血管内皮细胞膜影响的研究结果相吻合。表明实验中选择较低磁感强度(8.1 mT、16.5 mT、26.0 mT、62.5 mT)的磁场对体外培养的人脑微血管内皮细胞是安全的,而较高磁感强度(110.7 mT 和 215.6 mT)的磁场对体外培养的内皮细胞的安全性有待研究。

(二)缺氧培养条件下磁场对内皮细胞氧化损伤的影响

缺氧条件培养细胞选用三气培养箱(日本 ASTEC),缺氧条件为 37℃,且氧气含量低于 5%。其他实验用仪器、材料,实验方法、步骤同二中所述。

1. 实验结果

缺氧条件下细胞在不同强度磁场下的 SOD 值和 MDA 值如表 2-4-35 所示。由表 2-4-35 可见,与对照组相比较,磁场 B1 至 B6 组的 SOD 值的差异无统计学意义($P>0.05$),与对照组相比较,磁场 B1 至 B6 组的 MDA 值的差异也无统计学意义($P>0.05$),表明磁感强度 8.1 mT、16.5 mT、26.0 mT、62.5 mT、110.7 mT、215.6 mT 的磁场对缺氧条件下培养的人脑微血管内皮细胞 SOD、MDA 的含量无影响;磁场组间比较,差异无统计学意义($P>0.05$)。

表 2-4-35　缺氧条件下细胞培养液上清液中 SOD 与 MDA 的含量($\bar{x} \pm s$)

分组	例数	SOD 值（U/mL）	MDA 值（nmol/mL）
对照组	12	24.27 ± 2.68	1.667 ± 0.037
B1 组（8.1 mT）	12	23.96 ± 3.09	1.776 ± 0.024
B2 组（16.5 mT）	12	23.07 ± 4.39	1.981 ± 0.018
B3 组（26.0 mT）	12	23.34 ± 2.35	2.022 ± 0.025
B4 组（62.5 mT）	12	25.27 ± 1.65	1.503 ± 0.014
B5 组（110.7 mT）	12	23.54 ± 3.74	1.475 ± 0.032
B6 组（215.6 mT）	12	23.50 ± 2.70	1.476 ± 0.019

2. 讨论

研究结果显示，缺氧条件下，与对照组相比较，磁场 B1 至 B6 组对体外培养的人脑微血管内皮细胞 SOD 的含量、MDA 的含量均无影响，表明磁感强度为 8.1 mT、16.5 mT、26.0 mT、62.5 mT、110.7 mT、215.6 mT 的圆片磁源对体外培养的人脑微血管内皮细胞的氧化损伤无影响。

（三）缺氧条件下磁场对内皮细胞凋亡的影响

缺氧条件培养细胞选用三气培养箱，缺氧条件为 37 ℃，且氧气含量低于 5%。其他实验用仪器、材料，实验方法、步骤同二中所述。

1. 实验结果

缺氧条件下 HBMEC 在不同强度磁场作用下的凋亡情况如表 2-4-36 所示。由表 2-4-36 可见，与对照组相比较，磁场组内皮细胞的凋亡率均有增加，但增加并无规律性，磁感强度 8.1 mT、16.5 mT、26.0 mT、62.5 mT 的磁场对细胞凋亡的影响较为一致，磁感强度 110.7mT、215.6mT 的磁场对内皮细胞的凋亡的影响较大，细胞凋亡率分别为 21.52%、28.01%。

表 2-4-36　缺氧条件下细胞的凋亡率（%）

分组	正常细胞	凋亡细胞
对照组	85.19	14.81
B1 组（8.1 mT）	83.06	16.94
B2 组（16.5 mT）	83.85	16.15
B3 组（26.0 mT）	83.08	16.92
B4 组（62.5 mT）	83.05	16.95
B5 组（110.7 mT）	78.48	21.52
B6 组（215.6 mT）	71.99	28.01

2. 讨论

研究结果显示,缺氧条件下,磁场组内皮细胞的凋亡率均比对照组有增加,但增加并无规律性,磁感强度 8.1 mT、16.5 mT、26.0 mT、62.5 mT 的磁场对细胞凋亡的影响较为一致,磁感强度 110.7 mT、215.6 mT 的磁场较明显地促进了内皮细胞的凋亡,细胞凋亡率分别为 21.52%、28.01%,这进一步表明了磁感强度较高(110.7 mT、215.6 mT)的磁场对人脑微血管内皮细胞的安全性有待研究。

(四)缺氧培养条件下磁场对内皮细胞形态结构的影响

缺氧条件培养细胞选用三气培养箱,缺氧条件为 37 ℃,且氧气含量低于 5%。其他实验用仪器、材料,实验方法、步骤同二中所述。

1. 实验结果

实验结果,见图 2-4-49~2-4-52。

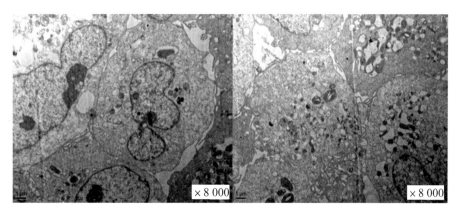

图 2-4-49 缺氧培养条件下对照组细胞形态

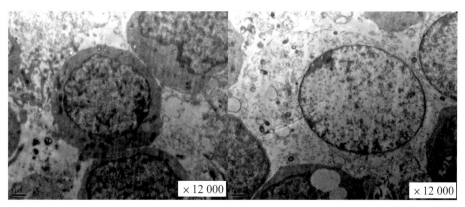

图 2-4-50 缺氧培养条件下 C1 组(44.8 mT)细胞形态

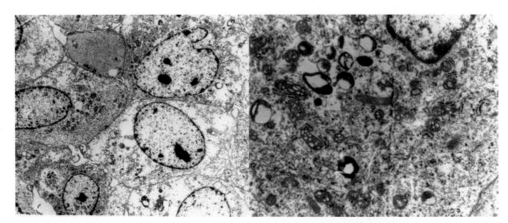

图 2-4-51　缺氧培养条件下 C2 组（ 90.6 mT ）细胞形态

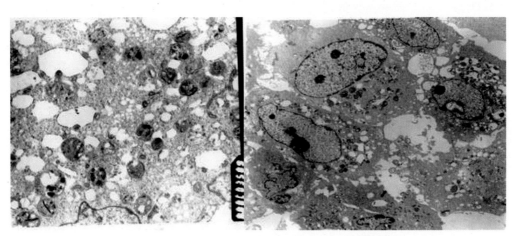

图 2-4-52　缺氧培养条件下 C3 组（ 182.1 mT ）细胞形态

2. 讨论

以上列出部分磁场作用下内皮细胞形态电镜观察的结果。由电镜实验中现场观察以及图片显示，缺氧培养条件下各组细胞形态：

（1）对照组中大部分细胞外形规则，结构完整，细胞质密度正常，部分细胞空泡多，线粒体大小不等，大部分结构致密，少数线粒体扩张，线粒体嵴偏移。

（2）磁场强度为 44.8 mT 的磁场组大部分细胞结构完整，其中少数细胞有空泡，约 1/5 细胞肿胀溶解，大部分线粒体体积小，结构致密，线粒体嵴清晰。

（3）磁场强度为 90.6 mT 的磁场组大部分细胞结构完整，所有细胞肿大显著，溶解或坏死细胞较少，细胞结合紧密，部分线粒体小，结构致密，部分线粒体扩张、蜕化和结构破坏。

（4）磁场强度为 182.1 mT 的磁场组大部分细胞结构完整，细胞间结合紧密，线粒体小，内质网扩张，空泡多见，坏死细胞少，线粒体结构清晰密度高。

四、小结

本节主要内容。

（1）研究人脑微血管内皮细胞的生长曲线,发现细胞接种当天进入细胞指数生长期,3~4天进入平台期,并根据细胞生长曲线设定了实验研究的加磁时间。根据细胞活性、氧化损伤、凋亡和电镜形态实验所需不同细胞培养板孔的细胞用量,细胞增殖活性实验使用 A 组磁源,细胞膜损伤实验使用 B组磁源,细胞氧化损伤和凋亡实验使用 B 组磁源,细胞形态学观察使用 C 组磁源。

（2）在正常培养条件下,细胞活性实验表明:8 组磁源对人脑微血管内皮细胞的增殖没有影响。215.6 mT 磁源对内皮细胞膜具有一定的损伤作用,其他 5 组磁源对细胞膜无显著影响;细胞氧化损伤实验显示:6 组磁源对细胞的抗氧化性和氧化损伤产物均无显著影响。细胞凋亡实验得出:6 组磁源增加了内皮细胞的凋亡率,但无规律性。电镜形态学观察发现:3 组磁源对细胞形态结构均无显著影响。

（3）在缺氧培养条件下,细胞活性实验表明:8 组磁源对人脑微血管内皮细胞的增殖无显著影响。110.7 mT 和 215.6 mT 磁源对内皮细胞膜具有一定的损伤作用,其他 4 组磁源对细胞膜损伤无显著影响;细胞氧化损伤实验显示:6 组磁源对细胞的氧化损伤无显著影响。细胞凋亡实验得出:6 组磁源增加了内皮细胞的凋亡率,但无规律性。电镜形态学观察发现:3 组磁源对细胞形态结构均无明显影响。

第四节　磁场对神经元细胞的影响

一、神经元细胞的生长曲线

（一）实验材料与方法

1. 实验试剂与仪器

无特定病原体(specefic pathogen free, SPF)级大鼠(中国医学科学院放射医学研究所);胰酶(sigma 公司)、达氏修正伊氏培养液 /F12(Dulbecco's modified Eagle's medium/F12,DMEM-F12)(Gibco 公司)、B27(Gibco 公司)、优级胎牛血清(Gibco);四甲基偶氮唑盐(methyl thiazolyl tetrazolium salt,MTT)(Sigma)、二甲基亚砜(dimethyl sulfoxide,DMSO;美国 Sigma);酶标仪(奥地利 SUNRISE);CO_2 培养箱(SANYO);超净化工作台(东联哈尔公司);IX-70 型倒置显微镜(Olympus)。

2. 细胞培养方法

（1）常用溶液的配制。

1）DMEM/F12 高糖培养基。将一袋干粉 DMEM/F12 高糖溶于三蒸水中,加入 3.7 g $NaHCO_3$ 及 2.38g Hepes,并用 1 mol/L NaOH 和 1 mol/L HCL 调节 pH 值为 7.2,补充三蒸水至 1 L,用磁力搅拌器搅拌 2 h 后,在超净台内用孔径为 0.22 μm 的负压滤器过滤除菌,250 mL/ 瓶分装、4℃保存。

2）D-Hank's 液。称取 NaCl 8.0 g、KCl 0.4 g、$NaH_2PO_4 \cdot 12H_2O$ 0.134 g、KH_2PO_4 0.06 g 、$NaHCO_3$

0.35 g、苯酚红 0.02 g，加入三蒸水中，磁力搅拌充分振荡溶解，调节 pH 值至 7.2，补充三蒸水至 1 L，0.22 μm 过滤除菌，250 mL/ 瓶分装，4℃保存。

3）PBS 液。称取 NaCl 8.0 g、KCl 0.2 g、Na_2HPO_4 1.44 g、KH_2PO_4 0.24 g，加入三蒸水中，磁力搅拌充分振荡溶解，调节 pH 值至 7.2，补充三蒸水至 1 L，0.22 μm 过滤除菌，250 mL/ 瓶分装，4 ℃保存。

4）0.25% 胰酶溶液。称取胰酶 0.5 g，溶于已配好的 200 mL D-Hank's 液中，0.22 μm 过滤除菌，分装于 50 mL 离心管内，-20 ℃保存。

（2）神经元细胞培养传代方法。将成熟的 SPF 级大鼠按雌：雄为 1∶1 比例合笼，清晨检查有无精栓，查到精栓为雌鼠受孕的第 1 天，取怀孕 17 天的孕鼠处死，取出胎鼠放入含孵化液的无菌培养皿中，沿胎鼠颅骨中缝剪开硬脑膜，分离出双侧大脑半球，在放大镜下用眼科镊分离皮质，去除软脑膜；用手术刀切碎大脑皮质，加入 20 mL 的 0.3% 胰酶移入 50 mL 离心管中，37 ℃消化 10 min，消化完毕后用吸管吹打分离细胞，将细胞悬液经 200 目滤网过滤后加入 FBS，15℃，1000 r/min，离心 5 min；弃上清液，收集沉淀。进行细胞计数，按照每孔 10^6/mL 的密度接种在细胞培养板中。4 h 后，用含 2% 的 B27 的 DMEM-F12 的培养基进行全量换液。

（3）形态学观察。倒置相差显微镜下观察细胞形态和生长状况。

（二）神经元细胞的生长曲线

将神经元细胞计数，以 10^6 个 /mL 接种于 96 孔板，每孔 100 μL，置于 37 ℃，5% CO_2 培养箱中培养，在细胞生长的 1 周内，于每天同一时间取其中 20 孔细胞进行 MTT 比色实验，每孔加 20 μL 2.5 g/L MTT，继续孵育 4 h 后弃上清液，每孔加入 150 μL DMSO，振荡器上振荡混匀，于 570 nm 波长下测 OD 值，以时间为横坐标，光吸收值为纵坐标，绘制神经元细胞生长曲线，如图 2-4-53。

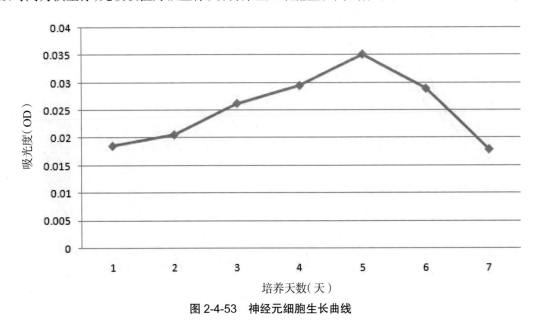

图 2-4-53　神经元细胞生长曲线

由图 2-4-53 可见，细胞于接种后当天进入细胞指数生长期，3~4 天进入平台期；因此，以 10^6 个 /mL 的密度接种于实验用培养板，于接种后 72 h，即第三天检测指标。

二、正常培养条件下磁场对神经元细胞的影响

（一）正常培养条件下磁场对神经元细胞增殖活性的影响

1. MTT 法检测细胞增殖活性

（1）实验用仪器与材料。无特定病原体（specefic pathogen free，SPF）级大鼠（中国医学科学院放射医学研究所）；胰酶（sigma 公司）、达氏修正伊氏培养液 /F12（Dulbecco's modified Eagle's medium/F12，DMEM-F12）（Gibco 公司）、B27（Gibco 公司）、优级胎牛血清（Gibco）；四甲基偶氮唑盐（methyl thiazolyl tetrazolium salt，MTT）（Sigma）、二甲基亚砜（dimethyl sulfoxide，DMSO；美国 Sigma）；酶标仪（奥地利 SUNRISE）；CO_2 培养箱（SANYO）；超净化工作台（东联哈尔公司）；IX-70 型倒置显微镜（Olympus）。

（2）实验原理与步骤同第二节中内容。

（3）实验结果。在正常条件下，丁不同强度磁场的作用下神经元细胞，不同组细胞 OD 结果见表 2-4-37。其中，磁场强度为 3.4 mT、13.8 mT、27.8 mT、107.0 mT、178.9 mT、292.2 mT 的 A1、A3、A4、A6、A7、A8 组与对照组相比较，差异有统计学意义（$P<0.05$ 或 $P<0.01$）。且光密度（OD）值均高于对照组，这说明经过这几组磁源作用后的神经元细胞活性高于对照组。磁场强度为 5.6 mT、52.6 mT 的 A2 组和 A5 组与对照组相比较，虽然 OD 值高于对照组，但差异无统计学意义（$P>0.05$）。

表 2-4-37　正常培养下细胞的活性

分组	例数	正常培养 OD 值
对照组	12	0.1542 ± 0.0004
A1（3.4 mT）	12	0.2108 ± 0.0003*
A2（5.6 mT）	12	0.2170 ± 0.0099
A3（13.8 mT）	12	0.1960 ± 0.0004*
A4（27.8 mT）	12	0.2078 ± 0.0005*
A5（52.6 mT）	12	0.1683 ± 0.0005
A6（107.0 mT）	12	0.2175 ± 0.0010*
A7（178.9 mT）	12	0.2108 ± 0.0004*
A8（292.2 mT）	12	0.2631 ± 0.0164*

注：与对照组比较，*$P<0.05$。

（4）讨论。从结果可见，在正常条件培养下，实验所选取的不同磁感强度的永磁磁场对神经元细胞均有不同程度的促进生长的作用。但并不是磁感强度越大细胞活性越高，对于这种量效的关系还需用进一步的实验予以证明。

2. LDH 法检测磁场对神经元细胞膜损伤的影响

（1）实验用仪器与材料。无特定病原体（specefic pathogen free，SPF）级大鼠；胰酶（sigma）、DMEM 高糖培养粉、优级胎牛血清；乳酸脱氢酶（LDH）试剂盒；全自动生化分析仪；CO_2 培养箱；超净化工作台；IX-70 型倒置显微镜。

（2）实验原理与步骤同第二节中内容。

（3）实验结果。在正常条件下，于不同强度磁场的作用下神经元细胞，不同组细胞培养液上清液中 LDH 值见表 2-4-38。由实验结果得到，磁场各组与对照组相比差异均无统计学意义（$P>0.05$）。

表 2-4-38　正常条件下细胞培养液上清液中 LDH 值（$\overline{x} \pm s$）

分组	例数	LDH 值
对照组	12	13.50 ± 4.33
A1（3.4 mT）	12	13.50 ± 4.33
A2（5.6 mT）	12	13.10 ± 4.67
A3（13.8 mT）	12	13.75 ± 11.58
A4（27.8 mT）	12	17.75 ± 36.92
A5（52.6 mT）	12	11.25 ± 6.92
A6（107.0 mT）	12	15.00 ± 0.67
A7（178.9 mT）	12	15.00 ± 29.33
A8（292.2 mT）	12	13.75 ± 1.58

（4）讨论。本实验通过测正常培养条件下，实验结果显示实验中选取的大部分磁感强度的永磁磁源对神经元细胞无显著影响；这也说明，这些强度的磁场对神经元细胞膜是安全的。

（二）正常培养条件下磁场对神经元细胞氧化损伤的影响

1. 实验仪器与材料

无特定病原体（specefic pathogen free, SPF）级大鼠（中国医学科学院放射医学研究所）；胰酶（sigma）、DMEM 高糖培养粉、优级胎牛血清（美国 Gibco 公司），超氧化物歧化酶（SOD）试剂盒（南京建成生物工程有限公司）；丙二醛（MDA）试剂盒（南京建成生物工程有限公司）。CO_2 培养箱（SANYO）；超净化工作台（东联哈尔公司）；IX-70 型倒置显微镜（Olympus）；半自动生化分析仪（日本日立公司）。

2. 实验原理与步骤

同第二节中内容。

3. 实验结果

正常培养条件下,不同磁感强度永磁磁源作用于神经元细胞,细胞培养液上清液中 SOD 与 MDA 的含量如表 2-4-39 所示。由实验结果得出,实验中磁感强度为 170 mT 的 C3 组超氧化物歧化酶（SOD）的活性低于对照组,且差异有统计学意义（$P<0.05$ 或 $P<0.01$）,C1、C3 组与对照组相比没有统计学意义（$P>0.05$）;加磁组丙二醛（MDA）含量均高于对照组,且差异有统计学意义（$P<0.05$ 或 $P<0.01$）。

表 2-4-39　正常条件下细胞培养液上清液中 SOD 与 MDA 的含量（$\bar{x} \pm s$）

分组	例数	SOD 含量（U/mL）	MDA 含量（nmol/mL）
对照组	12	12.882 ± 0.713	0.952 ± 0.133
C1 组（44.8 mT）	12	13.132 ± 0.538	1.520 ± 0.162**
C2 组（90.6 mT）	12	12.452 ± 1.236	1.190 ± 0.113**
C3 组（182.1 mT）	12	10.844 ± 2.385*	1.264 ± 0.120**

注:与对照组比较,* 代表 $P<0.05$,** 代表 $P<0.01$。

4. 讨论

在正常培养条件下,加磁组细胞培养液上清液中 MDA 含量均高于对照组,并且差异均有意义。在高磁场 C3 组细胞培养液上清液中 SOD 活性也低于对照组,差异也有意义。说明在本实验条件下磁场对细胞有一定氧化损失作用。

（三）正常培养条件下磁场对神经元细胞凋亡的影响

1. 实验用仪器与材料

无特定病原体（specefic pathogen free,SPF）级大鼠;胰酶、DMEM 高糖培养粉、优级胎牛血清;CO_2 培养箱;超净化工作台;IX-70 型倒置显微镜,荧光倒置显微镜;Annexin-V-FITC/PI 双染试剂盒;流式细胞仪。

2. 实验原理与步骤

同第二节中内容。

3. 实验结果

由流式细胞仪分析得到的各组细胞凋亡值如表 2-4-40 所示。实验所选取的 44.8 mT 的 C1 组磁源作用于神经元细胞后,减少了细胞的凋亡率。而 C2、C3 组加磁组的细胞凋亡率与对照组相比,均增加了。

表 2-4-40　正常培养下细胞的凋亡率（％）

分组	正常细胞	凋亡细胞
对照组	70.8	25.6
C1 组（44.8 mT）	68.5	22.3
C2 组（90.6 mT）	68.2	28.7
C3 组（182.1 mT）	69.1	28.4

4. 讨论

正常培养条件下，从不同磁感强度永磁磁场对细胞凋亡的影响结果看，低强度磁场 C1 组作用过的细胞，其凋亡率已经远远低于其他组别。而中强度磁场 C2 组和高强度磁场 C3 组均增加了细胞的凋亡率。

（四）正常培养条件下磁场对神经细胞形态结构的影响

1. 实验用仪器与材料

无特定病原体（specefic pathogen free，SPF）级大鼠；胰酶、DMEM 高糖培养粉、优级胎牛血清；CO_2 培养箱；超净化工作台；IX-70 型倒置显微镜，荧光倒置显微镜；JEM-1400 型透射电子显微镜。

2. 实验原理与步骤

同第二节中内容。

3. 实验结果

实验结果见图 2-4-54~2-4-57。

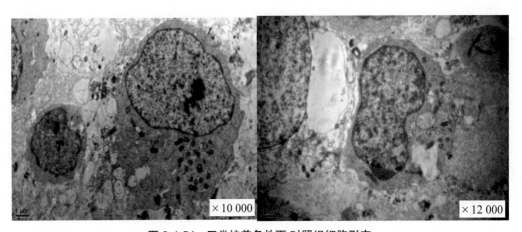

图 2-4-54　正常培养条件下 对照组细胞形态

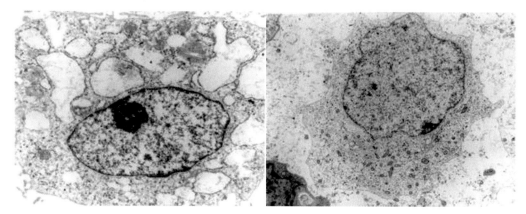

图 2-4-55　正常培养条件下 C1 组(44.8 mT)细胞形态

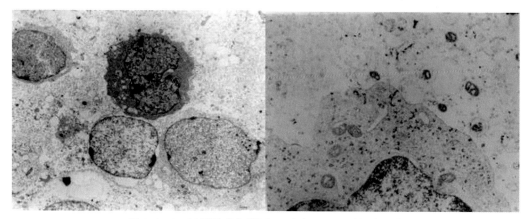

图 2-4-56　正常培养条件下 C2 组(90.6 mT)细胞形态

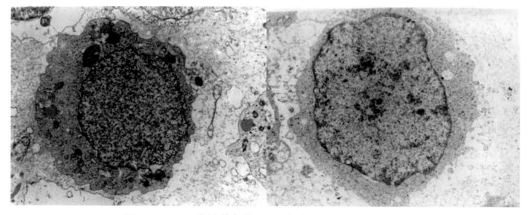

图 2-4-57　正常培养条件下 C3 组(182.1 mT)细胞形态

4. 讨论

正常培养条件下,观察实验各组细胞形态。

(1)对照组细胞形态。60% 细胞溶解,轮廓不完整,胞膜破裂;25% 细胞结构完整,固缩明显,25% 细胞空泡化。大部分线粒体小,结构致密,偶见扩张,偶见自噬体结构。

（2）C1组细胞形态。50%细胞溶解,25%的细胞结构致密,呈固缩结构,20%的细胞空泡化,大部分细胞线粒体小,结构致密,未见自噬体结构。

（3）C2组细胞形态。50%以上细胞溶解,25%的细胞结构致密,电子密度高,呈固缩结构,20%的细胞空泡化,细胞密度低,线粒体体积小,结构致密,未见自噬体。

（4）C3组细胞形态。50%左右细胞溶解,部分细胞结构致密,固缩明显,线粒体较大;部分细胞空泡化,密度低,线粒体体积小,数量少,结构致密。

三、缺氧培养条件下磁场对神经元细胞的影响

（一）缺氧培养条件下磁场对神经元细胞增殖活性的影响

1. MTT 法检测细胞增殖活性

缺氧条件培养细胞选用三气培养箱,缺氧条件为 37 ℃,且氧气含量低于 5%。其他实验用仪器、材料,实验方法、步骤后同。

（1）实验结果。在缺氧条件下,不同组细胞光密度（OD）结果见表 2-4-41。只有磁感强度为 3.4 mT 的 A1 组加磁组与对照组相比,差异有统计学意义（$P<0.05$）,而磁场强度为 5.6 mT、13.8 mT、27.8 mT、52.6 mT、107.0 mT、178.9 mT、292.2 mT 的 A2、A3、A4、A5、A6、A7、A8 组与对照组相比较,差异均没有统计学意义（$P>0.05$）,可见磁场在缺氧条件下对神经元细胞活性没有显著影响。

表 2-4-41　缺氧培养下细胞的活性

分组	例数	缺氧培养 OD 值
对照组	12	0.1447 ± 0.0002
A1（3.4 mT）	12	0.1636 ± 0.0002*
A2（5.6 mT）	12	0.1479 ± 0.0002
A3（13.8 mT）	12	0.1475 ± 0.0001
A4（27.8 mT）	12	0.1462 ± 0.0001
A5（52.6 mT）	12	0.1410 ± 0.0001
A6（107.0 mT）	12	0.1413 ± 0.0001
A7（178.9 mT）	12	0.1510 ± 0.0004
A8（292.2 mT）	12	0.1493 ± 0.0001

注:与对照组比较,*$P<0.05$。

（2）讨论。从实验结果可见,在缺氧条件培养下,实验所选取的不同磁感强度的永磁磁场对神经元细胞的活性是没有作用的。

2. LDH 法检测磁场对神经元细胞膜损伤的影响

缺氧条件培养细胞选用三气培养箱,缺氧条件为 37 ℃,且氧气含量低于 5%。其他实验用仪器、

材料,实验方法、步骤后同。

（1）实验结果。在缺氧条件下,于不同强度磁场的作用下神经元细胞,不同组细胞的 LDH 数据见表 2-4-42。磁场强度分别为 107.0 mT、178.9 mT 的 A6、A7 组 LDH 含量均高于对照组,且差异有统计学意义（$P<0.05$）。LDH 含量高,说明磁场组增加了细胞膜的损伤,更多因细胞膜受损而坏死的细胞中的胞浆酶释放了出来。而 A1、A2、A3、A4、A5、A8 加磁组与对照组相比差异没有统计学意义（$P>0.05$）,说明这些磁场组对细胞膜没有影响。

表 2-4-42　缺氧条件下细胞培养液上清液中 LDH 值（$\bar{x} \pm s$）

分组	例数	LDH 值
对照组	12	11.50 ± 0.33
A1（3.4 mT）	12	13.00 ± 7.33
A2（5.6 mT）	12	12.50 ± 12.33
A3（13.8 mT）	12	11.50 ± 5.67
A4（27.8 mT）	12	13.00 ± 17.33
A5（52.6 mT）	12	12.25 ± 0.92
A6（107.0 mT）	12	7.75 ± 4.92*
A7（178.9 mT）	12	7.25 ± 6.92*
A8（292.2 mT）	12	11.25 ± 8.25

注:与对照组比较,*$P<0.05$。

（2）讨论。缺氧培养条件下,磁场不仅没有对细胞膜起到保护的作用,反而在不同程度上增加了细胞膜的受损。但不同磁感强度的永磁磁场对神经元细胞膜的损伤程度是不一样的。强度为 107.0 mT、178.9 mT 组的永磁磁源对神经元细胞膜起到了保护作用。实验中选取的其他强度的永磁磁场对细胞膜的损伤没有显著影响。

（二）缺氧培养条件下磁场对神经元细胞氧化损伤的影响

缺氧条件培养细胞选用三气培养箱,缺氧条件为 37 ℃,且氧气含量低于 5%。其他实验用仪器、材料,实验方法、步骤后同。

1. 实验结果

缺氧条件培养下,不同磁感强度永磁磁源作用于人皮肤神经元细胞,细胞培养液上清液中 SOD 与 MDA 的含量如表 2-4-43 所示。由测试结果得出,实验各组 SOD 含量和 MDA 含量与对照组相比较差异无统计学意义（$P>0.05$）,磁源对缺氧状态下的神经元细胞没有影响。

表 2-4-43　缺氧条件下细胞培养液上清液中 SOD 与 MDA 的含量（$\bar{x} \pm s$）

分组	例数	SOD 含量（U/mL）	MDA 含量（nmol/mL）
对照组	12	34.964 ± 1.818	8.686 ± 3.751
C1 组（44.8 mT）	12	35.089 ± 0.412	9.865 ± 0.719

分组	例数	SOD 含量（U/mL）	MDA 含量（nmol/mL）
C2 组（90.6 mT）	12	35.412 ± 0.420	10.102 ± 0.719
C3 组（182.1 mT）	12	34.999 ± 0.452	10.380 ± 0.666

2. 讨论

从实验结果可见，在缺氧条件培养下，实验所选取的不同磁感强度的永磁磁场大部分对神经元细胞的氧化损失无明显作用。

（三）缺氧条件下磁场对神经元细胞凋亡的影响

缺氧条件培养细胞选用三气培养箱，缺氧条件为 37 ℃，且氧气含量低于 5%。其他实验用仪器、材料，实验方法、步骤同二中所述。

1. 实验结果

由流式细胞仪分析得到的缺氧条件下各组细胞凋亡平均值如表 2-4-44 所示。结果显示，实验中所选磁感强度加磁组作用细胞后，细胞的凋亡率与对照度相比均降低了。

表 2-4-44　缺氧培养下细胞的凋亡值（%）

分组	正常细胞	凋亡细胞
对照组	48.8	48.6
C1 组（44.8 mT）	53.6	42.6
C2 组（90.6 mT）	53.0	43.7
C3 组（182.1 mT）	48.3	48.1

2. 讨论

不同磁感强度永磁磁场，对缺氧培养条件下神经元细胞凋亡的检测结果显示出，磁场对细胞凋亡有一定阻止作用。

（四）缺氧培养条件下磁场对神经元细胞形态结构的影响

缺氧条件培养细胞选用三气培养箱，缺氧条件为 37 ℃，且氧气含量低于 5%。其他实验用仪器、材料，实验方法、步骤同二中所述。

1. 实验结果

实验结果见图 2-4-58~2-4-61。

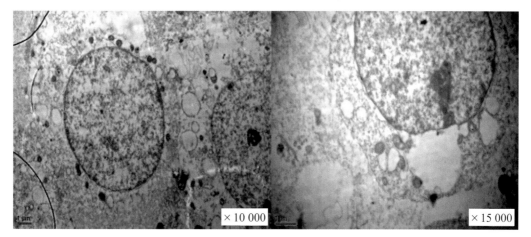

图 2-4-58　缺氧培养条件下对照组细胞形态

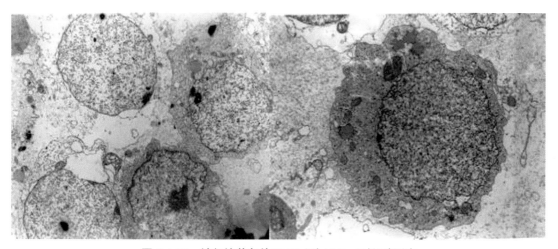

图 2-4-59　缺氧培养条件下 C1 组(44.8 mT)细胞形态

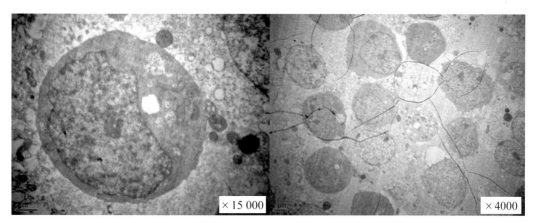

图 2-4-60　缺氧培养条件下 C2 组(90.6 mT)细胞形态

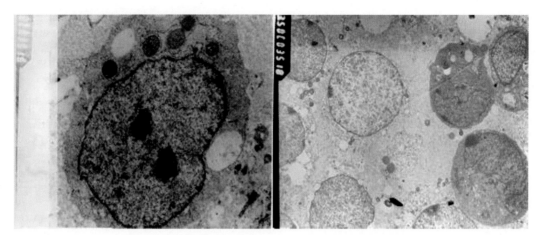

图 2-4-61　缺氧培养条件下 C3 组(182.1 mT)细胞形态

2.讨论

正常少氧条件下,观察实验各组细胞形态。

（1）对照组细胞形态。80% 细胞溶解,仅残留少数细胞结构完整,细胞高度水肿和空泡化,电子密度低,空泡多而大,线粒体较小;电子密度高,结构紧密。

（2）C1 组细胞形态。50% 细胞溶解,残留 20%~30% 细胞结构完整,电子密度高,空泡较少,线粒体大;电子密度高,结构紧密,少数细胞溶解。

（3）C2 组细胞形态。50% 左右细胞结构完整,部分细胞结构致密,少数细胞含 1~3 个较大空泡,线粒体体积较大;其他约 50% 的细胞溶解,密度低。

（4）C3 组细胞形态。30% 左右细胞结构完整,部分细胞结构致密,含较大的空泡,线粒体较大;其他约 60% 的细胞溶解,密度低。

四、小结

本节主要内容如下。

（1）研究了神经元细胞的生长曲线,发现细胞贴壁当天进入细胞指数生长期,3~4 天进入平台期,参照细胞生长曲线设定了实验研究的加磁时间。根据细胞活性、氧化损伤、凋亡和电镜形态实验所需,不同细胞培养板孔的细胞用量,细胞活性使用 A 组磁源;细胞氧化损伤、凋亡以及形态学观察使用 C 组磁源。

（2）在正常培养条件下,细胞活性实验表明:8 组磁源对胎鼠皮质神经元细胞均有不同程度促进生长的作用,对细胞膜无显著影响;细胞氧化损伤实验显示:3 组磁源均会降低细胞的抗氧化性。细胞凋亡实验得出:44.8 mT 磁源降低了细胞的凋亡率,其他两组磁源增加了细胞的凋亡率。电镜形态学观察发现:对照组细胞会出现细胞溶解现象,偶见自噬体结构,3 组磁源对细胞结构无显著影响,但未见自噬体结构出现。

（3）在缺氧培养条件下,细胞活性实验表明:3.4 mT 磁源对神经元细胞有促进生长作用,其他 7 组磁源对细胞无显著影响。107.0 mT 和 178.9 mT 磁源细胞膜的具有保护作用,其他磁源对细胞膜的损伤无显著影响;细胞氧化损伤实验显示:3 组磁源对细胞的氧化损伤均无显著影响。细胞凋亡实验得出：3组磁源均降低了细胞的凋亡率。电镜形态学观察发现：缺氧使对照组大部分细胞溶解，高度水肿和空泡化，3组磁源会降低细胞溶解。

第五节　国内外静磁生物效应研究现状

磁生物学是一门新兴的边缘学科，它以磁场对生物体的影响和作用效果为研究内容，用以探讨磁场与生物体之间的关系。近年来随着非药物疗法的兴起，磁疗作为一种简单易行的治疗方法得到了人们的青睐。但不同磁场强度对生物体的效应如何，磁疗的具体作用机制是怎样的，各种研究报道并不一致。本节对近几年国内外静磁场生物效应研究现状进行了综述。

一、国内静磁场生物效应研究进展

（一）静磁场对生物体细胞水平的影响

1. 静磁场对静脉内皮细胞的影响

张杰等采用 5 mT、22 mT、86 mT、135 mT 永磁磁场作用于人脐静脉内皮细胞，作用时间分别为 8 h、12 h、24 h。流式细胞仪测定细胞增殖和凋亡、比色法测定细胞中一氧化氮（NO）含量、放射免疫法测定细胞培养液中内皮素 -1（ET-1）及 6- 酮 - 前列环素 F1α（6-keto-PGF1α）。得出低强度磁场短时间作用可促进人脐静脉内皮细胞及舒血管物质的合成分泌，高强度磁场和作用时间过长，则抑制人脐静脉内皮细胞增殖，增加血管物质的合成。

2. 静磁场对神经细胞的影响

马波等使用 30 mT 和 50 mT 永磁磁场作用于体外培养的大鼠幼鼠脑神经细胞，检测细胞培养液中乳酸脱氢酶（LDH）含量、细胞内超氧化物歧化酶（SOD）活性、丙二醛（MDA）含量和 NO 含量，结果表明：两种强度磁场对神经细胞均有损伤，50 mT 加磁组明显大于 30 mT 组，存在着量效关系。

张杰等探讨静磁场对 Schwann 胶质细胞氧化损伤保护作用的机制。采用体外传代纯化培养的 Schwann 胶质细胞建立氧化损伤模型，将培养细胞分为氧化损伤组、磁场（4 mT）保护组及正常组。与正常组及保护组相比，结果氧化损伤组细胞活性降低，SOD 含量明显减少，MDA 含量明显增加了，Caspase-3 表达呈强阳性，恒定磁场保护组细胞存活率明显升高，SOD 含量较损伤组高，MDA 含量明显减少，Caspase-3 表达弱阳性。4 mT 静磁场能通过抗氧化损伤保护 Schwann 胶质细胞。

3. 静磁场对肝癌细胞的影响

曹建平等研究磁场对肿瘤细胞生长和黏附的影响。用 200~400 mT 磁场对肝癌 SMMC-7721 细胞、肝癌 HepG2 细胞进行加磁处理后，所用磁场对不同肿瘤细胞有不同的效应，对 SMMC-7721 的生长没有明显的影响，但却降低了 SMMC-7721 黏附能力，与对照组相比，SMMC-7721 细胞周期的 G2/M 的百分比降低；HepG2 细胞在磁场作用下，细胞的增殖受到抑制，而对粘连蛋白的黏附能力没有发生明显变化,但 G2/M 的百分比有所升高。

4. 静磁场对白血病细胞的影响

宋国丽等研究发现,静磁场能够抑制 K562 人红白血病细胞 K562 细胞的增殖,诱导 K562 细胞分化,抑制原癌基因表达,破坏 K562 细胞膜结构。胡丽芳等研究发现,200~400 mT 中等强度静磁场对白血病 Jurkat clone E6-1,L1210 细胞增殖有显著抑制作用,且其抑制作用与细胞密度和曝磁时间有关。

5. 静磁场对成骨细胞的影响

王胜国等对成骨细胞采用电磁静磁场加载过程中细胞内的钙离子浓度进行动态定量检测,体外培养成骨细胞分别在 8 mT、50 mT、160 mT 的磁场强度下给予 24 h、48 h、72 h 的磁场加载。与对照组相比,8 mT、50 mT、160 mT 的静磁场加载后 24 h、48 h、72 h,成骨细胞内的钙离子浓度均降低,8 mT 组在 24 h、48 h、72 h 细胞内钙离子浓度降低率分别为 27.48%、24.41% 和 10.46%;50mT 组降低率分别为 19.03%、18.04% 和 15.54%;160mT 组降低率分别为 8.58%、13.10% 和 19.03%。表明一定强度的静磁场能够降低成骨细胞内的钙离子浓度。

朱琳琳等将体外培养大鼠颅骨成骨细胞,置于 0 mT、26 mT、44 mT、90 mT 的磁感强度下,利用 MTT 法检测 24 h、48 h、72 h 的增殖率,利用荧光双波长分光光度计测定 44 mT 磁感强度的磁场作用下钙离子在成骨细胞内的浓度变化。实验结果表明,磁场能促进成骨细胞增殖,细胞内钙离子浓度升高。

赵煜等研究发现,对 SD 大鼠成骨细胞进行 3 种磁感强度(12.5 mT、125 mT、250 mT)持续加载 1 d、3 d、5 d、7 d 后,各磁场处理组细胞凋亡率和对照组相比差异均无统计学意义,静磁场不会诱导成骨细胞凋亡。

6. 静磁场对肾上皮细胞的影响

吴全义等将 5 mT、10 mT、20 mT、30 mT、40 mT、50 mT、60 mT 静磁场作用于大鼠新生小鼠肾上皮细胞,观察细胞形态学变化,细胞计数观察细胞生长与分化,同时测定蛋白质、丙二醛(MDA)含量和超氧化物歧化酶(SOD)。磁场作用的新生小鼠肾上皮细胞集落形成率明显减少,细胞体积小;与对照组比较,磁感应强度为 40 mT、50 mT、60 mT 各组相对蛋白质含量明显降低,MDA 的含量明显增高,SOD 的活性明显降低。表明静磁场能抑制新生小鼠肾上皮细胞增殖和分化。

7. 静磁场对血管平滑肌细胞的影响

冯旭阳等研究 50 mT 磁场在不同作用时间下,对培养的人脐动脉血管平滑肌细胞(VSMC)胞浆内游离钙离子浓度([Ca^{2+}]i)的影响。结果表明,磁场对 VSMC 胞浆 [Ca^{2+}]i 有明显降低作用。胡涛等观察 0.1 mT、0.5 mT、1 mT、5 mT 磁场对培养的大鼠主动脉血管平滑肌细胞基质金属蛋白酶 -2 活性的影响,研究结果表明,各组基质金属蛋白酶 -2 的活性均明显被抑制,并随磁场强度加大,抑制作用也增强。

8. 静磁场对骨髓间充质干细胞的影响

陶凤华等使用 0.05 mT、0.1 mT、0.5 mT、1 mT 静磁场作用于骨髓间充质干细胞,观察磁场诱导骨髓间充质干细胞向骨髓细胞分化,进行细胞形态学观察,四甲基偶氮唑盐法(MTT)检测细胞生长情况, RT-PCR 法检测细胞 II 型胶原、Ag-grecan 及 Sox-9 基因表达水平。结果 0.05 mT 磁场有利于骨髓间充质干细胞向骨髓细胞分化, 0.1mT 磁场影响不明显,而 0.5 mT、1 mT 磁场则抑制骨髓间充质干细胞向骨髓细胞分化。

(二)静磁场对生物体整体水平的影响

1. 静磁场对神经组织的影响

李刚等采用急性分离的小鼠额叶皮层锥体神经细胞暴露于 30 mT 静磁场中,采用全细胞膜片钳技术研究了神经元钠离子通道电流的记录时间。实验发现,磁场作用中的细胞钠通道电流的平均记录时间较未被磁场作用的细胞钠电流的平均记录时间显著增加,分别为 33.77 min 和 15.13 min。在磁场作用中的部分神经细胞即使在全细胞模式形成 60 min 后仍然有 20% 的神经细胞可以记录到很好的钠通道电流曲线,而对照组神经细胞在形成全细胞模式后超过 40 min 细胞就已经失去活性。研究结果表明,磁场可在一定程度上延长皮层神经细胞钠离子通道电流的存活时间,增强了神经细胞在恶劣环境下的存活能力。

2. 静磁场对免疫系统的影响

苟兴能等将小鼠 24 h 放在 120 mT 磁场强度中饲养 30 d 后,发现小鼠白细胞及红细胞降低;小鼠血红蛋白及血小板降低。张克英等研究发现,静磁场暴露会抑制雄性小鼠胸腺发育,降低白细胞数。张卫强等研究稀土磁治疗床对食管癌、肺癌手术患者术后机体免疫力及切口疼痛的影响,发现稀土磁治疗床可提高食管癌、肺癌患者术后的机体免疫力,减轻疼痛,有利于患者术后恢复。

3. 静磁场对软骨组织的影响

佘海洪等观察静磁场对 SD 大鼠膝骨关节炎软骨的防治效果,选用健康雄性 SD 大鼠 40 只,建立左后肢膝关节炎模型,随机分为对照组、磁场疗法组等。在治疗 4 周之后,取股骨内侧髁软骨与软骨下骨作为标本。比较各组软骨的阿尔新蓝染色结果、软骨大体变化、Mankin's 分级以及免疫组化染色积分光密度(IOD)值等指标,结果表明,磁场疗法可以不同程度地减轻或延缓骨关节炎软骨的损害。

4. 静磁场对心脏功能的影响

徐新萍等研究 600 mT 静磁场对大鼠心脏生理功能与组织结构的影响,结果 600 mT 静磁场辐射 7 d,大鼠心电图显示心率显著下降, P 波时程及 T-H 较对照组显著升高;辐射后 14 d,大鼠心率以及 R-H 较辐射前显著下降,而 T-H 较辐射前显著升高;600 mT 静磁场辐射后 7 d,大鼠室间隔及心内膜下心肌细胞嗜酸性变、肌纤维凝聚、核固缩;心肌纤维呈波浪状排列;血管扩张、瘀血,管腔内见血浆蛋白和红细胞混杂,示血栓形成;辐射后 14 d,上述病变进一步加重。

5. 静磁场对血液系统的影响

赵黎等研究发现,600 mT 静磁场辐射后 7 d,大鼠外周血淋巴细胞百分率显著降低,血小板(PLT)显著减少,辐射后 14 d,红细胞(RBC)显著升高。辐射后 7 d 和 14 d,大鼠血清谷草转氨酶(AST)和乳酸脱氢酶(LDH)显著减少,辐射后 7 d,大鼠血浆犬尿喹啉酸(KYNA)和谷氨酸(Glu)含量显著降低,NE 和 5-HT 含量均显著减少。辐射后 14 d,肌酸激酶同工酶(CKMB)显著减少。

6. 静磁场对前庭系统的影响

陈莹等研究发现,12 000 mT 静磁场照射对小鼠前庭系统存在显著影响和量效关系,磁场照射可导致小鼠出现平衡失调,出现持续味觉厌恶的现象,但这种影响并非结构性或不可逆的,同时对小鼠学习记忆能力未造成影响。

二、国外静磁场生物效应研究进展

(一)静磁场对生物体细胞水平的影响

1. 静磁场对内皮细胞的影响

Martino 等研究静磁场对人脐静脉内皮细胞增殖的影响,发现 0.2~1 mT 静磁场可明显抑制细胞增殖,30~120 mT 的磁场对细胞数目略有影响。Potenza 等研究 300 mT 静磁场对人脐静脉内皮细胞(HUVECs)的细胞生长和 DNA 完整性的影响,结果表明,300 mT 静磁场只是短暂刺激了人脐静脉内皮细胞线粒体生物合成,而不会造成 DNA 永久性损伤;在进一步的基因图谱分析中也显示出了磁场对内皮细胞影响的短暂性,但涉及细胞生长和分化基因表达上升。这些结果显示,静磁场对人体健康是无害的,支持了静磁场可用于医学治疗的观点。

2. 静磁场对神经细胞的影响

采用和核磁共振磁感强度相当的 2100 mT 静磁场作用于星形胶质细胞,在加磁 4 h、16 h、24 h、48 h 至 72 h 后,大鼠星形胶质细胞生存能力和形态均无显著变化。表明 2100 mT 的静磁场不影响大鼠星形胶质细胞的生存能力和形态学特性。Wang 等采用 100~1000 mT 静磁场作用于培养的大鼠 PC12 细胞,静磁场重现了由 ZM241385 药物引起的类似反应,包括改变 PC12 细胞钙流,增加 ATP 含量,减少了 cAMP 的水平,减少一氧化氮产生,抑制增殖等的效果,提出如果将体外研究结果应用于体内,静磁场有望成为一种非损伤性治疗方法,来治疗帕金森病和潜在的其他神经紊乱疾病。

3. 静磁场对肿瘤细胞的影响

研究发现,35~120 mT 的静磁场不影响人类黑色素瘤细胞的黏附,但磁场在接种第七天可抑制黑色素瘤细胞增长 20%。静磁场可以改变 K562 细胞膜的渗透,增加抗癌药物的流动,这可能是静磁场增强了抗癌药物效果的原因之一。586 mT 静磁场每天作用 3 h 条件,可使金仓鼠黑素瘤生长显著阻滞(约 30%),肿瘤内和外周组织水肿、功能血管密度、管直径和红细胞流速显著降低,加磁后血管成熟发展迟缓,肿瘤微血管泄露增加,药物的摄取能力提高。

4. 静磁场对牙髓细胞的影响

牙髓细胞(DPCs)能分化成成骨细胞,被认为是一个很有前途的骨再生的细胞来源, Hsu 等研究静磁场暴露对于大鼠 DPCs 体外成骨分化和矿化的影响,研究表明,磁感强度 290 mT 静磁场不影响细胞周期及细胞增殖;但同样磁场强度结合地塞米松 /beta- 磷酸甘油共同作用,能显著加速 DPCs 的成骨分化和矿化。

5. 静磁场对成骨细胞的影响

Ba 等研究静磁场对鼠科 MC3T3-E1 成骨细胞的影响,发现静磁场可以促进细胞增殖和分化,在磺化聚苯乙烯膜上培养的细胞,对静磁场促进增殖的反应大于在普通材料上培养的细胞;在磺化聚苯乙烯膜上,静磁场作用下的细胞外基质相比在没有磁场作用下有更好的分化。在生物矿化的早期阶段,静磁场促进了细胞的矿物沉积,从而有利于血浆反磁性细胞外基质蛋白的定向,以引起进一步的细胞信号;静磁场同样也影响成骨细胞的晚期分化,在加磁 15 d 后,细胞骨钙蛋白分泌物增加,基因表达上升。

6. 静磁场对成肌细胞的影响

Stern-Straeter J. 等研究表明,静磁场对人骨骼肌卫星细胞的分化过程的影响依赖于细胞培养液中生长因子的浓度,静磁场和高浓度生长因子促进了细胞分化成熟,并提出静磁场应用于骨骼肌组织有待于进一步深入研究。

7. 静磁场对成纤维细胞的影响

Sullivan 等研究发现, 35~120 mT 的静磁场显著降低了成纤维细胞的初始黏附,减少了其后续的生长,在胎儿肺(WI-38)成纤维细胞和成人皮肤成纤维细胞中都观察到了有统计学意义的影响结果,但磁场对胎儿肺成纤维细胞系的影响效果更大。

8. 静磁场对干细胞的影响

磁场对干细胞影响的研究并不多见, Sullivan 等研究发现, 35~120 mT 的静磁场对人类成体干细胞系没有产生影响。

9. 静磁场对细胞吞噬作用的影响

研究表明, 6 mT 的静磁场干扰对苯二甲酸引起的前单核细胞(U937 细胞)分化和单核细胞(THP-1 细胞)分化。静磁场可对细胞吞噬功能产生影响,使吞噬指数和吞噬率下降,在巨噬细胞的分化晚期这些影响增强,且对 THP-1 细胞的影响大于 U937 细胞。

(二)静磁场对生物体整体的影响

1. 静磁场对生物体糖脂代谢的影响

Laszlo 等研究表明,小鼠全身暴露于 2.8~476.7 mT 的静磁场,每天 30 min,可以预防糖尿病小鼠高血糖的发展水平。Jing 等研究表明,180 mT 静磁场可以促进糖尿病大鼠的伤口愈合,提示静磁场具有治疗糖尿病伤口愈合的临床潜力。Lahbib 等研究显示,使用 128 mT 静磁场,每天 1 h,在加磁第五天,大鼠肝脏相对重量减少(-8%),血清胰岛素浓度下降(-56%),血糖增加(+10%),而体重、相对肾脏重量、乳酸、胆固醇、三酸甘油酯、磷脂的水平不变;加磁第 15 天,肝脏相对重量减少(-15%),胰岛素浓度下降(-63%),血糖增高(+24%),胆固醇增高(+30%),磷脂增高(+58%),大鼠体重减少(-15%),血浆乳酸水平下降(-55%),甘油三酯降低(-28%),表明静磁场对葡萄糖和脂质代谢的影响呈时间依赖性。

2. 静磁场对生物体运动行为的影响

Elferchichi 等研究结果显示:将 Wistar 大鼠置于 128 mT 静磁场,每天 1 h,连续 5 d,大鼠的运动能力和大脑中铁含量不变,血浆中铁含量下降。研究表明,大鼠置于 7 mT 以上磁场会引起运动盘旋,使啮齿动物产生条件性味觉厌恶(CIA),大鼠在 14 100 mT 超导磁铁作用 30 min,可以抑制生长和诱发显著的条件性味觉厌恶,诱发运动盘旋则需延长加磁场时间。

3. 静磁场对生物体软骨损伤的影响

Jaberi 等研究静磁场对软骨组织修复的影响,结果显示:40 mT 的静磁场可以促进兔子右侧股骨内侧髁软骨组织缺损的好转,有利于软骨组织损伤的修复。

4. 静磁场对生物体分娩的影响

Laszlo 等研究静磁场对动物分娩的影响,采用 2.8~476.7 mT 不均匀静磁场,每天加磁 30 min。研究结果显示:磁场不影响小鼠分娩期限,小鼠的胎盘发育和分娩正常;在脂多糖诱导小鼠早产组,磁场延长了早产时间,提示不均匀静磁场可能对预防早产有一定的应用价值。

5. 静磁场对生物体神经末梢的影响

对健康青年志愿者使用最大磁感强度为 330 mT 的不均匀的静磁场,分别在加磁 0 min、15 min、30 min 时和加磁 30 min 后,记录热痛阈值和视觉模拟模型数据。在加磁时间内,磁场组热痛阈值增加、热惯性减少,且有统计学意义,但疼痛知觉未改变。这些结果表明,静磁场可诱导外周神经元或循环机制,使痛觉纤维的适应能力达到更高的水平。

三、小结

通过以上内容可以看出,国内外对静磁场对生物体效应的研究范围在不断扩大,研究结果不断更新。

在细胞水平,静磁场可以对内皮细胞、神经细胞、肿瘤细胞、牙髓细胞、成骨细胞、成肌细胞、成纤维细胞等产生影响;在整体水平,静磁场可以对生物体的糖脂代谢、运动行为、软骨组织、分娩、神经末梢等产生影响;虽然,静磁场在某些方面,如降低血糖水平,促进软骨组织修复,抑制肿瘤生长等方面表现出潜在的临床价值,但这些研究仅是磁场对离体细胞或动物的作用结果,要应用于临床,还需要进一步的动物实验和临床实验。

需要说明的是,在以上研究内容中,大多实验条件并不相同,特别是对磁源空间磁场的定量描述不清,因此得到的研究结论各有侧重,结果并不完全一致。因此,在规范实验条件下,对磁作用效果进行量效关系研究显得尤为必要。同时,在相关研究中,从磁源方面要考虑磁场的均匀性、方向性、作用范围等;从时间方面要考虑同一个磁感强度条件下,随作用时间的延长,会出现什么实验结果;从细胞方面要考虑细胞的种类、磁敏感性等因素。只有全面综合考虑相关的实验条件,其研究结果才更有意义。

微信扫描二维码
添加智能阅读助手
帮助你提高本书阅读效率

参 考 文 献

[1] 张杰,陆洪英,金成文,等.恒磁场对人脐静脉内皮细胞增殖、凋亡及分泌功能的影响[J].中华物理医学与康复杂志,2011,33(10):742-745.

[2] 马波,陈丽娜,何月涵,等.稳恒磁场对体外培养的大鼠脑神经细胞影响的研究[J].哈尔滨医科大学学报,2011,45(4):301-303.

[3] 张杰,李振华,孙晋浩,等.恒定磁场对 Schwann 细胞氧化损伤的保护作用[J].山东大学学报(医学版),2007,45(3):229-232.

[4] 曹建平,骞爱荣,张维,等.0.2-0.4 T 磁场对肿瘤细胞生长和黏附功能的影响[J].世界华人消化杂志,2010,18(13):1337-1343.

[5] 宋国丽,苏海静,张小云.不同强度的静磁场对 K562 细胞的作用[J].中国康复医学杂志,2009,24(3):204.

[6] 胡丽芳,骞爱荣,杨鹏飞,等.中等强度静磁场对白血病细胞增殖和细胞周期的影响[J].第四军医大学学报,2009,30(5):397.

[7] 王胜国,周力,陈扬熙,等.不同强度静磁场对成骨细胞细胞内钙离子浓度的影响[J].第三军医大学学报,2010,32(23):2515-2518.

[8] 朱琳琳,仇丽鸿.磁场对鼠成骨细胞增殖和胞内钙离子浓度的影响[J].实用口腔医学杂志,2008,24(3):350-353.

[9] 赵煜,李斌雁,巢永烈,等.磁性附着体模拟静磁场对成骨细胞增殖活性和周期分布及凋亡率的影响[J].华西口腔医学杂志,2007,25(5):437-440.

[10] 吴全义,端礼荣,张永康,等.稳恒磁场对新生小鼠肾上皮细胞影响[J].中国公共卫生,2009,25(3):325-326.

[11] 冯旭阳,徐瑞芬,宋博,等.恒磁场对人脐动脉血管平滑肌细胞胞浆游离钙离子浓度的影响[J].西安交通大学学报(医学版),2008,29(1):19-21.

[12] 胡涛,周廉,介万奇,等.恒磁场对大鼠主动脉平滑肌细胞基质金属蛋白酶的影响[J].中国组织工程研究与临床康复,2007,11(23):4484-4487.

[13] 陶凤华,李峰,李光辉,等.恒磁场作用诱导骨髓间充质干细胞向髓核细胞分化的实验研究[J].中华物理医学与康复杂志,2008,30(4):231-234.

[14] 李刚,程立君,林凌,等.30mT 恒定磁场可延长神经细胞的存活时间[J],天津大学学报,2010,43(7):619-622.

[15] 苟兴能,张克,杨兴江,等.川麦冬多糖对恒磁场致小鼠免疫损伤的防护作用[J].四川中医,2009,27(5):18-19.

本书配有智能阅读助手，帮助您实现"时间花得少，阅读效果好"

▶ 建 议 配 合 二 维 码 一 起 使 用 本 书 ◀

我们为本书特配了智能阅读助手，他可以为你提供本书配套的读者权益，帮助你提高阅读效率，提升阅读体验。

针对本书，你可能会获得以下读者权益：

线上读书群

为你推荐本书专属读书交流群:【中华磁石疗法】交流群，入群可以与同读本书的读者，交流本书阅读过程中遇到的问题，分享阅读经验。

配套视频

出版社独家提供本书配套"磁疗"视频，帮助读者降低阅读难度，高效阅读。

微信扫码
添加智能阅读助手

另外，还为你精心配置了一些辅助你更好地阅读本书的读书工具与服务，比如，阅读打卡、读书卡片等。

阅读助手，助你高效阅读本书，让读书事半功倍！